R. Adler / W. Hemmeler

Praxis und Theorie der Anamnese

10/07

Rolf Adler · Willi Hemmeler

Praxis und Theorie der Anamnese

Der Zugang zu den biologischen, psychischen
und sozialen Aspekten des Kranken

Geleitwort von Thure von Uexküll

Umschlag-Zeichnung von George L. Engel, Professor of Psychiatry and Medicine
emeritus, University of Rochester, New York

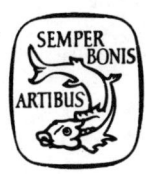

Gustav Fischer Verlag · Stuttgart · New York · 1986

Anschrift der Autoren:
Prof. Dr. Rolf Adler,
Dipl.-Psych. Willi Hemmeler
Inselspital Bern
Medizinische Abteilung
C. L. Lory-Haus
CH-3010 Bern

CIP-Kurztitelaufnahme der Deutschen Bibliothek:

Adler, Rolf:
Praxis und Theorie der Anamnese : d. Zugang zu
d. biolog., psych. u. sozialen Aspekten d.
Kranken / Rolf Adler ; Willi Hemmeler. Ge—
leitw. von Thure von Uexküll. – Stuttgart ;
New York : Fischer, 1986.
NE: Hemmeler, Willi:

Satz: Typobauer Filmsatz GmbH, Scharnhausen
Druck und Einband: Graph. Großbetrieb Friedrich Pustet, Regensburg
ISBN 3-437-11023-3

Geleitwort

Die Überschrift bringt den Inhalt dieses Buches auf eine so knappe Formel, daß es notwendig ist, genauer darzustellen, was sich dahinter verbirgt; denn das ist nicht wenig! Es ist nicht zu hoch gegriffen, wenn man feststellt, daß dieses Buch ein gravierendes Defizit der heutigen Medizin ausgleicht, der man den Vorwurf macht, sie habe über dem Streben nach technischer Perfektion den Menschen aus den Augen verloren.

Bevor auf den Inhalt dieses Buches eingegangen werden kann, muß dieser Vorwurf geklärt werden. Richtig an ihm ist folgendes: Sie hat es nicht nur unterlassen, ihr wichtigstes Instrument – das ärztliche Gespräch mit dem Kranken – auf ähnliche Weise für die Diagnose somatischer Krankheiten zu vervollkommnen, wie die technischen Verfahren, die sie in der Diagnostik dieser Leiden einsetzt; sie hat dies Instrument sogar in sträflicher Weise vernachlässigt. Die Erfahrung, daß die Beherrschung komplizierter technischer Verfahren in vielen Situationen unumgänglich ist, um Kranken effektiv zu helfen, und daß sich die Effektivität dieser Hilfe mit Vervollkommnung der technischen Verfahren z.T. dramatisch gesteigert hat, führte bei vielen Ärzten zu der irrigen Vorstellung, ihre Funktion würde sich in der Beherrschung und Anwendung solcher Verfahren erschöpfen.

In Wahrheit hat die Entwicklung der technischen Medizin gerade das Gegenteil gezeigt: Sie hat klar gemacht, daß es spezifisch ärztliche Funktionen gibt, die nicht durch technische Verfahren ersetzt oder abgelöst werden können, ja daß diese spezifisch ärztlichen Aufgaben sogar Voraussetzung für einen effektiven Einsatz der technischen Möglichkeiten der modernen Medizin sind. Jeder, der erfahren hat, welche psychische Belastung der Ersatz lebensnotwendiger Funktionen bei Schwerkranken durch technische Apparaturen bedeutet, weiß, was gemeint ist, wenn Ahnefeld (1984) feststellt, daß ein Mehr an Technik nicht ein Weniger, sondern ein Mehr an Arzt fordert.

Das Fehlen aller Bemühungen um dieses «Mehr an Arzt» in der Ausbildung, der Weiterbildung und der Forschung hat aber nicht nur für die hochspezialisierte Medizin gravierende Nachteile; die Folgen für die alltägliche ärztliche Versorgung wiegen noch schwerer. Die heutige Medizin ist in Gefahr, zu einem Milchstraßensystem von Spezialdisziplinen zu werden, in dem sich nicht nur Patienten, sondern auch Ärzte verirren. Sie ist zudem in «somatische» und «psychische» Fächer gespalten, in denen verschiedene Sprachen gesprochen werden und verschiedene Krankheitsvorstellungen herrschen. Die Folgen für Patientenkarrieren und Kostenexplosion sind allgemein bekannt.

Bekannt ist auf der anderen Seite auch die Tatsache, daß eine gute Anamnese bei der Erstuntersuchung eines Kranken etwa 80 % der Information liefert, die für die

Stellung der Diagnose erforderlich sind, und daß sie dem Arzt erlaubt, bei 70–80% seiner Patienten die Diagnose soweit zu erarbeiten, daß sie nur noch durch die körperliche Untersuchung und Routinetests im Labor bestätigt zu werden braucht. Jede weitere Untersuchung mit den zahlreichen Möglichkeiten technischer Verfahren erhöht dann nur die Kosten und das Risiko für den Patienten.

Das «Mehr an Arzt», wie es die Beherrschung der Gesprächsführung mit dem Patienten bei der Erhebung der Anamnese erfordert, läßt sich nicht durch Technik ersetzen. Die für die Diagnosestellung erforderlichen Informationen sind nicht durch schematisches Abfragen und Abhaken vorgedruckter Rubriken eines für die Auswertung im Computer konstruierten Krankenblattes zu gewinnen. Symptome können erst auf dem Hintergrund der individuell erlebten Wirklichkeit eines Kranken erfaßt und bewertet werden, und dieser Hintergrund erschließt sich nur im Verlauf eines ärztlichen Gesprächs, das dem Patienten die Zeit und die Möglichkeit gibt, die Probleme so darzustellen, wie er sie in seiner Wirklichkeit erlebt und bewertet. Ein solches Gespräch hat über die diagnostische Funktion hinaus die Aufgabe, das Vertrauensverhältnis zwischen dem Arzt und dem Patienten herzustellen, das die Voraussetzung für jede erfolgreiche Behandlung bildet, und das zudem entlastende und damit auch therapeutische Funktion besitzt.

Das vorliegende Buch macht deutlich, daß dies «Mehr an Arzt», das unsere moderne technisch so perfektionierte Medizin erfordert, um effizient – und human – zu sein, Ausbildung und Schulung voraussetzt. Das Wissen um die bio-psycho-sozialen Zusammenhänge und die Kompetenz, damit umzugehen, sind nicht durch guten Willen und Freundlichkeit zu ersetzen. Das Wissen bedarf einer Ausbildung und die Kompetenz, damit umzugehen, einer Schulung. Beides wird heute den Medizinstudenten in den üblichen Ausbildungsgängen der Universitäten und den jungen Ärzten in der üblichen Weiterbildung zum Allgemein-Arzt oder zum Spezialisten noch zu sehr vorenthalten.

Das Buch vermittelt den Stoff für das erforderliche Wissen und gibt zudem eindrucksvolle Beispiele, wie dieses Wissen angewendet werden muß. Es beschreibt den Weg zur Beherrschung der Technik des ärztlichen Gesprächs einfach und genau.

Die beiden Autoren stützen sich auf die Erfahrung einer langjährigen klinischen Zusammenarbeit, die durch drei nicht alltägliche Umstände begünstigt war:

1. Ihre Kompetenzen als Arzt und als klinischer Psychologe konnten sich auf der Basis einer persönlichen Freundschaft, welche die sonst häufig anzutreffenden Hindernisse für eine reibungslose Zusammenarbeit beseitigt, in fruchtbarer Weise ergänzen.

2. Beide haben als Arzt und als klinischer Psychologe die Psychoanalyse zum Ausgangspunkt für eine gemeinsame Sprache genommen, in der sie die Probleme ihrer Patienten bei den gemeinsamen Diskussionen formulieren konnten. Das war wiederum das Fundament, auf dem sie dann in den regelmäßigen Besprechungen mit den an der Krankenbetreuung beteiligten Ärzten und Pflegepersonen eine für

alle Mitarbeiter und für alle Patienten verständliche Sprache entwickeln konnten. Das machte die gemeinsame Reflexion der Ereignisse möglich, die bei der Interaktion mit Kranken beobachtet werden können.

3. Dazu kommt eine didaktische Gabe, die es ihnen ermöglicht hat, die Ergebnisse dieser Reflexion unter dem Aspekt einer genauen Kenntnis der neuesten Ergebnisse psychosomatischer Forschung in allgemeinverständliche, wissenschaftlich fundierte Handlungsanweisungen für Studenten und Ärzte umzusetzen.

So legt dieses Buch auch Zeugnis ab von einer Klinik, in der Innere Medizin im Rahmen eines Universitätsklinikums als integrierte psychosomatische Heilkunde betrieben und damit etwas verwirklicht wird, von dem somatische und psychoanalytische Ärzte behaupten, es sei nicht realisierbar.

Freiburg, Mai 1985 THURE VON UEXKÜLL

Dank

Zum Entstehen dieses Buches haben Menschen beigetragen, mit denen uns Beziehungen verbinden, die von der klinischen Zusammenarbeit über gemeinsames Forschen bis zur Freundschaft reichen.

Professor GEORGE L. ENGEL, Rochester, New York, begleitet uns bis heute als Vorbild in klinischer Tätigkeit, Lehre und Forschung. Dies kommt beispielsweise in den Kapiteln V und VII unseres Buches zum Ausdruck, die sich an die originellen, klinisch so nützlichen Aufsätze Engel's zu den betreffenden Themata anlehnen. Das Konzept unseres Buches konnte R. A. im Herbst 1984 mit ihm besprechen. Für seine kritische Anteilnahme und seine Erlaubnis, für einen Teil unseres siebenten Kapitels ein von ihm nicht veröffentlichtes Manuskript zu benützen, sind wir dankbar.

Professor THURE VON UEXKÜLL spielt für uns in Europa die entsprechende Rolle. Seine präzisen und anregenden Anmerkungen zu unserem Manuskript durften wir mit ihm in Gesprächen diskutieren, deren Inhalt sich oft weit über den des Buches hinaus erstreckten. Das war für uns ein besonderes Erlebnis.

Zum Buch beigetragen haben Mitarbeiter, die mit uns in den letzten Jahren bei der klinischen Tätigkeit, beim Forschen und im «Interview-Seminar» Gedanken ausgetauscht haben. Wir möchten die Drs. K. BÜHLMANN, R. GERBER, CH. HÜRNY, P. KÖPP und R. RADVILA nennen. PD Dr. R. GALEAZZI und Dr. D. VASELLA haben zudem das Manuskript kritisch gelesen. Ihre Überlegungen haben uns eingeleuchtet und zu verschiedenen Verbesserungen geführt.

Dankbar sind wir auch unserer Oberschwester IRIS STALDER. Ihre Organisation unserer Abteilung hat beigetragen, daß wir Zeit und Energie zum Schreiben des Buches gefunden haben.

Frau LUISE GAUGLER-KLEBER hat wochenlang geduldig an den Interviews gearbeitet. Mit großem Einfühlungsvermögen für die Besonderheiten einer bio-psycho-sozialen Anamnese hat sie die Interviews lesbar gemacht. Sollte das Buch das von uns angestrebte Ziel erreichen, so wird ihr dabei großes Verdienst zukommen.

HEINZ WEDER vom G. Fischer Verlag hat die Idee zu diesem Buch von Anfang an für wertvoll gehalten und uns in den Jahren der Arbeit am Buch unterstützt. Er hat uns dabei nie gedrängt und berücksichtigt, daß das Schreiben eines Buches eine innere Entwicklung der Autoren und damit Zeit braucht.

Die Hauptarbeit des Schreibens der verschiedenen Fassungen lag bei unserer Sekretärin, Frau ROSEMARIE STUDER. Sie hat unsere Wünsche nach immer neuen Änderungen bis zum guten Ende ertragen. Die Last war groß, denn ihre eigentliche Arbeit im Sekretariat durfte nicht darunter leiden. Frau VERENA FREY und Frau ELISABETH SCHAFFER haben geholfen, wenn die Last zu groß zu werden drohte.

Es gibt kaum ein Buch, in dem nicht auch die Familien der Autoren in den Dank eingeschlossen werden, weil sie den in ihre Arbeit Versunkenen mit Geduld und Nachsicht begegneten. Wir wollen es nicht anders halten, sind aber besonders dankbar, daß unsere Ehefrauen wegen ihrer medizinischen Berufe an der Entstehung des Buches teilnehmen konnten. Wir haben zu viert die Interviews ausgewählt, angehört und die verschiedenen Fassungen der einzelnen Buchabschnitte zusammen besprochen. MONIQUE und JOEL ADLER danken wir für die mühsame Arbeit der Transkription mehrerer Interviews.

Das Erlebnis der eigenen Therapie hat unsere klinische Arbeitsweise, die in diesem Buch ihren Niederschlag gefunden hat, nachhaltig geprägt. R.A. ist seiner Analytikerin Frau Dr. BETTY DENZLER, und W.H. seinem Psychotherapeuten J.W. HUG tief dankbar, daß für uns Begriffe wie Arbeitsbündnis, Empathie, Übertragung und Widerstand leben, und nicht Theorie werden oder bleiben mußten.

ROLF ADLER und WILLI HEMMELER

Inhalt

I. Einleitung

Ziel dieses Buches

Ein Krankheitskonzept, das biologische, psychische und soziale Faktoren in Diagnose und Therapie einbezieht, wird in zunehmendem Maße diskutiert (1). Die Forderung nach einem solchen Modell ist nicht neu. PEABODY (2) hat 1926 ausgedrückt, «daß der Arzt, der einen Patienten zu betreuen versucht und nur den Kranken in seinem Bett betrachtet, aber nicht wie dieser in seinem Heim gelebt hat, bei seiner Arbeit, in seinen Beziehungen, mit seinen Freunden, seinen Freuden, Sorgen, Hoffnungen und Befürchtungen, so unwissenschaftlich vorgeht wie der Forscher, der es unterläßt, alle Bedingungen zu kontrollieren, die sein Experiment beeinflussen könnten». Auch in den grundsätzlichen Anforderungen der Schweiz. Gesellschaft für Innere Medizin an ihre Spezialärzte (3) kommt dieses Konzept zum Ausdruck, denn folgende Postulate sind angeführt: «Konsequentes Festhalten am Prinzip vollständiger – nicht nur organbezogener – Befragung und Untersuchung, Geschick und Takt im Gespräch mit Patienten, einfühlende Betreuung von Patienten mit funktionellen und psychosomatischen Erkrankungen, begleitende Betreuung sterbender Patienten.» Der Mangel an praktischen Anweisungen wie die psychischen und sozialen Aspekte mit den somatischen in Diagnostik und Therapie integriert werden können und die fehlende Vertrautheit mit den Wissensgrundlagen auf diesem Gebiet erschweren aber die Verwirklichung dieser Postulate.

1969 haben MORGAN und ENGEL (4) das Buch «Der klinische Zugang zum Patienten» in den Vereinigten Staaten publiziert. Es enthält eine Technik der Anamneseerhebung, die es erlaubt, psychische, soziale und somatische Daten in *einem* Arbeitsgang zu erfassen. Dieses Buch hat in den USA eine weite Verbreitung gefunden. ADLER hat seine Entstehung als Mitarbeiter in der Gruppe von G.L. ENGEL in Rochester, New York, miterlebt, und es als so bedeutsam beurteilt, daß er es mit Hilfe von Studenten 1977 ins Deutsche übertragen und herausgegeben hat (5). Während der Zusammenarbeit mit Prof. ENGEL hat er dessen Entwurf «Psychological Aspects of Illness» (6) kennengelernt, einen Text über die wichtigsten psychischen und sozialen Aspekte im Krankheitsgeschehen, das der Somatiker trifft. Dieser Text war als Kapitel für das Lehrbuch von BEESON-McDERMOTT, CECIL LOEB in der zwölften Auflage vorgesehen gewesen, aber nie publiziert worden. Die Herausgeber hatten darauf bestanden, den Text dem Kapitel Neurologie einzugliedern. ENGEL lehnte dies mit der Begründung ab, psychische Aspekte seien im Kranksein auf dem gesamten Gebiet der Medizin wichtig.

1

Er zog das Manuskript schließlich zurück, nachdem die Herausgeber seine Argumente nicht verstehen konnten.

Das Buch «Der klinische Zugang zum Patienten» als Handlungsanweisung und der Entwurf «The Psychological Aspects of Illness» als Wissensgrundlage brachten uns auf den Gedanken, die Themen dieser beiden Werke zu einem Buch auszubauen. Mit ihm wollen wir den klinischen Zugang zum Patienten mit Hilfe von verbatim von Tonbändern transkribierten Interviews erläutern und zeigen, welche psychischen und sozialen Faktoren häufig Krankheitsbilder mitprägen, die dem somatisch tätigen Arzt begegnen und mit deren Diagnostik und Therapie er Mühe hat. Zudem wollen wir zu diesen Situationen die Wissensgrundlagen bieten, damit die erhobenen Daten sinnvoll eingeordnet werden können.

Der Aufbau des Buches

In den Kapiteln II–IV liegt der Schwerpunkt eher auf Handlungsanweisungen. Damit der Leser nicht nur Handlungsanweisungen und Wissensgrundlagen verstandesmäßig kennenlernt, sondern ihre Integration üben kann, werden in den Kapiteln V–IX die Gespräche mit dem Patienten den theoretischen Kapiteln vorangestellt in der Erwartung, der Leser mache sich eigene Überlegungen, die er beim Lesen der Theorie dann in einen Rahmen stellen kann. Um ihm zu zeigen, wie wir Interview und Theorie vereinen, legen wir am Schluß jedes Kapitels* unseren Bericht an den Arzt, also unsere Synthese vor, mit einem Follow-up über die weitere Geschichte des Patienten.

Die Interviews beruhen auf wörtlichen Transkripten von tatsächlich mit Patienten durchgeführten Anamneseerhebungen. Die Patienten waren über die Tonbandaufnahmen orientiert und damit einverstanden. Anfänglich planten wir, dem Buch die Interviews auf Tonbandkassetten beizulegen, um einen lebendigen Eindruck von den vielschichtigen Aspekten eines solchen Gesprächs zu vermitteln. So übertrugen wir das Material ins Schriftdeutsche, was zugleich erlaubte, durch Änderungen von Namen, Ort usw. die persönliche Sphäre des Patienten zu schützen, und ließen Arzt und Patient durch professionelle Sprecher-Schauspieler darstellen. Die Entfremdung vom ursprünglichen Geschehen wurde aber so groß, und so viele Feinheiten gingen verloren, daß wir uns für die weniger anspruchsvolle verbatim – Transkription der Gespräche ins Schriftdeutsche als Text entschlossen. Frau LOUISE GAUGLER-KLEBER, Schauspielerin deutscher Muttersprache und seit langen Jahren in der Schweiz ansässig und mit unserem Dialekt vertraut, paßte die Sprache in tagelangen Diskussionen mit uns der Schriftsprache an.

* (Im Kapitel VI wurden die Berichte versehentlich bereits nach den Interviews eingefügt.)

2

Interviewmaterial und Buch sind wie folgt aufgebaut: Zuerst wird eine Anamnese eines unausgewählten Patienten vorgelegt, versehen mit Bemerkungen zur Technik der Anamneseerhebung und einigen Überlegungen des Arztes, die er sich während des Gesprächsverlaufs zum Patienten, der Strategie des Interviews, zu diagnostischen und therapeutischen Aspekten des Materials und bezüglich seiner selbstempfundenen Gefühle gemacht hat. Das dazugehörige Kapitel II führt in die Technik der Anamneseerhebung ein.

Kapitel III enthält häufige, während dem Aufnehmen der Anamnese angetroffene Schwierigkeiten, wie Schweigen, Weinen, Wut, Verwirrtheit usw. Ihre Hintergründe und der Umgang mit ihnen werden besprochen. Ausschnitte aus Interviews illustrieren den Umgang mit einigen dieser Schwierigkeiten.

Die Reihenfolge der wichtigsten klinischen Krankheitsbilder, bei denen psychische und soziale Faktoren besonders bedeutsam sind, ergibt sich aus einer Auffassung der Aufgabe des psychischen Apparates als verantwortlich zur Bewahrung der Homöostase des Organismus. Gerät ein Individuum in eine belastende Situation, sei es durch eine Veränderung in der Umwelt oder durch eine in seinem Körperinnern, für die sein psychischer Apparat kein sofort abrufbares psychobiologisches Programm besitzt, so muß der psychische Apparat Arbeit leisten, um eine Lösung zu finden und damit ein neues Gleichgewicht. Die zur Anpassungsleistung zwingenden Faktoren nennen wir psychische Stressoren, die Anpassungsleistung und ihre körperlichen Begleitvorgänge bezeichnen wir als Streß (siehe Kap. VII).

Da die Persönlichkeit des Patienten einen bedeutsamen Faktor dafür darstellt, ob und wie diese Anpassung gelingt oder mißlingt, werden in Kapitel IV die wichtigsten Persönlichkeitstypen, ihr Einfluß auf das Interview, ihre Reaktionen auf psychische Belastung und ihr Verhalten im Kranksein abgehandelt. Mißlingt die Anpassung, können sich Krankheiten ergeben, bei denen psychische und soziale Faktoren bedeutsam sind.

Das psychische Gleichgewicht kann gewahrt bleiben, wenn der psychische Konflikt in der Körpersprache ausgedrückt und damit neutralisiert wird. Dieser Vorgang heißt «Konversion». Ein Interview mit einem Konversions-Patienten wird vorgelegt und die Grundlagen dazu werden in Kapitel V vermittelt.

Da unter Konversions-Symptomen Schmerz sehr häufig ist, wird ein Interview diesem Thema gewidmet, als Gegenüberstellung zusätzlich ein Gespräch mit einem Kranken, der organisch bedingte Schmerzen aufweist. Kapitel VI bietet die Grundlagen zum Verständnis des Phänomens Schmerz.

Unter Umständen vermag der betroffene Mensch durch manipulatives Beeinflussen seines Körpers psychisch im Gleichgewicht zu bleiben. Es können sich Krankheitsbilder wie die Anorexia nervosa, der Laxantienabusus usw. einstellen. Ihnen wird kein Interview und kein Kapitel gewidmet, da sie diagnostisch keine großen Probleme bieten, so lange der Arzt an die Möglichkeit ihres Vorkommens denkt.

Die Anorexia nervosa wird übrigens in psychiatrischen Lehrbüchern und vor allem im Lehrbuch der Psychosomatischen Medizin (7) ausführlich dargestellt. Zusätzlich geht das Kapitel über «Konversion» im Abschnitt Differentialdiagnose auf Krankheitsbilder ein, die durch Manipulation des Patienten zustande kommen.

Dekompensiert das Individuum psychisch, so kann es zu Kampf-Flucht- oder Rückzug-Konservierungsreaktionen kommen. Klinisch können die auftretenden Erscheinungen unter den Begriffen «Nervosität» und «Müdigkeit» zusammengefaßt werden. Ein Interview mit einem Patienten, dessen Symptome ins Gebiet der «Nervosität» gehören, wird vorgelegt. Das entsprechende Kapitel VII befaßt sich mit der Entwicklung der Affekte, mit den körperlichen Begleitvorgängen der Affekte und ihren Komplikationen, also mit psycho-physiologischen Problemen.

Liegen besondere Persönlichkeitszüge und spezielle biologische Gegebenheiten vor, kann unter psychischem Streß eine «somato-psychisch/psychosomatische» Erkrankung auftreten, z. B. eine Colitis ulcerosa, ein Ulcus duodeni etc. Als Beispiel wird das Interview mit einem Patienten vorgelegt, der einen ischämischen Hirninfarkt erlitten hat. Das dazugehörige Kapitel VIII befaßt sich mit dem ischämischen Hirninfarkt als einem Beispiel eines «somatopsychisch/psychosomatischen» Leidens.

Die psychischen und sozialen Reaktionen auf die Tatsache, an einer chronischen und eventuell zum Tod führenden Krankheit zu leiden, sind ebenfalls Folgen von Streß, die dem Arzt diagnostische und therapeutische Aufgaben stellen, wobei selbstverständlich zum Entstehen des Krebses psychische und soziale Faktoren auch beitragen können. Das Interview mit einem Krebskranken illustriert die Aufgaben und Schwierigkeiten des Arztes auf diesem Gebiet. Das dazugehörige Kapitel IX schildert die Begleitung des Krebspatienten.

Der Leser* dieses Buches

Kollegen, die die Interviews lasen, zeigten wiederholt Besorgnis über die Länge der Interviews und baten uns, sie zu kürzen und nur die wichtigsten Abschnitte stehen zu lassen. Dies leuchtete uns mit Rücksicht auf den Preis des Buches ein, nicht aber bezüglich unserer Absichten. Eine gute Anamnese besitzt eine innere Struktur, einen Rhythmus und ein Tempo, die für den jeweiligen Patienten charakteristisch und zum diagnostischen Erfassen und für die ersten therapeutischen

---

* Wenn wir im folgenden von Leser, Patient, Kranker sprechen, meinen wir immer auch Leserin, Patientin.

Schritte unerläßlich sind. Wer in der Absicht Zeit zu gewinnen, den Prozeß zu verkürzen versucht, wird diese Gesetzmäßigkeiten stören und Gefahr laufen, die Diagnose in ihrem bio-psycho-sozialen Zusammenhang zu verpassen und die Therapie zu gefährden, wie die Berichte einiger Patienten über ihre vorgängigen Arztkontakte in diesem Buch belegen. Damit sagen wir aber nicht, daß der in der Erhebung der Anamnese Geübte und mit bio-psycho-sozialem Wissen Vertraute nicht auch in kurzen Zeitabschnitten – zum Beispiel in einer Notfallstation – für Diagnose und Therapie wesentliche bio-psycho-soziale Daten sammeln kann (s. Kap. II).

Die Bedeutung einer gründlichen Anamnese geht auch aus der Studie von HAMPTON et al. (8) hervor. Bei 66 von 80 der einer medizinischen Poliklinik zugewiesenen Patienten ließ die Anamneseerhebung die Diagnose soweit erarbeiten, daß Körperuntersuchung und Labortests an der Diagnose nichts mehr änderten. Eine Verkürzung würde den Leser verführen anzunehmen, die Anamnese könne gefahrlos zeitlich gerafft werden, während wir ihn doch gerade in die Zeitdimension einstimmen wollen, die berücksichtigt werden muß. Mit UMBERTO ECO (3) würden wir auf unser Thema übertragen sagen: «Wer das Gebiet der bio-psycho-sozialen Medizin betritt und darin bleiben will, muß ihren Rhythmus akzeptieren. Wenn ihm das nicht gelingt, wird er niemals im Stande sein, den Anforderungen, die dieser Zugang zum Patienten stellt, zu genügen». Dies führt zu einem weiteren von UMBERTO ECO angeschnittenen Thema: «Für wen haben wir dieses Buch geschrieben?» Psychosomatik ist ein modernes Schlagwort. Marktlücken klaffen, der eilige Arzt will Anweisungen – vergleichbar denjenigen auf den Prospekten, die Psychopharmaka zur Behandlung psychischer Probleme in der somatischen Praxis anpreisen –, um möglichst rasch tüchtig wirken zu können; also warum nicht kurz und bündig Rezepte geben und diesen Leser zufriedenstellen? Wir wollen aber «neue Vertreter eines Lesertyps schaffen» (ECO), welche die innere Haltung mitbringen, die das Lesen dieses Buches ermöglicht und die Ausübung der von uns für nötig erachteten Medizin. Wir wünschen uns also nicht den empirischen, sondern einen idealen Leser und glauben auf Grund unserer Erfahrungen mit Medizinstudenten und Ärzten, daß solch ein Leser in manchem schlummert und erreicht werden kann, besonders wenn er durch Vorbilder ermutigt wird, die zu dieser Medizin stehen und sie leben. Unsere Ziele sind also hochgesteckt und unsere Ansprüche an den Leser ebenfalls. Wir halten es aber für weitaus besser, auf die Schwierigkeiten hinzuweisen, als dem Leser vorzumachen, die bio-psycho-soziale Medizin sei, wie die Amerikaner sagen würden, in «three easy lessons» zu erlernen.

Das Bio-Psycho-Soziale Konzept

Wer bis hierher gelesen hat, wird bemerkt haben, daß wir «bio-psycho-sozial» sagen, wo früher «psychosomatisch» verwendet wurde. Wir betonen damit, daß es uns um die Integration in der Medizin überhaupt geht, und nicht um ein enges Spezialgebiet. Der Begriff «psychosomatisch» ist ein unglücklicher, weil er eine Kausalkette – psychische Ursache/somatische Folge – suggeriert und damit eine irreführende Vereinfachung der vielfältigen Beziehungen zwischen den biologischen, psychischen und sozialen Faktoren darstellt. Der Begriff «psychosomatisch» erinnert noch stark an das «biomedizinische» Konzept der Krankheit, das im Westen bis heute vorherrscht. Es ist reduktionistisch, weil es davon ausgeht, daß komplexe Vorgänge am besten verstanden werden, indem immer umschriebenere Prozesse herausgelöst und untersucht werden und durch Zusammensetzen der Einzelteile dann das Ganze begriffen werden kann. Es stellt sich den Menschen aus diskreten Untereinheiten mit linearen Ursache-Wirkungsmechanismen zusammengesetzt vor. Die Trennung in Seele und Körper hängt mit diesem Reduktionismus eng zusammen. Dieses Konzept schließt psychische und soziale Faktoren als unwissenschaftlich aus, denn diese Faktoren können in seiner Sprache nicht präzis genug beschrieben werden. Das «bio-psycho-soziale» Konzept hingegen sieht den Organismus hierarchisch aus Systemen aufgebaut, die von den Atomen, Molekülen, Zellen, Geweben, Organen, Organsystemen, dem Nervensystem, der Person, der Zwei-Personenbeziehung, der Familie, der Gemeinde, bis zur Subkultur und Kultur reichen, wobei jedes System ein dynamisches Ganzes ist, das mit untergeordneten, parallel gelagerten und übergeordneten Systemen in Wechselbeziehungen steht. Jedes übergeordnete System weist gegenüber den ihm untergeordneten, aus denen es aufgebaut ist, neue Eigenschaften auf (10). Störungen können in einem System beginnen und in ihm aufgefangen werden oder benachbarte, unter- und übergeordnete Systeme in Unordnung bringen, oder sogar in verschiedenen Systemen gleichzeitig beginnen (11). Die theoretischen Kapitel werden manche Forschungsergebnisse enthalten, welche die wissenschaftliche Berechtigung des «bio-psycho-sozialen» Konzepts nahelegen.

Literatur

1. ENGEL G.L.: The need for a new medical model: a challenge for bio-medicine. Science 196: 129–136, 1977
2. PEABODY F.W.: The care of the patient. JAMA 88: 877–882, 1927
3. SCHWEIZ. GESELLSCHAFT FÜR INNERE MEDIZIN: FMH-Ordnung, Richtlinien für die Weiterbildung zum Spezialarzt FMH für Innere Medizin. Schweiz. Ärztezeitung 63, Heft 7, 1982

4. Morgan W.L. Jr, Engel G.L.: «The clinical approach to the patient». WB Saunders Co., Philadelphia, 1969
5. Morgan, W.L. Jr, Engel G.L.: «Der klinische Zugang zum Patienten», Verlag Hans Huber, Bern, Stuttgart, Wien, 1970
6. Engel G.L.: «Psychological aspects of illness». Draft for Beeson-McDermott, Cecil Loeb, Textbook of Medicine, 12th Edition. Unpublished manuscript.
7. Von Uexküll Th. und Mitarbeiter: «Lehrbuch der Psychosomatischen Medizin», 3. vollständig neu überarbeitete Auflage, Urban & Schwarzenberg, München, Wien, Baltimore, in Vorbereitung.
8. Hampton J.R., Harrison M.J.G., Mitchell R.J.A., Prichard J.S., Seymour C.: Relative contributions of history taking, physical examination and laboratory investigation to diagnosis and management of medical out-patients. Brit. Med. J.: 2: 486–489, 1975
9. Eco Umberto: Nachschrift zu: «Der Name der Rose», Carl Hanser Verlag, München, Wien S. 49, 55–58, 1984
10. Von Ehrenfels C: s. Kafka K.: «Prinzipien der Gestaltpsychologie», 1935
11. Engel G.L.: Clinical Application of the Biopsychosocial Model. In: Reiser D.E., Rosen D.H.: Medicine as a Human Experience, University Park Press, Baltimore, Chapt. 2, pp 43–60, 1984

II. Anamnese – Erhebung

Die «unmögliche» Aufgabe

Psychische und soziale Faktoren können zum Entstehen einer Krankheit beitragen, den Zeitpunkt ihres Auftretens mitbestimmen, die Reaktion des Menschen auf körperliche Veränderungen beeinflussen und den Moment, in dem er den Arzt aufsucht. Sie färben sein Verhalten während des Krankseins und können auch das Ausmaß und die Geschwindigkeit der Genesung modifizieren. Ihre Erfassung setzt somatische, psychologische und soziologische Kenntnisse voraus und die Fähigkeit zur Selbstbeobachtung während der Beziehung zum Patienten. Ohne Fertigkeit im Erheben der somatischen, psychischen und sozialen Daten bleiben aber die genannten Kenntnisse und die Fähigkeit zur Selbstbeobachtung wirkungsarm.

Die Datenerhebung kann grundsätzlich mit geschlossenen oder offenen Fragen erfolgen. Unter einer «geschlossenen» Frage versteht man diejenige, die mit ja/nein beantwortet werden kann. Die «offene» Frage übergibt dem Befragten die Führung und bildet eine Aufforderung an ihn, seine Gedanken zur Frage ausführlich darzulegen. Bei der Anamnese-Erhebung trifft man meist eine Mischung dieser beiden Fragearten an. Überspitzt gesagt, fragt der Internist häufig nach einem inneren Schema und legt dem Kranken die Fragen so vor, daß dieser sie mit ja oder nein beantworten kann. Sein Schema stützt sich dabei auf Vorstellungen von Gesundheit und Krankheit, die er sich während des Studiums gebildet hat. Seine Wirklichkeit ist also eine anatomische, biochemische, pathophysiologische, usw. Der Psychoanalytiker andererseits fragt so, daß der Patient zum Erzählen angeregt wird, er fühlt sich in den Kranken ein und folgt dessen Assoziationen. Die Verwendung dieser – hier etwas extrem dargestellten – Fragearten vermögen die Aufgabe nicht zu erfüllen, die sich dem Arzt stellt, der die Krankheit eines Menschen, aber nicht nur diese, sondern auch ihn selbst und nicht nur ihn selbst, sondern diesen Menschen eingebettet in seine Welt und in seine individuelle Wirklichkeit (1), erfassen soll. Die nachfolgend erläuterte Interviewtechnik setzt sich das Ziel, «objektivere» und «subjektivere» Aspekte des Kranken in einem Arbeitsgang zu erfassen, also psychische, soziale und somatische Gegebenheiten ohne Vorurteile gegen und Vorliebe für die eine oder die andere Kategorie zu erheben und ihre gegenseitigen Beziehungen in Diagnose und Therapieplan einzubeziehen.

GREENSON hat im Aufsatz «The impossible profession» (2) für den Psychoanalytiker ausgeführt, daß die Eigenschaften, sich einerseits in den Patienten zu verset-

9

zen und seine Gefühle mitzuempfinden und sich andererseits zu präzisem, logischem Denken zurückzuziehen, diametral entgegengesetzt und schwer zu vereinigen sind. Ähnliches gilt nach unserem Empfinden und Überlegen auch für den Arzt, der sich einem bio-psycho-sozialen Modell (3) der Krankheit verpflichtet fühlt. Während der Erhebung der Anamnese muß er sich Daten zuwenden, die er in Zusammenhang mit anatomischen, pathophysiologischen und biochemischen Vorstellungen bringen soll. Diesen Rahmen hat er sich durch logisches Denken im Studium erarbeitet. Andererseits muß er sich Daten widmen, die menschliches Verhalten betreffen, – einer gerunzelten Stirn, einem Zittern der Hände, dem Erbleichen, dem Leiserwerden der Stimme – und verbalen Äußerungen, die er nicht nur nach dem Wortlaut aufnehmen darf, sondern nach verdeckten und verborgenen Bedeutungen erfassen sollte. Die Eigenschaften liegen diametral auseinander, einerseits logisch, abstrakt und distanziert zu denken und andererseits mitzufühlen, sich mit dem Patienten zu identifizieren und das Gesagte in Szenen und ganze Bilder zu übersetzen. Ihre Integration in einem einzelnen Menschen und während *eines* Arbeitsganges ist eine schwere Aufgabe, die nie endgültig gelöst ist, und die sich bei jeder einzelnen Anamneseerhebung von neuem stellt.

Das Interesse des Interviewers an den psychischen und sozialen Aspekten des Leidens bringt weitere Schwierigkeiten (und Chancen) für seine Aufgaben mit sich. Der Patient beginnt nämlich seine Empfindungen auszudrücken, beispielsweise seine Wut, krank zu sein, seine durch das Leiden geförderten Abhängigkeitswünsche, seine Vorwürfe, sich Einschränkungen auferlegen lassen zu müssen, seine Trauer über den Verlust der Körperintegrität. Diese Empfindungen lassen den einfühlsamen Interviewer nicht unberührt. In ihm werden seinerseits die verschiedensten Wünsche, Ängste und Phantasien angeregt. Diese sollen auch wach werden, aber nicht störend ins Interview eingreifen. Eine verführerische Patientin wird beispielsweise sexuelle Phantasien im Interviewer wecken, die aber nicht so intensiv werden sollten, daß sie ihn dazu verleiten, eine neugierige und erregte Haltung bezüglich des intimen Lebensbereichs der Patientin einzunehmen. Sie sollen ihm «nur» erlauben, die Patientin gut zu verstehen. Der Interviewer soll also einerseits mitempfinden, andererseits seine Gefühle aber nur in neutralisierter Form in seiner Arbeit verwenden. Die Anforderung einerseits mitzuempfinden und andererseits die anklingenden Gefühle zu zügeln, stellt wiederum zwei Aufgaben dar, die gegensätzlich sind und doch integriert werden sollten.

Schließlich erfordert die nachstehend erläuterte Interviewtechnik, daß der Interviewer sich zurückhaltend und abwartend verhält, damit der Patient sich entfalten kann. Der Arzt darf zeitweilig nicht eingreifen, nicht aktiv werden und sich nicht zum Handeln und Behandeln verleiten lassen. Dieser Einstellung stehen verschiedene Motivationen entgegen, die den Interviewer dazu geführt haben, den Beruf des Arztes zu ergreifen. Dazu gehören Strebungen nach Omnipotenz, der Wunsch Krankheit, Leiden und Tod zu bekämpfen, – hinter denen eigene Ängste stecken können –, dann der Wunsch, sich jemand anderem nahe zu fühlen, ihm Wärme zu geben und ihn zu schützen. Der Interviewer muß es also ertragen können, den Patienten Gefühlen der Trauer, der Hilf- und Hoffnungslosigkeit ausgesetzt zu sehen, während er doch aktiv helfen, heilen und beschützen möchte. Passiv abwarten können, damit sich der Patient entfalten kann und andererseits beschützen, nahe sein, ohne das der Arzt keine gute Arbeit wird leisten können, sind wiederum Tendenzen, die auseinanderliegen und im Arzt zur Integration gebracht werden müssen.

Das nachstehende Interview-Schema soll dazu beitragen, diese schwierige, für die klinische Tätigkeit notwendige Integration auseinanderklaffender Fähigkeiten, Persönlichkeitszüge und Motivationen zu erleichtern.

Die Anamnese-Erhebung soll Daten erbringen, die im Rahmen anatomischer, physiologischer und biochemischer Vorstellungen zu verstehen sind. Diese Daten sollen mit denjenigen verwoben sein, welche die folgenden Fragen beantworten lassen: Welches ist die vorwiegende Stimmung des Patienten? Wirkt er hilflos, hoffnungslos, wütend? Welches sind die hervorstechendsten Persönlichkeitszüge? Wirkt er dominierend, gehemmt-aggressiv, kindlich-magisch? Wie wirken sich diese Züge auf die Beziehung zum Arzt aus, auf seine Mitarbeit und sein Vermögen, sich mit der Krankheit auseinanderzusetzen? Wo steht der Patient in seiner Lebensentwicklung? Wie hat er sich in der Kindheit, Pubertät, Adoleszenz, in der Ehe, in der Elternschaft, in der Beziehung zu den Kindern, im Beruf, beim Eintreten der Menopause, bei der Pensionierung verhalten? Wie ist er sozial integriert? Wie sind seine Beziehungen zum Ehepartner, zu den Eltern, Kindern, Freunden? Hat er bedeutsame Mitmenschen verloren, mußte er sich von Menschen trennen wegen Umzugs, Berufswechsel? Wie reagiert der Interviewer innerlich auf den Patienten? Ist er fasziniert, ruhig, interessiert, gespannt, gereizt, gelangweilt?

Damit die Daten die individuelle Wirklichkeit des Patienten wiedergeben, regt der Interviewer ihn an, möglichst spontan zu berichten, und er folgt den Assoziationen des Kranken und greift dann strukturierend ein, wenn er noch mehr Einzelheiten über ein vom Patienten angeschnittenes Gebiet benötigt, oder wenn er eine Assoziation des Patienten benützt, um auf ein weiteres, für Diagnose und Therapie bedeutsames Gebiet überzugehen. Die Krankengeschichte so aufzunehmen ist natürlich schwieriger als sie nach einem vorgefaßten Schema abzuhandeln, das sich beispielsweise mit in sich geschlossenen Abschnitten wie der Familienanamnese, der persönlichen Anamnese uws. zufrieden gibt, erlaubt aber, z. B. nicht nur zu erfahren, daß der Vater eines Patienten mit 63 Jahren an einem Lungenkrebs gestorben ist, sondern ermöglicht auch, zu erfassen, was der Verlust des Vaters für den Patienten bedeutet hat und eventuell noch bedeutet, ob er noch trauert, ob er befürchtet, seine Symptome könnten auf die gleiche Krankheit hinweisen usw. Selbstverständlich benötigt diese Art der Anamneseerhebung Zeit, mehr Zeit als die Befragung mit «geschlossenen» Fragen. Die Vorteile liegen aber in einer bio-psycho-sozialen Erfassung des Patienten mit der Berücksichtigung der nicht selten mitentscheidenden psychischen und sozialen Faktoren. Sie erspart zeitaufwendige, teure und schädliche Untersuchungen, die beim Übersehen psychosozialer Faktoren eingeleitet werden. Sie fördert auch die partnerschaftliche Mitarbeit des Kranken während der Abklärung und Durchführung der Therapie. Sie bewährt sich auch in Notfallsituationen, wo sich der Interviewer auf die ersten Schritte des Interviews beschränkt, und sie erbringt auch auf somatischem Gebiet verläßlichere Daten.

Bevor die Einzelheiten des Interview-Ablaufs besprochen werden, wollen wir noch auf die Frage eingehen, ob sich der Interviewer während des Gesprächs Notizen machen soll. Auf diese Frage können wir keine allgemein gültige Antwort geben. Folgt der Interviewer den Assoziationen des Patienten mit Empathie, so wird er nach Abschluß des Interviews keine Mühe haben, die wichtigsten Punkte in seiner Erinnerung aufleben zu lassen und sie dann schriftlich festhalten können. Das Schreiben während des Gesprächs stört die Aufmerksamkeit und die Fähigkeit zur Empathie und auch der Patient fühlt sich besser, wenn sich der Interviewer ganz auf ihn einstellt. Wird dem Student ermöglicht, das Interview schrittweise zu üben, z. B. indem er bei seinen ersten drei Gesprächen nur die ersten zwei Schritte ausführt, vom vierten bis sechsten Gespräch bis zu Schritt vier geht, und erst dann zu zwanzig Minuten und später bis zu einem vollständigen Interview fortschreitet, gewöhnt er sich allmählich, die gesammelten Daten im Kopf zu behalten. Wird der Student gezwungen, gleich vollständige Anamnesen aufzunehmen, oder ist der Interviewer von seiner Praxis her gewohnt zu schreiben, dann wird er ohne Notizen nicht auskommen. Er soll dann markante Daten in Stichworten festhalten und auf jeden Fall darauf achten, sich nicht während den Interviewphasen vom Patienten ab- und den Notizen zuzuwenden, in denen der Kranke von Affekten erfüllt ist und beispielsweise voll Scham oder Trauer Ereignisse schildert, die ihn aufwühlen. Wenn notiert werden muß, so kann es günstig sein den Patienten zu bitten, an bestimmten Punkten einzuhalten, damit der Interviewer sich Notizen machen kann, um das Blatt dann wieder wegzulegen, sich voll auf den Patienten zu konzentrieren und ihn zu ersuchen, fortzufahren.

Die einzelnen Interview-Schritte

Bei jedem Schritt werden Ziele, Durchführung und Möglichkeit der Dateninterpretation angeführt.

Erster Schritt (Vorstellung, Begrüßung)

Das Ziel dieses Schrittes besteht darin, den Patienten wissen zu lassen, wer ihm gegenüber steht, damit der Patient, von dem Angaben aus dem intimsten Lebensbereich erwartet werden, sich als Partner angenommen weiß. Damit wird die Zusammenarbeit in einer für den Patienten belastenden und von schmerzhaften Gefühlen gekennzeichneten Lebenssituation gefördert. Dieser Schritt scheint banal und nicht erwähnenswert. Im Spital mit seinen vielen Ärzten wird er häufig ausgelassen. Der Patient fühlt sich dann nicht ernst genommen und als Nummer behandelt.

Zweiter Schritt (Gestalten einer günstigen Situation)

Die Situation, in der die Anamneseerhebung erfolgt, soll für den Patienten und den Interviewer so bequem wie möglich sein. Der Arzt fragt, ob der Patient eine Hörschwierigkeit habe, ob er seinen Kopf durch ein Kissen stützen solle, damit er ihn während des Gesprächs nicht mühsam hochhalten muß. Er vergewissert sich, daß er nicht ungelegen kommt, ob der Patient beispielsweise noch auf die Toilette gehen sollte oder Besuch von weit her erwartet, und er achtet darauf, daß das Gespräch in einem möglichst ruhigen und schalldichten Raum stattfindet. Auch wenn der Interviewer aus Rücksicht auf seinen eigenen Tagesablauf das Interview auf den von ihm gewählten Zeitpunkt ansetzen muß, ist es für den Patienten viel leichter, dies zu akzeptieren, wenn sich der Interviewer bei ihm erkundigt hat, ob der Zeitpunkt des Interviews dem Patienten paßt, weil dieser sich als Partner akzeptiert und mit seinen Bedürfnissen ernst genommen weiß. Der Arzt soll dem Patienten auch bekanntgeben, wieviel Zeit er für das erste Gespräch erübrigen kann, und er soll sich die verfügbare Zeit auch selbst klar vor Augen halten. Steht nur wenig Zeit zur Verfügung, so ist es besser, sich darüber Rechenschaft abzulegen und nur eine beschränkte Zahl von Interview-Schritten durchzuführen, als innerlich immer gespannter zu werden und eine Anamneseerhebung in eine Zeitspanne hineinzupressen, in der ein gutes Interview realistischerweise gar nicht stattfinden kann. Der zweite Schritt verlangt, daß sich der Arzt in den Patienten einzufühlen beginnt, sich in seine Lage versetzt und mitempfindet, was an der Situation den Patienten stören oder ihm helfen könnte. Fühlt der Patient, daß der Interviewer sich einfühlen kann, so löst dies seine Angst und ermutigt ihn, seine Geschichte freier und spontaner zu schildern. Beobachtungen wie beispielsweise die, daß der Patient es vorzieht, während dem Interview bestimmte Körperstellungen einzunehmen und andere auszulassen, können diagnostisch bedeutsame Hinweise geben, auch etwa die Bereitschaft, sich unter Verzicht auf die Suche nach einer bequemen Situation dem Arzt bedingungslos auszuliefern.

Dritter Schritt (Landkarte der Beschwerden)

Er hat zum Ziel, die bio-psycho-soziale Lage des Patienten den Umrissen nach zu erkennen. Dazu gehören die Erfassung der Beschwerden, der Stimmung, des Verhaltens, zu dem der Stil gehört, wie die Anamnese erzählt wird, das Erkennen der sozialen Situation und der eigenen Gefühle bei der Begegnung mit dem Kranken. Dabei geht es um eine Skizze (Landkarte) und nicht um Einzelheiten. Dieser Schritt wird mit der Frage «Wie fühlen Sie sich?» eingeleitet. Sie wird gewählt, weil sie die gefühlsmäßige Situation im Auge hat. Gefühle sind (siehe Kap. VII) Signale, die anzeigen, ob das befragte Individuum im seelischen und körperlichen Gleichgewicht ist, oder ob es in Gefahr steht, aus der Homöostase zu geraten. Die Störung des Gleichgewichts, sei sie psychisch oder hauptsächlich durch körperliche Vorgänge bedingt, äußert sich zunächst einmal in Signalaffekten wie Angst, Müdigkeit, Schmerzen. Durch die offene Frage «Wie fühlen Sie sich?» angeregt, kann der Patient zusätzlich selber wählen, ob er von Körpersymptomen, einer schwierigen Ehebeziehung, einem Verlust zuerst berichten will. Zudem erlebt er, daß sich der Arzt nicht nur für körperliche Symptome interessiert.

Er lernt auch, schon in den ersten Augenblicken der Beziehung aktiv zu sein, ein mündiger Partner, der ernst genommen wird. Mit Fragen wie «Erzählen Sie mir bitte mehr darüber», «Haben Sie sonst noch etwas verspürt», regt der Interviewer den Patienten an, eine Landkarte seiner Beschwerden zu entwerfen. Der Interviewer achtet dabei auf das Verhalten des Patienten und seinen Stil, die Anamnese wiederzugeben. Er bemerkt, ob die Angaben geordnet und sinnvoll sind, ob der Patient vor lauter Einzelheiten die Übersicht verliert (Anzeichen für eine zwangshafte Persönlichkeitsstruktur, Kap. IV), ob er den Arzt mit Angaben überflutet und es ihm unmöglich macht, Fragen zu stellen (Hinweis auf die Tendenz, Wesentliches hinter Vordergründigem zu verbergen), ob er abstrakt und intelligenzlerisch unter Auslassen des Gefühlhaften vorgeht (Abspaltung der Gefühle (s. Kap. IV), ob er immer wieder das Gleiche erwähnt und lange Pausen einlegt, aus denen der Interviewer ihn wiederholt herausholen muß (Anzeichen für eine zerebrale Insuffizienz, siehe Kap. III). Die Interpretation dieser Beobachtungen hilft ihm, sein weiteres Vorgehen zu planen.

Liegt eine zerebrale Insuffizienz vor, hält er das Gespräch kurz und setzt es fort, wenn diejenigen Faktoren, die zur Verschlechterung der Hirnleistung geführt haben (Exsikkose, schwere Anämie) behoben sind, und er holt Angaben bei den nächsten Verwandten und dem Lebenspartner ein. Bei einem vom Hundertsten ins Tausendste geratenden, an Einzelheiten verhaftenden Patienten strafft er das Gespräch. Zudem prüft er, ob der Patient in ihm selbst Ärgergefühle auslöst, Angst, oder das Gefühl verführt zu werden. Bedeutsam für den Interviewer ist es zu wissen, daß die Mitteilung wichtiger psychischer Elemente nicht chronologisch zu erfolgen braucht, sondern daß die Reihenfolge oft umgekehrt zu ihrer Bedeutung ist (3). Deshalb lohnt es sich, den Patienten zu ermuntern, die Landkarte seiner Beschwerden ausgiebig darzustellen, bevor der Arzt auf das jetzige Leiden übergeht.

Vierter Schritt (Jetziges Leiden)

Jedes im bisherigen Interviewverlauf erwähnte Symptom wird näher betrachtet. Das zeitliche Auftreten (.1), die Qualität (.2), die Intensität (.3), die Lokalisation und eventuelle Ausstrahlung (.4), allfällige Begleitzeichen (.5), Umstände, die das Symptom verschlimmern und mildern (.6) sowie die Umstände, unter denen es auftritt (.7), müssen genau erfaßt werden. Wir haben bei der Supervision von Anamneseerhebungen und beim Durcharbeiten von schriftlichen Krankengeschichten immer wieder erlebt, daß diese sieben «Dimensionen» häufig unvollständig erfaßt worden sind und dieser Mangel die Diagnosestellung erschwert oder sogar verunmöglicht hat. Diese Erfahrung bezieht sich nicht nur auf Ärzte, die nach einem bio-psycho-sozialen Modell arbeiten, sondern auch auf solche, die sich hauptsächlich auf somatische Faktoren konzentrieren.

Beim zeitlichen Auftreten [4.1] geht es um den Zeitpunkt des Beginns und die Dauer eines Symptoms, die Reihenfolge des Erscheinens verschiedener Symptome, die Periodizität und die freien Intervalle. Krampfartige Bauchschmerzen, die in Intervallen von wenigen Minuten auftreten, nach einer halben Minute ihr Maximum erreichen und in der gleichen Zeitspanne wieder verschwinden, sprechen für Spasmen in einem großlumigen Bauchorgan, also dem Dünn- oder Dickdarm, Koliken mit Intensitätsanstieg über Minuten, intensiven Schmerzen während 5–10 Minuten und langsamem Abklingen über Minuten für Spasmen eines englumigen Organs, der Gallenwege oder der Ureter. Schmerzen über Wochen ohne freies Intervall, Tag und Nacht anhaltend, sind für psychogene Schmerzen typisch.

Beim Erfragen der Qualität [4.2] kann der Patient unfähig sein, die entsprechenden Adjektive zu finden, sei es weil er nicht über den nötigen Wortschatz verfügt oder weil er unfähig ist, sich und eigene Empfindungen genügend präzis zu erfassen. Der Interviewer darf sich nicht mit Jargon zufrieden geben und z. B. den Begriff «Kolik» einfach akzeptieren, denn die verschiedenen Patienten können unter dem Ärztewort ganz Unterschiedliches meinen, oder es kann sich herausstellen, daß der Patient nur vage oder keine eigenen Erlebnisse mit dem Wort «Kolik» verbindet, was auf das Vorliegen eines Konversionssymptoms hinweist (s. Kap. V). Auf dramatische und farbige sowie unerwartete Begriffe muß geachtet werden. Schmerzen, die weniger mit sensorischen Adjektiven wie spitz, brennend, usw. sondern mehr mit affektiven wie «lähmend», «Ohnmacht erregend» oder evaluativen Begriffen wie «entsetzlich», mörderisch», «unerträglich» beschrieben werden, sind auf Psychogenie verdächtig; ebenso auffällige Sprachbilder wie z. B. «es war ein permanenter Durchdringungsschmerz». Wenn der Patient unbeholfen ist, kann ihm eine Auswahl von Begriffen vorgeschlagen werden. Dies darf aber nicht suggestiv geschehen, damit suggestible Patienten nicht Symptome «lernen» und damit verunmöglichen, daß der Interviewer ihr eigenes Erleben erfährt.

Die Intensität von Beschwerden [4.3] drückt sich in Angaben über ihre Stärke, das Ausmaß einer Funktionseinbuße, das Volumen, z. B. Erbrochenes und über die Anzahl, z. B. Fieberschübe, aus. Die Schilderung intensivster Schmerzen mit ruhigem, vielleicht sogar lächelndem Ausdruck soll an ein Konversionssymptom denken lassen (s. Kap. V). Ein Patient, der durch starke Funktionseinbußen verängstigt ist, soll gefragt werden, was er noch zu vollbringen vermag und wie selbständig er sein kann, und die Fragen sollen sich nicht auf Verluste an Aktivitäten versteifen.

Bei der Beschreibung der Lokalisation und der Ausstrahlung [4.4] von Symptomen ist die Erfassung der Präzision oder der Vagheit wichtig, mit der ein Patient seine Beschwerden beschreibt. Beschwerden, die anatomischen und physiologischen Gegebenheiten Rechnung tragen, sprechen für ein organisches Substrat, und Symptome, die sich nicht an solche Bau- und Funktionspläne halten, für eine psychogene Beteiligung oder eine Psychogenie der Beschwerden. Hyposensitive Menschen (4) verspüren beim Vorliegen organisch bedingter Krankheiten hie und da Beschwerden an ungewöhnlichen Körperstellen, z. B. bei einer Gallenblasenentzündung unter dem linken Rippenbogen, bei Angina pectoris, nur im Hypothenar der linken Hand (5), bei einer steinbedingten Ureterkolik im Nacken.

Die Begleitzeichen [4.5] eines Symptoms können seine Entstehung klären. Sie sollen «offen» erfragt werden. Ein Patient mit Brennen im Oberbauch bei Aufregungen wird mit der Frage aufgefordert «Spüren Sie gleichzeitig noch andere Beschwerden?» etwaige Begleitsymptome zu erwähnen. Er nennt Gefühlslosigkeit im linken Arm und rechten Bein. Der Interviewer denkt an Hyperventilation mit Folgen und erkundigt sich nach weiteren Erscheinungen im Arm oder Bein. Jetzt erwähnt der Patient spontan «Ameisenlaufen» und damit hat sich eine Hyperventilation herausgestellt. Bei Müdigkeit ohne Begleitzeichen kommt der Gedanke an Müdigkeit aus psychischen Gründen auf (s. Kap. VII).

Faktoren, die das Symptom verstärken oder mildern [4.6] sind sehr bedeutsam: Die Schmerzzunahme der Angina pectoris beim Bergaufgehen, der Schwindel beim Kopfdrehen bei Durchblutungsstörungen der A. basilaris, der atemabhängige Schmerz bei der Pleuritis, die Schmerzzunahme in Rückenlage bei retroperitonealen Prozessen. Die Abhängigkeit von der Motorik hilft bei der Erkennung somatisch bedingter Symptome. Intrapsychisch bedingte Symptome folgen in ihrer Ausgestaltung Phantasien und Ideen, die von intrapsychischen Gesetzmäßigkeiten abhängen und nicht von anatomischen und physiologischen Prozessen (6). Die Kapitel Schmerz und Konversion werden zeigen, wie bedeutsam die sorgfältige und präzise Erhebung aller Umstände ist, in denen das Symptom beeinflußt wird wie z. B. die Veränderung oder das Gleichbleiben eines Symptoms nach einer bestimmten Zeit nach Medikamenteneinnahme, oder die vom Patienten spontan gefundenen Möglichkeiten, ein Symptom zu beeinflussen.

Die Umstände, unter denen das Symptom auftritt [4.7], helfen ebenfalls, seine Entstehung und Bedeutung zu verstehen. Als Beispiel sei eine junge Frau genannt (Kap. VII), die vor Reisen und im Zug an Schwindel, Herzklopfen, Atemnot zu leiden beginnt.

In vielen Fällen erlaubt der 4. Schritt eine vorläufige Diagnose zu stellen oder zumindest die Richtung zu erfassen, die weiter verfolgt werden muß. Zudem ergeben sich in diesem Schritt die Anknüpfungspunkte, von denen aus das Interview weiter entwickelt werden kann. War der dritte Schritt als Skizzierung der Krankheit, des Menschen mit der Krankheit und des Menschen mit dieser Krankheit in seiner Umgebung gedacht und mit zumeist «offenen» Fragen erkundet, so werden im vierten Schritt die Symptome «offen» angegangen, mit der weiten Öffnung eines Trichters vergleichbar, und wenn nötig zur präzisen Erfassung mit «geschlossenen» Fragen genauer betrachtet, der engen Öffnung des Trichters entsprechend, ohne daß zu suggestiven Fragen Zuflucht genommen werden darf. Das Symptom kann jetzt in den Rahmen unserer anatomischen, pathophysiologischen, biochemischen Vorstellungen gestellt werden und eben zugleich in denjenigen der psychischen und sozialen Gegebenheiten des Patienten.

Fünfter bis achter Schritt
(Persönliche Anamnese, Familienanamnese, Psychische Entwicklung, Soziales)

Die nächsten Schritte umfassen: 5) die früheren Leiden, 6) diejenigen der Angehörigen, 7) die psychische Entwicklung des Patienten und 8) seine sozialen Lebensumstände. Diese Schritte sind aus didaktischen Gründen mit Nummern bezeichnet. In Wirklichkeit finden sie nicht strikt in dieser Reihenfolge statt, da das Ziel des Interviewers jetzt darin besteht, die Daten aus diesen Schritten nicht wie Perlen an einer Schnur aufzureihen, sondern sie wie Fäden in einen assoziativen Teppich einzuweben. Das entstehende Muster läßt dann Krankheit, Patient und seine Umgebung in einem Sinnzusammenhang erkennen. Es läßt kleinere Einheiten erfassen wie z. B. ein Symptom, größere Einheiten wie das Funktionieren eines Organs, das gestörte Zusammenspiel zwischen Organen, die Reaktion des Patienten auf bestimmte Vorgänge in seinem Körper und schließlich umfassende Zusammenhänge wie seine Interaktionen mit Mitmenschen u. a. mit dem Interviewer.

Mit der Frage «Wie fühlten Sie sich früher?» leitet der Interviewer den 5. Schritt ein. Die Art früherer Leiden, ihre Schilderung, die Reaktion der Mitmenschen auf den Patienten mit der damaligen Störung werden festgehalten; ob z. B. eine geläufige Krankheit wirklich die Merkmale eines solchen Geschehens aufwies oder ob eher der Name des Leidens angeführt wird als dessen Merkmale, wie lange die Erholung dauerte, ob sich nach einer Operation Beschwerdefreiheit ergab oder die alten Beschwerden wieder auftraten, ob es Lebensperioden mit gehäuften Krankheiten und mehrjährige freie Intervalle gab.

Die Erfassung früherer Krankheiten läßt verstehen, ob sie mit dem jetzigen Leiden in Zusammenhang stehen, ob bestimmte Lebenssituationen für den Patienten besonders belastend sind, ob er dazu neigt, auf ganz persönliche Weise zu reagieren, z. B. im Gebiet bestimmter Organsysteme, mit bestimmten psychischen Reaktionsweisen, wie er mit einer Krankheit umgeht und sich erholt.

Werden im Interviewablauf Angehörige oder wichtige Verwandte erwähnt, soll deren Ergehen erfragt werden (6. Schritt). Ihre Krankheiten sollen nicht nur der Beschreibung nach genau erfaßt, sondern auch beobachtet werden, wie der Patient darüber erzählt, ob bestimmte Verhaltensweisen im Kranksein für die Familie charakteristisch sind, wie dauerndes Kränkeln, ob Krankheitsbilder vorkommen, die der Patient modellhaft übernimmt (Konversion, s. Kap. V), ob er auf Krankheiten bedeutsamer Mitmenschen noch jetzt z. B. mit Trauer reagiert, oder Befürchtungen hegt, eine identische Störung zu haben und das gleiche Schicksal wie ein Angehöriger erleiden zu müssen.

Hinweise während des bisherigen Interviews auf die persönliche-psychische Entwicklung werden benützt, über ihren Verlauf Näheres zu erfahren (Schritt 7). Wie hat sich die Einschulung ausgewirkt, hat der Patient sich in der Adoleszenz von den Eltern lösen und eine eigene Identität finden können, wie ist die Berufswahl gelungen, sind in der Ausbildung z. B. zu Examenszeiten erste Symptome aufgetreten, hat sich der Patient einen Ehepartner gewählt, von dem er überaus abhängig geworden ist, hat er in seiner Karriere Rückschläge erlitten, wie hat er sie ertragen? Daraus ergeben sich Hinweise auf psychische Stärken und Verletzlichkeiten, die Art der Streßbewältigung, der Beziehung zu Mitmenschen und damit auch zum Arzt, die Fähigkeit Verluste zu ertragen, zu trauern.

Im Interviewverlauf sind jetzt auch wiederholt die Lebensumstände erwähnt worden, die genauer erfaßt werden sollen (Schritt 8). Steht der Patient in gesicherter Stellung, droht ihm Arbeitslosigkeit, Wohnungskündigung, ist er verschuldet, Mitglied in Vereinen, hat er Interesse an Politik und bestehen dort wichtige mitmenschliche Beziehungen, wohnt er so, daß die Einschränkungen durch das jetzige Leiden das Wohnen daheim noch ermöglichen, muß er Treppensteigen um seine Wohnung zu erreichen, hat es einen Lift, Nachbarn, die für ihn einkaufen könnten, einen Quartierdienst zum Liefern warmer Mahlzeiten? Werden soziale Umstände spärlich oder nicht erwähnt, soll sich der Interviewer hellhörig fragen, warum der Patient so isoliert erscheint oder ist. Die Erfassung der sozialen Gegebenheiten hilft diagnostisch das Bild zu ergänzen und erleichtert auch die Planung der Rehabilitation und Wiedereingliederung nach Besserung der Krankheit oder Erreichen einer stabilen Situation.

Die Schritte 5–8 sollen ein Gesamtbild des Patienten wiedergeben. Es sollte dem Interviewer ermöglichen, sich ein Bild über die Symptome in ihrem für den Patienten typischen Kontext zu machen. Die Fakten sollten so deutlich faßbar sein, daß das weitere Vorgehen daraus abgeleitet werden kann.

An dieser Stelle soll rückblickend das immer wieder auftretende große Problem diskutiert werden, nämlich die Frage: Wie viel Freiheit soll und kann sich der Interviewer im Abweichen vom «Schema» erlauben? Der Anfänger tut nach unserer Erfahrung gut daran, sich in jedem Fall stur an die einzelnen Schritte zu halten. Der Erfahrene kann sich Abweichungen besser gestatten, vor allem auch, weil er in der Regel therapeutisch zu handeln vermag, z. B. im Fall, wo ein spezielles Thema quasi fokussiert und vom rein Diagnostischen ein Schritt ins Therapeutische gemacht wird. Das Wort «stur» erfordert eine Erläuterung. Stur bezieht sich eigentlich auf das Einhalten der Technik des Fragestellens und auch im wesentlichen der Schrittabfolge, vor allem aber auf die sieben Dimensionen eines Symptoms. Erfahrungsgemäß ist der Lernende durch das Gespräch, die abverlangte Konzentration, die eigene Unsicherheit und die noch lückenhaften Kenntnisse in somatischer und psychosozialer Medizin, so gefangen genommen, daß er Wesentliches vergißt, um dann am Ende feststellen zu müssen, daß er für die Diagnose entscheidende Kriterien zu wenig oder gar nicht erfragt hat. Diese Erfahrung kann keinem erspart werden, führt aber allzuschnell gerne zu einer Rückkehr zu geschlossenen Fragen nach einem System, das die Anamnese in Familienanamnese, Persönliche Anamnese, jetziges Leiden, Sozialanamnese trennt, und damit in eine zumindest für den Interviewer «sichere» Reihenfolge gliedert. Sie führt zum Verpassen der «individuellen Wirklichkeit» und zu einem pseudo-ganzheitlichen Erfassen des Patienten.

Neunter Schritt (Systemanamnese)

Der Schritt 9 fügt sich unmittelbar an Schritt 8 an, etwa indem der Interviewer dem Patienten zu erkennen gibt, daß für diese Sitzung das Gespräch beendet werden kann. Es empfiehlt sich, dafür einen für den Patienten wie für den Interviewer günstigen Zeitpunkt zu wählen. Meist bieten sich natürliche Pausen oder auch abgeschlossene Themata an. Der Interviewer stellt jetzt noch präzisierende Fragen. Schritt 9 lehnt sich hier an die traditionelle Anamnese an, indem die in den Schritten 3–8 deutlich gewordenen Symptome jetzt ergänzt und soweit als nötig, systematisch Störungen anderer Organsysteme, die im Gespräch nicht erfaßt werden konnten, erfragt werden, um die somatischen Daten abrunden zu können. Selbstverständlich werden auch hier Suggestiv- und Doppelfragen vermieden.

Der Schritt 9 dient der Erfassung von Einzeldaten, die entweder im Gespräch vom Patienten nicht spontan geäußert worden sind, oder deren Erfragung den Gesprächsablauf gestört hätte. Es ist wichtig, daß der Interviewer seinen Stil in Schritt 9 nicht ändert, zu dem die Erfassung der System-Anamnese verleiten kann.

Zehnter Schritt (Fragen/Pläne)

In Schritt 10 wird dem Patienten Gelegenheit gegeben, Fragen zu stellen. Etwa: «Haben Sie jetzt noch Fragen an mich? Haben wir etwas vergessen zu besprechen?» In der Regel wird sich der Patient nach Diagnostik und Therapie seiner Störung erkundigen. Wichtig ist, daß der Arzt hier nicht in einen Monolog verfällt und alle guten Vorsätze beiseite wischt, indem er in einer Sprache, die zu wenig patientgerecht ist, Diagnose und Therapie erklärt. Es hat sich bewährt, die Frage zurückzugeben, also etwa: «Ich weiß, Sie sind nicht Arzt, aber ich bin überzeugt, daß Sie sich auch Gedanken gemacht haben über Ihre Störung, können Sie mir sagen, welche?» Interviewtechnisch ist es sehr wichtig, wie diese Frage zurückgegeben wird. Der Patient kann schnell den Eindruck erhalten, der Interviewer wolle sich drücken und ihm keine Auskunft geben. Es kann also nötig sein anzufügen: «Ich werde Ihnen nachher meine Ansicht mitteilen.» Der Ball muß zurückgeworfen werden, weil die Vorstellungen und Erklärungsversuche durch den Patienten diagnostische Ergänzungen bringen, wie magische Anschuldigung äußerer Einflüsse, Betonen der psychischen Ursache eines Symptoms (was auf eine organische Genese schließen läßt, s. Kap. V), zudem erlaubt es dem Interviewer, sich in die Bewältigung z. B. einer malignen Erkrankung eines Patienten einzublenden und ihm nicht eine Erklärung zu geben, die er noch nicht ertragen kann oder eine Information zurückzuhalten, die dem Patienten schon bekannt ist und deren Nichterwähnen das Vertrauen des Patienten in seinen Arzt untergraben könnte (s. Kap. IX).

Der 10. Schritt ist äußerst geeignet, Diskrepanzen zwischen der individuellen Wirklichkeit des Patienten und der des Interviewers deutlich zu machen. Der 10. Schritt bietet eine Kontrollmöglichkeit für den Interviewer, indem er sich vergewissern kann, was der Patient wirklich verstanden hat, welche Hoffnungen, welche Illusionen, aber auch welche Ängste und Befürchtungen der Patient hegt. Der Patient eröffnet dem Interviewer noch einmal mit aller Deutlichkeit, wo Widerstände und Abwehr (im psychoanalytischen Sinne verstanden), die Krankheit gerade bei diesem Patienten modifizieren oder prägen können. Nur so gelingt es, patientgerecht zu reagieren. Kränkungen werden vermieden und stützende Maßnahmen können eingeleitet und der Behandlungsplan kann patientgemäß adaptiert werden. Es ist gut möglich, daß sich an den 10. Schritt noch ein Interview meist mehr therapeutisch gefärbt, anschließt. Darum empfiehlt es sich, nach Schritt 8 ca. 5–10 Minuten Zeit zur Verfügung zu lassen, denn wir müssen uns bewußt sein, daß der Patient nach dem Interview mit all dem Erlebten alleine ist, und daß ein «gutes» Interview immer auch ein Stück Therapie beinhaltet.

Die für die Interviewschritte benützten Signaturen (1–10)

1 = Vorstellen, Begrüßen
2 = Schaffen einer günstigen Situation
3 = Landkarte der Beschwerden
4 = Jetziges Leiden
  .1) Zeitliches Auftreten
  .2) Qualität
  .3) Intensität
  .4) Lokalisation und Ausstrahlung
  .5) Begleitzeichen
  .6) intensivierende/lindernde Faktoren
  .7) Umstände
5 = Persönliche Anamnese
6 = Familien-Anamnese
7 = Psychische Entwicklung
8 = Soziales
9 = Systemanamnese
10 = Fragen/Pläne

Literatur

1. UEXKÜLL TH. V.: Lehrbuch der Psychosomatischen Medizin. Urban und Schwarzenberg, München, Wien, Baltimore, 3. Auflage in Vorbereitung, Kap. 5.
2. GREENSON R R.: That «Impossible Profession». In: «Explorations in Psychoanalysis. Intern. University Press, New York, Chapt. 17, 269–288, 1978
3. ENGEL G.L.: The need for a new medical model: a challenge for biomedicine. Science 196: 129–136, 1977
4. FREUD S.: Studien über Hysterie. Ges. Werke, Band I. S. Fischer, Frankfurt a. M., S. 129, 1972
5. LIBMAN E.: Observations on Individual Sensitiveness to Pain. J. Amer. Med. Assoc. 102: 335–341, 1934
6. LAHIRI A., BALA SUBRAMANIAN V., MILLAR CRAIG M.W., RAFTERY E.B.: Pain in the thenar eminence: a rare case of atypical angina. Brit. Med. Journal 281: 782, 1980
7. ADLER R.: The differentiation of organic and psychogenic pain. Pain 10: 249–252, 1981

Modell-Interview
Frau L. O., geb. 1916 (67jährig)

Die Zahlen am linken Rand entsprechen den Interviewschritten. In ( ) eingeschoben stehen die Überlegungen des Interviewers während des Gesprächsablaufs.

1 *(Der erste Schritt ist nicht dargestellt, denn ich habe mich der Patientin noch im Wartezimmer vorgestellt.)*

2 I: Wie sind Sie am bequemsten, um mit mir zu sprechen
   P: Ich sitze so bequem
   I: Gut
   P: Die Distanz ist mir angenehm

   (Dies ist eine eigentümliche Bemerkung; sie könnte auf Probleme in zwischenmenschlichen Beziehungen hinweisen. Auf ein Schwanken zwischen dem Wunsch nach großer Nähe und seiner Abwehr in Form eines ihn überdeckenden Strebens nach Unabhängigkeit.)

3 I: Erzählen Sie mir, wie Sie sich fühlen.
   P: Jetzt im Moment fühle ich mich eigentlich recht wohl. Wir sind wieder umgezogen, nach Sinneringen zurückgekehrt und ich glaube, das hat auch ein wenig zur Milderung meiner Beschwerden beigetragen. Es ist jetzt das dritte Mal, daß ich diese Art von Symptomen, oder eigentlich diesen Symptomenkomplex habe. Jedesmal, wenn der Familie etwas passiert – bei der Scheidung des Sohnes, bei der Ablösung der Kinder – habe ich diese Beschwerden gehabt. Und jetzt handelt es sich vielleicht wieder um eine ähnliche Situation. Dann habe ich manchmal diese depressiven Zustände. Wenn ich vielleicht meine Notizen benützen darf? Ich habe sie mitgebracht, damit ich nichts vergesse. Macht es Ihnen nichts aus, wenn ich diese Zettel hervornehme?
   I. Machen Sie wie es Ihnen am liebsten ist.

   (Der medizinische Jargon «Symptome, Symptomenkomplex, depressive Zustände» macht stutzig. Er könnte einen Versuch zur Distanzierung von Gefühlshaftem darstellen. Ebenfalls das Zufluchtnehmen zu Notizen, ich vermute, damit wird verhindert, daß der Patientin die Kontrolle entgleitet und daß Gefühle zu stark angesprochen werden. Die Frage, ob ich das Ablesen der Notizen gestatte, läßt mich daran denken, daß diese Frau vermeiden will, den Unmut und Tadel eines für sie wichtigen Mitmenschen zu erregen. Die Patientin scheint tatsächlich – wie schon vermutet – Trennungen und Lebensveränderungen schlecht zu meistern.
   Der 3. Schritt enthält ein reichhaltiges Angebot: Bei den körperlichen Beschwerden kann eine Vielfalt erwartet werden. Soziale Veränderungen – Umzüge, Scheidung eines Sohnes, Ablösung von Kindern – haben stattgefunden. Die Patientin stellt zwischen diesen Erlebnissen und ihren Beschwerden Beziehungen her.)

   P: Ich habe da einige Punkte notiert und habe unterstrichen, was mich am meisten quält. Nicht etwa der Ischias, der sehr stark schmerzt, sondern andere Dinge. Darf ich damit gerade beginnen? Häufiger Druck und Rumpeln im Magen und Bauch und seltener auch starke Schmerzen in dieser Gegend, dann auch Übelkeit, aber nicht Erbrechen. Diese Beschwerden hatte ich vor etwa zehn Jahren, und zwar so stark, daß ich manchmal krumm gehen mußte und gar nicht richtig aufrecht gehen konnte. So weit möchte ich es eben jetzt nicht kommen lassen. Und deshalb habe ich Herrn Dr. Balmer gefragt, ob er nichts dagegen hätte, mich bei Ihnen anzumelden.

Ab und zu habe ich auch etwas Durchfall, das heißt zwei bis drei Mal täglich, aber ohne weitere Beschwerden.

(Hier stellt sich die Frage, ob ich eine Intervention zur Ergänzung der Landkarte hätte unternehmen sollen, zum Beispiel «Haben Sie noch andere Beschwerden?», oder ob es richtig war, das Symptom «Rumpeln im Bauch, Durchfälle» genauer anzuschauen und systematisch zu erfragen (Schritt 4.1–7), nur weil die Patientin mit ihren Gedanken gerade dabei ist. Ich entschließe mich für die zweite Variante, weil ich vom reichhaltigen «Angebot» etwas überwältigt bin und ein Abschweifen vom Hundertsten ins Tausendste vermeiden will. Rückblickend scheint mir meine Besorgnis überflüssig und ich würde Variante eins wählen.)

I: Wie ist die Farbe des Stuhlgangs?   4.2

P: Die ist braun.

I: Hatte er irgendwann eine andere Farbe?

P: Ja, wenn ich Magenpulver nehme, ich verwende das «Hafter-Magenpulver», das ein wenig Bismut enthält, dann wird er etwas gräulich oder dunkler. Dafür beruhigt es den Magen.

I: War der Stuhl jemals ganz dunkel, schwarz?

P: Ja, wenn ich das Pulver mehrmals vor den Mahlzeiten eingenommen habe, war er sehr dunkel.

I: Und sonst?

P: Sonst ist er braun.

I: War dem Stuhl jemals etwas beigemischt?

P: Vor meiner Darmoperation vor zwei Jahren war etwas Blut darin.

(Ich bleibe beim Magen-Darmtrakt, komme damit schon jetzt zu einem Stück Persönliche Anamnese (Schritt 5), weil ich vermute, daß ein Zusammenhang mit einem Teil des Jetzigen Leidens (Schritt 4) besteht).

I: Was hatten Sie für eine Darmoperation?

P: Der Dünndarm war verschlungen und im Becken eingeklemmt und abgedreht. Vor der Operation hatte ich immer sehr starke Bewegungen im Bauch, eigentlich während fast zwei Jahren. Wir waren nicht glücklich in der Wohnung, in der wir lebten, das hat auch dazu beigetragen, dazu kamen auch wieder familiäre Probleme. In der Ehe der Tochter klappte es nicht, das heißt wir mußten erkennen, daß ihr Mann schon seit vielen Jahren eine Freundin hatte, das hat mich als Mutter sehr belastet. Ich kann mich so schwer distanzieren von meinen Nächsten. Mein Mann nimmt das alles viel ruhiger, aber das nützt mir nicht viel.

(Ich registriere, daß ein zweites Kind dieser Patientin Eheschwierigkeiten hat, gehe aber jetzt nicht darauf ein, weil die Patientin nicht zögert, darüber zu sprechen und dieses Thema auch später im Gespräch noch diskutiert werden kann. Ich bleibe also beim Magen-Darm-Trakt.)

I: Was haben Sie damals vor der Operation noch verspürt, außer diesen vielen Bewe-   4.5;5
gungen?

P: Ich war manchmal sehr gebläht und hatte eben auch dieses Rumpeln, wie ich es jetzt manchmal auch spüre, aber das ist eigentlich weiter nicht schlimm, es vergeht jeweils wieder.

I: Haben Sie damals sonst noch etwas gespürt?

(Typische offene Frage. «Bewegungen, Blähungen, sich nicht strecken können» sind tatsächliche Hinweise auf mechanischen Ileus. Die Patientin kann also präzise beobachten und klar schildern. Es handelt sich vermutlich um eine Femoralhernie mit anfänglich reponiblen Einklemmungen und dafür typischen Symptomen. Die Angst, das Interview könnte diffus und unergiebig werden, ist unbegründet.)

P: Kurz vor der Operation ganz starke Schmerzen. Als der Darm eingeklemmt war, konnte ich mich nicht mehr ausstrecken, man mußte mich mit der Ambulanz holen.

4. 2;5 I: Und können Sie mir die Schmerzen schildern, die Sie damals hatten?

P: Ja, ein unheimliches Reißen ganz unten in der rechten Leiste, ich glaube, der Frauenarzt stellte dort eine kleine Erhöhung fest. Man machte auch Röntgenaufnahmen von den Nieren, kontrollierte auch deren Funktionieren.

4. 4;5 I: Können Sie den Zeitverlauf dieser reißenden Schmerzen schildern?

P: Die Schmerzen dauerten ununterbrochen. Spritzen brachten eine leichte Dämpfung, das heißt sie schläferten mich ein wenig ein, aber ganz schmerzfrei war ich nicht.

4. 3 I: Waren diese Schmerzen immer gleich stark, oder wechselten sie auch in dieser Zeit, als sie so starke Schmerzen hatten?

P: Bereits am 2. Januar mußte ich zum ersten Mal erbrechen.
Ich legte mich dann auf den Bauch und nahm ein Entspannungszäpfchen, Spasmo-Cibalgin, und die Schmerzen vergingen auch nach und nach wieder. Ungefähr um Pfingsten überfiel mich der dritte Schmerzanfall, und beim vierten kam es dann endgültig zur Operation.

I: Wie war die Intensität der Schmerzen beim dritten Anfall?

P: Viel heftiger

I: War der Schmerz auch da immer gleich stark oder wechselte er?

P: Soweit ich mich erinnern kann, wechselte dieser Schmerz nicht, aber die Spritzen wirkten nicht, ich reagierte diesmal nicht darauf. Am 20. November begann es. Der Arzt kam zwei oder drei Mal, abends um 11 noch einmal, er sagte mir, ich dürfe nachts anrufen und jederzeit ins Spital gehen, die Sache gefalle ihm überhaupt nicht und er vermerkte am Rand seines Berichtes «Ileus», er vermutete diesen Darmverschluß also bereits, dieser Herr Dr. Balmer. Und darauf mußte ich ins Spital.

I: Und was machte man bei dieser Operation?

P: Man schnitt 15 cm Darm heraus. Daraufhin fühlte ich mich während ungefähr eines Jahres wohl, vollkommen wohl im Bauch und jetzt durch diese . . . Ich weiß nicht, aber ich habe manchmal das Gefühl, meine ganze Psyche sei im Bauch, wenn ich mich aufrege.

4. 6 I: Also es wäre der Bauch mit diesem Rumpeln, mit den Magenschmerzen bei Aufregungen und ein wenig Durchfall.

(Hier fasse ich alle Beschwerden, die mit dem Bauch verbunden sind zusammen mit dem Ziel, die Landkarte weiter zu ergänzen (Schritt 3).)

3 I: Gibt es außer dem Bauch noch eine andere Stelle, von der Sie merken, daß etwas nicht in Ordnung ist?

P: Die Blase. Ich habe sehr häufig Blasenentzündung, während des letzten Jahres etwa acht mal. Manchmal überfiel mich eine neue, kaum war die alte vorbei, ich glaube ein einziges Mal lagen zwei Monate dazwischen. Die Blase entzündete sich meistens gleichzeitig oder im Anschluß an eine solche Verdauungsstörung. Es waren dann immer Coli-Bakterien im Urin, der Arzt schickte ihn zwei- oder dreimal ein. Er sagte, meistens käme nicht viel anderes heraus, als er selber auch sehen könne. Er war eigentlich enttäuscht. Er hätte gerne etwas darin gefunden, das man spezifisch hätte behandeln können, aber es handelte sich ganz einfach um Coli-Bakterien. Und daß mein Blasenverschluß nicht mehr richtig funktioniert, das weiß ich eigentlich schon seit meiner Unterleibsoperation, sobald ich nur ein wenig huste, lache oder hohe Treppenstufen hinaufgehe, kommt schon das Wasser, außer wenn ich vorher gerade Wasser gelassen habe.

I: Was für eine Unterleibsoperation war das?   5

P: Myom, Gebärmutter. Damals war ich gerade 52 Jahre alt. Jetzt im Januar liegt dieser Eingriff 15 Jahre zurück.

I: Was gibt es sonst noch, das nicht in Ordnung ist?   3

P: Jetzt muß ich nachsehen.

(Notizen: Versucht die Patientin, Kontrolle zu behalten, weil jetzt Symptome kommen, die stark mit seelischen Problemen verknüpft sind?
Nach meiner Erfahrung verhindern schriftliche Aufzeichnungen die spontane Entwicklung des Interviews und das Berühren von Konflikten, die den Patienten bedrohen. Vordergründig scheint der Patient dem Interviewer mit den Notizen helfen zu wollen, hintergründig verhindert er mit ihnen die Spontaneität und das Auftauchen der Konflikte und der mit ihnen verbundenen Gefühle.)

P: Manchmal zittern mir die Hände, tagelang, oder dann machen sie auch so eine Art schlagende Bewegungen. Dies ist sehr unangenehm. Ich muß dann zum Beispiel am Morgen eine Tasse mit beiden Händen festhalten. Aber seit wir wieder hier in Sinneringen wohnen, hatte ich das nicht mehr. Es ist schon sehr lange her, seit es zum letzten Mal vorkam. Manchmal dauerte es einen Tag lang, manchmal zog es sich auch über mehrere Tage hin. Und dann habe ich eben diese vorübergehenden unverhofften depressiven Zustände. Es kann vorkommen, daß ich mit einem solchen depressiven Gefühl aufwache, wenn mich familiäre Angelegenheiten stark beschäftigen. Ich habe fast das Gefühl, es gehe mir in dieser Hinsicht vielleicht schon etwas besser und dieser Zustand geht immer wieder vorüber, ich kann dann wieder fröhlich sein. Auch quält es mich eigentlich weniger, wenn ich richtig weinen kann. Aber mein Mann hat das nicht gern. Wenn ich morgens etwas erzähle und mir dabei die Tränen kommen, sagt er, ich solle doch nicht weinen. Dieses Weinen stört mich nicht, nur wenn ich hin und wieder etwas aggressiv bin, suche ich nach einem Grund dafür, daß ich weine. Ja, dann ist da noch dieser Ischias, der mich seit Mitte Juli quält, und auch länger dauernde Schlafstörungen, oder auch enormes Schlafbedürfnis, so daß, wenn ich mich während des Tages hinlege, fast nicht mehr aufwache.

(Die Landkarte ist wirklich vielfältig. Neben Magen-Darm-Symptomen, häufigen Blasenentzündungen, einer Streßinkontinenz, einem episodischen Zittern der Hände, depressiven Stimmungen, einem «Ischias», liegen noch Schlafstörungen und ein übermäßiges Schlafbedürfnis vor. Zudem scheint die Patientin beim Ausdrücken ihrer Gefühle beim Ehemann auf wenig Verständnis zu stoßen.)

P: Aber dann bin ich wahrscheinlich schon sehr erschöpft. Aber diese Müdigkeit überfällt mich einfach zwischendurch. Ich breche in starkes Schwitzen aus, auch ohne körperliche Anstrengung, auch bei den geringsten Erregungen; ich weiß nicht, was gering heißt, aber ich rege mich sehr schnell auf. Es kann vorkommen, daß ich bereits nach einem Telefongespräch merke, daß ich naß bin, auch wenn es vielleicht nur ein etwas intensives Gespräch war. Es muß nicht einmal belastend gewesen sein. Ja, es ist eine komplizierte Sache. Wenn alles nur ab und zu vorkäme! Aber so quält es mich eben. Die häufigen Erschöpfungszustände sind verknüpft mit Appetitlosigkeit und Arbeitsunlust. Ich bin sonst gerne tätig und das quält mich. Oft habe ich kalte Füße, aber das haben viele Leute, auch bei hoher

Lufttemperatur. Weiter habe ich da notiert, daß es mir gelegentlich mehr oder weniger schwindlig ist, meistens während mehrerer Stunden, aber selten während des ganzen Tages. Das wäre eigentlich alles, was ich von mir zu berichten weiß.

(Die Landkarte ist jetzt skizziert. Ich habe eine 67jährige, intelligente Frau vor mir, die trotz ihrer Notizen spontan berichtet, sich selbst genau beobachtet, ihren Körper ins Zentrum rückt, Richtung Hypochondrie (s. Kap. V), aber fein die Zusammenhänge zwischen Lebenssitutation und Symptomen erfaßt. Sie scheint verletzlich für Trennungen, wird vom Ehemann für ihre Bedürfnisse gefühlsmäßig nicht genügend gestützt, leidet unter der Scheidung eines Sohnes und der durch Untreue des Schwiegersohnes belasteten Ehe der Tochter, hat aber durch die Rückkehr in ihre frühere Umgebung wieder Sicherheit und Ruhe gewonnen. Die Bauchsymptomatik, das phasenweise Schwitzen und Zittern, sowie gestörter und übermäßiger Schlaf und depressive Stimmungen hängen vermutlich mit seelischen Vorgängen zusammen. Streßinkontinenz und wiederholte Blasenentzündungen besitzen wahrscheinlich organische Ursachen. Vom «Ischias» wissen wir noch zu wenig. Die Symptome Rumpeln im Bauch, Durchfälle, episodisches Schwitzen und Zittern, sowie der gestörte Schlaf und das übermäßige Schlafbedürfnis passen gut zu einer Kampf-Flucht-Reaktion (s. Kap. VII). Es finden sich kaum Anhaltspunkte, daß eine Hyperthyreose (toxisches Adenom) oder eine andere, einen sympathikotonen Zustand verursachende organische Störung, wie ein Phäochromozytom, Insulinom, Cushing oder ein Medikamenenabusus vorliegt. (s. Kap. VII.)

I: Was wir bis jetzt besprochen haben, sind alles Punkte, die Ihren Körper betreffen. Aber die Frage, wie alle diese Punkte schließlich zusammengehören, ist eben wichtig. Wenn man sie in einen Bauch, einen Unterleib, eine Blase, einen Ischias, ein Zittern und in Schlaflosigkeit aufteilen könnte, das wäre ja nicht ein Ganzes. Wir müssen uns also noch dem Ganzen etwas zuwenden.

(Ich fasse für die Patientin und mich zusammen, was ich bisher vernommen habe, lege die Blasenentzündung, die Streßinkontinenz beiseite, weil sie mir aus praktischer Sicht als abgeschlossene Gebiete erscheinen und mache die Patientin darauf aufmerksam, was ich für das bedeutsamste Thema halte, nämlich die Zusammenhänge zwischen ihrem Erleben und ihren körperlichen Reaktionen. Ich gehe in Schritt 4 darauf ein. Dabei will ich allerdings als erstes ausschließen, daß das Zittern, Schwitzen, die Durchfälle und die Schlafstörungen nicht durch ein toxisches Adenom bedingt sind.)

4.7   I: Sie sagten, Sie schwitzen, auch wenn Sie sich nicht dementsprechend betätigen. Hat sich ihr Temperaturempfinden in letzter Zeit geändert?

(Typische offene Frage, die eine Suggestion einer Antwort verhindern soll, indem der Interviewer nicht aufzeigt, welche Antwort er im Auge hat. Die gleiche Frage suggestiv gestellt würde lauten: «Haben Sie lieber warm oder kalt?»)

P: Ja, schon seit langem habe ich es gern warm. Und ich ertrage auch eine große Wärme. Mein Mann muß sich dann ausziehen, aber mir ist es sehr wohl über 20°.

I: Und ausgehend von der Temperatur, haben Sie lieber Sommer oder Winter?

P: Lieber Sommer, unbedingt.

4.5.7   I: Hat sich Ihr Gewicht geändert?

P: Ich habe in letzter Zeit etwa drei Kilo abgenommen und wiege nun etwa 70 kg. Herr Dr. Balmer hat mich vor ca. 2 Monaten gewogen und da war ich noch mehr als 73 kg schwer.

I: Haben Sie eine Erklärung für den Gewichtsverlust?

P: Ich hatte keinen großen Appetit und habe mich manchmal zu wenig zum Essen gezwungen.

(Eine Hyperthyreose liegt ganz sicher nicht vor, die Vorliebe für Wärme und den Sommer sowie fehlender Appetit und kalte Füße lassen sie ausschließen. Weitere differentialdiagnostische

Überlegungen zur Frage «Hyperthyreose oder Kampf-Flucht-Reaktion» finden sich im Kapitel VII.)

I: Sie sagten, Sie hätten öfter ein Gefühl der Unlust, Sie seien erschöpft während des Tages und Sie müßten sich dann hinlegen. Wie fühlen Sie sich, wenn Sie aufstehen, nachdem Sie sich für eine Weile hingelegt haben?   4. 6

(In Schritt 4 wird als nächste Klage die Müdigkeit und Erschöpfung näher betrachtet.)

P: Ich fühle mich dann besser.

I: Bedeutet das also, daß es etwas nützt, wenn Sie sich hinlegen?

P: Ja, es nützt etwas.

I: Und wie fühlen Sie sich am Morgen?

P: Ich brauche lange, bis ich richtig wach und angekurbelt bin. Das kommt schon von meiner Arthrose, denn ich habe beide Hüften operiert und habe jetzt eine Total-prothese. Auch in den Fingern habe ich jetzt Arthrose. Ich glaube, ich brauche einfach lange, bis der Körper ein wenig durchbewegt ist, auch bis ich richtig zu mir gekommen bin. Ich würde sagen, nach dem Frühstück, nach dem Kaffee erst bin ich wirklich da. Abends bin ich jeweils lange munter.

(Müdigkeit, Appetitverlust und morgendliche Mühe in Schwung zu kommen sowie ein lebhafter Zustand am Abend weisen auf eine depressive Stimmung hin. (Auf das Symptom «Müdigkeit» und seine psychogenen und somatischen Ursachen sowie die Abgrenzung von depressiven Zuständen wird in Kap. VII eingegangen.) Die wichtigsten Symptome des Jetzigen Leidens sind geklärt: Die Bauchsymptome, die Blasenentzündungen, die Streßinkontinenz, das Schwitzen, Zittern und die Schlafstörungen sowie die Müdigkeit. «Ischias» und Arthrosen sind möglicher-weise abgegrenzte Probleme. Weil die störenden körperlichen Symptome im Vordergrund stehen und Begleitzeichen affektiver Zustände zu sein scheinen, und Lebensveränderungen zu solchen Symptomen führen, gehe ich auf die Sozialanamnese ein, Schritt 8.)

I: Sie sagten, daß, seitdem Sie in Sinneringen wohnen, Sie allgemein eher weniger Beschwerden hätten.   8

P: Ja, wieder in einem Einfamilienhaus zu wohnen, ist eine Art Befreiung für mich.

I: Von wo kehrten Sie nach Sinneringen zurück?

P: Wir kamen von einer Wohnung in einem Mehrfamilien-Haus. Wir – auch mein Mann – litten dort viel stärker unter dem Einfluß des Föhns.

I: Und Sie wohnten schon vorher einmal in Sinneringen?

P: Wir waren drei Jahre in dieser Wohnung und vorher zehn Jahre in Sinneringen.

I: Weshalb zogen Sie damals um?

P: In dieser Zeit mußte ich meine zweite Hüfte operieren lassen und mein Mann hatte seinen Herzinfarkt und konnte nicht mehr im Garten arbeiten. Wir hatten einen großen Garten und ein zweistöckiges Haus. Unsere Kinder waren ausgezogen und wir wollten in dieser neuen Wohnung in Wichtrach alt werden. Aber offenbar haben wir uns da getäuscht, denn wir müssen noch etwas leisten können im Garten. Vor allem meinem Mann fehlte der Garten. Ich habe ja die Möglichkeit, die Enkelkinder zu betreuen. Ich mache immer während eines ganzen Nachmit-tags mit den Großkindern die Hausaufgaben. Als Frau kann ich mich eher besser beschäftigen. Auch stricke ich. Ich konnte meinem Mann fast nicht mehr zusehen, wie er Kreuzworträtsel löste. Und ich war es auch, die ihn endlich fragte, ob wir unser Leben wirklich hier in dieser Wohnung verbringen wollten. Wir sind beide nicht mehr so fit, daß wir ausgedehnte Wanderungen unternehmen können, und diese Wohnung bot einfach zu wenig. Und jetzt wohnen wir an einem Südhang, ich sehe vom Bett aus ins Grüne, ich brauche nur den Kopf etwas zu drehen. Jetzt haben wir wieder die Natur um uns herum und auch wieder etwas Arbeit rund ums Haus.

I: Sie sind ins gleiche Haus zurückgekehrt?

P: Nein, wir ließen uns ein Neues bauen nach Maß, bei dem jetzt alles ebenerdig ist. Wir haben einen Naturgarten, wie man das heute zu machen pflegt, mit Gras, das man nicht mehr zu mähen und zu düngen braucht.

I: Wie lange wohnen Sie jetzt dort?

P: Heute sind es sieben Wochen.

I: Sieben Wochen. Und wie fühlen Sie sich? Sie haben es bereits ein wenig angedeutet.

P: Es geht mir eigentlich besser, geschwitzt habe ich kaum mehr. Ich muß noch beifügen, daß ich jetzt eine Blasenentzündung habe; ich nehme Medikamente und fühle mich schon wohler. Ich schwitze weniger, ich schlafe eigentlich auch besser, aber ich bin fast schon ein wenig abhängig vom Valium, dies muß ich Ihnen halt auch gerade sagen. Herr Dr. Balmer gab mir Valium zusätzlich zu den Medikamenten, die ich wegen des Ischias bekam. Er sagte, ich solle nicht sparsam damit umgehen, es würde helfen und dämpfen. Und jetzt gehe ich auch zu einem Chiropraktiker. Zuerst ging es mir viel besser, aber jetzt ist der Ischias gleich geblieben.

(Die Gewohnheit, Valium einzunehmen, zwingt zur Überlegung, ob die Symptome stärker wären ohne dieses Medikament; trozt der Beruhigung der Patientin nach ihrer Rückkehr nach Sinneringen. Wieder wird der «Ischias» erwähnt. Er scheint doch eine Rolle zu spielen. Ich verlasse Schritt 8 und kehre zu Schritt 4 zurück.)

4.1.2 I: Was spüren Sie vom Ischias?

P: Vor allem die Wade, aber nicht mehr diesen peitschenhiebartigen Schmerz, wie zu Beginn. Damals mußte ich an Krücken gehen und oft nachts aufstehen und umhergehen, um den Krampf zu lösen. Manchmal spazierte ich eine halbe Stunde in unserer großen Wohnung auf und ab bis der Krampf weg war. Darauf ging ich jeweils wieder zu Bett und legte mich auf die Seite, in die Lage, in die mich der Arzt gelegt hatte, nachdem ich den Anfall gehabt hatte, als die Schmerzen begannen. Er lagerte mich auf eine Seite, ein Bein übers andere geschlagen.

4.6 I: Nützt das etwas?

P: Ja, auf einer Seite liegen und den Rücken krümmen.

4.5 I: Was spüren Sie sonst noch vom Ischias?

P: Im Moment gerade nichts. Nur morgens beim Aufstehen. Aber das weiß ich jetzt schon, daß es nur eine gewisse Zeit dauert.

I: Was spüren Sie denn am Morgen?

P: Wadenkrämpfe und ein wenig die zweite Zehe.

4.2.4 I: Was spüren Sie an der zweiten Zehe?

P: Es ist ein Gefühl, wie wenn ein Faden darum gewickelt wäre.

I: Ein seltsames Gefühl?

P: Ja, Dr. Walker testete zwar diese Stelle die ersten Male, als ich bei ihm war, aber das Empfinden war überall dasselbe, als er dieses Teigrädchen benutzt. Dieses Rädchen, das mit kleinen Stacheln besetzt ist. Er stellte gar keinen Unterschied fest.

I: Aber Sie haben dort einen kleinen Faden gespürt?

(Hier mache ich die Patientin darauf aufmerksam, daß das, was sie spürt und das, was der Arzt feststellt, zwei verschiedene, von der individuellen Wirklichkeit abhängende Erlebnisse sind. Ich unterstütze damit ihr Vertrauen in ihre eigenen Beobachtungen und Empfindungen, fördere sie als mündigen Partner und wirke ihrem Abhängigwerden von einer Autorität entgegen.)

I: Haben Sie außer dem Krampf in der Wade noch etwas gespürt?

P: Nein, im Kreuz spüre ich eigentlich nichts mehr. Ich habe kein Kreuzweh mehr, seit ich zum Chiropraktiker gehe.

I: Macht es etwas aus, wenn Sie husten?   4.6

(Ich prüfe mit einer Frage, die eine Antwort nicht suggeriert, ob die intraspinale Drucksteigerung zu radikulären Symptomen führt. Die suggestive Frage könnte lauten: «Strahlt der Schmerz beim Husten in die Wade oder die zweite Zehe aus?»)

P: Beim Husten

I: Wenn Sie husten müssen?

P: Ja, das spüre ich.

I: Was spüren Sie dann?

P: Ich glaube, der Schmerz zieht dann einfach höher hinauf.

I: Wo spüren Sie das?

P: Ein wenig den Oberschenkel hoch.

I: Wo am Oberschenkel?

P: Ziemlich in der Mitte.

I: Vorne, hinten oder auf der Seite?

P: Hinten.

I: Hinten in der Mitte?

P: Hinten in der Mitte, ja.

I: Das also beim Husten?

P: Ja, beim Husten. Das ist mir schon aufgefallen, aber ich glaube, nie wenn ich sitze, nur wenn ich stehe oder das Bein belaste. Jetzt könnte ich zum Beispiel husten und würde sicherlich nichts spüren.

I: Aber im Stehen würden Sie beim Husten etwas merken?

P: Ja.

(Der Ischias ist diagnostisch jetzt genug präzis erfaßt. Ich möchte wieder zu Schritt 8 (Sozialanamnese) und wenn möglich zu Schritt 6 (Familienanamnese) und Schritt 7 (psychische Entwicklung) kommen.
Die Abhängigkeit der Ischias-Beschwerden von der Körperlage und von der willkürmotorischen Aktivität, die präzise Lokalisation und Ausstrahlung, die umschriebene Mißempfindung lassen mit Sicherheit ein organisches Substrat – eine Beeinträchtigung der Wurzel L5 – annehmen. Psychogene Schmerzen zeigen diese Abhängigkeit von der Willkürmotorik nicht (s. Kap. VI).)

I: Und bei was haben Sie noch das Gefühl, daß es sich gebessert oder verändert hat, seitdem Sie nach Sinneringen zurückgekehrt sind? Sie schlafen besser, schwitzen weniger. Hat sich sonst noch etwas geändert?

P: Von der Blase kann ich es jetzt nicht sagen. Aber ich bin weniger depressiv. Es gab ein paar Tage, an denen mir alles egal war, an denen ich überhaupt nicht arbeiten mochte, ich tat es trotzdem, aber mit großer Unlust. Das war zu Beginn, aber jetzt seit zwei bis drei Wochen nicht mehr.

I: Was gehört sonst noch zu diesem Zustand, von dem Sie sagen, er sei depressiv? Denn dies ist ein Wort, das für verschiedene Leute Verschiedenes bedeuten kann.

(Der Interviewer soll sich nie mit medizinischen Begriffen zufriedengeben, sondern prüfen, was der Patient wirklich selbst erlebt.)

P: Ich habe das Gefühl, es sei nicht neurotisch.

I: Sie haben keine Lust zu arbeiten, es ist Ihnen alles egal. In was für einem Zustand sind Sie sonst noch?

(Ich lasse mich nicht mit dem Begriff «nicht-neurotisch» abspeisen, sondern will ihre Gefühle kennenlernen. Die Verbalisierung durch die Patientin ist auch therapeutisch wichtig. In der

schützenden Beziehung zum Interviewer kann sie sich mit ihren Konflikten konfrontieren und braucht sie nicht mehr im bisherigen Ausmaß auszuklammern. Ich beharre also auf dem Erfassen der Gefühle und frage noch nicht nach Inhaltlichem. Therapeutisch geht man vom Gefühl zum Inhalt, und wenn der Patient die Gefühle zulassen kann, kommt der Inhalt leicht danach ins Spiel.)

P: Ich fühle mich einfach müde. Unlust, ja, was ist da sonst noch dabei? Ja, natürlich – Gedanken kommen mir.

I: Was für Gedanken?

P: Ja, davon muß ich eben jetzt auch sprechen. Mein Sohn schlägt so viele Haken. Er ist geschieden. Damals kam ich eben in solch einen schlimmen Zustand.

5 I: Was alles hatten Sie damals?

P: Aber ich hatte damals viel heftigere Magenschmerzen, und manchmal griffen sie auch auf den Kopf über und verschwanden im Magen. Damals waren die Schmerzen viel heftiger. Daraufhin war ich bei Herrn Dr. Amsler während sicherlich mehr als einem Jahr. Manche Ärzte geben einem einfach Medikamente im Päckchen – jetzt ist fast alles gedruckt, jetzt kann man lesen, was man bekommt. Aber er gab mir Medikamente, von denen ich nicht wußte, was es war. Vielleicht hatte er keine Zeit, es zu erläutern, und vielleicht habe ich auch nicht gefragt, es interessierte mich damals vielleicht auch noch nicht sonderlich. Damals war einfach alles heftiger, die Depressionen natürlich auch. Nach einer gewissen Zeit, als sich die Situation wieder ein wenig beruhigt hatte, als die Scheidung vorüber war, die finanziellen Verluste hatte man verschmerzt, sagte ich mir, wir können genau gleich leben wie zuvor. Der Sohn hatte ja zweimal eine Freundin; jetzt hat er wieder eine, und sie lesen zusammen Psychologiebücher, und ich sollte die auch lesen, aber ich mag nicht. Ich mag diese Psychologiebücher nicht lesen, ich weiß nicht, ich habe Angst, es würde mich belasten. Mein Sohn möchte, daß ich diese Bücher lese, damit ich ihn besser verstehe. Und er sagt, ich hätte ihn nicht richtig abgenabelt, das machte mir eine Zeitlang zu schaffen. Ich sagte dann später mal zu meinem Mann: «aber hör mal, man kann sich ja auch wegstrampeln, die Kinder müßten sich doch auch selber wegstrampeln, eigentlich». Aber ich war schon ein wenig eine Gluckhenne, ich weiß es. Ich ließ früher die Kinder auch nicht gerne in die Ferien. Ich stillte sie sehr lange . . .

6 I: Wieviele Kinder haben Sie?

(Jetzt ist die Gelegenheit günstig, die Familienanamnese einzuholen. Die Patientin hat den Sohn und ihre Beziehung zu ihm schon deutlich erwähnt und ist jetzt gefühls- und gedankenmäßig auf dieses Thema konzentriert.)

P: Ich habe zwei Kinder.

I: Ja, und der Ältere ist der Junge?

P: Nein, die Tochter ist die Ältere.

I: Wie heißt sie mit Vornamen?

P: Veronika.

I: Wie lebt sie jetzt?

P: Sie lebt in Zollikofen. Sie wurde Töpferin. Sie ist 1943 geboren. Sie hat drei Kinder. Das Ältere ist 15jährig und ist ein Diabetiker, und das Zweite hat eine Skoliose. Sie turnte zwei Jahre mit ihm und ging zum Spezialisten, aber dies ist nun alles gut vorbei. Es war ganz minim, und man merkt ihm jetzt nichts mehr an. Es ist sehr intelligent, begabt.

I: Und wie geht es Ihrer Tochter?

P: Es ging ihr eben gar nicht gut. Und das hat mich als Mutter eben auch mitgenommen. Ihr Mann hinterging sie während fünf Jahren. Sie wußte es bereits seit langer Zeit und wartete aber so lange, bis sie etwas sagte. Ich glaube, er ist jetzt einsichtig und will etwas ändern, und das sollte ja möglich sein, ohne gleich an Scheidung zu denken, oder nicht? Im ersten Moment sagte ich zur ihr, daß «dieses Geschirr zerbrochen sei, wenn du mich fragst».

I: Wann sprach sie zu Ihnen darüber?

(Ich prüfe, ob es einen zeitlichen Zusammenhang gibt, zwischen der Mitteilung Veronikas über ihre Ehe und einem Auftreten oder einer Verschlimmerung der Symptome der Patientin.)

P: Sie sagte es mir spät. Sie war immer etwas introvertiert und wollte mich auch nicht belasten. Sie weiß von mir, daß ich eben immer . . .

I: Wann haben Sie es erfahren?

P: Vor gut einem Jahr, ja, ein gutes Jahr ist es her.

I: Wie beurteilen Sie die Ehe Ihrer Tochter jetzt?

P: Ich glaube nicht, daß sich da viel ändern wird. Ich glaube, ihr Mann gibt sich Mühe, aber er ist ein großer Egoist. Er spricht immer zum Beispiel in der Ich-Form: Mein Auto, mein Hund, mein . . ., immer in der Art. Ich glaube nicht, daß sich viel ändern wird. Höchstens doch, daß er diese Freundin nicht mehr hat, doch, da gibt er sich Mühe. Wissen Sie, Veronika ist ein mütterlicher Typ, sie wird es ertragen können, daß ihr Mann ein Egoist ist, das macht ihr weniger.

(Eigentlich hätte ich hier noch nach der körperlichen Gesundheit von Veronika fragen müssen. Aber nachdem die Patientin spontan über den körperlichen Zustand ihres Mannes und über den von Veronikas Kindern berichtet hat, darf ich annehmen, daß sie eine bedeutsame Krankheit der Tochter wohl erwähnt hätte.)

I: Und dann der Sohn, seinen Vornamen kenne ich nicht.

P: Daniel, er ist Jurist.

I: Wie geht es ihm jetzt?

P: Eben, ich weiß es nicht recht. Er sucht da in seinen Psychologiebüchern herum, aber wenn er das für sich anwenden will, ist das vielleicht gar nicht so gut. Wenn man Psychologie studiert, um jemandem zu helfen, hat man doch Distanz, aber wenn er das für sich braucht. Aber ich weiß nicht, vielleicht findet er was.

I Wie alt ist er jetzt?

P: Er ist 36jährig. Er hat ja wieder eine Freundin. Ich glaube, es sollte bei ihm eigentlich jetzt gehen, aber ich bin ihm irgendwie ein bißchen im Weg. Er meinte immer, ich sei eifersüchtig auf seine Frau, und ich konnte ihm das fast nicht ausreden. Wahrscheinlich ist er eben sehr stark an mich gebunden. Nicht daß ich . . ., er entschied immer selbst, was er tun wollte. Er fragte uns nie um Rat, oder diskutierte mit uns.

I: Sie sagten, Sie hätten Ihre Kinder nicht gerne alleine in die Ferien gehen lassen. 7

(Ich erinnere die Patientin an Andeutungen über ihre Beziehung zu den Kindern und die Neigung, sie an sich zu fesseln. Damit will ich ihre eigene psychische Entwicklung zum Thema machen mit der Absicht, den Boden für allfällige therapeutische Schritte vorzubereiten. Die Beziehung zu den Kindern, die Trennungsängste, Verlustängste scheinen mir am bedeutendsten für das jetzige Ergehen der Patientin zu sein.)

P: Als Daniel zwanzig war und einmal morgens um vier Uhr nach Hause kam, habe ich ihm eine Ohrfeige gegeben. Ich sage das jetzt gerade, wie es ist. Ich habe da einen Fehler gemacht. Etwas, das ich auch fast nicht mehr verstehen kann – ich muß Ihnen das sagen, es belastet mich, und ich habe deswegen immer noch Schuldgefühle –: Als Daniel ein kleiner Junge war, lief er uns häufig davon, wohin es ihn gerade zog. Er kam dann zurück, die Taschen voller Würmer, Blindschleichen, Fröschen und Kröten. Und manchmal mußte man ihn suchen, zwei Stunden lang, da war ich dann sehr nervös. Und einmal, als er nie gehorchte und nach der Schule einfach nicht nach Hause kam, tat ich so, als riefe ich eine Erziehungsanstalt an, ich sagte, er müsse einfach an einen Ort, wo er gehorchen lernen würde. Er wälzte sich am Boden wie ein Wurm. Ich kann jetzt darüber sprechen, aber wenn mir sowas während der letzten Monate beim Aufwachen einfiel, war ich einfach gleich naß geschwitzt, da mußte ich sofort weinen.

(Die Patientin ist fähig, Fehler bei sich zu erkennen und darüber traurig zu sein, eine Fähigkeit, die für therapeutische Schritte bedeutsam ist.)

P: Jetzt noch reagieren Sie so heftig?

P: Ja, jetzt noch. Es kommt mir unglaublich vor, daß ich jemals so etwas tun konnte. Daß ich einem Kind einen solchen psychischen Schmerz antun konnte.

I: Aber das muß ja doch wahrscheinlich einen Grund gehabt haben. Sie waren in Not und wußten nicht mehr weiter.

(Meine Intervention war falsch. Auch wenn es zutrifft, daß die Patientin aus Hilflosigkeit so handelte, hätte ich ihre Hilflosigkeit und deren Gründe ansprechen und nicht trösten sollen. Abwarten, um verstehen zu können und nicht aktiv werden, wäre richtig gewesen (s. Kap. II).)

I: Ich wußte damals fast nicht mehr, wie man ihn disziplinieren könnte, damit man ihn nicht jeden Tag suchen mußte.

I: Außer dem Problem mit Veronika, das jetzt ein wenig ruht, über das Sie aber doch nicht ganz glücklich sind, dann Daniels Situation, die mir auch ungewiß vorkommt, dazu Ihre Rückkehr nach Sinneringen, was gab es in letzter Zeit sonst noch, das Sie beschäftigt?

P: Ich glaube, sonst eigentlich nichts.

6 I: Und der Herzinfarkt Ihres Mannes?

(Die Familienanamnese bedarf noch der Ergänzung, die Gesundheit des Ehemannes, der Eltern, der Geschwister.)

P: Ja, ja natürlich, das schon.

I: Wie lange ist das her?

P: Das ist jetzt, im August wurde mein Mann 69, das ist vier Jahre her.

I: Und wie geht es ihm jetzt?

P: Er nimmt ständig Medikamente. Er mißt selbst den Blutdruck, er geht alle zwei Monate zum Arzt und der Blutdruck ist immer gleich. Wir haben erst vor einem halben Jahr angefangen, zu messen, er hatte manchmal einen zu tiefen Blutdruck, 125/70 ist wenig für ihn. Er fühlt sich jedenfalls dann nicht wohl, es ist ihm schwindlig. Am besten ist es, wenn er ungefähr einen Blutdruck von 150/80 hat. Aber wenn er 150 hat, ist eben der untere meistens auch etwas höher.

I: Gibt es sonst noch etwas?

P: Aber es beunruhigt mich nicht weiter, weil es jetzt eigentlich immer gleich geblieben ist.

I: Gibt es noch andere Dinge, die Sie beschäftigen, von denen Sie sagen würden, das gehört auch zu meinem Leben, und das ist nicht so einfach?

(Die letzten vier Jahre haben tatsächlich einige Belastungen gebracht: Die Aufgabe des Hauses mit Umzug in eine Wohnung, die Mitteilung über die unglückliche Ehe der Tochter, die unstabile Situation des Sohnes, der Herzinfarkt des Ehemannes. Lebensveränderungen, deren Verarbei-

tung nicht ohne heftige Gefühle und Anstrengungen gelingt, bringen eine erhöhte Bereitschaft mit sich, psychisch und/oder körperlich zu erkranken, und auch eine gehäufte Mortalität, wie die Forschung über sogenannte «Life Change Units» gezeigt hat. Die Neigung, bei Belastung mit Hilflosigkeit und Hoffnungslosigkeit zu reagieren und aufzugeben, ist besonders bedeutsam. Dabei sind diese affektiven Zustände weder hinreichende noch notwendige Faktoren für die erhöhte Morbidität und Mortalität, aber sie können auslösend oder verstärkend wirken (s. Kap. VII).)

P: Meine persönliche Beschäftigung ist nicht immer so befriedigend. Nur gerade Hausfrau . . .

I: Waren Sie früher beruflich tätig?

(Es bietet sich jetzt die Gelegenheit, die psychische Entwicklung, eingeschlossen den beruflichen Weg ausführlicher zu betrachten.)

P: Ja, bis weit über 40 war ich beruflich tätig, auch noch später. Ich ging noch arbeiten, als Daniel im Studium war, bis 40 ging ich immer im elterlichen Geschäft helfen. Mein Vater hatte ein großes Baugeschäft. Ja, ich ging nach Hause helfen, solange mein Vater lebte. Nachher machte ich auch noch während etwa eines Jahres die Buchhaltung, ich kochte auch und erledigte eigentlich alles. Und ich ging sehr gerne im großen Garten helfen.

I: Was hatten Sie für eine Ausbildung?

P: Ich besuchte die Handelsschule.

I: Sie sind in Lanzenhäusern aufgewachsen?

P: Ja, in Lanzenhäusern, dort ging ich zur Schule, die Sekundarschule besuchte ich dann in der Stadt. Ja, in Bern.

(Ich entschließe mich, noch kurz die Gesundheit der Geschwister und der Eltern anzusprechen. Dabei ist nicht nur das Sterbealter der Eltern wichtig, sondern die Reaktion der Patientin auf den Verlust.)

I: Wieviele Geschwister hatten Sie?

P: Wir waren zu dritt, zwei Mädchen und ein Junge, ich bin das mittlere.

I: Wie geht es den anderen?

P: Meine ältere Schwester beging Selbstmord.

I: Wann?

P: Das war im September vor sechs Jahren. Sie war vier Jahre älter als ich. Aber so etwas, Herr Doktor, so etwas könnte ich nicht tun. Meine Depressionen gehen nicht in die gleiche Richtung.

I: Wissen Sie, was bei ihr der Grund war?

P: Sie war depressiv, sagte man. Sie wollte sich aber nicht helfen lassen.

I: Hatte sie Kinder?

P: Ja.

I: Und Ihr jüngerer Bruder?

P: Er lebte allein. Jetzt allerdings wohnt er mit einer Freundin zusammen, auch in einem Einfamilienhaus.

I: Und wie geht es ihm?

P: Es geht ihm recht gut. Er ist drei Jahre jünger als ich, fährt viel Rad. Und mein Vater starb 1959.

I: Wie alt ist er geworden?

P: 74. Er starb eigentlich indirekt an einem Unfall.

I: Wie war es für Sie, ihn zu verlieren?

P: Es war schlimm. Ich hatte meinen Vater sehr, sehr gern. Die Mutter verlor ich, als sie noch sehr jung war. Sie war 53, als sie starb. Sie hatte Bauchspeicheldrüsenkrebs.

I: Wie alt waren Sie zu diesem Zeitpunkt?

P: Damals war ich 23 Jahre alt. Ich kannte meinen Mann schon damals, und sie kannte ihn auch, er war schon Techniker.

10 I: Und wenn Sie jetzt Ihre Situation betrachten, Sinneringen, das neue Haus, was meinen Sie, wie möchten Sie weitermachen, was die ärztliche Betreuung anbelangt? Denn ich glaube, daß ich Sie gut verstehe und mit Ihnen beraten kann, wie Sie vielleicht am besten weiter kommen.

P: Ja.

I: Sie haben vorhin Dr. Amsler erwähnt, er ist ja in Sinneringen.

P: Zu ihm ging ich damals, als Herr Dr. Hebeisen in den Ferien war. Aber er ist Internist. Ich glaube, die Sache, die ich damals hatte, war eher etwas für ihn. Damals war ich eben immer noch so gebläht. Das bin ich seit meiner Darmoperation ja nie mehr.

I: Haben Sie schon darüber nachgedacht, wie die ärztliche Betreuung weiter gehen soll?

P: Ich sollte schon zu jemandem in Sinneringen gehen. Jetzt in unserem Alter, weiß man ja nie. Dort werden eben auch noch Hausbesuche gemacht. Und Herr Dr. Hebeisen hat mir, wie ich Ihnen schon sagte, dieses Bactrim und dieses Climadoral gegeben. Seither habe ich nicht mehr geschwitzt.

I: Sie möchten also, habe ich das richtig verstanden, zu Dr. Hebeisen in die weitere Behandlung?

P: Ja.

I: Wie versteht er Sie?

P: Ich glaube recht gut. Ich sprach auch mit ihm über diese Sache mit Daniel und über die Psychologiebücher, die ich nicht lesen mag.

I: Wie hat er sich da geäußert?

P: Er war eigentlich meiner Meinung, aber das ist ja nicht immer das beste, wenn man gleicher Meinung ist.

(Die Patientin hat selber festgestellt, daß die Aufgabe des Arztes nicht darin besteht, gleicher Meinung zu sein, zu trösten, sondern daß er besser helfen kann, wenn er dazu beiträgt, daß ein Patient zu einer eigenen Beurteilung kommt. In einem Beruf, den man unter anderem auch aus dem Motiv heraus gewählt hat, zu helfen, aktiv einzugreifen, ist es schwierig, diese Haltung einzunehmen (s. Kap. II).)

P: Wir haben uns in diesem Punkt verstanden. Herr Dr. Hebeisen ist, so viel ich weiß, gleich alt wie ich. Ja, schon altershalber . . .

I: Was sagte er?

P: Wir führten natürlich nicht ein so intensives Gespräch. Aber er sagte mir, die nützen Ihrem Sohn nicht, die könnte er gerade so gut verbrennen, diese Psychologiebücher.

(Besser wäre gewesen, wenn sich Dr. Hebeisen nicht um das gekümmert hätte, was dem Sohn nützt oder schadet, und ihr geholfen hätte, zu verstehen, warum sie etwas tun zu müssen glaubt, was sie gefühlsmäßig ablehnt. Denn es geht ja um die Patientin und nicht um ihren Sohn.)

I: Sagte er etwas darüber, ob Sie sie lesen sollten, um dem Wunsch des Sohnes zu entsprechen?

P: Nein, das sagte er nicht.

I: Wie denken Sie darüber?

P: Ich glaube einfach, ich sollte, aber ich mag nicht. Aber dann denke ich wieder, ich habe schon vieles getan, das ich nicht gern mochte. Ich bin das jetzt schon gewohnt.

I: Das scheint mir noch ein Punkt zu sein, den wir zusammen besprechen müssen. Sie sagen, Sie mögen nicht, aber Sie sollten.

P: Ja, mein Gefühl sagt mir, ich sollte es eigentlich tun, wenn er es wünscht. Dann hätte man ja auch vielleicht etwas zu diskutieren.

I: Aber etwas in Ihnen mag nicht und das ist doch auch ein Gefühl?

P: Ja.

I: Mir scheint eher, daß etwas in Ihnen, nämlich eben auch ein Gefühl sagt «Ich mag nicht». Und etwas anderes in Ihnen, und das scheint mir weiter oben im Kopf zu Hause zu sein, sagt «Ich sollte».

P: Ja.

I: Warum denken Sie, Sie sollten?

(Ich wollte ihr helfen, zu ihren eigenen Gefühlen zu stehen und sich nicht unter dem Druck der Anpassung zu verleugnen.)

P: Ich konnte mich damit einfach informieren und vielleicht dann mit ihm darüber sprechen. Aber ob wir uns dort verstehen würden . . . Er liest vielleicht etwas anderes heraus, als ich, verstehen Sie. Da kann man so viel herauslesen.

I: Sie spüren, Sie mögen nicht, aber Sie sollten. Widerspiegelt das nicht genau Ihr Problem mit Ihren Kindern? Auf der einen Seite bedeutet nämlich dieses Nichtmögen, er soll ruhig lesen, wozu er Lust hat, und ich lese das, wozu ich Lust habe. Das ist es, was Ihnen ihr Gefühl sagt. Und der Verstand sagt: «Ich sollte meinem Kind ganz nah sein, und dazu müßte ich im Grunde verstehen, was es liest. »

P: Ja, so ist es.

I: Wie wenn eine gute Beziehung zu seinem Kind zu haben bedeuten würde, «ich muß genau dasselbe lesen». Dort kommt doch die Angst zum Ausdruck, Sie könnten es verlieren.

P: Ja, eine gewisse Verlustangst.

I: Ja, und das ist das Problem, das Sie mit Ihren Kindern haben, Verlustangst. Und ich glaube, dies ist eine Angst, über die man sprechen sollte, denn es ist eine Angst, die zum Leben gehört. Eltern müssen ihre Kinder hergeben und gewinnen dann eine neue, distanziertere Art von Beziehung. Und damit haben Sie Mühe?

P: Ja.

(Ein Stück Therapie hat geleistet werden können. Die Trennungs- und Verlustangst konnte geklärt werden. Selbstverständlich bedarf es zur Behebung dieser Ängste der therapeutischen (Durch)-Arbeit.)

I: Können Sie solche Dinge mit Dr. Hebeisen besprechen?

(Hier stellt sich die Frage, wo die therapeutische Ausbildung des Hausarztes ihre Grenzen hat. Muß vorgeschlagen werden, daß die Patientin in einer Psychotherapie diese Probleme bearbeitet, oder kann darauf im Moment verzichtet und die weitere Entwicklung abgewartet werden? Wäre der Hausarzt eventuell bereit, die Therapie unter Supervision selbst durchzuführen?)

P: Das glaube ich nicht, da ist er zu sehr gerade meiner Meinung. Oder ich weiß nicht, wie ich das ausdrücken soll.

I: Ich frage mich, wie es weitergehen soll. Mir scheint, Sie hätten jetzt wieder festeren Boden unter den Füßen, seit der Rückkehr nach Sinneringen. Sie sind sicherer, haben weniger . . .

P: Ja, auch die alten Freunde sehen wir wieder.

I: Ja.

P: Sie freuen sich alle so, daß wir wieder da sind, und auch wir freuen uns, wenn wir sie sehen.

I: Und die Arztbetreuung scheint auch zu klappen.

(Ich lese die Arztbriefe jeweils nach dem Erstgespräch, um jegliche Beeinflussung durch Meinungen anderer Ärzte und durch Labordaten zu vermeiden.)

I: Wenn ich nicht durch neue Fakten im Zuweisungsbrief überrascht werde, habe ich den Eindruck, ich könne gut verstehen, wie Ihre Beschwerden jeweils entstehen und zu welchen Zeiten sie auch wieder nachlassen. Und mir scheint, Ihnen sei das auch ziemlich klar?

P: Ja, einfach durch Erfahrung, nicht durch Wissen, durch die Erfahrungen, die ich jetzt gemacht habe.

I: Die Frage ist nun, «wie möchten Sie weiter vorgehen?»
Zu Dr. Hebeisen zur Behandlung, oder haben Sie das Gefühl, Sie möchten das, was Sie sonst noch so stark beschäftigt, mit jemandem besprechen: Also «Wie stehe ich zu den Kindern? Wie stehe ich zur Ablösung der Kinder? Wie stehe ich zu diesen «Fehlern», die ich gemacht habe?» Oder haben Sie eher das Gefühl, «das ist im Moment schon in Ordnung, ich kann das ruhen lassen und sehe einmal, wie es weiter geht?»

(Erneut habe ich die Patientin entschuldigt, und ihr damit die Möglichkeit genommen, sich mit ihrem Verhalten verstehend auseinanderzusetzen.)

P: Vielleicht ist es ein wenig ein Kneifen, aber es dünkt mich doch, ich möchte es ein bißchen ruhen lassen und erst einmal abwarten. Eigentlich habe ich das Gefühl, ich hätte schon ein wenig gelernt, Distanz zu bekommen, es plagt mich schon etwas weniger. Ich habe auch mit meinem Mann darüber gesprochen. Mein Mann ist eben anders, er sagt jeweils einfach, «nimm's nicht so schwer.» Aber so gründlich wie mit Ihnen kann ich mit ihm nicht reden.

I: Wir haben jetzt zusammen in dieser Stunde, während der wir hier sprechen, einen recht guten Einblick erhalten. Sie haben sich klar ausgedrückt, es war nicht kompliziert zu verstehen. Man könnte ja sagen, Sie fahren so fort, die Lage scheint sich zu beruhigen. Falls Sie ins Schwitzen kommen sollten, wenn Sie etwas quälen sollte, dann könnten wir Kontakt aufnehmen, und ich würde dann mit Ihnen erneut beraten, was geschehen könnte.

P: Ja.

I: Ich lese jetzt noch rasch den Brief des Hausarztes durch, damit ich nichts übersehe, was ich vielleicht noch fragen sollte.

Der Brief an den zuweisenden Arzt wird hier ohne Kürzung dargelegt. Der Leser soll nachvollziehen können, wie wir das im Interview erhobene Material schriftlich festhalten.

Briefe zu den späteren Interviews werden zum Teil nur noch auszugsweise dargestellt.

Bericht zum Interview

19. Februar 1982/St

Herrn
Dr. med. Fritz Balmer
Wichtrach

Betrifft: Frau L. O., geb. 16. 6. 1916

Sehr geehrter Herr Kollege,
Ich danke Ihnen für die Zuweisung Ihrer Patientin. Ich habe sie am 26. 1. und
2. 2. 1982 gesehen.

Informationsquellen:
Beide Interviews und anschließend Lesen Ihres Briefes.

Angaben der Patientin:
Jetziges Leiden.
Sie verspüre häufig Rumpeln im Bauch, habe zwei bis drei nicht spritzende Durchfälle
pro Tag, hie und da Magenbrennen, aber nicht wie während der Scheidung des Sohnes
Erbrechen. Mehrere Male pro Jahr leide sie an Entzündungen der Blase. Es seien
immer Coli-Bakterien gefunden worden. Beim Lachen, Treppensteigen und anderen
Anstrengungen gehe Urin ab. Häufig schwitze sie stundenlang, schon bei geringen
Anstrengungen, aber auch bei Aufregungen, die die Bauchbeschwerden verstärkten.
Minuten- bis tagelang verspüre sie phasenweise ein Zucken und Zittern der Arme und
Hände. Zusätzlich leide sie an Ischias mit Krampf in der rechten Wade und einem
Gefühl um die zweite rechte Zehe, wie wenn ein Faden darum geschlungen wäre; den
Krampf könne sie durch Aufstehen und Herumgehen «weglaufen» und durch Liegen
in rechter Seitenlage mit übergeschlagenem linken Bein und eingezogenem Kopf
lindern; Husten erzeuge in der Wade und im hintern Oberschenkel nur in stehender
Lage ein einschießendes Gefühl. In den letzten drei Jahren hätte sie an Arbeitsunlust,
Appetitlosigkeit, Apathie, gestörtem Schlaf oder übermäßigem Schlafbedürfnis gelit-
ten. Alle diese Beschwerden hätten sich seit ihrer Rückkehr in ein neues Haus nach
Sinneringen in den letzten Wochen gemildert. Sie könne aber ohne Valium noch nicht
schlafen.

Persönliche Anamnese:
Beidseits seien Hüftprothesen eingesetzt worden. Die Gebärmutter habe wegen Myo-
men herausgenommen werden müssen. Bei einer Einklemmung von Darm in einen
Bruch sei es zum Darmverschluß mit Operation und Entfernung von 15 cm Darm
gekommen.

Familienanamnese:
Der Mann sei pensionierter Beamter, 74jährig, habe vor vier Jahren einen Herzinfarkt durchgemacht. Die zwei Jahre ältere Schwester habe vor drei Jahren 66jährig Selbstmord begangen und habe an Depressionen gelitten. Der Sohn Daniel, 36jährig, Jurist, sei geschieden, seine derzeitige Freundin sei Heilpädagogin. Die Tochter Veronika, 39jährig, sei Töpferin, habe ein Kind mit Diabetes und eines mit einer Skoliose. Die Patientin wisse seit einem Jahr, daß ihr Schwiegersohn ihre Tochter seit mehreren Jahren betrüge. Der Vater sei 74jährig 1959 an den Folgen eines Unfalls gestorben. Die Mutter sei 53jährig an Bauchspeicheldrüsenkrebs gestorben, als die Patientin 23jährig gewesen sei.

Soziales:
Sie sei als Tochter eines Bauunternehmers aufgewachsen. Sie habe eine Handelsschule besucht. Noch als verheiratete Frau sei sie oft nach Hause zurückgekehrt, habe ausgeholfen. Wärhend ihr Mann in Bern Beamter gewesen sei, hätten sie in Sinneringen gewohnt. Nach dem Wegzug der Kinder sei das Haus zu groß gewesen. Vor drei Jahren seien sie deshalb in eine Wohnung nach Wichtrach gezogen. Dies sei ein Fehler gewesen. Der Mann hätte es dort nicht ausgehalten. Sie hätten in Sinneringen ein neues Haus gebaut und seien vor sieben Wochen dorthin zurückgekehrt.

Verhalten während des Interviews:
Die altersentsprechend wirkende, sorgfältig gekämmte und gekleidete Frau übernimmt sofort im Gespräch die Führung, gibt rasch, lebhaft und offen Auskunft. In ihrer Schilderung heftet sie sich zuerst an Notizen, dann spricht sie ins Psychosoziale übergehend gehetzt, von einem Thema zum andern hüpfend und mit Satzbrüchen. Sie benützt dabei recht viele Begriffe aus der Ärztesprache. Die Sprache wirkt etwas gestelzt. Die mit den Blasenentzündungen, der Inkontinenz, dem Darmverschluß und dem Ischias zusammenhängenden Beschwerden schildert sie eindeutig, klar. Die andern Beschwerden sind vage, und die Patientin merkt selbst, daß belastende Situationen die Symptome verstärken. Sie habe Mühe gehabt, die Kinder freizugeben, sie habe sie kaum in die Ferien gehen lassen können und den Sohn noch mit 20 Jahren georfeigt, als er erst frühmorgens nach Hause gekommen sei. Heute wünsche dieser Sohn, der sich mit Psychologiebüchern befasse, daß sie dieselben auch lesen solle. Sie fühle sich dazu verpflichtet, um ihr Kind gut zu verstehen, andererseits wehre sich in ihr etwas dagegen. Das Schicksal ihrer Tochter mit dem untreuen Mann plage sie auch mächtig. Mimik und Gestik wirken etwas zerfahren, die Augen sind weit aufgerissen, die Hände beim Abschied feucht und warm.

Beurteilung:
Die Schilderung der Beschwerden im Bereiche der Blase, des rechten Beines mit den klaren Angaben legt nahe, daß bei ihnen sicher ein organisches Substrat zu finden ist. Die andern Beschwerden sind die körperlichen Begleitzeichen starker Affekte wie Angst, Hilflosigkeit, Hoffnungslosigkeit. Ihnen liegen Schwierigkeiten zugrunde, die mit den Beziehungen zu den Angehörigen zusammenhängen. Die Patientin überdeckt ihre depressive Stimmung und ihre Angst vor Isolierung und Verlassenwerden mit einer hypomanisch anmutenden Gehetztheit. Derzeit scheinen die Beschwerden abzunehmen. Die Patientin nimmt an, daß sich ihre Lage dank der Rückkehr nach Sinneringen ständig beruhige. Ich teile diesen Eindruck und bin mit der Patientin verblieben, daß sie in die Behandlung ihres Hausarztes in Sinneringen zurückkehrt.

Meine Aufgabe sehen sie und ich darin, bei allfälliger psychischer Dekompensation wieder zusammenzutreffen und zu prüfen, ob eine spezifischere Therapie nötig sei. Für die Betreuung empfiehlt es sich, ihre Beziehung zu den beiden Kindern im Auge zu behalten, denn es kann vorausgesagt werden, daß sich die Beschwerden bei Sorgen um die Kinder wieder steigern werden. Mimik, Gestik und Sprachtempo und die Angabe von Durchfällen, Schwitzen lassen an ein toxisches Schilddrüsenadenom denken. Das phasenweise Vorliegen der Symptome, die Vorliebe für Wärme, die Abhängigkeit von bestimmten Vorkommnissen sprechen aber dagegen. Ihrem Brief gemäß sollen die Schilddrüsenparameter ja untersucht worden sein.

Mit freundlichen Grüßen

III. Schwierigkeiten und Besonderheiten im Interview

Das Schweigen des Patienten

Das Schweigen ist ein Symptom, aus dessen Verständnis diagnostische Hinweise und therapeutische Möglichkeiten gewonnen werden können. Es darf nicht lediglich als vom Patient gewollte oder ihn unbewußt behindernde Erschwerung, seine Geschichte zu erzählen, aufgefaßt werden. Bevor dem Interviewer gezeigt werden kann, wie er mit dem Schweigen umgehen soll, muß er wissen, wie die Differentialdiagnose des Symptoms Schweigen geklärt werden kann. Die diagnostischen Werkzeuge sind Empathie und Kenntnisse über die Kräfte, die zum Schweigen führen können.

Das Verhalten des Arztes kann das Schweigen auslösen und fördern. Er kann übersehen haben, daß sich der Patient für das Gespräch in einer ungünstigen Situation befindet, weil er sich auf die Seite des Patienten setzt, wo dieser weniger gut hört oder weil er starke Schmerzen hat, weil er durch eine Frage verletzt worden ist, oder Doppel- und Dreifachfragen an ihn gestellt werden, die ihn verwirren. Häufig sind die Patienten durch frühere Kontakte mit Ärzten daran gewöhnt worden, befragt zu werden, und sie warten deshalb passiv auf die nächste Frage. Mit der Ermunterung, seine Krankengeschichte in seinen Worten mitzuteilen und mit offenen Fragen kann der Patient häufig bewegt werden, aktiv teilzunehmen und zu berichten. Die Wiederholung der letzten Worte des Patienten durch den Arzt oder die kurze Zusammenfassung der eben erwähnten Inhalte stimulieren den Patienten fortzufahren. Das Schweigen wird durch den Interviewer, der in der Technik der Anamneseerhebung nicht ausgebildet ist, oft zu früh unterbrochen, besonders wenn sich beim Patienten starke Gefühle melden. Dies beruht auf der einseitig technologischen Ausbildung des Arztes, die ihn die Gefühle im Patienten übergehen läßt, weil er sie nicht wahrnimmt, für unwichtig erachtet, oder weil sie in ihm selbst Gefühle aufsteigen lassen, die ihn bedrohen.

Der Patient kann schweigen, weil er gut mitarbeitet, nachdenkt, überlegt und sich bemüht, die Frage richtig zu beantworten. Er kann schweigen, weil er betroffen ist, aufgewühlt und seine Gefühle zu kontrollieren versucht. Mit der Bemerkung: «Sie scheinen im Moment durch den Gedanken an die Bedeutung Ihrer Krankheit; an den Tod Ihrer Mutter; an die Zeit Ihrer Scheidung, traurig und bedrückt zu sein,» fühlt der Patient, daß der Interviewer seine Gefühle mitempfindet und ernst nimmt. Dies hilft ihm dann fortzufahren. Wenn der Patient von starken

Gefühlen erfüllt scheint, den Grund dafür jedoch nicht erwähnt hat, so soll der Interviewer nicht nach dem Inhalt fragen, da der Patient ja mit seinem Verhalten gezeigt hat, daß er noch nicht bereit ist, diesen darzulegen (2). Erfaßt der Interviewer mit seiner Empathie das Gefühl im Patienten und spricht er es in Worten aus, so pflichtet der Patient meistens bei und beginnt, die Hintergründe für seine Gefühle darzulegen. Der Interviewer geht also die Gefühle vor dem Inhalt an, den Widerstand vor der Mitteilung, er geht von der psychischen Oberfläche zur Tiefe (2). Das Schweigen kann auch bedeuten, daß sich der Patient im Moment mit einem Menschen aus seinem früheren Leben identifiziert, der geschwiegen hat (1), z. B. mit einer Mutter, die zur Bestrafung des Kindes schweigt. Es kann auch mit einer Depression verbunden sein. Der Interviewer kann sie an der vornübergebeugten Haltung des Patienten erkennen, dem schlaffen Gesicht, den zusammengezogenen Augenbrauen, am Seufzen und der verlangsamten, spärlichen oder ruhelosen Gestik. Hier hat es keinen Sinn, den Patienten zu Auskünften zu drängen. Viel besser begibt sich der Interviewer in eine reine «Helferhaltung», versucht sich empathisch in den Patienten zu versetzen und verbalisiert die dabei verspürten Empfindungen, während er ruhig neben dem Patienten sitzt und vorderhand auf inhaltliche Angaben verzichtet, die er z. B. bei einer Drittperson einholt. Das Schweigen kann auch Ausdruck einer Psychose sein. Der Patient wirkt dann häufig gespannt, aufmerksam, ist aber ganz mit sich beschäftigt und schaut neben dem Interviewer vorbei. Das Schweigen kann auch bei einer akuten oder chronischen zerebralen Insuffizienz vorkommen, also bei einem Delir oder einer Demenz (siehe S. 10). Viele akute schwere Krankheiten wie eine schwere Herzinsuffizienz, Pneumonie, Anämie, Hypercalzämie, Medikamentennebenwirkungen, können dazu führen und Prozesse, die eine chronische Schädigung des Zentralnervensystems nach sich ziehen wie die Alzheimer'sche Krankheit. Hier ist es sinnlos, auf Antworten zu beharren. Viel eher schließt der Interviewer das Gespräch bald ab, holt die nötige Information bei einer dem Kranken nahestehenden Person ein, und spricht mit dem Patienten später, wenn die zur zerebralen Insuffizienz beitragenden Faktoren eventuell behoben sind und der Patient frischer ist.

Weinen

Die Erziehung in unserer Kultur führt dazu, daß wir auch als Patienten unsere Gefühle und ihren Ausdruck, eingeschlossen das Weinen, zu unterdrücken versuchen. Die so häufig geäußerte Entschuldigung des Patienten über sein Weinen belegt dies. Auch das Kind, das später Arzt wird, ist diesem Einfluß ausgesetzt gewesen (3). Die vorwiegend technologische Ausbildung im Studium verstärkt die Abwehr eigenen Gefühlen gegenüber und führt zu einer Mißachtung der Gefühle im Patienten und zu ihrer Ausklammerung aus einer «sauberen naturwissenschaftlichen Medizin», obwohl gerade die Gefühle anzeigen, ob ein Individuum im Gleichgewicht oder seine psychische Homöostase am Entgleisen ist. Aus diesen Gründen geht der ungeübte Interviewer dem Weinen des Patienten aus dem Weg. Er versucht es zu verhindern, indem er auf ein «somatisches» Thema überleitet oder den Patienten schnell trösten will. Es ist außerordentlich wichtig, daß der Interviewer dem Patienten, der sein Weinen mühsam zu kontrollieren versucht, andeutet, daß er weinen darf. Er kann dies tun, indem er die Gefühle des Patienten in Worte kleidet wie, «Sie sind sehr traurig», und indem er ihm vielleicht ein Papiertaschentuch reicht. Erlebt der Kranke, daß er weinen darf und vom Arzt ertragen wird, so erfährt er, daß sein Weinen eine statthafte Äußerung ist. Die Ermöglichung des Gefühlsausdrucks stellt ein außerordentlich wichtiges Stück Wegs Richtung Gesundung dar. Weinen dürfen heißt «Trauern können», und die Blockierung der Trauer kann bekanntlich zu psychischen Symptomen wie Konversionen, depressiven Reaktionen, beitragen und auch somatischen Störungen Vorschub leisten. Erträgt der Interviewer das Weinen nicht, dann muß der Patient annehmen, daß seine Gefühle unangepaßt, «falsch» sind, und er muß an sich zu zweifeln beginnen, weil er Gefühle hat, die er ja nicht haben sollte. Seine Selbstsicherheit, sein Selbstvertrauen und seine Autonomie werden dadurch untergraben. Es kommt praktisch nie vor, daß der Patient, der weinen darf, von seinen Gefühlen derart überwältigt wird, daß das Interview abgebrochen werden muß. Gewöhnlich beruhigt sich der Patient wieder und berichtet erleichtert weiter, weil er sich vom Interviewer verstanden und angenommen fühlt.

Wut

Der wütende Patient wird vom Arzt schlecht ertragen. Er bemüht sich ja um den Patienten, will ihm helfen und fühlt sich zu unrecht angegriffen. Von den Affekten hält er Wut wohl am schlechtesten aus, weil kein Gefühl während unserer Kindheit stärker unterdrückt wird.

Der Interviewer soll sich bei jedem wütenden Patienten fragen, ob er selbst zur Wut des Patienten beigetragen hat, sei es durch Unpünktlichkeit, durch infantilisierendes Verhalten, durch Bedrohung der Selbstbestimmung des Kranken, oder ob der Patient früher Erfahrungen mit Ärzten gemacht hat, die zu Wut geführt haben, die auf den Interviewer übertragen wird. Der Patient mit Konversionssymptomen (s. Kap. V) kann wütend werden, wenn er spürt, daß der Arzt sein

Symptom nicht ernst nimmt, ihm mitteilt, daß er nichts habe, wo der Patient sein Symptom ja erleiden muß, um einen z. T. unbewußten Konflikt zu neutralisieren.

Wut kann auch mit einer Phase im Trauerprozeß verbunden sein, während der Wut und Hader mit dem Schicksal auf den Interviewer verschoben werden (s. Kap. IX). Wut kann auch auftreten, wenn beim durch eine zerebrale Insuffizienz beeinträchtigten Kranken die Kontrolle der Affekte versagt. Bei Menschen mit besonderen Persönlichkeitszügen (s. Kap. IV) tritt Wut beim Aufnehmen der Anamnese und im Kontakt mit dem Arzt eher auf: Der pseudounabhängige Mensch kann seine Bedürfnisse nach geborgen-, umsorgt- und abhängig sein schlecht ertragen und überdeckt sie durch ein betont unabhängiges Verhalten. Dahinter läßt sich aber erkennen, daß sein Benehmen dazu dient, seine Umgebung zu kontrollieren und sie zu zwingen, ihn zu stützen und zu umsorgen. Darum reagiert der Pseudounabhängige, der erkrankt, mit vermehrtem Bemühen nach Unabhängigkeit und mit Ärger und Wut über die drohende Abhängigkeit. Kap. IV gibt Hinweise für den Interviewer im Umgang mit dem Pseudounabhängigen. So wird der pseudounabhängige Altersdiabetiker, der von der peroralen Medikation auf Insulininjektionen übergehen sollte, dies eher und zuverlässiger tun, wenn ihm der Arzt verständlich macht, daß sein Wohlbefinden zunehmen wird und seine Unabhängigkeit größer, als wenn er ihm mitteilt, daß beim Verbleiben bei Tabletten die Symptome verstärkt würden.

Der aktive, verärgerte und offen aggressive Mensch meistert sein Leben durch aktives Zupacken. Weil diese Menschen ihre Aggressivität in geistigen Tätigkeiten und körperlicher Aktivität binden, wird sie durch Krankheit behindert und freigesetzt. Sie äußert sich dann in Rastlosigkeit, Ärger und Wut. Beim passivaggressiven Menschen dagegen kommt die Wut nicht offen zum Ausdruck. Er darf sie aus Gefühlen der Schuld, Angst vor Zurückweisung und Rache nicht gewahren. Auffällige Höflichkeit, Unterwürfigkeit, Freundlichkeit oder widerspenstiges, ablehnendes, unkooperatives Verhalten, das bis zur Unverantwortlichkeit und Vernachlässigung der eigenen Gesundheit gehen kann, weisen auf diesen Persönlichkeitsstil hin. Kap. IV geht näher auf die Konsequenzen dieses Verhaltens für den Interviewer ein.

Der Mensch, der leicht andere verdächtigt, sich beobachtet und verfolgt fühlt, neigt, wenn er krank ist, ebenfalls zu chronischer Gereiztheit und Wut im Interview. Das Kranksein zwingt ihn näher an den anderen heran, er fürchtet seine Einflußnahme, seine schlechten Absichten, die drohende Übermacht.

Fragen nach der persönlichen Sphäre des Interviewers

Fragen wie beispielsweise, ob der Interviewer diesen Film auch gesehen habe, oder auch schon in jener Stadt gewesen sei, soll der Interviewer kurz und einfach beantworten. Gelten sie der persönlichen Sphäre, so soll er sich überlegen, warum der Patient wohl diese Frage stellt und beispielsweise antworten: «Ich habe Ihre Frage verstanden, möchte darauf aber erst eingehen, wenn wir geklärt haben, was mit dieser Frage zusammenhängen könnte.» Das vorschnelle Beantworten führt zum Verpassen der Gelegenheit, mit dem Patienten zusammen zu verstehen, welche bedeutsamen Erlebnisse im früheren Leben hinter der Frage verborgen sind, und welche Eigenschaften früher wichtiger Bezugspersonen auf den Interviewer verschoben worden sind und den Patienten veranlassen, ihm gerade diese Frage vorzulegen. Erkundigt sich z. B. der Patient, ob der Interviewer Geschwister habe, so kann er antworten: «Herr X., könnte es sein, daß Sie im Moment an Ihre vorhin erwähnten Geschwister denken und die angetönten Spannungen mit ihnen und wissen möchten, ob ich nachfühlen kann, wie Gefühle Geschwistern gegenüber sein können?» Der Arzt soll nicht aus der Überlegung heraus, daß intime Angaben des Patienten eine ebensolche Offenheit von seiner Seite verlangen, über sich zu erzählen beginnen. Die Beziehung zwischen Arzt und Patient ist trotz Wertschätzung des Patienten und seiner Annahme als reifen Partner und Mitarbeiter keine symmetrische, denn neben der Ebene der realen Beziehung laufen fortwährend auf derjenigen der Übertragung Geschehnisse ab, die zum Gegenstand der Überlegungen und therapeutischen Handlungen des Arztes werden sollen. Aufdecken der eigenen Intimsphäre verhindert gerade dies. Erklärt der Arzt dem Patienten einfühlsam, daß er gewisse Fragen nicht beantwortet, weil dies die Behandlung stören würde, so vermag dieser meistens, ohne sich gekränkt zu fühlen, auf die Antwort zu verzichten. Dieser Abschnitt könnte den Leser verführen anzunehmen, wir sprächen von einer psychotherapeutischen Situation, während es uns hier um den praktischen Alltag des Arztes geht.

Hör- und Sprachstörungen

Wenn es nur schwer oder nicht gelingt, mit einem Patienten ins Gespräch zu kommen, soll auch an Störungen des peripheren und zentralen Hör- und Sprechapparates gedacht werden. Zu den häufig übersehenen Störungen sind vor allem die Schwerhörigkeit nebst nicht schwerwiegenden aphasischen Störungen zu zählen.

Schwerhörigkeit

Ihr haftet auch heute noch der Makel von unintelligent und dumm an, so daß
ältere Patienten gerne verschweigen, daß sie schwerhörig sind. Oft erwähnen sie
auch nicht, daß ein Hörapparat angepaßt worden ist. Viele Patienten wissen nicht
um ihre Hörverminderung.

Der Interviewer muß darum nach der Hörfähigkeit fragen (siehe Schritt 2,
Kap. II). Ist der Verdacht oder gar die Gewißheit gegeben, daß der Patient schwerhörig ist, so bewähren sich in der Regel folgende Maßnahmen: Um das Ablesen zu
ermöglichen – einige Patienten haben es gelernt, andere machen es spontan –
sollte der Interviewer darauf achten, daß genügend Licht auf sein sowie des
Patienten Gesicht fällt, und er sollte die Sitzanordnung so wählen, daß das Ablesen ohne Mühe möglich wird. Noch immer ist die Reaktion vieler Interviewer
auf Schwerhörigkeit das Lautsprechen. Laut sprechen allein verzerrt für den
Schwerhörigen die Sprache und verhilft in der Regel zu keinem Gehörgewinn.
Ausnahme bildet hier die eher seltene reine Schalleitungschwerhörigkeit. Besser
ist es, in normalem Tempo gut artikuliert deutlich zu sprechen. (Laute, die akustisch schlecht zu diskriminieren sind – m, n, f, s sind vom Mundbild gut ables-
bar). Kurze klare Sätze erhöhen die Verständlichkeit für den Patienten.

Periphere Störungen des Sprechapparates

Häufig treffen wir heute auch auf Störungen des peripheren Sprechapparates.
Intubation, Tracheotomie, Stimmstörungen wie z. B. die Aphonie zwingen den
Interviewer zu Fragen, die der Patient mit «ja» oder «nein» beantworten kann. Die
meisten Interviewer besitzen wenig Übung mit solchen Patienten. Dies mag der
Grund sein, daß Patienten immer wieder darüber klagen, man würde sie anbrül-
len und in der Kindersprache mit ihnen umgehen. Dahinter steckt wohl die
falsche Assoziation des Interviewers zur Taubstummheit, denn der Patient spricht
ja ohne Stimme. Darum gilt auch bei solchen Patienten, die gewohnte normale
Sprache zu benützen, in normaler Lautstärke, mit kurzen Sätzen, die an die
Merkfähigkeit des Kranken nicht zu hohe Anforderungen stellen. Die Fragen
sollen so formuliert sein, daß sie mit «ja» oder «nein» beantwortbar sind.

Zentrale Hör- und Sprachstörungen (Aphasien)

Sie stellen seltener ein diagnostisches Problem dar. Aus diesem Grund soll nur kurz in Erinnerung gerufen werden, daß von der sensorischen und motorischen Aphasie die Dysarthrie abzugrenzen ist. Dieses Krankheitsbild kann auf den ersten Blick wie eine Aphasie wirken. Es handelt sich dabei aber um eine Störung der Artikulation, und bei solchen Patienten sind weder Hörfähigkeit noch das Sprachverständnis gestört, wohl aber die Verständlichkeit für den Interviewer. Mit solchen Patienten kann also sowohl intellektuell als auch akustisch normal gesprochen werden. Dies im Gegensatz zum Patienten mit motorischer oder sensorischer Aphasie (am häufigsten sind Mischbilder), wo in der Regel das Sprachverständnis wie auch die Fähigkeit der Sprachbildung eingeschränkt sind, und damit auch die Möglichkeit einer von der Sprache her nicht behinderten Kommunikation.

Verwirrtheit

Sie tritt viel häufiger auf, als angenommen wird. Patienten, die als unkooperativ, desinteressiert, abweisend, schläfrig, abwehrend, sarkastisch, irritiert beschrieben werden, leiden oft an Verwirrtheit als Ausdruck einer zerebralen Insuffizienz. Wenn akut, wird sie als Delir*, wenn chronisch als Demenz bezeichnet. Eine Schädigung des Zentralnervensystems liegt ihr zugrunde. Sie verunmöglicht es dem psychischen Apparat, seine Aufgabe wahrzunehmen. Sie besteht darin, die Reize aus dem Körperinnern und aus der Umgebung wahrzunehmen, sie mit Erinnerungen und Erfahrungen in Verbindung zu bringen, das Individuum der Realität anzupassen, ihm zu helfen, innere Bedürfnisse der realen Situation entsprechend zu befriedigen, zu modifizieren oder aufzuschieben und das logische und abstrakte Denken zu ermöglichen. Zur zerebralen Insuffizienz können Schädeltraumen, zerebrovaskuläre Insulte, psychomotorische Epilepsie, Meningitis, Alkohol und Drogen führen. Episodisch tritt sie auf bei Hypoglykämien, portocavalem Shunt, Porphyrie, und zu länger dauernden Perioden mit Verwirrtheit kann es bei schweren Anämien wie der perniziösen, bei Hypothyreose, beim Hyperparathyreoidismus mit Hypercalzämie, bei Urämie und diabetischer Azidose kommen (16).

Das Delir ist durch eine Störung des Bewußtseins gekennzeichnet, begleitet von

* (Unser Begriff «Delir» deckt sich nicht vollständig mit dem in der deutschsprachigen Psychiatrie verwendeten.)

47

örtlicher und zeitlicher Desorientierung, Abnahme der Aufmerksamkeit, der Merkfähigkeit, des Frischgedächtnisses und der Fähigkeit abstrakt zu denken. Die Demenz weist die gleichen Erscheinungen auf, sie werden vom Patienten aber besser überspielt. Nicht selten pfropft sich auf eine Demenz ein Delir auf. Bei beiden Krankheitsbildern ist das EEG verlangsamt. Diese Verlangsamung braucht nicht absolut zu sein, sondern kann relativ im Vergleich zur Frequenz des Individuums bei noch gesundem Zentralnervensystem sein.

Um das so häufige Delir festzustellen, muß der Interviewer auf der Hut sein und es suchen. Dabei hilft ihm die Selbstbeobachtung während des Interviews. Wenn er sich vorbeugen, wenn er mühsam den Patienten auffordern muß, zu berichten, wenn ihm der Patient immer wieder zu entgleiten droht, und er in sich Anstrengung und Ungeduld bei der dauernden Bemühung spürt, den Patienten aufmerksam und beteiligt zu halten, muß er an das mögliche Vorliegen einer zerebralen Insuffizienz denken. Sie läßt sich leicht verifizieren. Offene Fragen bringen die kognitiven Defekte bald an den Tag. Die Antworten sind inkonsistent, widersprüchlich und fragt man den Patienten nicht nur nach dem Geburtsjahr seiner Angehörigen, sondern stellt sich naiv und läßt ihn das aktuelle Lebensalter der Verwandten ausrechnen, so zeigen sich die Schwächen im abstrakten Denken. Der delirante Patient kann still, apathisch, schläfrig sein und Fragen langsam, zögernd und mit Erstaunen entgegennehmen. Er wird sich angestrengt bemühen, Antworten zu finden. Er kann deutlich konfus sein und auf Fragen humoristisch, sarkastisch und irritiert antworten. Er kann ängstlich bis panisch sein und die Begleitzeichen von Angst zeigen wie z. B. Ruhelosigkeit, Zittern, Schwitzen, Hyperventilieren, Schreckhaftigkeit. Er kann auch deutliche Denkstörungen aufweisen, mit Inkohärenz, und kann halluzinieren oder Eindrücke aus seiner Umgebung mißinterpretieren, Geräusche von Apparaten für Stimmen halten, Bilder an der Wand für Gesichter von Angehörigen, also Illusionen aufweisen. Die kognitiven Störungen finden sich immer, das Verhalten des Kranken hängt aber mehr von seiner Persönlichkeit als von den Faktoren ab, die das Gehirn direkt oder indirekt schädigen.

Zustände, die ein Delir oder eine Demenz vortäuschen können, gehen nie mit einer Einschränkung der kognitiven Funktionen und EEG-Verlangsamung einher. Beim sensorischen Sinnesentzug oder der sensorischen Überlastung können die Patienten unruhig, ängstlich und agitiert sein, das Denken kann inkohärent sein und Illusionen und Halluzinationen können auftreten.

Zu diesen Syndromen kommt es, wenn dem Menschen zu wenig oder zu viele monotone Sinnesreize zufließen. Der psychische Apparat braucht, um funktionstüchtig zu bleiben, auch bei Intaktheit des zentralen Nervensystems immer wieder Signale aus der Umwelt und aus dem Körperinnern, um geordnet arbeiten zu können. Fallen durch Immobilisierung, durch Anbinden, durch Curarisierung, durch Gipsschalen etc. Reize aus dem muskuloskeletalen Apparat aus, oder fehlen bei immer gleichstarkem Licht und gleichmäßige Geräusche produzierenden

Maschinen und keiner Uhr im Blickfeld des Patienten differenzierte äußere Reize, dann dekompensiert der psychische Apparat. Der psychotische Patient kann ebenfalls verwirrt wirken. Er weist inhaltliche Denkstörungen, aber keine kognitiven Defekte auf, auch wenn er z. B. halluziniert. Der Depressive kann über ein Versagen seines Denkens, seiner Merkfähigkeit, klagen. Diese subjektiven Mängel kann der Interviewer aber nicht verifizieren und er findet intakte kognitive Funktionen. Der hysterische Patient kann Ausfälle in Bezug auf Erinnerungen, Aufmerksamkeit, Zahlen, Rechnen zeigen und örtlich und zeitlich desorientiert erscheinen. Diese Ausfälle betreffen aber immer nur umschriebene Bereiche, während in anderen die kognitiven Funktionen unversehrt sind.

Beim verwirrten Patienten soll das Interview kurz gehalten werden. Geschlossene «ja/nein» Fragen helfen nicht weiter. Sie führen zu pseudo-genauen Antworten. Besser wird eine zuständige Drittperson interviewt und der Patient erneut interviewt, wenn die Verwirrtheit fördernde Faktoren unter Kontrolle gebracht worden sind, wie zum Beispiel eine Hypercalzämie, eine schwere Anämie, eine Exsikose Bei der Verwirrtheit soll dem kognitiven Apparat die Arbeit erleichtert werden. Dazu gehören das Schaffen einer dem Patienten möglichst vertrauten Umgebung mit wenigen, ihm gut bekannten Menschen, eine wiederholte Orientierungshilfe, indem ihm eine Uhr ins Blickfeld gerückt wird und er über Zeit, Ort und in seiner Umgebung befindliche Personen immer wieder informiert wird, die Zuführung geordneter Reize, z. B. indem seine Augen nicht länger als unbedingt nötig mit Verbänden verdeckt werden, und er über an ihm getätigte Verrichtungen wie Waschen, Absaugen, Infusionsbesteckwechsel jedesmal unterrichtet wird. Medikamente, die das Zentralnervensystem beeinträchtigen und den kognitiven Apparat dämpfen, sind wegzulassen, da sie die Verwirrung steigern können außer bei einem durch Angst und Panik gekennzeichneten delirösen Zustand.

Literatur

1. GREENSON R.R.: Über Schweigen und Laute in der Analysestunde. Psychoanalytische Erkundungen, Klett-Cotta, S. 118–123, 1982
2. GREENSON R.R.: Technik und Praxis der Psychoanalyse I. Klett, Stuttgart, S. 149–156, 1975
3. ADLER R.: Die Mißachtung der Gefühle – ein Hindernis für die Entwicklung einer patient-orientierten Medizin. Schweiz. med. Wschr. 111: 1245–1249, 1981
4. BÖHME G.: Klinik der Sprach-, Sprech- und Stimmstörung. Gustav Fischer Verlag, Stuttgart, New York, 1983
5. POECK K.: Klinische Neuropsychologie. Georg Thieme Verlag, Stuttgart, New York, 1982
6. ENGEL G.L. and ROMANO J.: Delirium, a syndrome of cerebral insufficiency. J. Chron. Dis. 9: 260–277, 1959

Beispiel für den Umgang mit Angst im Erstinterview:

49jährige Arztfrau (T. H.) mit seit 4 Monaten anhaltenden noch ungeklärten Episoden von großer Mattigkeit. Sie dauern etwa 30 Minuten. Sie setzen mit Schmerz im Unterbauch ein, der in die Innenseite des rechten Oberschenkels und in den linken Oberbauch ausstrahlt. Sie sind von Herzklopfen und Ziehen in der Nasenspitze mit Ausstrahlung bis in beide Wangen begleitet. Sie klingen durch Entleeren von großen Urinmengen ab.

Interview-Ausschnitt:

(Die Begrüßung, das Anweisen eines Sessels und die Frage, ob die Patientin bequem sitze sowie diejenige nach dem Einverständnis zum Gebrauch des Tonbandes sind vorangegangen und werden hier aus Platzgründen weggelassen.)

I: Ich möchte Sie fragen, wie Sie sich im Moment fühlen.
P: Im Moment, jetzt gerade in diesem Augenblick?

(Die Patientin sitzt mit vorgebeugtem Oberkörper, gespannt und jünger aussehend, als es ihrem Alter entspricht auf der Vorderkante der Sitzfläche. Sie wirkt unsicher und ihre Frage scheint eher eine unangenehme Situation überbrücken zu wollen, als auf meine Frage Bezug zu nehmen. Ich schaue sie auffordernd an, und möchte ihr zu verstehen geben, daß es an ihr ist zu berichten, daß ich von ihr aktive Mitarbeit erwarte.)

P: Ein wenig aufgeregt . . .
I: (nachdem 3 Sekunden verstrichen sind) Wie spüren Sie das?
P: (nach 5 Sekunden Schweigen) . . . eben, daß ich ein bißchen unsicher bin . . .

(Die Pause wird länger; ich möchte die Patientin nicht überfordern, schalte mich deshalb ein und nehme auf ihre Gefühle Bezug im Gedanken an die Bedeutung der Signal-Affekte, s. Kap. VII.)

P: . . . eine bestimmte Unsicherheit vor dem, was jetzt kommt, eh, ich weiß einfach was sonst in anderen Sprech-, was sonst in einem Sprechzimmer vorgeht, nicht wahr, dazu kommt, daß ich im Grunde genommen, wenn ich mich nicht gut fühle, immer bei meinem Mann oder bei Freunden von uns gewesen bin, und habe dann auch die Umgebung gekannt, nicht wahr.

(Zwei Angst-Aspekte scheinen mir hier bedeutsam: Einmal die Unvertrautheit mit der Situation und dann die Angst, daß ich – wie die befreundeten Ärzte – ihrem Ehemann Auskunft über das Gespräch mit mir geben könnte – eine berechtigte Angst, die auf gemachten Erfahrungen beruht und auf mich verschoben wird.)

I: Und jetzt hier . . .
P: Jetzt bin ich einfach ein wenig fremd, und dann . . .
I: Ja, Sie sind noch nie hier gewesen, Sie kennen mich nicht, und es ist eine unvertraute Situation.

(Ich gebe der Patientin zu verstehen, daß ich ihre Angst wahr- und ernst nehme und bestätige ihr, daß ihr Gefühl der Situation entspricht. So kann sie erfahren, daß sie hier realitätsgerecht reagiert. Mit meiner Bemerkung will ich ihr zeigen, daß ihre Realitätsprüfung klappt. Dies stützt

ihre Selbstsicherheit und fördert das Arbeitsbündnis, das die Voraussetzung für eine gute diagnostische und therapeutische Zusammenarbeit darstellt.)

P: Ja.

(Sie gibt zu verstehen, daß sie meine Interpretation akzeptiert. Ich gehe jetzt auf den zweiten Aspekt ihrer Angst ein.)

I: Es hat Vor- und Nachteile, wenn man einem Arzt, der befreundet oder gar der Ehemann ist, seine Beschwerden schildern muß. Auf das kommen wir vielleicht noch zu sprechen. Das ist nämlich gar nicht so einfach.

(Ich verspüre Mißtrauen, ihre Angst vor meiner Indiskretion und teile mein Gefühl der Patientin mit.

P: Ja.

(Die Patientin scheint mir jetzt ruhiger.)

I: Es ist sicher nicht einfach für Sie, wenn Ihr Mann Briefe und Berichte von Ärzten erhält, die Sie konsultiert haben.

P: Ja.

I: Also, Sie sind aufgeregt, unsicher wie das hier vor sich gehen wird, – wie fühlen Sie sich sonst?

(Die Ängste, die das Arbeitsbündnis zu Beginn gestört haben, scheinen mir jetzt genügend geklärt, so daß die «Landkarte», Schritt 3, s. Kap. II, ausgeweitet werden kann.)

Beispiel zu Schweigen und Weinen:

62jähriger, ausgesprochen temperamentvoller, gehetzt sprechender Mann (B. S.) mit Thoraxschmerzen, in einem öffentlichen Amt tätig, wo er sich bis zum höchsten Rang, der ohne Hochschule zu erreichen war, emporgearbeitet hat.

Interview-Ausschnitt:

I: Wie sehen Sie jetzt mit Ihren Beschwerden die berufliche Zukunft?

P: Wenn es so schlimm ist wie letzten Winter mit dem Wechsel des Wetters, so höre ich auf – ich habe ja 40 Dienstjahre.

I: Sie können aufhören?

P: Ja, ich bin ja in der Pensionskasse.

I: Wie ist dieser Gedanke für Sie . . .

P: Ich habe so viel Arbeit und Hobbies – ich habe mehr zu tun als . . .

I: Was machen Sie sonst noch alles, außer wenn Sie am Haus des Freundes arbeiten?

P: Das ist nur eine kleine Sache.

I: Was machen Sie noch?

P: (lacht) Ich sammle Briefmarken, ich habe sie von der Mutter geerbt, sie ist im Ausland gestorben. Diese Marken habe ich auf die Seite gelegt, ich kaufe immer etwas dazu, tue das hinein, und wenn ich dann alt bin sage ich mir . . .

I: Sind Sie in einem Briefmarken-Verein?

P: Nein, gar nicht, nein.

I: Und welche Gebiete sammeln Sie?

P: Schweiz, alles was ausgegeben wird, kaufe ich, – und ein Kolleg hat eine Werkstatt . . .

I: Ja.

P: Elektrowerkzeuge. Ich gehe zu ihm und sage: Hör zu, morgen gehe ich für Dich an die Werkzeugmesse nach Zürich. Hobbies hätte ich also, und damit mehr als genug zum Arbeiten.

I: Und wie ist das innere Gefühl, den Beruf aufzugeben?

P: Stört mich nicht, ich bin jetzt ganz ehrlich, es stört mich nicht . . . weil, es ist so: Wenn ich wirklich Beschwerden habe, im Büro, und wirklich Schmerzen habe, dann möchte ich davonlaufen. Das muß ich ganz ehrlich sagen . . .

I: Wenn Sie diese Beschwerden haben, Sie haben eben gesagt, daß Sie herumgehen, spazieren, – was hilft Ihnen am meisten?

P: Wenn ich mich ablenke . . . ein Beispiel, das mir ganz konkret hilft: Ich habe ganz starke Schmerzen und treffe jemanden auf der Straße, per Zufall: «Ah, guten Tag, wie geht es Dir?» – keine Schmerzen, – begreifen Sie . . . die Reaktion . . . keine Schmerzen . . . dann gehe ich weiter und sinne wieder für mich nach . . . kommen sie wieder.

I: Ich habe mir gerade überlegt – Sie studieren wohl gewissen Sachen nach, die einfach kommen?

(Ich habe im jetzigen Zeitpunkt des Gesprächs den Eindruck, daß beim Patienten starke Gefühle beteiligt sind.)

P: Das kann schon sein . . .

I: Was beschäftigt Sie?

(Besser wäre wohl gewesen zu fragen: «Was für Gefühle steigen in Ihnen auf?» und nicht nach dem Inhalt zu fragen.)

P: Es hat nichts mit bewußten Gedanken zu tun – im Prinzip, wie man sagt. Wissen Sie, ich denke schon nach: Was könnte man da machen, – und: warum macht man das da auf diese Weise usw.

I: Also was den Beruf . . .

P: Ja, ich bin sehr intensiv mit meinem Beruf verbunden, wissen Sie . . .

I: Ich habe vorhin auch an Ihre Familie gedacht, als wir am Anfang des Gesprächs auf Ihren Sohn zu sprechen kamen, auf Ihre Frau.

(Ich nehme an, daß die starken Gefühle mit der zu Interviewbeginn geschilderten Scheidung und dem Sohn aus erster Ehe zusammenhängen.)

P: mmh

I: Die Beziehung scheint ruhig zu sein.

P: Absolut ruhig, absolut, sie ist sehr jung, meine Frau ist 13 Jahre jünger . . .

I: Die jetzige?

P: Jawohl

I: Und Ihre erste Frau?

P: Die ist älter gewesen.

I: Wie alt ist sie jetzt?

P: Sie ist, ehh, wird jetzt dann 67jährig.

I: Eben, ich habe den Eindruck gehabt, Sie hätten etwas gespürt, als Sie an Ihren Sohn und die ganze Geschichte gedacht haben.

(Ich spüre eine intensive Gefühlsbeteiligung, nehme die Empfindungen ernst und will auf sie eingehen.)

52

P: Ah, natürlich, das ist . . . wie soll ich sagen, es ist doch eine Episode meines Lebens, es ist doch ein Teil meines Lebens, den man durchmachen mußte, wo man doch gekämpft hat dafür, usw.

I: Ist das etwas, an das Sie in gewissen Momenten denken?

P: _____

_____ (Schweigen, dann leises Schluchzen, das ich nach 17 Sekunden unterbreche mit:)

I: Haben Sie ein Taschentuch?

(Ich vermittle damit dem Patienten, daß er weinen darf. Ich bin ergriffen, wie dieser kämpferische, energische, von Unternehmungslust sprühende Mann jetzt gefühlsmäßig reagiert.)

P: (flüsternd, unter Schluchzen) Entschuldigung _____

_____ (nach etwa 7 Sekunden)

I: Etwas, das Sie sehr beschäftigt? _____

(Nach 13 Sekunden: Ich will den Mann nicht allein lassen, aber ihn auf jeden Fall nicht einfach trösten.)

I: Wie lange tut es Ihnen schon weh?

(Ich bleibe beim Gefühl, der Inhalt wird sich ergeben, wenn die Gefühle zugelassen werden.)

P: (flüsternd) Immer schon.

I: Es ist immer so gewesen? . . .

P: (leise weinend, fast unverständlich) man ist . . .

I: Wie?

P: Man ist älter geworden . . ., wenn man denkt, was man kämpfen muß im Leben um ein Resultat zu erhalten (schluchzend, gepreßt) . . . das ist das, was mich immer wieder beschäftigt . . . deshalb ist es mir auch egal aufzuhören mit der Arbeit. Das ist das was mich wirklich beschäftigt . . . Mit dem Sohn da habe ich kein Problem und mit meiner ex-Frau auch nicht. Wir sprechen wie Freunde zusammen, das ist . . . (Stimme jetzt klarer, stärker), man muß Mensch sein, man muß Kamerad bleiben.

I: Das, was jetzt weh tut . . .

P: Das ist vielmehr, das, was mich (Stimme jetzt laut, Sprache schnell und Stimmung wütend) manchmal wütig mach . . . entschuldigen Sie . . .

I: Ich bin jetzt noch etwas im Ungewissen – worauf bezieht sich Ihr Gefühl?

P: Es hat . . . sehen Sie . . . wenn man das ganze Leben gearbeitet hat und denkt, jetzt hast Du das Resultat erreicht, und plötzlich sieht, daß jemand vor Dir befördert wird, also noch vor Dir dran kommt . . . dann wird einfach . . . wird man wie eine Nummer . . . (Stimme wird jetzt gereizt, geladen)

I: mmh

P: Wie eine Nummer geschoben . . . man ist die Eins, dann die Zwei . . . dann die Null (Stimme laut, aber brüchig) . . . zuletzt – begreifen Sie . . ., das sind Dinge, die einem töten.

I: Das gibt Ihnen das Gefühl, daß Sie eigentlich um den Erfolg geprellt worden sind.

P: Ja, das hat mich lange ganz wahnsinnig beschäftigt.

IV. Persönlichkeitszüge und ihre Bedeutung in Gesundheit und Krankheit

Genetische Faktoren, frühkindliche Erfahrungen in der Befriedigung von Bedürfnissen, das Verhalten der nahestehenden Bezugspersonen und die soziale Umgebung tragen dazu bei, wie sich später die Art und Intensität der Äußerung von Bedürfnissen, der Denkstil, die Bereitschaft bestimmte Affekte zu empfinden, die Art und Weise sich mit Mitmenschen in Beziehung zu setzen und sich in belastenden Lebenssituationen zu benehmen, bei einem Individuum ausdrücken. Diese vielfältigen Merkmale, die einen bestimmten Menschen charakterisieren, sind also keine zufällige Ansammlung von Wesenszügen. Auch wenn man von Persönlichkeitszügen spricht, wäre es falsch, diese Gruppierungen als etwas Statisches oder sogar «Krankhaftes» aufzufassen. Die Gruppierung bestimmter Merkmale kann nicht als gesund oder krank, vorteilhaft oder schädlich, betrachtet werden. Erst die Beurteilung im Rahmen der Entwicklung des Individuums und der jeweiligen Lebenssituation gestattet, Persönlichkeitszüge sinnvoll zu interpretieren. So kann die Neigung, sein Leben möglichst selbständig zu führen und Schwierigkeiten selber zu bewältigen um niemandem zur Last zu fallen, für eine berufliche Entwicklung sehr günstig sein, das Leben in einer Ehe aber fast unerträglich machen. Sie kann nur verstanden werden, wenn sich der Arzt die frühkindliche Umgebung vorzustellen vermag, wo der spätere Erwachsene vielleicht so wenig Halt und Unterstützung fand, daß er nur durch die betonte und zu frühe Verselbständigung einigermaßen überleben konnte.

Persönlichkeitszüge bestimmen mit, unter welchen Lebensumständen ein Mensch für das Erleiden von Krankheit empfindlich wird, wie er auf erste Zeichen von Krankheit reagiert – ob er sie verleugnet oder den Arzt aufsucht –, wie sich die Beziehung zum Arzt gestaltet – ob er ihn mißtrauisch ablehnen muß oder Vertrauen fassen kann –, wie das Gespräch mit ihm abläuft, ob er die Vorschläge des Arztes annehmen kann, wie und ob er sich erholt und unter welchen Umständen er erneut erkrankt.

Unsere Beschreibung von öfters vorkommenden Häufungen von Persönlichkeitszügen bei bestimmten Individuen stützt sich auf Konzepte der Psychoanalyse, also derjenigen psychologischen Theorie, die sich von der psychischen Entwicklung des Menschen ein genaues Bild zu erarbeiten versucht. Das Zurückführen der jeweils beobachtbaren Persönlichkeitszüge eines Patienten auf ihre frühkindlichen Entstehungsbedingungen hilft, das Verhalten eines Menschen mit seinen Stärken und Schwächen zu verstehen und uns entsprechend einzustellen. Dazu benötigen wir Empathie (siehe Kap. II) und die Übung, uns das Verhalten des betreffenden Erwachsenen szenisch – das kleine Kind in der Interaktion mit seiner Umgebung – vorzustellen.

Bei der Besprechung der einzelnen «Persönlichkeitsstile» beschreiben wir das beobachtbare Verhalten, ihren Einfluß auf das Gespräch – und seine Führung, ihre Bedeutung für eine erhöhte Verletzlichkeit des Individuums in bestimmten Lebenssituationen und die Auswirkungen des Persönlichkeitstils auf das Verhalten in der Krankheit.

Selbstverständlich finden sich die nachfolgend beschriebenen «Persönlichkeitsstile» auch beim Partner des Patienten im Interview, dem Arzt und Student. Der Interviewer soll sich bemühen, den Einfluß seiner Persönlichkeitszüge auf das Interview kennenzulernen. Dazu können ihm Interviewkurse und verschiedene Formen der Selbsterfahrung wie Psychotherapie, Psychoanalyse, Gruppentherapie verhelfen.

Der abhängige Persönlichkeitsstil

Der abhängige Mensch richtet sich weitgehend nach seiner Umgebung und sucht Zuwendung und Bestätigung. Er fühlt sich schlecht imstande selbständig zu handeln, so daß sein Leben, beispielsweise das Verhalten im Beruf, in der Partnerschaft durch Sicherheitsstrebungen geprägt ist. Er läßt sich durch Mitmenschen umsorgen und übergibt ihnen die Verantwortung für die Stillung seiner Bedürfnisse.

Im Interview ist der Abhängige «angenehm», er drängt aber den Interviewer in die Rolle des Helfers und Gebenden. Bemerkt und verhindert dieser es nicht, so neigt der Abhängige dazu, die noch vorhandene Selbstbestimmung aufzugeben und sich noch mehr einer passiven Rolle zu überlassen.

Findet der Abhängige eine Situation in Familie und Beruf, die seine Bedürfnisse stillt, vermag er sich zu integrieren und wertvolle Beiträge zu leisten. Drohender, phantasierter oder realer Objektverlust bringen ihn besonders aus dem Gleichgewicht. Er versucht unter Umständen vehement die Bedürfnisbefriedigung zu sichern, aber je nach seiner frühkindlichen Erfahrung erlebt er früher oder später die psychischen Repräsentanten der Rückzug-Konservierungsreaktion und je nach Ausmaß ihre biologischen Begleitprozesse (siehe Kapitel VII).

Der Abhängige läßt sich eher rasch hospitalisieren und lehnt sich gegen diagnostische und therapeutische Schritte kaum auf. Er ermüdet Arzt und Pflegeteam trotz seiner Anpassungsfähigkeit durch seine Forderungen. Die Betreuenden übernehmen dann die Führung zu stark oder ziehen sich zurück, was den Abhängigen noch tiefer in seine Passivität treibt und ihn zum Beispiel vor der Spitalentlassung zurückschrecken läßt. Es ist darum sinnvoll, wenn Arzt und Pflegeteam die Abhängigkeitsneigung rasch erfassen und untereinander und mit dem Patienten klar herausarbeiten, welche Aufgaben die Betreuer und welche der Kranke übernehmen sollen.

Während der ambulanten Betreuung soll der Arzt auf drohende Verlusterlebnisse achten. Dazu gehören die Ankündigung eines Wechsels des Arbeitsplatzes, ein bevorstehender Umzug, der Wegzug seines erwachsen werdenden Kindes. In solchen Zeiten soll der Arzt die Kontakte mit dem Patienten engmaschiger gestalten.

Der pseudo-unabhängige Persönlichkeitsstil

Der Pseudo-unabhängige wirkt forsch, Anspruch heischend, hat Mühe auf andere einzugehen und ist bedacht, nicht übergangen zu werden. Er strebt nach Überlegenheit und Bessersein und danach, das Steuer in der Hand zu halten. Er erträgt das Ausruhen schlecht und vermag nicht, in den Ferien auszuspannen. Als Lebenspartner sucht er sich oft aufopfernde, leidende Menschen, die sich seinen Ansprüchen nicht entziehen. In Zeiten von Mißerfolg, wie Verlust von Unterstützung und Entzug der Mitmenschen aus seiner Kontrolle gerät er aus dem seelischen Gleichgewicht. Er verdoppelt seine Forschheit, sein kontrollierendes Verhalten, und gibt dann plötzlich auf, und Hoffnungslosigkeit tritt an die Stelle der Forschheit.

Im Interview übernimmt er die Führung, versucht die Abhängigkeit vom Arzt möglichst lange hinauszuschieben, betont das, was er noch zu tun vermag und verleugnet Funktionseinbußen. Er kämpft um die Beteiligung an der Planung der Abklärungsschritte und Behandlung. Er stellt «unbequeme» Fragen, will genauestens orientiert sein, und z. B Labordaten und Röntgenbilder einsehen. Der Interviewer soll das Bedürfnis nach Unabhängigkeit und Selbstbestimmung würdigen, und im Interview mit dem Patienten zuerst besprechen, was dieser noch tun kann und erst später auf die Funktionseinbußen eingehen. Er soll seine Pläne genau mit dem Patienten besprechen und dessen Überlegungen einholen. Wenn der Interviewer fähig ist, die Pseudounabhängigkeit seines Patienten zu bemerken, so kann er sich am besten gegen das Verärgertwerden durch dessen Zähigkeit und Hartnäckigkeit schützen und seine Gegenreaktion in Form vermehrten Drucks auf den Patienten vermeiden.

Der Pseudounabhängige ist besonders in Zeiten des Kontrollverlusts, wenn seine geistigen oder körperlichen Fähigkeiten erlahmen, bei Verlust der Unterstützung und Fügsamkeit seiner Mitmenschen, und in Momenten wo er selber Fehler begeht, gefährdet. Er versucht z. B. nach einem Herzinfarkt seine Krankheit zu verleugnen, stürzt sich mit Elan in die Aktivität, bei Mißerfolgen droht aber rasch die Hoffnungslosigkeit überhand zu nehmen. Durch besonderes Achten auf die Wertschätzung des Patienten in solchen Zeiten vermag der Arzt beizutragen, daß das Selbstwertgefühl des Pseudounabhängigen möglichst erhalten bleibt, indem er ihm z. B. sehen hilft, daß er trotz Einbuße an beruflicher Leistungsfähigkeit in seiner Familie noch wertvolle Beiträge zu liefern vermag.

Das Pflegeteam soll auf die besonderen Bedürfnisse des Pseudounabhängigen aufmerksam gemacht und z. B. ein Betreuungsplan aufgestellt werden, der den Patienten möglichst wenig zum Kranken stempelt und ihm Aktivität und Selbstbestimmung läßt, wo es vernünftigerweise möglich ist.

Der mütterlich-nährende Persönlichkeitsstil

Dieser stellt eine weitere Möglichkeit dar, mit Abhängigkeitsbedürfnissen umzugehen. Der mütterlich-nährende «Typ» tritt bescheiden, anspruchslos auf, nicht selten in dicke Pullover und Wollschal gehüllt, die Kleider von warmer Farbe. Er nimmt, ob männlich oder weiblich, eine fürsorgende Haltung ein, bietet aufopfernde Hilfe an und erhält als Entschädigung Dankbarkeit von den umsorgten Mitmenschen. Nur mit Mühe kann er eigene Ansprüche stellen oder gar durchsetzen. Er verdeckt seine Abhängigkeitsbedürfnisse durch Übernahme der Rolle desjenigen Menschen, dessen Verlust er befürchtet; d. h. dessen fehlende Fürsorge er selbst so stark vermißt und versucht, sich mit seiner Fürsorge für anhängliche Mitmenschen deren Nähe zu erhalten.

Im Interview ist er anpassungsfähig, anspruchslos, mit den Vorschlägen des Arztes bald einverstanden und er neigt dazu, seine Beschwerden zu bagatellisieren.

Er ist in Situationen verletzlich, die ihm nicht mehr erlauben, seine aufopfernde Haltung zu leben, wenn z. B. seine Kinder erwachsen werden und fortziehen, wenn er ein Enkelkind, das er gepflegt hat, wieder an die Eltern zurückgeben muß, wenn die Eltern, die er betreut hat, ins Altersheim eintreten müssen, wenn die Menopause eintritt und damit die Chance wegfällt, ein Kind zu haben und zu pflegen.

Arzt und Pflegeteam dürfen einem kranken erschöpften Menschen mit solchen Zügen nicht einfach Ruhe, Entspannung und Abgeben aller Verantwortung vorschlagen, weil sie damit den Patienten von der Dankbarkeitsquelle abschneiden. Viel hilfreicher ist es, mit ihm eine umschriebene Aufgabe zu finden, wo er

Verantwortung tragen und Fürsorge ausüben kann. Im Spital etwa können ihm kleine Aufgaben übertragen werden, mit denen er dem Pflegeteam helfen kann.

Der symbiotische Persönlichkeitsstil

Menschen mit diesem Stil leben an eine Schlüsselfigur gebunden, von deren Verhalten sie abhängig sind und mit der sie so verschmelzen können, daß sie eigene Wünsche und Phantasien nicht entwickeln, sondern diejenigen des symbiotischen Partners übernehmen. Sie besitzen keine eindeutige unabhängige Identität und richten sich weitgehend nach dem Partner, sei es einem Elternteil oder dessen Nachfolger.

Der Interviewer wird rasch in die Rolle der symbiotischen Bezugsperson hinein manövriert. Dies gestaltet die Gesprächssituation einfach, führt aber dazu, daß sich der Arzt nicht mit einem mündigen Partner unterhalten und mit ihm planen kann. Schwierigkeiten ergeben sich, wenn der Patient zwischen dem Arzt als Symbiose-Partner und der bisherigen Person, die diese Rolle eingenommen hat, schwankt, denn letztere wird durch das neue Bündnis aus dem Gleichgewicht gebracht und kann zum Beispiel darauf drängen, daß der Patient trotz Empfehlungen des Arztes dessen Vorschläge nicht folgen kann und z. B. das Spital verläßt. Hier muß der Arzt den Standpunkt bezüglich Abklärung, Therapieform, im Spital bleiben fest vertreten, damit der Patient aus der Zwiespältigkeit findet.

Solche Patienten sind auf drohenden Verlust sehr empfindlich und reagieren, indem sie ihre Anpassungsanstrengungen erhöhen, um den symbiotischen Partner möglichst zufriedenzustellen. Wird der Arzt zur symbiotischen Bezugsperson, muß er streng darauf achten, alle Verabredungen mit dem Patienten exakt einzuhalten, um bei diesem das Gefühl des Verlassenwerdens zu vermeiden, in Zeiten seiner Abwesenheit zuverlässig dafür sorgen, daß ein Ersatz zur Verfügung steht, und eventuell bekanntgeben, wo er telefonisch erreichbar ist. Der drohende oder aktuelle Verlust des Symbiosepartners kann dazu beitragen, daß z. B. Schübe einer Colitis ulcerosa auftreten oder sich verstärken.

Der primitiv-magische Persönlichkeitsstil

Er findet sich vor allem bei Menschen, die aus einem Kulturkreis stammen, in dem magisches Denken nicht einer Frühphase der Kindheitsentwicklung entspricht, sondern auch noch beim Erwachsenen den Denkstil mitbestimmt, zu dem

Hexenglauben, schwarze und weiße Magie oder etwa das «Malocchio» (böser Blick) gehören. Solche Menschen finden sich unter Bewohnern abgelegener Landstriche, enger Bergtäler, und sie fallen durch ein nahes Verhältnis zur Natur und zu Naturereignissen auf. Aber Brüche im logischen Denken, bizarre Vorstellungen, Gedankenabbrüche zeigen sie nicht, diese gehören zum Bild psychiatrischer Krankheiten.

Im Interview wirken solche Menschen scheu, zurückgezogen, und zeigen ein wissendes Lächeln. Die Verschlossenheit und Unzugänglichkeit des Patienten und die fehlende Macht des Interviewers können in diesem Ärger auslösen. Am meisten bewährt sich ein Gespräch, das dem Patienten angepaßt einfach ist, und in dem der Interviewer ohne den Patienten überzeugen zu wollen, die Umstände so darstellt, wie sie der Interviewer als real erlebt. Die Therapie magisch zu verbrämen führt zu Mißerfolgen, das Arbeitsbündnis wird dadurch gefährdet. Die Verständigung wird häufig durch den andersartigen kulturellen Hintergrund, die andere Sprache und die Differenz im Sprachniveau erschwert. Oft fällt es schwer oder ist unmöglich, die Gründe der Erkrankung solcher Menschen zu erfahren, sie hängen häufig mit ihrer Verpflanzung in eine andere Kultur zusammen. Die Abgrenzung der Erkrankung von Menschen mit primitiv-magischem Persönlichkeitsstil gegenüber Konversions-Syndromen und Simulation (siehe Kapitel V) kann schwer oder gar unmöglich sein.

Der grandios-narzisstische Persönlichkeitsstil

Grandios Narzisstische zeigen bemerkenswertes Selbstvertrauen, das sich meist in einem dominierend herablassenden Verhalten äußert. Bei einigen finden sich auch entsprechende Talente, und das Erreichte stellt eine gewisse Grundlage für die Überheblichkeit dar. Andere wieder haben keine solchen Voraussetzungen, so daß ihr Verhalten unecht wirkt, und ihr Realitätsbezug oft an eine Psychose denken läßt.

Die talentierten grandios-narzisstischen Menschen sind meist eher expansiv und zeigen sich gern. Sie sind dann sozial akzeptiert, vor allem im Geschäftsleben, sie gelten als dynamisch-rücksichtslos-selbstbezogen, aber erfolgreich. Meist sind sie gewandt in ihrem Umgang mit andern Menschen. Die zurückgezogenen grandios-narzisstischen Menschen dagegen sind meist sozial gehemmt, drängen sich nicht auf, erwecken den Eindruck von «stille Wasser gründen tief». Sie besitzen oft eine gute Einfühlungsgabe, die sie aber hauptsächlich zu eigenem Nutzen verwenden.

Im allgemeinen kann man bei Menschen mit einem narzisstischen Persönlichkeitsstil beobachten, daß sie sich nie ganz festlegen lassen und sich immer einen Fluchtweg offen halten. Hinter dem oft schillernd farbigen Auftreten sind schnell die Leere und Sinnlosigkeit und eine starke Kränkbarkeit zu spüren. Solche Menschen sind mißtrauisch und meist wenig liebesfähig. Einerseits sehnen sie sich nach Nähe, andererseits aber haben sie Angst vor Selbstverlust. Sie haben nie eine Stufe erreicht, die erlaubt, Zwiespältigkeit zu erleben und zu ertragen. So sind sie recht eigentlich Schwarz-Weiß-Maler, für sie gibt es meist nur das Alles-oder-Nichts Prinzip, weil einer ihrer wichtigsten Abwehrmechanismen die Spaltung ist.

Im Interview sind solche Menschen schnell Beherrscher der Situation. Der Interviewer gewinnt bald das Gefühl, die Eigenständigkeit zu verlieren und Teil des Patientensystems zu werden. Gefühle von «unheimlich», auch Angst werden in ihm wach. Es empfiehlt sich meist, dem Patienten seinen «Willen» zu lassen, denn ein Sichbehauptenwollen führt schnell zu einem Machtkampf mit unergiebigem Resultat. Im Interview liegt ein großes Problem in der Kränkbarkeit solcher Menschen, die befürchten, zu wenig ernst genommen zu werden und feine Anspielungen in dieser Richtung genau registrieren. Aber auch körperliche Störungen, welche die Integrität des Patienten beeinträchtigen, stellen Kränkungen dar. Wenn solche Patienten z. B. durch eine Fraktur immobilisiert sind, ärgern sie sich immer wieder darüber, daß das gerade ihnen passieren mußte.

Da das grandios-narzisstische Verhalten während der Erziehung in unserer Kultur stark unterdrückt wird und vom Kind aufgegeben werden muß, ist es für den Arzt besonders schwierig, ein Verhalten zu ertragen, das er selber als ablehnungswürdig erfahren hat.

Wenn ein solcher Patient hospitalisiert werden muß, empfiehlt es sich, ihm seine Verhaltensweisen zu lassen, auch wenn er viel vom Arzt und Pflegeteam verlangt. Solche Patienten zur «Räson» bringen zu wollen, führt nicht zum Ziel. Hilfreicher ist, sich vorzustellen, wie ein solcher Patient als Kleinkind um sein Selbstwertgefühl, seine Identität und seine Selbstgenügsamkeit ringen mußte, um sein Verhalten als Erwachsener verstehen und damit besser ertragen zu können.

Der aktiv-aggressive Persönlichkeitsstil

Aktiv-aggressive sind energisch, ungeduldig, dauernd in Bewegung, physisch aktiv und geistig und körperlich zu raschen Reaktionen bereit. Sie bewältigen Probleme und Umgebung zupackend, ausdauernd und können explodieren oder gar dauernd leise irritiert sein, wenn sich ihnen Widerstände entgegenstellen. Sie sind häufig gesellschaftlich akzeptiert, wirken sogar als Vorbilder durch ihre Leistungsfähigkeit. Sie suchen sich Aufgaben, in denen ihre Aggressivität investiert werden kann wie z. B. im Sport, bei der Polizei, im Militär oder anderen Berufen, wo der Wettkampfaspekt vorherrscht. Bei weiblichen Personen führt dieser Stil, der vor dem Beherrschtwerden und Unterlegenheit schützen soll, zu einer maskulinen Note.

Im Interview sind sie unangenehm, denn der Arzt kann sich bedroht fühlen, wenn er den Schutzcharakter dieses Stils nicht erkennt, und er reagiert unter Umständen dann selbst mit Wut und dem Versuch, den Patienten zu dominieren oder er zieht sich zurück. Immobilisation, Verurteilung zur Untätigkeit, die Unmöglichkeit, sich dominierend durchzusetzen, bieten für diese Menschen die größte Belastung. Sie reagieren zuerst mit verstärkter Aktivität und Anstrengung, Wut und Gespanntheit, und bei fehlendem Erfolg mit Hoffnungslosigkeit und Passivität. Am besten beläßt der Arzt dem Patienten soviel psychische und physische Aktivität, wie er vernünftigerweise verantworten kann. Nicht unbedingt nötige Einschränkungen führen zu Spannungen und psychophysiologischen Reaktionen (s. Kap. VII), die mehr schaden können, als das Zulassen von Aktivität. Die Anwendung von Sedativa kann durch die Passivität, in die der Kranke zu geraten droht, zu großer Angst, Wut und gesundheitsbedrohender Aktivität führen.

Der passiv-aggressive Persönlichkeitsstil

Menschen mit diesem Stil lassen anfänglich mit sich geschehen, ohne viel Widerstand entgegenzusetzen. Sie wirken dann aber bald eher zwangshaft, unnahbar und ihre anfängliche Willfährigkeit erweist sich schnell als halsstarrige, unkooperative, dickfellige Haltung, die aus Angst aggressives Handeln ersetzt. Die Aggressivität ist nur unterschwellig bemerkbar – «die geballte Faust in der Tasche» – und solche Menschen besänftigen ihr Gewissen indem sie niemals aktiv-aggressiv sind. Die eigene Unzulänglichkeit wird zumindest oberflächlich durch die sichtbare Hilflosigkeit des Mitmenschen dieser starren Haltung gegenüber kompensiert.

Diese Menschen fordern vom Arzt viel Geduld. Der empfindsame Arzt, der eigene Gefühle auch spüren kann, wird die hintergründige Aggressivität bemerken, die sich in Ressentiments, fassadenhafter Freundlichkeit, scheinbar wohlwollender Zuwendung äußern kann, und sie in sich selbst an Hand der in ihm aufsteigenden Wutgefühle erkennen. Der passiv-aggressive Patient reagiert auf keine der offenen Fragen mit mehr als einem gehauchten «ja» oder «nein», oder «ich weiß es nicht» und zwingt so den Interviewer schnell zu mehr Aktivität und geschlossenen Fragen. Bei hospitalisierten Patienten ist es wichtig, ihn mit Hilfe der Beobachtungen und dem Bemerken der eigenen Gefühle rasch als passivaggressiv zu erkennen und ihn als «schwierigen» Patient zu akzeptieren. So kann ihm Sicherheit gegeben werden, daß weder Arzt noch Pflegeteam sich an ihm für seine verdeckte Aggressivität rächen, sondern verstehen wollen, in welchen Situationen er im Verlaufe seines Lebens mit dem Ausdruck von Aggression in Schwierigkeiten geraten ist.

Der zwanghafte Persönlichkeitsstil

Zwanghafte wirken betont ordentlich, sauber, pünktlich, kümmern sich um Kleinigkeiten und zeigen Mühe, Beschlüsse zu fassen. Sie sind vorsichtig und distanziert, wirken freundlich und verdecken Gefühle von Ärger oder Wut, die aus der gepreßten Stimme, betont höflichen oder beißenden Bemerkungen, geballten Kiefermuskeln und heftigen Handbewegungen erkannt werden können.

Im Interview gehen sie dermaßen auf Details ein, daß der Interviewer wohl Einzelheiten hört, aber Mühe hat, diese in einen größeren Zusammenhang einzuordnen. Sie wirken intellektuell, ihre Sprache ist kompliziert, die Gefühle werden abgespalten und schwingen auch bei entsprechenden Inhalten nur wenig mit. Der Interviewer hat Mühe, die Symptome nach den sieben Dimensionen zu erfassen. Darum ist es oft besser, dem Patienten Spielraum zu geben, beim Mithören die eine und dann die andere Dimension zu erfassen und erst gezielter zu fragen, wenn der Patient selbst ein Gebiet abgehandelt hat.

Diese Patienten versuchen ihre Beschwerden genau zu begründen, auf Ursachen zurückzuführen, wünschen vom Arzt präziseste Erklärungen und ertragen offene Situationen schlecht. Sie wollen mitplanen, die verordneten Medikamente genau zur besprochenen Zeit erhalten und reagieren heftig auf jede noch so harmlose Abweichung im Betreuungsplan.

Solche Menschen geraten in Schwierigkeiten, wenn sie die Kontrolle über sich und die Umgebung zu verlieren drohen, wenn sich z. B. ein Angehöriger seiner Aufsicht entzieht, ein Mitarbeiter selbständige Beschlüsse faßt.

In der Krankheit fühlen sie sich auch bald ohne Kontrollmöglichkeit und reagieren zänkisch, sarkastisch und vorwurfsvoll oder mit Scham- und Schuldgefühlen. Der Arzt soll mit ihnen zusammen planen, die Labor- und Röntgenbefunde demonstrieren, präzise Informationen geben und gezielt, deutlich und entschieden vorgehen und nicht vor dem Patienten seine inneren abwägenden Überlegungen äußern. Mit Medikamenten, die dämpfen, soll er sehr zurückhaltend umgehen, da sie die psychischen Kontrollmöglichkeiten des Patienten hemmen und damit zu vermehrter Spannung und Aufregung beitragen können.

Der querulatorisch-paranoide Persönlichkeitsstil

Menschen mit diesem Stil sind vorsichtig, mißtrauisch, den Mitmenschen gegenüber wachsam und von mürrisch-verdrossener Stimmung. Gegenüber Kritik, Mißachtung und negativen Gefühlen ihnen gegenüber sind sie sehr empfindsam, fühlen sich rasch falsch verstanden und befürchten, verletzt oder lächerlich gemacht zu werden. Aus dieser Angst heraus wehren sie sich oft heftig mit Attacken, die selbstgerecht erscheinen können, wenn hinter ihnen nicht Ablehnung geahnt wird, die mittels Projektion von diesen Menschen auf ihre Umwelt geworfen wird. Darum ist es wichtig, daß der Arzt dafür sorgt, daß die Mitglieder eines Pflegeteams über die besonderen Wesenszüge eines solchen Kranken Bescheid wissen und die Anklagen nicht persönlich nehmen und mit Verdruß und Ärger reagieren, sondern bedacht sind, wenigstens die behebbaren Ursachen seiner Vorwürfe möglichst auszuschalten.

Solche Menschen vermögen diese Persönlichkeitszüge unter Umständen weitgehend zu kompensieren z. B. indem sie in politischen Randgruppierungen aktiv sind oder sich für eine exzentrische Idee engagieren. Wo diese Züge am stärksten vorhanden sind, finden wir Menschen mit querulatorischen Eigenarten bis hin zu paranoid-schizophrenen Kranken.

Patienten mit querulatorisch-paranoiden Zügen fallen im Interview vor allem durch klagendes und anklagendes Verhalten auf. Im Interview gehören sie zu den seltenen Menschen, die sich gegen das Benützen eines Tonbandgeräts zur Aufzeichnung des Gesprächs zur Wehr setzen. Sie sind mißtrauisch darüber, was mit dem Band geschehen könnte. Im Gespräch sowie bei einer Hospitalisation solcher Patienten ist daran zu denken, daß Krankheit und die damit verbundene Hilflosigkeit die Neigung zu paranoidem Erleben intensiviert. Solche Patienten werden noch wachsamer, die Angst beherrscht zu werden verstärkt sich und Ängstlichkeit und Aggressivität nehmen zu. Solche Patienten können um Formulierungen streiten, vermuten, man habe sie nicht richtig verstanden und unvorsichtige Äußerungen und gefühlsmäßige Reaktionen des Interviewers werden als «nicht glauben» interpretiert. Der Interviewer soll sich klar sein, daß solche Menschen immer ein Stück Wahrheit mit einem größeren Anteil an «falscher» Verarbeitung dieser Wahrheit verbinden, meist aber kann die falsche Verarbeitung auf dem Boden der Lebensgeschichte gut verstanden werden. Im Interview soll der Arzt deshalb vor allem mit dem Patienten die Stationen seines Lebens aufsuchen, wo es ihm nicht gelang, seiner Umwelt die erlebte Wahrheit nahe zu bringen, damit die Zurückweisung richtig verarbeitet werden kann. Geht der Arzt dabei behutsam vor und von der Überzeugung aus, daß der Patient auf Grund seiner Lebensgeschichte eigentlich recht hat, so muß der Interviewer nicht Detektiv spielen und kann dem Patienten helfen ruhiger zu werden, weil er sich verstanden fühlt.

Werden Menschen mit paranoid-querulatorischen Zügen hospitalisiert, so spielt die Angst, vernachlässigt zu werden, zu wenig Aufmerksamkeit zu bekommen, eine große Rolle. Solche Patienten klagen dann darüber, daß das Essen nicht gut und zu kalt sei, daß im Korridor zu viel Lärm gemacht werde, daß die Pflege nicht regelmäßig genug sei. Gewisse Patienten können soweit gehen, daß sie Arzt und Spital mit rechtlichen Schritten drohen. Aufgabe des Arztes ist es, immer wieder den Anteil Realität sorgfältig herauszuarbeiten, wenn der Patient klagt und ihm dann zu bestätigen, daß dies oder jenes schwierig und für einen empfindsamen Menschen nicht einfach zu bewältigen ist. Ein solches Vorgehen verlangt wiederholte Absprachen unter den Betreuenden, sonst werden sie vom Patienten gegeneinander aufgebracht. Gelingt es dem Arzt, dem Pflegeteam nahe zu bringen, weshalb der Patient sich zu einem paranoid-querulatorischen Menschen entwickelt hat, und deutlich zu machen, daß von diesem Patienten kaum Dank für die verstärkten Bemühungen erwartet werden kann, so beruhigt sich die Situation nicht selten wenigstens zeitweilig.

Der hysterische Persönlichkeitsstil

Menschen mit diesem Stil wirken spontan, impulsiv, warm, gefühlvoll, theatralisch und verführerisch und vermögen die Mitmenschen mit ihrem Enthusiasmus auf sich aufmerksam zu machen. So lange sich diese fesseln lassen, entwickelt sich eine lebhafte Beziehung, der es aber an Konstanz und Tiefe mangelt. Sobald der Mitmensch nicht mehr voll mitspielt, erlöscht das Interesse der Menschen mit hysterischen Zügen, sie fühlen sich gekränkt und stoßen den noch eben umworbenen Mitmenschen von sich. Sie sind in ihrer Identität nicht festgelegt, wechseln von einer Rolle zur andern, beispielsweise vom überschwänglich begeistert sein zur traurigen Verstimmtheit. Frauen sind dabei mit ihrem Erscheinungsbild beschäftigt, wirken überaus attraktiv, sind aber zu tiefen und dauerhaften Beziehungen wenig fähig, sind trotz Koketterie oft frigid. Sie wechseln häufig den Partner und die Ehen scheitern oft. Männer betonen ihren Mut, ihre Männlichkeit, oder erscheinen eher effeminiert und künstlich.

Im Interview sind sie fesselnd, dramatisch, häufig aber vage in ihren Schilderungen, so daß die Dimensionen eines Symptoms nur schwer erfaßt werden können. Die Phantasie kann den Platz der Realität einnehmen. Sie idealisieren den Arzt, schreiben ihm größte Kompetenz zu, stürzen ihn aber vom Sockel und werden auf ihn wütend, wenn er ihren hochgeschraubten Erwartungen nicht entspricht. Der Interviewer tut gut daran, einerseits warm und einfühlsam zu sein, andererseits aber zurückhaltend, um nicht der Verführung zu erliegen und vom Patienten z. B. in Richtung einer (unnötigen) Abklärung oder Behandlung gedrängt zu werden.

Er soll den «Vertrag», also alle Aspekte der Zusammenarbeit klar besprechen, sich an die Abmachungen halten, z. B. an die festgelegte Zeit der Visite, so daß dem Patienten der Raum zum Manipulieren eingeschränkt wird.

Menschen mit hysterischen Zügen geraten unter Belastung, wenn ihre Bezugspersonen nicht auf sie reagieren, oder wenn sich ihre Mittel, die Aufmerksamkeit auf sich zu ziehen, vermindern. Dies kann bei Frauen geschehen, deren Attraktivität abnimmt und bei Männern, wenn sie – oft nur kleine – Verletzungen und Schmerzen erleiden. Die Antwort auf ihre unbewußten sexuellen Konflikte sind dann oft Konversions-Symptome, Depression, Suizidversuch und Medikamentenabusus (siehe Kapitel V).

Eine Variante des hysterischen Stils, die aspektmäßig ganz anders wirkt, ist

Der ängstlich-gehemmte Persönlichkeitsstil

Solche Menschen sind scheu, ängstlich und zeigen wenig Unternehmungslust. Die Frauen sind unscheinbar und die Männer wirken fade. Beiden ist die Angst vor der Sexualität gemeinsam, sexuelle Impulse werden gehemmt und unterdrückt. Oft sind solche Menschen über elementare Gegebenheiten der Sexualität unwissend. Dies weist auf Verdrängungsmechanismen hin, die auch beim hysterischen Stil die Entfernung von der Realität mit sich bringen. Diffuse Angst und Phobien können die Aktivität dieser Menschen einschränken, die nicht für sich kämpfen können und sie sind empfindlich auf phantasierte, drohende oder reale Objektverluste.

Im Interview sind sie ängstlich, anklammernd und streben nach Sicherheit. Sie verhalten sich scheu und verlegen.

Ein warm beschützender Zugang, der das Vertrauen des Patienten ermöglicht, ist meist hilfreich.

Der selbstquälerisch-schwernehmerische Persönlichkeitsstil

Menschen mit diesem Stil verhalten sich demütig, schuldbewußt, unterwerfen sich, übernehmen immer wieder belastende Aufgaben, die ihnen Leid und Qual bringen. Vom neutralen Beobachter aus ist dieses Verhalten unverständlich. Erst die Lebensgeschichte läßt verstehen, daß hinter diesen Verhaltensweisen der Versuch steht, Schuld zu tilgen. Diese gerät in der Kindheit dieser Menschen ins Zentrum, weil ihre Eltern häufig brutal waren, sie quälten und ihnen erst Liebe entgegenbringen konnten, wenn das Kind krank oder verunfallt war oder durch die brutale Behandlung so hilfsbedürftig wurde, daß das schlechte Gewissen die Eltern zur Bezeugung von Liebe trieb. Solche Patienten lernen als Kinder die Schuld auf sich zu nehmen und die Eltern zu entschuldigen. Selbstquälerisch-schwernehmerische Menschen gehen deshalb – was nicht erstaunt – Verbindungen mit brutalen Partnern ein, lassen sich ausnützen, erniedrigen, schlagen und betrügen und finden immer wieder Gründe, die Menschen zu entschuldigen, die ihnen so viel Leid bereiten. Sie scheinen aus ihren Erlebnissen keine Lehren zu ziehen. Krankheiten und Operationen nehmen sie tapfer und ohne zu murren auf sich.

In äußerlich besehen günstigen Zeiten geht es ihnen schlecht, und sie verhalten sich so, daß Unglück über sie hereinbrechen muß. In belastenden Zeiten fühlen sie sich besser und können für ihre Mitmenschen zur tragenden Person werden. Sie sind häufig krank, geraten von einer Abklärung in die andere und werden immer wieder operiert.

Im Interview verhalten sie sich genügsam, geduldig und geben erschöpfend Auskunft. Sie erklären sich mit allen Vorschlägen einverstanden, und sind liebenswürdig und zuvorkommend. Da sich bei solchen Menschen häufig keine oder die Beschwerden nicht erklärende Befunde feststellen lassen – sie leiden häufig an Depressionen oder psychogenen Schmerzen (siehe Kapitel VI) – wird der Interviewer leicht ungeduldig und übernimmt eine zu aktive Rolle, die zur Verlängerung der Kette von Abklärungen, nutzlosen Eingriffen und Behandlungen führen kann. Er übernimmt dabei, ohne es zu wissen, die Rolle der früheren Bezugspersonen im Leben dieser Patienten, beispielsweise die eines harten und bestrafenden Vaters oder einer aggressiven und relativ maskulinen Mutter.

Diese Menschen erkranken als Erwachsene in Lebenslagen, die weniger Qual erzeugen, z. B. wenn ein sadistischer Lebenspartner sich ändert und weniger unterdrückend wird, wenn Zeiten finanzieller Not abklingen. Da das selbstquälerische Verhalten früh im Leben eingeschliffen wurde und die Symptome der Schuldtilgung dienen können (siehe Kapitel VI), so wird der Arzt vermeiden, dem Patienten rasch die Symptome lindern zu wollen. Es lohnt sich vielmehr, dem Kranken zu verstehen zu geben, daß die Besserung Zeit brauchen wird, daß technische Medizin im Moment nicht weiterhilft, und daß die Beschwerden sich mit der Zeit ändern können, wenn Arzt und Patient zusammen verstehen werden, in welchen Zeiten die Symptome sich verschlimmern oder bessern. Der Arzt kann versuchen, mit den früher konsultierten Ärzten Verbindung aufzunehmen und die Auswirkung des Persönlichkeitsstils auf das Krankheitsverhalten dieser Patienten mit ihnen zu besprechen. Sie neigen nämlich dazu, immer wieder neue Ärzte aufzusuchen und auf Abklärungen und Behandlungen zu drängen. Die

Kanalisierung auf einen einzigen Arzt kann die Lage beruhigen und den Patienten vor unnötigen Untersuchungen, Eingriffen und Therapien schützen.

Der schizoide Persönlichkeitsstil

Menschen mit diesem Stil sind mißtrauisch, lassen sich nicht ein und vermeiden jede Emotionalität, die zu Nähe führen könnte. Sie wirken deshalb unabhängig, kühl und schroff und können das Leben eines Exzentrikers, Einzelgängers oder Vagabunden führen. Sie zeigen vor allem Interesse an sachlich objektiven und abstrakten Fakten. Menschlich-Unklares und zu große Nähe machen ihnen Angst, die sie zwar nie zugeben würden. Hinzu kommt die Unsicherheit, die durch einen ungenügenden Realitätsbezug ausgelöst wird. Dahinter steht eine innere Leere und Angst vor einem Objektverlust. Diese Persönlichkeitszüge hängen meistens mit außerordentlich frustrierenden frühkindlichen Erfahrungen zusammen, die keine oder nur spärliche enge Beziehungen zu Mitmenschen einzugehen erlaubten wie z. B. durch Verlust der Eltern, durch die Erziehung in Heimen, Verschiebung von einem Platz zum andern oder durch die Unfähigkeit der Eltern, Nähe und Wärme zu geben.

Im Interview vermögen solche Menschen meist wenig Sympathie im Interviewer auszulösen, weil sie kalt, unnahbar und wenig herzlich wirken. Der Interviewer kommt sich dann unterlegen vor, weil er spürt, wie wenig ihn der Patient zu benötigen scheint, und er kann dann ärgerlich reagieren, wenn er sich nicht vorzustellen vermag, auf Grund welcher Lebensgeschichte der Patient zu seinen Wesenszügen kam. Der Interviewer hilft dem Patienten am besten, wenn er Distanz wahrt und auf den Patienten keinen Druck ausübt, sich mehr anzuvertrauen als er kann.

Für solche Menschen sind Situationen, in denen sie menschlicher Nähe nicht ausweichen können, besonders problematisch. Darum ist für sie auch die Hospitalisation ein großes Problem. Dies kann bis zum selbstschädigenden Hinausschieben nötiger ärztlicher Hilfe gehen. Sie empfinden das Aufnehmen der Anamnese, die körperliche Untersuchung und die Pflege durch die Schwester als mit zu großer Nähe verbunden und ziehen sich so gut sie können, zurück. Rücksichtnahme auf den Wunsch nach Distanz helfen solchen Patienten die zu große Nähe zu bewältigen.

Zwei Persönlichkeitsstile – «Die Neigung zum Erleben von Schmerzen aus psychischen Gründen» und das sogenannte «Typ-A Verhalten», das einen unabhängigen Risikofaktor für arteriovaskuläre Leiden darstellt – werden hier nicht besprochen, weil in den Kapiteln VI. Schmerz und VIII. Ischämischer Hirninfarkt darauf eingegangen wird.

Literatur

1. ENGEL G. L.: The psychological aspects of Illness. Beeson-McDermott, Cecil-Loeb, Textbook of Medicine, 12th Edition. Unpublished manuscript.
2. FENICHEL O.: Psychoanalytische Neurosenlehre. Ullstein-Buch Nr. 35166, Ullstein Materialien, Bd. 3, 1983
3. HOFFMAN S. O.: Charakter und Neurose, Suhrkamp Verlag, Frankfurt am Main, 1979
4. RIEMANN F.: Grundformen helfender Partnerschaft. Pfeiffer, München, 1974

V. Konversions-Symptome

Interview Fräulein U. T., geb. 1939 (45jährig)

Ich habe den Zuweisungsbrief bekommen, habe ihn aber nicht gelesen, um mir   1
selber ein Bild zu machen und nicht durch frühere Untersuchungen beeinflußt zu
werden. Das sage ich, damit Sie meinen Ausgangspunkt kennen.
Sitzen Sie bequem, oder möchten Sie lieber anders sitzen?   2

P: Nein, mir geht es so gut.

*(Die Patientin ist 45 Jahre alt, sitzt im Rollstuhl, wirkt bleich und durchsichtig. Ihr Hals steckt in
einem ausgesprochen hohen Strikerkragen, die magere Gestalt ist in lange weiße, für sie zu weite
Hosen gekleidet, der rechte Arm ruht in Beugekontrakturstellung passiv auf dem rechten Oberschenkel. Ich verspüre ein großes Unbehagen; ein Bild aus meiner Kindheit taucht auf: Kranken-
besuch oder sogar eigener Eintritt in ein Spital, riesige, sauber geputzte Korridore, ein Geruch
nach Desinfektionsmitteln, eilige Schwestern, mir ekelt, es beängstigt mich. Es ist mir in den
letzten Jahren hie und da passiert, daß ich meine Identität als Arzt für Augenblicke abgelegt habe
und mich von der Krankenhausatmosphäre erschreckt, wie ein Laie gefühlt habe, etwa bei
Konsilien in mir nicht vertrauten Spitälern. Jetzt empfinde ich genau gleich.)*

I: Erzählen Sie bitte, wie es Ihnen jetzt geht.   3

P: Ja, ich möchte sagen: im Moment ist es stationär. . . . Die Frage ist, wie geht es
weiter? Was kommt jetzt? Was kommt auf mich zu? Ich habe eine sehr lange
Krankengeschichte, wie Sie wahrscheinlich gesehen haben.

I: Ich weiß noch nichts.

*(Die Patientin geht nicht auf meine Frage nach ihren Gefühlen ein. Der Ausdruck «stationär»
wirkt jargonhaft und unpersönlich.)*

P: Ich habe schon Einiges mitgemacht, so daß, . . . so daß es mir nicht leicht fällt, jetzt
einfach wieder etwas Neues . . . oder den Schritt zu tun . . .

I: Wenn Sie sagen einen Schritt, was meinen Sie damit?

P: So z. B. jetzt, Herr Doktor, . . . im Inselspital, Frau Dr. T. erzählte mir von hier, von
Ihrem Spital. Ich sagte ihr, daß ich dort vorbeigehen und mit Herrn Prof. Adler
sprechen werde, und daß ich mal sehen will, was dabei herausschaut. Wobei mir
nun eine Sache sehr Bedenken macht . . . sie sagte mir etwas von Tiefenpsychologie, da sehe ich nicht ganz klar. Ich war auch auf der Psychiatrie und in psychiatrischer Behandlung, und für mich bedeutet Tiefenpsychologie, meine Kindheit und
mein bisheriges Leben aufrollen. Das ist ja bereits geschehen. Und ich bin jetzt an
dem Punkt angelangt, wo ich einfach gemerkt habe, daß mir ein Psychiater nur in
beschränktem Maß helfen kann. Und ich hatte mit meinem Psychiater keine sehr
positiven Erfahrungen . . . aber wenn Sie mir jetzt sagen: Jawohl, es handelt sich
um Tiefenpsychologie, wir beginnen nochmals von vorne, wir wollen alles nochmals zusammen aufrollen (seufzen) . . ., da könnte ich irgendwie nicht mitmachen. Ich sehe den Sinn nicht, das alles noch einmal aufrollen zu müssen, was sehr
schmerzhaft ist; nochmals durch das alles hindurch gehen.

I: Sie sind also jetzt mit gemischten Gefühlen gekommen.

(Das abwehrende Verhalten ist deutlich; ich versuche ihr zu zeigen, daß ich ihre Abneigung gespürt habe.)

P: Ja, ich möchte sagen mit gemischten Gefühlen; ich habe es auf mich zukommen lassen. Das einzige, was mich hätte beschäftigen können, war das mit der Tiefenpsychologie, aber sonst konnte ich mir keine Vorstellung machen, denn ich habe Sie und Ihr Spital nicht gekannt, mit Ausnahme von dem, was mir Frau Dr. T. erzählt hat.

I: Hat sie Ihnen sonst noch etwas gesagt?

(Bevor eine inhaltliche Anamnese aufgenommen werden kann, muß die Patientin ihre Bedenken klar äußern können, darin eingeschlossen ihre Gefühle und Erfahrungen mit Ärzten und Spitälern.)

P: Am Anfang war es so bei Frau Dr. T.: Ich möchte erzählen, wie ich es empfand: . . . Sie hatte meine KG gelesen, und ich dachte wirklich, das ist eine Frau Doktor, die es ernst nimmt und auf mich eingeht, die versucht «es» herauszufinden. Auch der Oberarzt war sehr nett. Aber anscheinend fanden sie nicht mehr heraus, als die Ärzte in Biel auch. Und so entstand wieder die Situation, . . . als man mir sagte: Wir wissen nicht mehr weiter, es ist psychisch. Und ich sagte zu Frau Dr. T.: Jetzt sind wir an dem Punkt angelangt, an dem ich mein ganzes Leben lang zu tragen haben werde. Damit meine ich den Stempel, den man aufgedrückt bekommt, wenn man in der Psychiatrie gewesen ist. Das ist dann in der KG festgehalten und wenn man nicht mehr weiter weiß, ist es wieder psychisch bedingt. Und was diesen Punkt angeht, mußte Frau Dr. T. mir rechtgeben.

(Die Patientin scheint die Möglichkeit einer seelischen Ursache abzulehnen. Das mahnt an die Faustregel (s. Kap. II, S. 20).)

I: Daß ich den Zuweisungsbrief nicht gelesen habe beweist, daß an dem was Sie sagen, etwas Wahres ist; das Lesen beeinflußt einem und man kann nicht vermeiden, daß man eine vorgefaßte Meinung übernimmt. Genau deswegen möchte ich die Unterlagen vorerst weglassen und mit Ihnen direkt sprechen.

(Ich bestätige der Patientin die realen Aspekte ihrer Gedanken und will damit ihre gesunden Seiten stärken, – und damit das Arbeitsbündnis.)

I: Ich weiß nicht, ob Frau Dr. T. Ihnen noch mehr über mich gesagt hat.

P: Nein

I: Zum Beispiel welche Art Doktor ich bin.

P: Sie sagte einfach, Sie seien zuständig für dieses Spital, für ganzheitliche Medizin, und was ich unter ganzheitlicher Medizin verstehe, das ist einfach der Mensch und die Seele.

I: Und seine Krankheit.

P: (unterbricht): Entschuldigung, sofern es eine Krankheit ist. Ich habe bald das Gefühl . . . Es gibt sehr viele Leute, die vielleicht nicht direkt dieses Wort brauchen, aber die einem abstempeln und sagen, man sei ein Simulant.

I: Vermutlich ist es wichtig, daß wir darüber sprechen, wie es hier ist und was für ein Arzt ich bin. Zum Ganzheitlichen gehört ebenfalls die Erfahrung und das Wissen um die Körpermedizin. Sonst wäre wieder nur die Hälfte im Spiel und das ist es, was mit ganzheitlich gemeint ist. Unser Spital ist eigentlich für Innere Medizin, wenn man es von der körperlichen Seite betrachtet, aber es ist ganz richtig, wenn Frau Dr. T. sagt, daß wir versuchen, den Menschen mit seiner Krankheit zu verstehen und nicht nur die Krankheit allein. Und jetzt komme ich auf meine Frage «wie fühlen Sie sich im Moment» zurück. Sie sagten «stationär», aber damit weiß ich nicht, wie es Ihnen geht, «stationär»!?

P: Ich kann nicht sagen gut, und ich kann nicht sagen schlecht.

I: Wie fühlt es sich an?

P: Der ganze Zustand kommt mir als ein Kampf vor.

(Die Patientin beantwortet die Frage nach Signal-Affekten eigenartig szenisch, dynamisch, und es könnte sich um einen raschen, vorübergehenden Durchblick durch eine Lücke in der Wolkenschicht des Abwehrens auf das darunterliegende Land des Unbewußten handeln, wo einander sich bekämpfende Kräfte ringen. Und die Patientin dürfte ohne zu realisieren, was sie da gesagt hat, recht haben.)

I: Können Sie mir mehr über Ihren Zustand erzählen?

P: Ich glaube, bei mir ist einfach das große Handicap . . ., daß ich in allem die Psychiatrie sehe und ich möchte sogar sagen, ich fühle mich wie abgestempelt. Zum Beispiel erwarten gewisse Leute, daß ich nach einem Aufenthalt hier heil, laufend, lachend dieses Spital verlassen würde.

I: Man hat also mit Ihnen einen Aufenthalt hier diskutiert?

P: Ja Frau Dr. T hat es mir empfohlen . . . Und . . . sie, ich muß es gestehen, sie hat diese Erwartungen. Für sie ist es einfach . . . das Wahre . . . mir kommt es wie ein Wunderspital vor. Die Leute erwarten es auch von mir. Und im Moment kann ich das einfach nicht bringen.

(Die ausgesprochene Ambivalenz hinsichtlich eines Spitaleintritts und einer möglichen Besserung wird ganz deutlich.)

I: Ich glaube, die Frage «wie weiter?» gehört zwar auch in unser Gespräch, aber ich würde sagen, eher gegen Schluß. Ich sehe, daß Sie im Rollstuhl kommen, mir die linke Hand geben und Sie haben einen Kragen, und diese Dinge geben mir doch einen Eindruck und das führt zur Frage «wie fühlen Sie sich? Was spüren Sie? Was haben Sie?» Davon haben Sie mir noch gar nichts erzählt.

(Ich lasse mich nicht auf ein Geplänkel über Pläne und Meinungen anderer Leute ein, sondern beharre auf der Frage nach den Signal-Affekten.)

P: Mein rechtes Bein und mein linker Arm sind gelähmt . . . mein rechtes Bein und mein rechter Arm und das linke Bein sind gelähmt, und es zieht mir den Kopf auf die rechte Seite. Dazu habe ich öfters sehr starke Rückenschmerzen, . . . auch Kopfschmerzen und manchmal sind die Beine bis zum Knie voll Wasser. Sie tun dann weh.

I: Gibt es sonst noch etwas, was Sie beobachten?

(Schritt 3 wird ausgedehnt.)

P: Was ich beobachtet habe, und was vom Seelischen herrührt: wenn mich etwas stark beschäftigt, etwas das ich nicht bewältigen kann, dann merke ich, wie sich mein linker Arm verkrampft. Und zwar so stark, daß ich die Hand nicht mehr öffnen kann. Das ist dann sehr schmerzhaft.

I: Haben Sie sonst noch etwas beobachtet?

P: Ja, als ich im Altersheim war, daß ich Schübe hatte. Ich merkte wie gesamtheitlich die Kraft abnahm, und wie ich irgendwie innerlich zusammenfiel, mich fast nicht mehr aufrechthalten konnte; dermaßen kraftlos, daß ich einfach im Bett liegen bleiben mußte. Das ging zum Teil so weit, daß ich das Wasser nicht mehr halten konnte.

(Neben Lähmungen des rechten Armes, beider Beine und dem Ziehen des Kopfes nach rechts

werden Schübe von «innerlich zusammenfallen» geschildert und «das Wasser nicht mehr halten können» –, das «innerlich zusammenfallen» wirkt wiederum sehr dramatisch und bildhaft.)

I: Gibt es sonst noch Sachen, die Sie mir noch nicht beschrieben haben?

P: (Atmet aus) Da sind vielleicht noch meine Augen zu erwähnen, man hat herausgefunden, daß da irgendetwas nicht gut ist.

I: Was merken Sie davon?

P: Ich habe einfach Gesichtsausfälle.

(Der Jargon fällt auf. Ein Mensch mit organisch bedingten Sehstörungen würde beschreiben, was er bemerkt und nicht einen technischen Ausdruck gebrauchen.)

P: Jetzt zum Beispiel sehe ich die beiden Ärzte nicht. Ich muß meinen Kopf drehen, damit ich sie sehe. (Zwei Mitarbeiter sind beim Interview anwesend.)

I: Ist das immer so oder wechselt es?

P: Das ist einfach dann und wann so.

I: Und für welche Seite gilt das?

P: Für beide Seiten. Ich habe zum Beispiel auch Mühe, wenn ich etwas lese, die nächste Zeile zu finden.

I: Sonst noch etwas, was Sie bisher noch nicht erwähnt haben?

P: Mir fällt nichts anderes ein.

4.1 I: Das erste, was Sie erwähnt haben, sind die Lähmungen des rechten Arms und der beiden Beine. Wann hat das angefangen?

P: (Atmet aus) Das begann 1979.

I: Erzählen Sie mir.

(Pause)

P: Ich war eigentlich nie stark und kräftig. Ich hatte Schwierigkeiten mit dem Gehen zum Beispiel bergauf oder in die Berge zu gehen. Das machte mir immer sehr große Mühe. Und von 79 an merkte ich, wie mein rechtes Bein schwächer wurde. Aber darauf reagierte ich gar nicht.

(Wiederum eine merkwürdige Einstellung: Die Patientin nimmt wahr, daß ihr Bein immer schwächer wird und sucht keinen Arzt deswegen auf.)

8 I: Was haben Sie gearbeitet?

P: Im Spital als Heimpflegerin.

(Ich hatte das geahnt und deshalb 4.1 unterbrochen. Psychogene körperliche Symptome finden sich häufig bei Menschen mit Berufen, die sie in Kontakt mit Kranken bringen.)

P: In der zweitletzten Stelle, die ich hatte, kam es soweit, daß ich einfach nicht mehr konnte, ich hielt körperlich nicht mehr durch. Und da legten sie mir nahe zu kündigen, weil sie jemanden bräuchten, der die Arbeit hundertprozentig leisten könne. Zwischendurch war ich dann immer wieder im Spital zur Physiotherapie. Dort hatte ich ziemlich guten Kontakt zur Oberschwester, die das Personal unter sich hatte. Ich sprach mit ihr und sie bot mir eine Stelle an, die zwar hart sei, wo ich zu 80 % arbeiten könne. Aber ich dachte, daß ich es ja einmal probieren könnte. Ich arbeitete also wieder, aber es war einfach zu schwer zu ertragen für mich, ich hielt es nicht durch. Dann ging es wieder so, daß es hieß: «Wir brauchen jemanden, der ganz da ist.» Und da ist mir auch wieder nahegelegt worden zu kündigen. Ich ging dann weiterhin dort in die Behandlung, zeitweise stationär und dann wieder ambulant. Und das Merkwürdige an der ganzen Sache war: Ich stellte fest, daß es mit der Physiotherapie nur schlimmer wurde mit den Schmerzen. Und auf dem großen Ball, auf dem ich in der Therapie sitzen mußte, bekam ich Angstschweiß. Da sagte ich, daß ich lieber wieder zu einem Arzt in Behandlung gehen würde, der auch einen Therapeut hat, ich könnte dann bei dem die Therapie machen. Ich ging also zu ihm in Behandlung. Aber es wurde einfach immer schlimmer. Ich ging an Stöcken, begann das Bein nachzuziehen. Mein Arzt sagte, daß es so nicht mehr weitergehe, ich müßte zu einem Neurologen. Und der verschrieb mir Medikamente. Ich merkte, die tun mir nicht gut, irgendetwas stimmt da nicht. Ich lag konstant auf dem Boden herum, ich konnte nicht mehr sitzen und plötzlich lag ich im Bett, die ganze linke Seite zerschlagen. Das sagte ich dann dem Hausarzt. Der schraubte die Medikamente herunter. Das ging eine gewisse Zeit. Dann ging ich wieder zum Neurologen, und der schraubte das Zeug wieder rauf. Und dann mußten mich zwei Leute bewachen, weil ich mehr am Boden lag, als sonstwo. Da sagte der Arzt: Einweisen ins Spital. Dann begann es mit dem Arm. Dann wollte der nicht mehr.

(Die Schilderung ist vage, dramatisch, nicht zu ordnen, es schält sich kein mir vom Somatischen her vertrautes Krankheitsbild heraus.)

I: Wann war das?

P: 79 oder 80 (sie spricht sehr leise) nein das war 80. Was sich dort alles ereignete, das entzieht sich einfach meiner Kenntnis, ich war einfach sehr oft abwesend. Aber sie wußten dann nicht mehr weiter und verlegten mich auf die Psychiatrie.   4. 1

I: In welches Psychiatriespital kamen Sie?

P: In die Klinik Königsfelden.

I: Und damals war das Bein in einem Zustand, daß Sie an Stöcken gehen mußten, und der rechte Arm funktionierte auch nicht mehr.

P: Nein, und dann fragte ich den Doktor in dieser Klinik, ob er nicht so nett wäre und mir sagen könnte, warum ich überhaupt hier sei. Ich sähe den Grund wirklich nicht ein, warum man mich vom Spital hierher verlegt hätte. Das entziehe sich meiner Kenntnis.

(Die Ausdrucksweise ist gestelzt.)

I: Wie ging es dann weiter?

P: Ich fragte den Arzt (kleine Pause), von was das eigentlich gekommen sei, was aussah wie eine Fallsucht, daß ich konstant am Boden gelegen hätte. Darauf sagte er, daß es nur eine Antwort darauf gäbe: Erstens hätte ich die Medikamente nicht vertragen, zweitens seien sie zu hoch dosiert gewesen und drittens dauere es bei mir sehr lange, bis ich ein Medikament wieder abgebaut hätte. Ich sagte dann, daß ich jetzt heimgehen wolle, ich bliebe nicht mehr länger da. Ich hätte gar nicht dahin kommen sollen, und ein Bett . . . ich hätte zu Hause auch ein Bett frei.

(Die genauere Erfassung der Krankheitserscheinungen, also der Schritte 4.2, .3,, .5, .6 erscheint mir im Moment unergiebig. Ich gehe auf 4.7 ein und versuche die Dimensionen aus dem abzuleiten, was die Patientin noch zu tun vermag.)

I: Wo wohnten Sie damals?   4. 7

P: In Biel in einer Einzimmerwohnung. Ich sagte, daß ich jemanden hätte, der sich um mich kümmert, ich bräuchte nicht zu warten, bis in Solothurn ein Bett frei würde, sie könnten mich heimgehen lassen. Gut, das sei in Ordnung. Ich ging also heim und eine Kollegin sah nach mir und half mir. Aber dann ging es auch zu Hause bergab. Ich konnte mich nicht mehr aufrechthalten. Das linke Bein fing auch noch an, ich kam in den Rollstuhl.

I: Was können Sie jetzt, heute, noch ohne Hilfe machen?

P: Ich kann noch selber essen, wenn man mir das Fleisch schneidet, das Brot streicht und schwerere Gegenstände verschiebt, eine Kaffeekanne z. B. ist schon zu schwer.

Ich bekam eine Urinflasche, mit der ich mich sehr gut zurechtfinde, und wenn man mir auf die Toilette hilft, dann geht das auch. Wir machen es so, wir fahren zur Toilette und sie drehen mich um.

4.7 I: Wie geht es mit den Beinen? Können Sie sie brauchen?
P: Nein, die drehen sich dann einfach mit.
I: Wenn ich es recht verstehe; Sie können überhaupt nicht, auch nicht ein wenig auf Ihren Beinen stehen?
P: Nein.
I: Gibt es irgend etwas, das Sie mit den Beinen machen können?
P: Nein.
I: Zum Beispiel den Fuß hochziehen, die Zehen senken, das Knie bewegen?
P: Ich wollte, ich könnte es, aber es geht nicht.
(Das Bild paßt weder zu einer Paraplegie, Polyneuropathie noch Hemiplegie.)

4.2.3 I: Und wie ist es mit dem Gefühl in den Beinen?
P: Es ist einfach vermindert.
I: Wie? Können Sie mir das beschreiben?
P: (Hastig) z. B. jetzt, in der Untersuchung im Spital, mit einem spitzigen Gegenstand, das habe ich nicht sehr stark empfunden, etwa so wie am Arm.
I: Können Sie sagen, an welcher Stelle das Gefühl wieder kommt?
P: Ich spüre schon etwas in den Beinen, aber weniger.
I: An welchen Stellen ist es so stark, die sie als gesund bezeichnen würden?
P: Ich würde sagen, an den Oberschenkeln, dort ist das Gefühl wieder normal.
I: Und an den Oberschenkeln, wo beginnt es?
P: Einfach von da an. Bis dorthin ist das Gefühl einfach sehr schwach, ab da spüre ich es wieder.
I: Also oberhalb des Knies ist es wieder normal?
P: Ja (zeigt auf das linke Bein).
I: Wie ist es rechts?
P: Genau gleich.
(Die Grenze geht bandförmig oberhalb der Knie rund um die Oberschenkel, für ein neurologisches Leiden eine unmögliche Grenze.)

4.4 I: Wie verhält es sich mit dem rechten Arm?
P: Auch da habe ich weniger Gefühl als links.
I: Und können Sie sagen, wo dort das Gefühl wieder normal stark empfunden wird? (Fällt ins Wort).
P: Einfach da oben, bei der Schulter. Da spüre ich wieder.

4.3 I: Wie geht es dem rechten Arm? Was können Sie machen oder nicht machen?
P: Ich kann gar nichts machen mit dem Arm, der ist zu nichts mehr zu gebrauchen.
I: Ja, und dann sagten Sie, es ziehe Ihnen den Kopf nach rechts.
P: Ja.

4.6 I: Ist Ihnen etwas aufgefallen, was dazu führt, daß es häufiger vorkommt oder stärker vorkommt?
P: Ich würde sagen, sobald ich diesen Kragen ausziehe, wird es fast unerträglich, weil es den Kopf dann immer mehr nach unten zieht.

4.6 I: Ja. Haben sie außer dem Kragen etwas gefunden, was Ihnen hilft, den Kopf häufiger gerade halten zu können?
P: Einzig im Liegen, wenn ich ein Kissen oder einen Spreusack dahin lege.
I: Gibt es sonst etwas, das Ihnen hilft?

P: (Atmet aus). Bis jetzt habe ich ja nur diesen Kragen ausprobieren können.
I: Aus Ihrer eigenen Erfahrung, sonst nichts?
P: Nein, nichts.
I: Wann waren Sie das letzte Mal gesund?   4.6

(Ich versuche jetzt den Beginn des Jetzigen Leidens zeitlich zu erfassen und von der Persönlichen Anamnese abzugrenzen.)
(Pause)

P: Da muß ich ziemlich weit zurückgehen, von den Kinderkrankheiten abgesehen, könnte ich sagen, mit 16 begann es. Mit 13 hatte ich meine erste Periode, und dann gab es eine große Zeitspanne, ein halbes Jahr oder so, bis die nächste kam. Ich hatte eigentlich die ganze Zeit nur Schwierigkeiten mit der Periode. Ich hatte sehr, sehr starke Blutungen. Es konnte 14 Tage rinnen wie ein Bächlein. Und dann eine Woche Pause und dann hat es wieder von vorne angefangen. Es kam so weit, daß ich nur noch den Wänden entlang ging. Bis man mir sagte, doch einmal ins Frauenspital zu gehen. Dort behielten sie mich sofort, weil ich viel zu wenig Blut hatte. Dann machten sie eine Auskratzung. Das erlebte ich dreimal, aber es nützte nichts.

(Es überrascht mich nicht, daß die gesundheitlichen Schwierigkeiten mit der Pubertät einsetzen, denn in dieser Lebensphase werden – meistens durch Traumata – erzeugte, unverarbeitete psychosexuelle Konflikte aus der frühen Kindheit aktiviert. Wiederum fällt die dramatische Beschreibung «den Wänden entlang gehen», «14 Tage rinnen wie ein Bächlein» und die Unbeeinflußbarkeit der Symptome auf.)

P: Dann gaben sie mir die Antibabypille, die auch nichts nützte. Die Blutungen wurden immer stärker. Ich mußte jedesmal im Bett bleiben, weil ich 2 bis 3 Binden anziehen mußte und alles durchblutet war. Und als ich dann nach Holland ging . . .
I: Nach Holland? Habe ich richtig verstanden?
P: Ja, zu einem Spezialisten. Der untersuchte mich und stellte ein Myom fest, das so groß wie ein Tennisball gewesen sein soll. Ich mußte sofort ins Spital zum Operieren. Man nahm dann die Eileiter heraus und gleichzeitig den Blinddarm, nein Entschuldigung, den Eierstock. (Patientin atmet aus). Das brachte auch nichts. Auch er gab mir wieder die Antibabypille, die wieder nichts nützte. Als ich zurückkam in die Schweiz ging es einfach so weiter. Der Frauenarzt versuchte es mit allen möglichen Mitteln, aber alles ohne Erfolg. Und dann sagte er: «Jetzt gibt es nur noch «eine», die Totaloperation. Ich willigte ein, weil ich dachte: Dann hast du endlich einmal deine Ruhe. Dann hört es auf. Ich wurde also operiert.

(Die Totaloperation als Abschluß einer ersten Krankheitsphase findet sich häufig bei Patientinnen mit langwierigen Konversionssymptomen und psychisch bedingter Neigung, Schmerz und Unglück zu erleiden. Eine Fortsetzung mit multiplen Symptomen außerhalb des Genitalbereichs ist zu erwarten.)

I: Wann war diese Operation?
P: 1975. Ich fragte den Arzt damals, was eigentlich los war. Darauf sagte er: «Erstens seien die Eileiter ganz verklebt gewesen; und Kinder hätte ich sowieso keine haben können. Nach 10 Tagen nahm er die Klammern heraus und sagte, daß er jetzt in die Ferien gehe, so ließen sie mich nach Hause. Dort bekam ich dann unerträgliche Bauchschmerzen, es war an einem Samstag. Über den Sonntag lag ich im Bett. Die Narbe sah einfach nicht schön aus, und am Montag berichtete ich einem Arzt, es sei fast nicht mehr zum Aushalten, der ganze Bauch tue mir weh. Der nahm mir Blut

und sagte, daß die Leukozyten viel zu hoch seien. Dann wies er mich ins Spital ein. Dort machten sie einen Schnitt in die Narbe, es kam Eiter und das Zeug heraus. Sie taten sterile Gazen hinein. Ich war etwa drei Wochen im Spital und fuhr zwischendurch mit dem Taxi zu meinem Frauenarzt. Danach kam ich wieder nach Hause und hatte sechs Wochen Urlaub. Und danach . . . ging ich wieder arbeiten.

(Wenn im Leben dieser Frau etwas schief gehen kann, geht es schief.) (s. Kap. VI «pain and unhappyness prone»)

5;4   I: Wo waren Sie damals, als es mit dem Bein anfing?
P: Da war ich in Saas-Fee, zuerst noch in Biel, dann ging ich nach Saas-Fee.
I: Haben Sie dort gearbeitet?
P: Ja, ich hatte dort eine Saisonstelle.
I: Wo?
P: Im Waldeck.
I: Ist das ein Hotel?
P: Nein, ein Ferienheim.
I: Was war Ihre Aufgabe dort?
P: Ich half in der Küche. Das hielt ich schon fast nicht mehr durch. Das hieß Kochen für 120–130 Personen, das hieß Kartoffeln heraufschleppen . . .
I: Was für Leute kamen in dieses Ferienheim?
P: Es war einfach ein Ferienheim, da kamen Leute von verschiedenen Gemeinden hin.
I: Erwachsene?
P: Ja, zum Teil auch Erwachsene, je nach dem, aber es war im großen und ganzen mehr für Jugendliche und Kinder.

(Ich halte es für möglich, daß in diesem Heim Invalide Ferien verbringen, deren Symptome als Modell für die Wahl der Lokalisation und Art der Beschwerden der Patientin gedient haben könnten, weshalb ich nach diesen Einzelheiten suche.)

I: Und was für Kinder und Jugendliche waren das?
P: Kinder von 7 bis 14 Jahren sind im Kinderlager und von 14 aufwärts sind sie im Jugendlager.
I: Waren das gesunde Kinder oder waren sie zur Erholung da?
P: Es waren gesunde Kinder.
I: Ich habe an Ihre Tätigkeit als Heimpflegerin gedacht.
P: Nein, das waren gesunde Kinder.
I: Als zum ersten Mal etwas mit dem Bein war, wo waren Sie da?
P: Ich glaube, damals arbeitete ich im Krankenheim als Heimpflegerin in Biel.
I: Was für ein Krankenheim ist das? Was für Patienten waren dort?
P: Es sind Langzeitpatienten auf der einen Seite und auf der anderen Seite ist es ein Altersheim.
I: Was war Ihre Aufgabe dort?
P: Ich war bei den Langzeitpatienten.
I: Was für welche Krankheiten hatten sie?
P: Sie warteten auf den Tod (lacht). Sie waren mit einem Säugling zu vergleichen. Man mußte alles machen, was man mit einem Säugling machen muß.

4   I: Hatten Sie eine besondere Gruppe von Patienten oder wechselte das?

(Ich stelle mir vor, daß bei der Symptomwahl die Beziehung zu ganz bestimmten Kranken mitgewirkt haben könnte.)

P: Während zwei Jahren hatte ich immer dasselbe Zimmer. Es war ein Zimmer, das die andern nicht betreten wollten.

I: Was war dort Besonderes?
P: Dorthin brachte man eigentlich die schwersten Fälle.
I: Wie viele waren in diesem Zimmer?
P: Vier.
I: Ein Vierer-Zimmer.
P: Ja, aber man war den Tag hindurch voll beschäftigt.
I: Die waren so schwer zu pflegen, können Sie sich erinnern, was sie hatten?
P: Ich möchte sagen, die waren einfach senil, waren inkontinent, waren lahm.

(«Waren inkontinent, waren lahm», – ich erinnere mich an «das Wasser nicht mehr halten können» und «Lähmungen» (siehe Kommentar S. 74) und vermute, auf eines der Modelle gestoßen zu sein.)

P: Einer konnte überhaupt nicht mehr sprechen, den anderen verstand man nur brockenweise, den anderen auch und der vierte sagte nichts mehr.
I: Sagte nichts mehr? Und außer daß sie senil waren und mit dem Reden Schwierigkeiten hatten oder gar nicht mehr sprechen konnten, erwähnten Sie noch Lähmungen, Inkontinenz. Hatten sie sonst noch etwas?
P: Ich weiß eigentlich nur, daß sie dalagen und daß ich sie pflegte. Vielleicht hatten sie etwas mit dem Herzen, den Tabletten nach zu schließen.
I: Waren solche darunter, die noch gehen konnten?
P: In diesem Zimmer hatten wir Patienten, denen man half aufzustehen und die noch ein paar Schritte machten oder die man stützte und so mit ihnen herumspazierte, aber manche, die hat man einfach in einen Stuhl gesetzt und abends wieder ins Bett gelegt, sie konnten sonst nichts mehr machen.
I: Gab es in diesem Altersheim in den zwei Jahren, als Sie dort waren, irgend ein Patient, an dem Ihnen besonders lag?
P: Ich möchte sagen, es waren mir alle nahe.
I: Oder jemand, der Ihnen besonders ans Herz gewachsen ist?
P: Da muß ich wieder sagen: Ich schloß alle ein und es waren alle gleich lieb. Sie waren einfach auf jemanden angewiesen, der sich um sie sorgte.
I: Also Einsame, Isolierte. Konnten sie sich selber noch irgendwie beschäftigen?
P: Nein.
I: Ich denke auch an selbständiges Essen.
P: Man mußte sie füttern.
I: Oder lesen?
P: Nein.

(Die «Gesichtsfeldeinschränkung» und das «Suchen der Zeile», Symptome der Patientin, müssen erklärbar sein, – wies einer «ihrer» Patienten solche Symptome auf?)

I: Blätterte niemand in einer Zeitschrift und schaute die Bilder an?
P: Nein. Ich gab ihnen manchmal welche, aber sie realisierten es nicht mehr.

(Bei den von der Patientin gepflegten Kranken scheinen Inkontinenz, Lähmungen, Unfähigkeit zu stehen sowie Rollstuhlabhängigkeit vorgekommen zu sein und mögen zu ihrer Symptombildung beigetragen haben. Ich bin aber noch nicht recht überzeugt und möchte in ihrer Berufsanamnese weiter zurückgehen und dann auch auf die Familienanamnese und die psychische Entwicklung überleiten.)

I: Was war Ihre anfängliche Berufsausbildung?   4. 7
P: Heimpflegerin.
I: Wo gingen Sie zur Schule, Primarschule und so weiter?
P: In Biel.

I: Aufgewachsen?
P: Auch in Biel.
I: Können Sie mir erzählen, wie das ging, bis Sie Heimpflegerin wurden?
P: Ja, ich ging in den Kindergarten.
I: Wo genau sind Sie aufgewachsen? In der Stadt?
P: Ja. Ich hatte sehr oft Bauchschmerzen als Kind, so daß ich mich am Boden wälzte. Darauf gingen wir zu einem Kinderarzt. Von der ersten Klasse ist mir nur gegenwärtig, daß ich für ein halbes Jahr nach Leysin mußte, von der Pro Juventute aus. Aber was ich genau hatte, sagten sie mir eigentlich nie. Ich denke aber, weil ich später viele Jahre zur Durchleuchtung mußte, daß irgend etwas auf der Lunge nicht gut war.
I: Die Eltern erklärten Ihnen nie, warum Sie nach Leysin mußten?
P: Nein, sie erklärten nichts.

(Es ist bemerkenswert, daß die frühesten Erinnerungen Schmerzerlebnisse und unverständliche Trennungen von zu Hause sind.)

6;8   I: Wer alles gehörte zu Ihrer Familie?
P: Vater und Mutter.
I: Hatten Sie Geschwister?
P: Ich habe Stiefschwestern, wobei ich zu zweien überhaupt keine Beziehung habe und zu einer würde ich sagen, eine oberflächliche.
I: Wie stehen Sie im Alter zu ihnen?
P: Sie sind älter als ich.
I: Älter, und von welcher Seite stammen sie?
P: Von Vaters Seite.
I: Das würde heißen, daß der Vater eine erste Frau hatte.
P: Ja, und ich bin von der zweiten Frau.
I: Wieviel sind die Stiefschwestern älter als Sie?
P: Eine, von der ich es weiß, ist sicher etwa 15 Jahre älter als ich.
I: Und die anderen?
P: Das weiß ich nicht.
I: Kamen sie nicht in die Familie? Haben Sie auch echte Geschwister?
P: Nein, nein.
I: Ihre Mutter hatte außer Ihnen keine Kinder?
P: Nein.
I: Lebt Ihre Mutter noch?
P: Nein.
I: Sie verloren sie wann?
P: 1959.
I: Was hatte sie gehabt?
P: Eine Apoplexie.

(Die Patientin ist rechtsseitig gelähmt. Kommt die Krankheit der Mutter als eine der Wurzeln des Leidens in Betracht?)

I: Sie waren damals 14. Und wie alt war Ihre Mutter?
P: Sie wäre 58 geworden.

6   I: Können Sie mir erzählen, wie es geschah?
P: Wir saßen vor dem Fernseher und die Mutter aß einen Apfel, plötzlich begann sie ganz merkwürdig zu sprechen. Ich meinte es sei Spaß und lachte noch. Aber es hörte einfach nicht auf. Und dann schaute ich und sah, daß etwas nicht stimmte.

Sie hatte noch ein Stück Apfel im Mund. Ich nahm das Zeug erst einmal heraus, und dann rief ich dem Vater. Er kam und die Mutter sagte, daß sie noch auf die Toilette müßte. Sie ging mit Müh und Not dorthin, und dann ins Bett. Dann versuchte der Vater einen Arzt zu erreichen. Aber der war abwesend, in den Ferien. Er rief noch fünf Ärzte an, bis dann endlich einer kam. Der untersuchte die Mutter, gab ihr eine Spritze und sagte noch: «Ja, es gäbe jetzt neue Medikamente, die seien aber sehr teuer, die Krankenkasse bezahle sie nicht, ob wir sie trotzdem wollten? Und da sagten wir, wenn er irgendwie glaube, daß das helfe, dann ja. Danach konnte die Mutter nicht mehr richtig schlucken und sprechen. Wir verstanden sie nicht mehr. Ich verstand ja noch nichts von Krankenpflege.

I: Sie waren damals noch in der Schule?

P: Ich mixte der Mutter alles und gab es ihr als Brei, damit sie es schlucken konnte. Und dann verstand ich langsam, was sie gerne hätte sagen wollen. Als der Doktor wieder kam, hatte er einen ziemlich ernsten Ausdruck, irgendwie spürte ich, daß etwas los ist. Und nachher sagte er tatsächlich, sie habe eine Lungenembolie. Man könne nur noch mit dem Schlimmsten rechnen. Es gäbe jetzt keine Besserung mehr. Das konnte ich nicht glauben, daß das jetzt einfach das Ende sein sollte. Sie aß noch alles. Und ich mit meiner Unwissenheit dachte: So jetzt wird es sicher wieder besser. Ich schlief dann auch bei ihr, damit irgend jemand in der Nacht da war. Am nächsten Morgen, um halb acht, erwachte ich und schaute sie an. Sie lag in den letzten Zügen. Ich stand auf, rief den Doktor an, er solle sofort kommen. Ich ging wieder zur Mutter und eine halbe Minute später starb sie. Der Arzt kam dann erst eine Stunde später.

I: Wie war der zeitliche Verlauf, d. h. als Sie vor dem Fernseher saßen und Ihre Mutter plötzlich Mühe hatte mit Sprechen und ihrem Tod?

P: Das waren drei Wochen von dem Tag an, wo es anfing, also als sie die Apoplexie hatte, bis sie starb.

I: War Ihre Mutter bettlägerig, oder war sie hie und da auf, damals, als Sie sie besser verstanden, als sie wieder schlucken konnte?

P: Sie konnte nicht richtig schlucken, aber ich konnte langsam entziffern, was sie gerne sagen wollte. Die andern verstanden sie nicht. (Pat. atmet tief) Sie war natürlich bettlägerig, außer wenn der Vater sie aus dem Bett nahm und auf die Couch setzte.

I: Und wo hatte sie ihre Lähmung?

P: Rechts.

(Meine Vermutung, die Apoplexie spiele bei der Lokalisation und der Wahl der Symptomart eine Rolle, könnte stimmen.)

I: Rechts. Und welche Teile waren gelähmt?

P: Die ganze rechte Seite.

I: Konnte Ihre Mutter noch lesen in diesen drei Wochen?

P: Nein.

(Ich suche, ob das Modell für die Sehstörung der Patientin bei ihrer Mutter zu finden ist.)

I: Äußerte sie sich über das Sehen, oder haben Sie etwas beobachtet?

P: Das einzige, das sie einmal sagte und zwar sehr, sehr deutlich: «Jetzt möchte ich einen Apfel essen». Aber das war alles.

I: Sah man, daß etwas nicht mehr stimmte, z. B. an der Kopfhaltung?

(Ein kniffliger Moment. Die Patientin soll das Interesse des Interviewers nicht merken. Die Anamnese über die Symptome der Mutter muß unauffällig erhoben werden.)

P: Ja, es zog ihr den Kopf auf die gelähmte Seite, und die Augen waren starr, jedenfalls das rechte Auge, und der Mundwinkel hing hinunter.

(Die Mutter ist Modell für das «Kopf nach rechts ziehen».)

I: Dachten Sie daran, daß Ihre Mutter krank sein könnte, als das passierte?

P: Ich möchte sagen, ich wußte es nicht damals, aber nachträglich, wenn ich zurückblicke, dann war es offensichtlich, daß etwas kommt . . .

I: Was gibt Ihnen rückblickend . . . diesen Gedanken?

P: Die Mutter wurde sehr oft ohnmächtig, ich fand sie sehr oft irgendwo in einer Ecke. Und ich wußte nie, wenn sie fortging, ob sie wieder heil nach Hause kommen wird. Wo finde ich sie? Und später hatte sie etwas am Herz. Das erfuhr ich auch erst nachträglich.

I: Wie war es mit dem Blutdruck?

P: Das weiß ich nicht.

I: Wie war Ihre Mutter sonst, abgesehen davon, was Sie mir erzählten. Wie war ihre Gesundheit sonst?

P: Ich möchte sagen, sie war eher eine schwächere Frau.

I: Hatte sie irgendwelche Krankheiten die Jahre hindurch?

P: Was sie mir einmal erzählte: Als sie ganz jung war, habe sie Rheumaschübe gehabt und zwar so stark, daß sie total blockiert gewesen sei und sich nicht mehr bewegen konnte. Und was sie auch sehr häufig hatte, Neuralgie, so daß sie deswegen im Bett bleiben mußte.

(Die Patientin leidet auch an Schüben und Schwächen, die sie bettlägerig machen.)

I: Hat Ihre Mutter Ihnen gesagt, wo die Neuralgen geschmerzt haben?

P: Am Kopf und am Rücken.

I: Sagte sie es nicht genauer?

P: Ich glaube, daß sie vom Hinterkopf, Nacken und Rücken sprach.

(Die Patientin hat Hinterkopf-, Nacken- und Rückenschmerzen.)

I: Hatte Ihre Mutter sonst noch etwas?

P: Ja, soviel ich weiß, machte ihr auch der Unterleib zu schaffen. Sie hatte eine Operation.

I: Wie alt waren Sie damals?

P: Wie alt war ich damals? 12jährig.

(Die Operation bei der Mutter fand etwa ein Jahr vor Beginn der Unterleibsprobleme der Patientin statt. Spielt diese Operation eine Rolle bei der Wahl und Lokalisation der Beschwerden der Patientin?)

I: Als Ihre Mutter die Unterleibsoperation hatte, was klagte sie da?

P: Sie schluckte, sie klagte nicht.

I: Sie erfuhren nicht, was für Beschwerden sie hatte, die zur Operation führten.

P: Nein, das weiß ich wirklich nicht.

I: Sie hat es Ihnen nicht gesagt, sie hat es für sich behalten. Haben Sie nachträglich eine Ahnung, was es gewesen sein könnte?

P: Da müßte ich etwas erfinden, ich weiß es wirklich nicht.

7;8 I: Wie war sie als Mutter?

P: Sie war eine sehr liebe Mutter.

I: Eine liebe Mutter?

P: Ja.

I: Aber sie schluckte und kränkelte.

82

P: Ja, ich möchte sagen im nachhinein, daß sie Mühe hatte, den Haushalt zu bewältigen und was sonst so anfiel.

I: Nach dem, was Sie mir geschildert haben, kommt mir der Gedanke, daß es nicht so gut klappte zwischen Ihren Eltern. Oder täusche ich mich?

P: Nein, es klappte nicht zwischen den Eltern.

I: Wenn Sie sagen, daß sie schluckte, heißt das, ja, daß sie etwas zu schlucken hatte?

P: Ja, sie hatte sehr viel zu schlucken.

(Kränkeln und «Schlucken» eines Elternteils findet sich bei späteren «Pain prone»-Patienten (s. Kap. VI) häufig. Solch ein Elternteil verankert Schmerz und Schuld früh im Leben des Kindes.)

I: Wie ist eigentlich Ihr Vater?

P: Wie mein Vater.

I: Lebt er nicht mehr? Wann ist er gestorben?

P: 1976.

I: Wie alt ist er geworden?

P: Er war 74 1/2.

I: Und woran ist er gestorben?   8;7

P: An Krebs.

I: Wissen Sie welche Art von Krebs?

P: Blutkreislauf.

I: Aha, und wie lange war er krank?

P: Ich möchte sagen, daß mein Vater eigentlich immer etwas hatte. Ich könnte nicht sagen: zu dieser oder jener Zeit war er völlig gesund. Er hatte, soweit ich mich erinnere, immer etwas.

I: Was haben Sie miterlebt von seinen Krankheiten?

P: Er hatte die Buerger'sche Krankheit, er hatte Meniskus. Es passierte ein paar Mal, daß er plötzlich, während dem Essen, mit dem Oberkörper auf den Tisch vornüber fiel, die Augen weit offen und bewußtlos war. Er hatte sehr, sehr häufig Bauchschmerzen, manchmal fast unerträgliche, und so lange ich ihn kannte, hat er immer über etwas geklagt. Er hustete auch sehr stark.

I: Rauchte er?

P: Ja.

I: Wie lebte er in den 14 Jahren nach dem Tod seiner Frau?

P: Er war nie ohne Frau.

I: Das ist eine merkwürdige Bemerkung.

P: Er heiratete wieder. Zwei Monate nachdem die Mutter gestorben war. Die dritte Frau war alles andere als gut. Wenn ich mich nicht täusche, waren sie nach einem oder zwei Jahren schon wieder geschieden. Aber kurz darauf, nach einem halben Jahr, heiratete er wieder. Mit dieser Frau lebte er bis zum Schluß.

I: Jetzt würde mich noch interessieren: Wie war der Vater zu Ihnen, als Sie ein kleines   7
Mädchen waren, bis zu dem Zeitpunkt, als Sie von zu Hause fortgingen?

(Patientin seufzt)

I: Sie seufzen?

P: Ja, will der Herr Professor zur Tiefenpsychologie übergehen? Worauf ich nicht so gerne eingehen würde.

I: Ich möchte nicht, daß Sie etwas sagen, das Sie nicht sagen wollen.

P: Ich kann schon, aber ich sage es nicht gerne, weil es für mich . . . Er war, ich möchte es gelinde ausdrücken, ein Grobian. Aber er kann es ja nicht mehr gut machen.

I: Sie sagten vorhin Tiefenpsychologie, und ich möchte noch ein wenig bei diesem

Ausdruck bleiben. Mir scheint, Sie haben von Dingen gesprochen, die doch schon an der Oberfläche zu sehen und zu spüren sind; es waren für Sie einfach sehr belastende Beziehungen vom Vater zur Mutter, vom Vater zu Ihnen. Ich glaube, man muß nicht in die Tiefe gehen, um zu sehen, was Sie da erlebt haben, Ihr Seufzen war ja deutlich.

(Ich versuche, der Patientin mitzuteilen, daß ich fühlen kann, wie belastend das Verhalten des Vaters für sie gewesen sein muß, und in meiner Vorstellung spielen sich Szenen ab, die von Brutalität in Form von Schlägen bis zur Vergewaltigung gehen, auch wenn ich weiß, daß letztere von den Psychoanalytikern ab 1896 eher der Fantasie des Patienten zugeschrieben werden als realen Geschehnissen, eine Auffassung, die ich aufgrund meiner Erfahrungen und neueren publizierten Materials nicht teilen kann (s. A. Miller: Du sollst nicht merken, Suhrkamp-Verlag, 1981; J. M. Masson: Was hat man Dir, Du armes Kind getan? Rowohlt, 1984.)

I: Man muß also nicht in die Tiefe gehen.

P: Nein, aber verstehen Sie, wovor ich Angst habe, wovor mir im Grunde genommen graut? Einfach all das noch einmal durchmachen zu müssen.

I: Ja, es muß schlimm gewesen sein, und Sie möchten am liebsten einen Schlußstrich darunter machen und sagen: Irgendwo gehört das nicht mehr zu meinem Leben, ich möchte anders weiterfahren und nicht von dem belastet sein.

P: Ich meine, gut, ich kann ja nicht sagen, daß es nicht mehr zu meinem Leben gehört, es ist eine Zeit meines Lebens, und zwar eine ziemlich lange Zeit meines Lebens, und wenn ich jetzt sagen würde, daß es nicht zu meinem Leben gehört, würde ich mich betrügen. Aber ich möchte einfach das sagen: Wenn mich das in Ruhe läßt, wenn ich nicht grübeln muß oder wie jetzt daran herumstudieren, dann möchte ich einfach die Hände hochhalten und sagen: Hört auf und fängt nicht damit an, weil ich es jetzt im Moment auch nicht tue.

I: Ja, ich verstehe, was Sie mir sagen möchten: Wenn es nicht sein muß, machen Sie mich nicht auf das aufmerksam, was so schlimm war. Sprechen wir über etwas anderes und lassen wir das, wie es war. Ich glaube, das habe ich richtig verstanden. Lassen wir es für den Moment offen, ob Sie noch etwas dazu sagen möchten. Ich möchte vielleicht anfügen, es kann, auch wenn es negativ ist, ein sehr wichtiger Teil Ihres Lebens sein, und wenn ich mich nicht täusche, könnte ich mir vorstellen, daß die Folgen dieser Erlebnisse Sie bis heute noch nicht verlassen haben. Und darum wird es zur Frage kommen «wie weiter?»

P: Ja.

I: Ich habe dazu noch eine Frage, die mir wichtig erscheint. Ich kann mich irren, aber ich könnte mir vorstellen, daß es neben diesen Grobheiten auch Annäherungsversuche gegeben hat. Das ist die Vermutung, die ich habe.

P: Das ist nicht so falsch.

I: Ja, so können wir also beide zusammen sehen, was für ein schweres und eindrückliches Kinderschicksal sie hatten.

P: Das kann man nicht beschreiben, ja.

I: Ja, ich überlege mir auch, ob Ihre späteren Beziehungen zwischen Ihnen und anderen Menschen nicht irgendwie davon beeinflußt wurden. Wie waren Ihre Beziehungen später, als Sie älter wurden, als junges Mädchen oder junge Frau, wie war das?

P: Ich möchte es einfach so sagen: Ich bin nicht nur sensibel, sondern übersensibel, und das bin ich immer. Also wenn irgend jemand etwas sagt, dann fühle ich mich irgendwie angegriffen und beziehe es auf mich, dann betrifft es meine ganze

Person. Das können die andern nicht verstehen, warum es manchmal so starke Reaktionen gibt von mir.

I: Sie meinen damit wahrscheinlich, daß es in Beziehungen zwischen anderen Menschen und Ihnen Reaktionen gab, die die Beziehungen belasteten oder vielleicht sogar unmöglich machten?

P: Zum Teil schon, ja.

I: Gingen für Sie wichtige Beziehungen auseinander?

P: Ja . . . und oft waren sie für mich wichtiger als für die andere Person.

I: Warum erlebten Sie das?

P: Das muß ich Ihnen einfach sagen, Herr Professor, das passiert, oder passierte schon so oft, daß ich irgendwie lernen mußte, diese Leute gehen zu lassen.

I: Hatten Sie jemals in einer solchen Situation das Gefühl, «es hat keinen Sinn mehr zu leben».

P: Ganz ehrlich, das hatte ich schon mehrmals, als ich keinen Sinn mehr sah in diesem Leben.

(Es beeindruckt mich, wie einfach es sich jetzt ergab zu erfahren, daß die Patientin wahrscheinlich sexuell traumatisiert wurde, und wie diese Erlebnisse spätere Beziehungen beeinflußt haben und wohl auch die Beziehung zu sich selbst. [Selbstverachtung, Selbstmordgedanken und eventuell -versuche].)

I: Haben Sie je daran gedacht, sich das Leben zu nehmen?

P: Ja.

I: Oder sogar versucht?

P: Ja, zwar kurz nach Mutters Tod.

I: Ja, ich vermute, daß die Mutter für Sie jemand sehr wichtiges war. Was haben Sie selbst für ein Gefühl als Mensch, der doch viel erlebt hat und auch über sich nachgedacht hat: was könnte mit Ihrer Störung sein? Was bedeutet sie?   10

P: Sie meinen wegen der Lähmung, oder wie meinen Sie das?

I: Alles was Sie haben, die Lähmung der Beine, der rechte Arm, das Ziehen des Kopfes nach rechts, die Zeilen nicht richtig erfassen können, das Gesichtsfeld. Haben Sie eine Erklärung dafür?

P: Nein, ich wollte, ich hätte eine.

I: Wenn Sie es auch nicht sicher erklären können, aber eine Vermutung äußern würden, was würden Sie sagen?

P: Da müßte ich auf das zurückkommen, was ich Ihnen am Anfang gesagt habe: erstens der Stempel, das Mißtrauen der Leute, man könnte selber glauben, daß man ein Simulant ist.

I: Was für ein Gefühl haben Sie von unserem Gespräch, das wir jetzt $1\frac{1}{4}$ Stunden geführt haben, haben Sie eine Ahnung in Bezug auf das, was ich denke?

P: Herr Professor, ich möchte nicht auf Gefühle abschweifen. Ich kenne Sie jetzt $1\frac{1}{4}$ Stunden und irgendwie kennt man den Menschen noch nicht.

I: Ja.

P: Ich möchte sagen, das Gefühl, das ich im Moment habe: Sie versuchen, mich zu verstehen. Und weil Sie mir gesagt haben, daß Sie die Krankengeschichte nicht gelesen haben . . . Irgendwie gibt mir das einen Hoffnungsschimmer, daß Sie jemand sein könnten, der nicht nur auf das Bisherige abstützt.

I: Ja, das führt mich nun auch zur Frage: Wie denken Sie, sollte es weitergehen?

P: Das möchte ich auch gerne wissen.

I: Angenommen, wir merken, daß wir das jetzt noch nicht wissen: wäre es Ihnen recht, nochmals zu kommen und sagen wir noch einmal eine Stunde gemeinsam mit mir nachzudenken um zu sehen, ob sich dann etwas klärt. Denn ich glaube, daß das sehr, sehr klar sein muß, bevor man daran denkt, Sie zum Beispiel in ein Spital zu nehmen, weil es auch falsch sein kann, jemand in ein Spital zu tun.

P: Aber dürfte ich trotzdem noch eine Frage stellen?

I: Bitte.

P: Ich muß jetzt nochmals zurückkommen auf die Tiefenpsychologie. Ich glaube schon, daß ein Psychiater oder ein Psychologe ein Stück begleiten kann. Aber das Problem für mich ist einfach das, ich bin gläubig. Und ich möchte sagen, daß ein Psychiater, der nicht gläubig ist, mir bei meinen Problemen nicht helfen kann. Ich habe erlebt, daß sie es gar nicht verstehen, daß sie gar nicht folgen können. Somit möchte ich sagen: Wenn ein Psychiater oder ein Psychologe, dann würde ich es sehr begrüßen, wenn er gläubig wäre.

(Diese «Bedingung» stellt für mich einen Widerstand dar, der so ernsthaft ist, daß ich darin einen Hinderungsgrund für eine Therapie sehe. Die Patientin will damit ausdrucken, daß der gläubige Therapeut sie im Glauben treffen kann und sich damit zufrieden gibt und nicht weiter hinterfragen wird.)

P: Ob Sie das in Ihrem Spital haben, weiß ich nicht.

I: Ja, wo leben Sie eigentlich, daß es vielleicht dort einen Arzt geben würde, der Sie begleiten und verstehen könnte. Sie sprachen von Biel, Solothurn und wo sind Sie jetzt?

P: Im Moment bin ich bei dieser Familie, aber das ist vorübergehend und geht nicht für längere Zeit. Und dann ist ja auch diese Tendenz, in Ihr Spital zu kommen. Und ich habe ja meinen Hausarzt, Dr. J.

I: Welcher Dr. J. ist das?

P: Dr. J. am Helvetiaplatz.

I: Ja, sein Name ist mir bekannt.

P: Ich habe von einem gläubigen Psychologen, einem Doktor F. gehört. Ich kenne ihn nicht, nur einfach vom «Hörensagen».

I: Der Name sagt mir nichts.

P: Das was Sie meinen, würde sicher helfen, wenn man einen Ort hätte, wo man bleiben könnte. Von dem man nicht denken müßte, es ist ja nur vorübergehend, wo man den Koffer nicht einmal recht auspacken kann, weil man wieder einpacken muß.

I: Ja, wo ist Ihr zu Hause?

P: Jetzt im Moment ist es gerade in Mühleberg.

I: Ist das ein Heim?

P: Nein, das ist eben in einer Familie.

I: Ja, und wie lange sind Sie schon dort?

P: Seit Februar, drei Monate.

I: Und wo waren Sie vorher?

P: Im Altersheim.

I: Und wo ist das?

P: An der Lerber-Straße.

I: Also in Biel. Angenommen, daß Sie nicht länger bei dieser Familie in Mühleberg bleiben könnten, wo wäre dann Ihr Aufenthaltsort?

P: Heimatlos.

I: Also, Sie würden nicht in das Altersheim zurückkehren?

P: Nein, nein.

I: Wie wollen wir es machen, denn meine Zeit läuft für heute aus?

P: Ja, ich bin gerne bereit, nochmals hierher zu kommen.

I: Wollen wir gleich einen Termin abmachen oder müssen Sie zuerst diese Leute fragen, wann sie Sie bringen können?

P: Nein, es ginge an einem Nachmittag um diese Zeit.

I: Warten Sie, ich hole meine Angenda. Heute ist Montag, ist es zu lange bis zum 5. Mai?

P: Nein, das geht.

I: Ich könnte zum Beispiel um 14.00 Uhr, geht das?

P: Würde es auch ein bißchen später gehen?

I: Doch, z. B. um 15.45 Uhr?

P: Ja, das wäre gut.

I: Gut, ich gebe Ihnen noch einen Zettel, dann würden wir dort etwa eine Stunde einplanen. Ich glaube, in dieser Zeit könnten wir vielleicht manches klären, so daß wir uns heute nicht vorschnell zu etwas durchringen müssen. Gut, ich habe Sie eingeschrieben für den 5. Mai um 15.45 Uhr.

P: Prima, gerne, danke vielmals Herr Professor.

Von der Schwierigkeit körperliche Symptome psychischen Ursprungs für möglich zu erachten

Die Schwierigkeit für den Arzt sich vorzustellen, daß vom Patienten als körperlich erlebte Beschwerden seelischen Ursprungs sein können, ist beträchtlich. Diese Feststellung stützt sich auf die jahrelange Beobachtung von konsiliarisch zugewiesenen Patienten, die wir so oft gesehen haben.

Bei einer 35jährigen Frau diagnostizierten wir vor 6 Jahren verschiedene Konversionssymptome und rieten dringend vor weiteren Abklärungen und Eingriffen ab, falls nicht starke Hinweise auf organische Ursachen vorliegen würden. Dies verhindert nicht, daß sie innerhalb von 14 Monaten fünf Mal auf der gleichen Höhe laminektomiert wird. Unser zweites Konsilium führt zum gleichen Ratschlag wie sechs Jahre zuvor. Trotzdem wird die Kranke einige Tage später zur Prüfung der Indikation einer Hinterstrangstimulators dem Neurochirurgen zugewiesen.

Diese Schwierigkeit, Symptome als psychischen Ursprungs zu verstehen, besitzt verschiedene Gründe. Einer der bedeutendsten liegt in der Ausbildung der Studenten, denen ein Modell von Gesundheit und Krankheit vermittelt wird, das sich letztlich auf die Vorstellung beschränkt, Beschwerden müßten Änderungen physikalischer und chemischer Art zugrunde liegen. Psychische und soziale Faktoren werden nicht oder nur dem Namen nach diskutiert, ihr mögliches Gewicht aber nicht entsprechend gewertet.

Sir JOHN PAGET (1) bezeichnete 1873 körperliche Beschwerden, die somatische Leiden nachahmen, aber nicht körperlichen Ursprungs sind, als nervöse Mimikry, was wörtlich Nachahmung heißt. Diese Bezeichnung ist viel zutreffender, als Paget wohl gedacht hat. Der Zoologe versteht unter Mimikry nämlich nicht nur die Nachahmung, sondern auch die Schutztracht wehrloser Tiere, die durch Veränderung der Körpergestalt oder der Färbung andere Tiere nachahmen. Versteht der Arzt, daß solch ein Symptom vor etwas schützt, dann ist ihm neben der Diagnose eines solchen Symptoms auch das günstige therapeutische Verhalten möglich. Fehlt ihm dieses Verständnis, so sind Abklärungsuntersuchungen, nutzlose Behandlungen und nicht selten ganze Serien von Operationen die Folge, ohne daß sie die Symptome klären und beseitigen (2).

FREUD und BREUER (3) legten 1895 die Basis für das Verständnis der Konversion psychischer Konflikte in die Körpersprache. Sie zeigten, daß der Konversionsmechanismus eine Möglichkeit darstellt, um vom ethischen Anteil der Persönlichkeit nicht annehmbare Wünsche, Vorstellungen und Phantasien und die sie begleitenden Gefühle vom Bewußtsein fernzuhalten und ihr Ausleben zu verhindern, in dem sie in Form von körperlichen Symptomen «neutralisiert» werden. Sie betonten, daß der Körper dabei nach der Auffassung des Laien benützt wird, wie wenn es keine Anatomie und Physiologie gäbe. Wird beispielsweise die Einschränkung der Berührungsempfindung am Bein für eine Konversion verwendet, so geschieht dies nicht entsprechend von der Neuroanatomie her geläufigen Dermatomen, sondern die Gelenke und die Körperfalten spielen die wesentliche lokalisatorische Rolle.

Hilfsvorstellungen für das Verständnis der Konversion

Es fällt schwer zu akzeptieren, daß seelische Vorgänge ihren Ausdruck in der Körpersprache, in Körpersymptomen finden können, und der Patient ist felsenfest davon überzeugt, seine Beschwerden seien körperlichen Ursprungs. Diese tiefe Überzeugung des Patienten, dem das fehlende Wissen des Arztes über solche Prozesse entgegenkommt, führt zum oft riesigen Druck, mit dem Konversions-Patienten nach Abklärungen verlangen und nach Eingriffen, die leider dann auch vorgenommen werden. Analogien vermögen das Verständnis des Arztes für Konversionsvorgänge zu wecken.

Der Traum: Jeder Medizinstudent hat lange bevor er mit der Klinik in Berührung kommt selbst in eigenen Träumen intensivste körperliche motorische Vorgänge erlebt, an deren Realität ihn seine Angst und sein Herzklopfen beim Aufwachen mahnen, auch wenn vom neutralen Beobachter aus überhaupt keine körperliche motorische Aktivität stattgefunden hat. Wir machen Faustkämpfe durch, in denen unsere Arme schwach sind, so daß wir nicht zuschlagen können, oder wir rennen vor Verfolgern davon und unsere Beine versagen den Dienst, wenn wir fliehen wollen.

Die Scharade: Sie ist ein Spiel, in dem ein Mitspieler eine Vorstellung, einen Gedanken wortlos durch Gesten ausdrückt und die Zuschauer erraten müssen, was der Darsteller ausdrücken will. Sie müssen also die Geste in einen Gedanken zurückübersetzen. Der Spieler entspricht dabei dem Patienten, die Zuschauer dem Arzt. Soweit sind Scharade und Konversion vergleichbar. Der große Unterschied liegt darin, daß der Spieler weiß, welchen Gedanken, Wunsch er ausdrücken will, während der Patient die im Symptom dargestellten Bedürfnisse und Wünsche und die sie unterdrückenden Strebungen nicht kennt. Sie sind für ihn unbewußt, für den Arzt heißt dies nichts anderes, als daß er unbewußte Vorgänge, und damit die Realität eines Unbewußten zu anerkennen hat, was für gewisse Menschen außerordentlich schwierig oder unmöglich ist. Einleuchtende Beispiele für die Realität von unbewußten seelischen Kräften, die in unsere Alltagshandlungen einfließen, findet der interessierte Leser in FREUD's Aufsätzen über «Das Vergessen von Namen, fremdsprachigen Worten, das Verlesen, das Verschreiben, Zufallshandlungen usw.» (4).

Die Umgangssprache: Sie legt Zeugnis von der Möglichkeit ab, daß wir Gedanken in der Körpersprache ausdrücken können, indem wir sagen, «das liegt mir auf dem Magen», «das bricht mir das Herz», «das zieht mir den Boden unter den Füßen weg», «das drückt mich zu Boden»; und es überrascht uns dann nicht (siehe später), daß wir Konversionssymptome in Form von Druck im Oberbauch, Erbrechen, Herzschmerzen, Schwindel, Ohnmachtsanfällen, Lähmungen der Beine finden (5).

Da sowohl im Traum, in der Scharade und im Ausdrücken seelischer Konflikte in der Körpersprache eine Umwandlung – Konversion – stattfindet, schlug NEMIAH vor (6), beim Konversionssymptom von Dissoziation zu sprechen, weil das charakteristische Merkmal in der Abspaltung vom Bewußtsein liege. Die Überlegung leuchtet ein, der Begriff «Konversion» hat sich jedoch für die Symptombildung eingebürgert.

Die Dynamik der Symptombildung

Entsteht in einem Menschen ein Bedürfnis, dessen reale Stillung zu einer Handlung führen würde, die das Individuum aus ethischen Gründen ablehnen muß, so bietet sich dem psychischen Apparat ein Ausweg an, der zwischen Durchführung der Handlung und totalem Verzicht vermittelt, die Neutralisierung sowohl des Bedürfnisses als auch der es unterdrückenden Tendenz in der Körpersprache. Meistens geht es um Bedürfnisse, die im weitesten Sinne sexueller oder aggressiver Natur sind. Das Individuum kehrt unter dem Druck der quälenden Situation seelisch auf frühere Entwicklungsstufen zurück, wo die gleichen Wünsche in primitiverer Form vorlagen und zeitlich mit ihnen verbunden bestimmte körperliche Aktivitäten. An Stelle des Bedürfnisses bringt es dann das einstige Körpererlebnis zum Ausdruck, in das die unterdrückende Strebung zusätzlich einfließt. Abbildung 1 stellt diese Verhältnisse dar. Findet sich ein Symptom, das beiden Strebungen zum Ausdruck verhilft, so ist die seelische Belastung behoben, das seelische Gleichgewicht stellt sich wieder ein, der Träger des entstandenen Symptoms wirkt – trotz zum Teil invalidisierender Symptome wie Blindheit, Lähmung, Schmerz –, ruhig und gelassen, was CHARCOT mit dem Ausdruck «belle-indifférence» bezeichnet hat. Gelingt die Konversion nur unvollständig, «so verbleibt ein Teil des Affektes als Komponente der Stimmung (z. B. als Angst) im Bewußtsein» (3).

Ein 23jähriger Bankangestellter wird wegen heftigen Schmerzen in der rechten Stirne vom Hausarzt, dem Hals-, Nasen-, Ohrenarzt, dem Radiologen und dem Neurologen untersucht. Die Ursachen des Schmerzen bleiben verborgen. Das Interview ergibt, daß er mit seinem Vorgesetzten, der um die 50 Jahre zählt, im Streit liegt, seinem Ärger aber nicht Ausdruck zu verschaffen vermag. Mit 12 Jahren hatte er – in einer Lebensphase, die durch heftige Auseinandersetzungen mit seinem Vater gekennzeichnet war – beim Basteln mit Sprengstoff eine Explosion erzeugt und eine Wunde an der rechten Stirn davongetragen. Der junge Mann war also in der Situation der unausdrückbaren Wut innerlich in eine Zeit zurückgekehrt, in der eine gleiche Wut vorlag, und er «benützt» heute die damals mit der Wut assoziierte körperliche Verletzung mit Schmerz, die jetzt anstelle seiner Gefühle steht und zugleich die unterdrückende Strebung einbezieht, die ihm als Bestrafung Schmerz auferlegt.

Aus diesem Beispiel wird ersichtlich, welche Ziele das Konversionssymptom verfolgt:

a) Ein von den ethischen inneren Instanzen unannehmbarer Wunsch wird, wenn auch abgeändert und verhüllt, dennoch ausgedrückt,
b) die unterdrückende Tendenz findet ebenfalls Ausdruck und führt durch das Symptom zur Strafe,
c) das Symptom enthebt das Individuum der bedrohlichen realen Situation, dies nennt man den «primären Gewinn»,
d) bringt es in eine neue Beziehung zur Umgebung mit ihren Vorteilen, indem es von den Mitmenschen, auch vom Arzt, als Leidender angenommen und getröstet, umsorgt, geliebt wird, was «sekundärer Gewinn» genannt wird.

Nimmt man dem Patienten – in guter Absicht, aber ohne Kenntnisse –, ein solches Symptom im therapeutischen Enthusiasmus weg, bevor ein Arbeitsbündnis zwischen dem Patienten und dem Arzt besteht, so kommt der Schutzcharakter des Symptoms mit seiner Angst neutralisierenden Eigenschaft zum Vorschein. ENGEL, als Internist und Psychoanalytiker wohl der beste Kenner der Konversion, zeigte einst seinen Studenten in der Vorlesung einen etwa 40jährigen Bauern mit einer beidseitigen Ptose, die er mit guten Gründen als Konversionssymptom beurteilte (7). Er stellte ihn vor das Auditorium, trat selbst hinter ihn, hob ihm mit seinen Zeigefingern die Lider, worauf der Bauer prompt und von Angst überwältigt in einer vasovagalen Synkope zu Boden stürzte, weil er seines schutzbringenden Symptoms beraubt war. Der sekundäre Gewinn – der Bauer war mit seiner Blindheit von seinen Familienmitgliedern als Kranker gut behandelt worden und sie hatten seine Arbeit voll und ganz übernommen –, verführt den Nichtkenner meistens zur Annahme, Konversion sei Simulation. Auf den Unterschied zwischen den beiden wird gegen Ende dieses Kapitels eingegangen. Es sei aber betont, daß der sekundäre Gewinn, mag er noch so ins Auge springen, dem Leidenden nicht das an Lebensqualität ersetzt, was er durch das Ertragen des Symptoms einbüßt.

Körperteile und Körperfunktionen können in eine Konversion einbezogen werden, wenn sie in der zwischenmenschlichen Kommunikation Verwendung finden. Besonders solche Teile und Funktionen, die in der Lebensphase der nonverbalen, vorsprachigen Zeit für den Kontakt zu den Bezugspersonen bedeutsam sind, vermögen diese Aufgabe zu übernehmen. Die Haut, die Augen, der Mund, der obere Verdauungstrakt, der Enddarm, der obere Atemtrakt, das Genitale und der muskuloskeletäre Apparat finden Verwendung. Die Körperfunktionen können nur Eingang in eine Konversion finden, wenn sie psychisch wahrgenommen werden. Eine Magenkontraktion, die schmerzhaft ist, kommt also in Frage, die vom psychischen Apparat nicht wahrnehmbare Sekretion von Magensäure aber nicht (7).

SYMPTOM-BILDUNG BEI KONVERSION

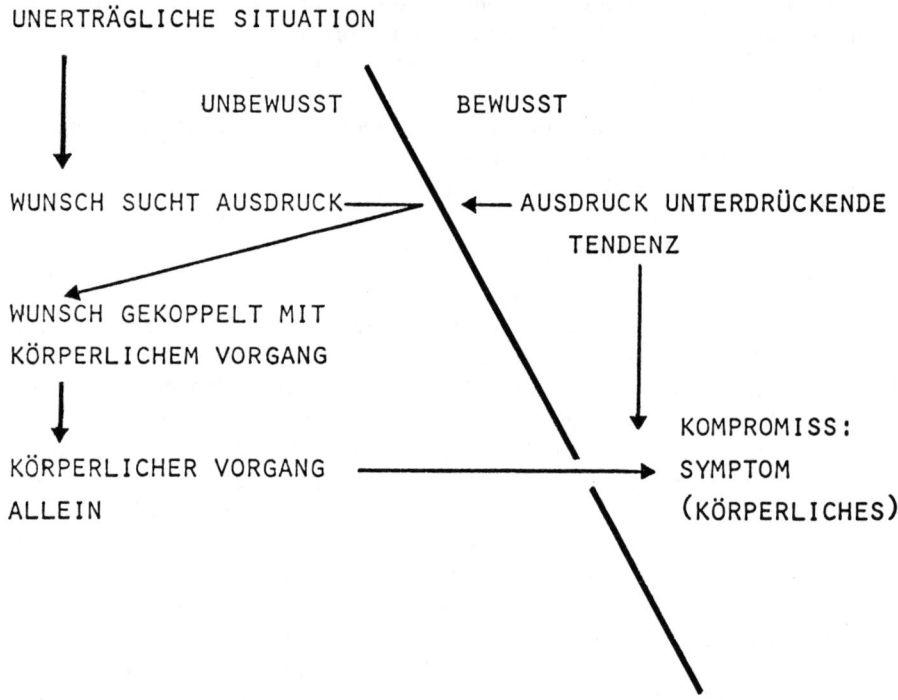

Wahl und Lokalisation der Konversionssymptome

Körpervorgänge kommen in Betracht, die einst mit den derzeit frustrierten Bedürfnissen verbunden waren. Der junge Mann mit dem Stirnkopfschmerz ist dafür ein Beispiel. Ein anderes ist die Angina pectoris, die sich auf die frühere

Schmerzerfahrung bei einem Myokardinfarkt stützt (8). An einer wichtigen Bezugsperson beobachtete körperliche Vorgänge können auch als Modell eines Konversionssymptoms erscheinen.

Als Beispiel diene der «Leberschmerz» des Mannes im Interview zu Kap. VII, dessen Frau an inoperablem Echinokokkus der Leber leidet, oder der etwa 65jährige Mann, der mit stechenden Schmerzen links lateral im Bereich der unteren Rippen hospitalisiert wird, auf dessen Thoraxröntgenbild eine Verschattung des linken Rippen-Zwerchfellwinkels zur Darstellung kommt, und der dann unter der Diagnose einer Lungenembolie mit Lungeninfarkt antikoaguliert wird. Das Interview ergibt, daß zwei Wochen vor seiner Erkrankung seine Frau mit linksseitigen Thoraxschmerzen ins gleiche Spital eingewiesen worden war und eine Woche später an den Folgen von Lungenembolien verstarb. Thoraxbilder aus früheren Jahren zeigen beim Mann eine mit dem heutigen Bild identische Konfiguration, was neben der fehlenden Tachykardie, Leukozytose, blutigtingiertem Sputum und Pleurareiben die Verschattung als Pleuraschwarte deuten läßt.

Es kommen auch Körpervorgänge in Frage, die Bedürfnis und abwehrende Tendenz symbolisch ausdrücken.

So stellte sich bei einem 25jährigen Mann, der sich nicht zugestehen konnte, daß er seine Freundin nicht liebte, sondern daß ihm von ihrer Erscheinung ekelte und er sich eigentlich von ihr lösen wollte, dies aus Pflichtgefühl aber nicht über sich brachte, heftiges Erbrechen ein, indem sich sein Schwanken zwischen Festhalten an der Beziehung und Aufgeben auf der früheren Entwicklungsebene ausdrückte, wo Liebe durch etwas Einverleiben («Liebe geht durch den Magen») und Ablehnung durch Ausspucken erlebt wird.

Bestätigende diagnostische Kriterien

Das Konversionssymptom sollte nicht – wie es leider üblich ist – nur auf Grund des Ausschlusses von organischen Veränderunge diagnostiziert werden (Tab. I). Einmal können subtile organische Zeichen verpaßt werden, zum andern gibt es organische Folgen von Konversions-Symptomen (siehe später und im Interview zu diesem Kapitel: Fingerkontrakturen bei psychogener Hemiplegie). Das Konversions-Symptom muß anhand positiver Kriterien bestätigt werden, wenn schwerwiegende Irrtümer vermieden werden sollen (9, 10, 11, 12, 13, 14, 15). Hinweisende Kriterien sind wichtig, genügen aber nicht, s. Tab. I. Zu den bestätigenden Kriterien gehören: a) der Konflikt mit seinen unbewußten Anteilen muß mit dem zeitlichen Auftreten des Konversionssymptoms in Zusammenhang stehen, ihm also vorangehen. Es ist aber falsch anzunehmen, daß ein Symptom, das auf einen psychischen Konflikt folgt, ein Konversionssymptom sein muß. In den Kapiteln VII und VIII finden sich Belege dafür, daß seelische Konflikte zu den verschiedensten Symptombildungen und Krankheiten beitragen können, die vom psychiatrischen Leiden bis zum malignen Tumor reichen. b) Die Wahl des Symptoms muß erklärt sein, zum Beispiel warum gerade Schmerz, Erbrechen oder Blindheit entstehen. Hier ist zu bedenken, daß die meisten Konversionssymptome auf mehr als eine Wurzel zurückgehen, also überdeterminiert sind. Eine der Determinanten beim 23jährigen Mann mit dem Stirnkopfschmerz waren die früher selbst erlebten Schmerzen; bei einer jungen Frau mit Atemnot war es die Dyspnoe, die auf Tonbändern hörbar war, die ihr die herzkranke Mutter anstelle von Briefen ins Ausland gesandt hatte. c) Die Lokalisation muß ebenfalls erklärbar sein, warum z. B. die Schmerzen bei einer 38jährigen Frau in der Schulter links dorsal entstanden, und nicht etwa im Ellbogen, in der andern Schulter usw. Sie traten bei ihr erstmals auf, als sie auf dem Weg zum Altersheim war, wo ihr Vater lebte, mit dem sie eine sehr ambivalente Beziehung verband. Dieser hatte sich bei einem Unfall an eben dieser Körperstelle eine ernsthafte Verletzung zugezogen, die an der Verlegung ins Altersheim beteiligt war (s. Interview N. C., Kap. VI). d) Das entstandene Symptom muß den Konflikt neutralisiert und zur «belle-indifférence» geführt haben. Wie schon ausgeführt, kann eine Konversion auch nur unvollständig gelingen und Angst übrigbleiben. Sie ist aber meistens nur gering (7, 16, 17). Das diagnostische Gewicht der Belle-indifférence ist nach unserer Erfahrung sehr groß, dem pflichtet auch BARNET (16) bei, während LEWIS und BERMAN (17) sie in 8% fanden und von anderen Autoren (18) als wertlos beurteilt wurde. Angst wurde klinisch (17) und experimentell (19) bei Konversions-Patienten beobachtet, was keinen Einwand gegen die Theorie der Konfliktneutralisierung darstellt. Die Neutralisierung erklärt übrigens, warum diese Patienten kein Verständnis für Zusammenhänge zwischen Lebensumständen und Symptomentstehung zeigen und trotz invalidisierender Symptome wenig Interesse bekunden, auf Empfehlung ihres Arztes einen Psychiater aufzusuchen (7).

Hinweisende Kriterien

Patienten, die zu Konversionssymptomen neigen, beschreiben ihre Beschwerden häufig farbig und dramatisch (7, 17, 18, 20), aber beim Versuch des Interviewers, sie präziser zu erfassen, vage und hinsichtlich der sieben Dimensionen (s. Kap. II) kaum charakterisierbar.

Häufig finden sich in der Vergangenheit dieser Patienten eine ganze Reihe von Krankheiten und Symptomen, die auch die sorgfältigste Anamnese nicht einem der klassischen Krankheitsbilder zuordnen läßt, viele Abklärungen mit unterschiedlichen Indikationen, viele Eingriffe mit schwerfaßbaren Begründungen, die zudem nie eine anhaltende Besserung gebracht haben.

Die zwischenmenschlichen Beziehungen sind oft flach, wenig beständig und leiden unter der Selbstbezogenheit, der Labilität, Exzentrizität, der Eitelkeit und der fordernden Abhängigkeit, die bei frustrierten Bedürfnissen in Ärger, Verachtung, Vorwürfe und Depression umschlagen.

Häufig kommt es zu Scheidungen, Partnerwechseln, Medikamentenabhängigkeit, Suizidversuchen, und diese Menschen sind trotz ihres verführerischen Benehmens, das sexuell provozierend wirkt, häufig frigid und impotent. Vom Arzt kann das sexuell provozierende Verhalten während der Körperuntersuchung beobachtet werden. Die Patientinnen tragen auch in höherem Alter tiefausgeschnittene Nachthemden, liegen entblößter da, als es für die Untersuchung nötig wäre, und entblößen sich auch während der Hospitalisation im Bett liegend mehr, als es üblich ist. Diese Wesenszüge können unter dem Begriff «hysterisch» zusammengefaßt werden (s. Kap. IV).' Dies besagt aber überhaupt nicht, daß sich Konversionssymptome nur bei Menschen mit hysterischen Charakterzügen finden.

Zu den hinweisenden Kriterien gehört auch die Diskrepanz zwischen anatomischen und physiologischen Gegebenheiten einerseits und dem vorliegenden Symptom andererseits. Diese Diskrepanz kann bei der Körperuntersuchung durch bestimmte Techniken erhärtet werden (21, siehe Abschn. «Die häufigsten Konversionssymptome»).

Tabelle 1: Bestätigende und hinweisende Kriterien für Konversion

Bestätigende Kriterien
Zeitliches Vorangehen des seelischen Konflikts
Belegbarkeit der Symptom-Wahl
Belegbarkeit der Symptom-Lokalisation
Neutralisierung des Konflikts (belle-indifférence)
Hinweisende Kriterien
Farbig-dramatische, aber vage Symptom-Beschreibung
Vergangenheit mit vielen Störungen, Abklärungen und Eingriffen, deren Indikation unklar bleibt
Selbstbezogenheit, psychische Labilität, Exzentrizität, Eitelkeit, fordernde Abhängigkeit
Flache Beziehungen, Partnerwechsel, Scheidungen, trotz sexuell provozierendem Verhalten Frigidität, Impotenz
Medikamentenabusus
Selbstmordversuche
Symptome entsprechen nicht anatomischen und physiologischen Gegebenheiten

Komplikationen der Konversion

Hier herrscht außerordentliche Verwirrung in den Vorstellungen über die Symptombildung. Immer wieder finden sich Beiträge in der Literatur, wo das Konversionssymptom, das Ausdruckscharakter besitzt, also eine verstümmelte, abgebrochene Handlung darstellt, mit den Folgen des Symptoms verwechselt wird. Die Synkope beim Konversionssymptom «Atemnot» hat nichts mit der Konversion selbst zu tun, sondern ist eine Folge der durch die Hyperventilation erzeugten Alkalose, die zu einer Engerstellung der arteriellen Hirngefäße mit Abnahme der Hirndurchblutung führt.

Wenn der unterdrückte Wunsch auf seinen Vorläufer zurückgreift und dieser mit einem körperlichen Ablauf verbunden war, der pathologische Prozesse mit einschloß, z. B. eine Verletzung mit Schmerz, die von Schwellung und Rötung begleitet war, so kann der an Stelle des Wunsches Ausdruck findende körperliche Vorgang von den einst mit ihm assoziierten Veränderungen Rötung und Schwellung begleitet werden, und diese Erscheinungen besitzen keinen Ausdruckscharakter.

Häufigkeit des Vorkommens von Konversionssymptomen

Da nur wenige nicht als Psychotherapeuten arbeitende Ärzte die Kriterien zum Beweis der Konversion kennen und Patienten mit Konversionssymptomen selten zum Psychotherapeuten gehen, gibt es kaum zuverlässige Zahlen über die Häufigkeit in der Praxis und im Allgemeinspital. ENGEL (7) schätzt, daß 25% der in einer allgemeininternistischen Spitalabteilung hospitalisierten Menschen ein- bis mehrmals im Verlaufe ihres Lebens ein Konversionssymptom aufgewiesen haben. Bei Patienten einer psychiatrischen Klinik lautete die Diagnose in 24% auf Konversion (22), bei aus einem Allgemeinspital dem Psychiater zugewiesenen Patienten wurde in 13% der Fälle eine Konversion diagnostiziert (23). Konversionssymptome finden sich häufiger beim weiblichen Geschlecht (18, 20, 23). Für die Differentialdiagnose hilft dies aber nicht, denn bei Männern sind Konversionssymptome nicht selten, nur fallen diese Patienten eher durch scheues, zurückhaltendes und gehemmtes Benehmen auf, als die weiblichen Konversionspatientinnen. Unauffällige Personen, solche mit depressiven Zügen und Schizophrene, können auch an Konversionssymptomen leiden (3, 10, 16, 17, 18, 20, 24). Bis 50% der Konversionssymptomträger leiden gleichzeitig an einer zusätzlichen organischen Störung (10, 17, 23, 24, 25, 26, 27). Weder ein bevorzugtes Vorkommen nach sozialer Schicht (7, 17) noch nach Körperseite hilft in der Differentialdiagnose, denn obwohl Konversionssymptome häufiger links vorkommen sollen (28, 29, 30, 31, 32) finden sie sich oft auch rechts oder bilateral.

Die häufigsten Konversionssymptome und ihre Merkmale bei der Körperuntersuchung

Tabelle 2 faßt die wichtigsten Konversionssymptome zusammen.

Sie zeigt, daß es praktisch kein Organsystem gibt, das nicht Konversionssymptome aufweisen kann. Es muß also bei jedem Beschwerdebild ein recht beträchtliches Maß an «Verdacht» den Arzt begleiten, damit er diese Diagnose nicht verpaßt. Die körperliche Untersuchungstechnik erlaubt, bei gewissen Symptomen ihre Diskrepanz zu den anatomischen und physiologischen Gegebenheiten herauszuarbeiten (21).

Tabelle 2: Häufige Konversionssymptome

Motorik: Schwäche, Lähmung, Krämpfe, Tics, Tremor, Torticollis, Pseudokontraktur, Steifigkeit, Gangstörung, Aphonie, Heiserkeit, Blepharospasmus, Ptose, Schielen
Sensorik: Schmerz aller Lokalisationen, (besonders Kopf, Gesicht, Herzgegend, Bauch, Unterleib, Rücken), Anästhesie, Hypästhesie, Hyperästhesie, Pruritus, Brennen, Blindheit, tubuläres Sehen, Taubheit
Oberer Magendarmtrakt: Globusgefühl, Dysphagie, Anorexie, Polydypsie, Blähung, Brechreiz, Erbrechen
Unterer Magendarmtrakt: Inkontinenz, Verstopfung, Durchfall, Pruritus ani
Atmung: Atemnot, Hyperventilation, Husten
Harnwege: Harndrang, häufiges Wasserlassen, schmerzhaftes Wasserlassen, Inkontinenz, Harnverhalten
Genitaltrakt: Pruritus vulvae, Dyspareunie, Impotenz, Frigidität, Ejaculatio praecox
Haut: Erröten, Blaßwerden, hämorrhagische Stigmata
Bewußtsein, geistige Funktionen: Schwindel, Synkope, Amnesie, Vergeßlichkeit, Konzentrationsschwäche

---

Alle diese nachstehenden Hilfsmittel sollen diskret eingesetzt werden und dem Arzt die Diagnose sichern helfen. Nie sollen sie der Entlarvung des Patienten dienen. Da die Symptombildung unbewußt vor sich geht, kann der Patient von der Konfrontation gar nicht profitieren, er reagiert mit Angst, mit Verstärkung des Symptoms oder einem neuen Konversionssymptom und wechselt häufig den Arzt. Nur die allmähliche Aufgabe des Widerstandes gegen das Bewußtwerden des Konflikts in der Therapie bringt dem Patienten Besserung. Ärzte, die meinen, die Patienten mit Konversionssymptomen konfrontieren zu müssen, haben die Dynamik der Symptombildung und den Schutzcharakter des Symptoms nicht begriffen und verwechseln es wohl mit Simulation, die später in diesem Kapitel besprochen wird.

Motorik

Bei einem Patienten mit Schwäche der Armbeugefunktion wird der Kranke aufgefordert, den Arm gegen den Widerstand des Untersuchers, der dessen Handgelenk umfaßt, zu beugen. Versucht der Untersucher plötzlich, den Arm zu strecken, so kann er dies wegen der Schwäche des Musculus bizeps beim organisch Gelähmten leicht, während der Patient mit psychogener Schwäche der Streckung reflexartig durch eine Verstärkung der Beugung zu widerstehen versucht. Sinngemäß kann die Streckung im Ellbogen durch den Musculus trizeps geprüft werden. Schwächen und Lähmungen des Armes können symbolisch beispielsweise den Wunsch zu schlagen und die ihn unterdrückende Tendenz darstellen, oder die ungelöste Trauer um einen Mitmenschen, der vor seinem Tod z. B. an einer Hemiplegie mit Armlähmung gelitten hat.* Diese beiden Beispiele zeigen, daß wir vor solchen direkten Interpretationen zu recht warnen. Nur die sorgfältige Anamneseerhebung vermag die für diesen betreffenden Patienten geltende Dynamik der Symptombildung zu erhellen. Es verhält sich nämlich wie mit der Trauminterpretation. Natürlich gibt es Traumsequenzen, die bestimmte zu ihm führende unbewußte Motive nahelegen, aber nur die zu den latenten (dem Traum zugrunde liegenden) Gedanken führenden Einfälle zum manifesten Trauminhalt und das Kennen des Träumenden vermögen die Bedeutung des Traumes zu erklären. Hier treffen wir erneut auf die Verwandtschaft von Konversionssymptom und Traum, auf die im Abschnitt «Hilfsvorstellungen» hingewiesen wurde.

Schwäche des Faustschlusses

Der Patient wird aufgefordert, die Faust zu machen. Die organisch geschwächte Hand vermag die Faust nicht zu schließen, weil die Fingerreflexorensehnen schlaff sind. Die Hand zeigt bei der Aufforderung zum Faustschluß eine Extension im Handgelenk, die dazu dient, die Flexorsehnen zu strecken und den Faustschluß zu verbessern. Die psychogen gelähmte Hand zeigt keine Extension im Handgelenk.

* (siehe Interview U. T., Kap. V)

Arm

Er wird beim liegenden Patienten hochgehoben und zwar so, daß die Hand auf das Gesicht fallen würde, wenn sie losgelassen wird. Der psychogen gelähmte Arm wird vom Kranken zum eigenen Schutz neben das Gesicht dirigiert, der organisch gelähmte Arm fällt auf das Gesicht.

Beinlähmung

Der auf dem Rücken liegende Patient wird aufgefordert, das gesunde Bein gegen den Widerstand der Hand des Untersuchers zu heben, während dieser seine andere Hand unter die Ferse des geschwächten Beines bringt. Das organisch geschwächte Bein drückt nicht gegen die zwischen die Ferse und die Unterlage plazierte Hand, das psychogen gelähmte hingegen wohl als Hebel.

Adduktoren der Oberschenkel:

Der Untersucher legt je eine Hand am liegenden Patienten innen an die gespreizten Oberschenkel. Er fordert den Patienten auf, das gesunde Bein zu adduzieren. Das organisch geschwächte Bein reagiert nicht mit einer Adduktorenkontraktion, das psychogen geschwächte aber reagiert als Hebel.

Gangstörungen

Der Patient mit psychischer Gangstörung torkelt in Richtung auf Möbel, Gegenstände und Untersucher. Seine Kraft im Stehen ist vermindert, im Liegen hingegen ist die Kraft der Beine erhalten. Das Nachschleppen des auswärtsgedrehten Fußes ist psychogenieverdächtig.

Sensorik

Bei psychogenen Sensibilitätsstörungen sind alle Qualitäten betroffen, die Grenzen sind scharf und finden sich an Gelenken, Hautfalten und der Mittellinie. Die Sensibilität am Rücken ist oft normal. Bei organisch bedingten Sensibilitätsstörungen sind peripher alle Qualitäten ausgefallen, nach proximal folgt die Grenze für Schmerz, dann für die Temperatur und schließlich diejenige für Berührung. Die Grenze liegt nicht an der Mittellinie, weil die Nerven der Gegenseite die Mittellinie überschreiten. Bei psychogenen Störungen und Prüfung der Sensibilität auf Knochen wie Stirn, Sternum und Rippen gibt der Patient Sensibilitätsverminderung an, weil er das Phänomen der Knochenleitung nicht kennt. Die Sensibilitätsstörung wechselt zudem von einer Untersuchung zur nächsten. Bei Verlust aller Qualitäten an Arm oder Bein gelingt der Finger-Nase- und Knie-Hakentest trotzdem, während bei organischer Schädigung eine Pseudoathetose zum Vorschein kommt.

Schmerz

siehe Kap. VI

Koordinationsstörungen

Im Finger-Nase-Versuch findet der Patient mit psychogener Störung die Nase auf Umwegen oder konstant eine andere Stelle wie das Ohr oder das Auge. Die Funktion der Arme bei der Untersuchung ist gestört, der Patient vermag sich aber an- und auszuziehen, die Schuhe zu binden usw. Die Koordination wird bei offenen Augen nicht besser, während dies bei der organischen Störung der Fall ist. Im Romberg fällt der Patient ohne Hilfsbewegungen zu machen, meist rückwärts, der organisch gestörte führt diese Hilfsbewegungen aus.

Schwindel

Er kann ein Konversionssymptom sein, oder die Folge des Konversionssymptoms Atemnot, oder die Konsequenz von Angst mit Hyperventilation (siehe Kap. VII). Beim Schwindel als Konversionssymptom fehlen Nystagmus, Erbrechen, Schwitzen und Blässe.

Bewußtseinsstörungen

Psychogene Synkope (Ohnmacht)

Sie dauert Minuten bis Stunden, wobei das Bewußtsein nicht erloschen ist. Der Patient kann noch ansprechbar sein, und zeigt Lidflattern, normale Corneal- und Pupillenreflexe, normale Sehnenreflexe und keine Babinskizeichen. Die Abgrenzung zu Bewußtseinseinschränkungen mit Krämpfen ist fließend. Die Krämpfe sind nicht tonisch-klonisch, gehen ohne initialen Schrei, Zungenbiß, Urin- und Stuhlabgang einher. Die krampfartigen Bewegungen haben Merkmale der Körperbewegung bei sexueller Aktivität. Drückt der Untersucher seine Faust auf das Sternum, reagiert der Patient mit Schmerz.

Das Vorkommen des Konversionssymptoms Krämpfe und einer echten Epilepsie beim gleichen Menschen muß stets im Auge behalten werden.

Die Temporallappenepilepsie kann zu Bewußtseinstrübungen und zu motorischen Erscheinungen führen. Die Bewußtseinstrübung ist weniger tief als bei der Absenz, Automatismen wie Schmatzen, Kauen, Nesteln kommen vor, begleitet von Blässe oder Röte des Gesichts, Pupillenerweiterung, Speichelfluß, Änderung von Atem- oder Herzfrequenz und Harndrang. Die Anfälle treten einzeln oder in Serie, aber nicht wie die Absence, täglich gehäuft, auf. Das Wach-EEG ist in 30%, das Schlaf-EEG in 70% schlüssig.

Amnesie

Das Gedächtnis wird bei der Konversion wie eine andere Körperfunktion behandelt. Die Erinnerungsstörung ist auf Ausschnitte beschränkt und der Patient ist sorgfältig gekleidet, gepflegt, sein soziales Verhalten geordnet, die Merkfähigkeit, die Aufmerksamkeitsspanne, die Konzentrationsfähigkeit und die Selbstkritik erhalten, während eine organisch-bedingte Gedächtnisstörung global ist und früh erlernte Verhaltensweisen wie Essen, Trinken, Sprechen, Lesen, Sauberkeit usw. beeinträchtigt sind (siehe Delir und Demenz, Kap. III).

Störungen der Sprache und der Stimme

Aphasie, Heiserkeit und mutistisches Verhalten können Konversionssymptome sein. Patienten mit solchen Konversionssymptomen vermögen auf Aufforderung hin normal laut und phoniert zu husten, lachen oder singen. Es gibt aber auch Aphonie und Heiserkeit bei funktionellen und organischen Läsionen, bei denen die Patienten auch phoniert husten, lachen oder singen können (34). Deshalb ist in jedem Fall eine phoniatrische Abklärung angezeigt.

Nicht zu vergessen sind Sprechstörungen wie Stottern oder Poltern (acceleriertes Sprechen), die Konversionssymptome sein können. Das Modell findet sich oft bei Geschwistern des Patienten. Das Gleiche gilt für Sigmatismus (lispeln), kleinkindliche Sprache usw.

Schluckstörungen

Sie bestehen im Globusgefühl, einem Klumpen im Hals, dem Gefühl zu ersticken. Bei der konversionsbedingten Schluckstörung erlebt der Patient gleiche Mühe mit flüssigen und festen Speisen. Bei organisch bedingten Passagestörungen bekundet er mehr Mühe mit festen Speisen. Bei neurologisch bedingten Schluckstörungen bereiten die festen Speisen weniger Mühe als Flüssigkeiten, weil der Patient zu wenig Zeit hat, um den Schluckakt vorzubereiten.

Sehen

Patienten mit Konversionssymptomen in diesem Bereich klagen über verschwommenes Sehen, Lichtscheu, Doppelbilder, Nachtblindheit, eingeengtes Gesichtsfeld und einseitigen Sehverlust. Die Pupille reagiert auf Licht, während sie bei organisch-bedingtem z. B. bei retrobulbärer Neuritis nur auf konsensuellen Lichtreiz reagiert. An die normale Pupillenreaktion bei Rindenblindheit, z. B. bei Verschlüssen beider Arteriae cerebri posteriores muß gedacht werden.

Schwerhörigkeit

Eine psychogene Schwerhörigkeit kann in der Regel mit audiologischen Methoden sicher geklärt werden (Audiometrie, evt. evozierte Potentiale).

Hyperventilation

Klagt ein Patient über Müdigkeit, Apathie, Schwindel, Schwäche, Mißempfindungen im Gesicht, den Händen oder Füßen, über Enge in der Brust oder Ohnmachtsanfälle, wobei eine Gruppe dieser Symptome oder nur einzelne vorliegen können, so steckt nicht selten eine Hyperventilation dahinter. Während der Körperuntersuchung kann beobachtet werden, ob der Patient bei längerer tiefer Atmung, zu der er während der Auskultation aufgefordert wird, über Beschwerden zu klagen beginnt, die den in der Anamnese angegebenen entsprechen. Bei chronischer Hyperventilation versagt dieser Test aber meistens (35), da der Patient an die Hypokapnie gewöhnt und diese kompensiert ist.

Bauchschmerzen

Der Patient setzt bei psychogenen Bauchschmerzen der palpierenden Hand hie und da die Bauchdeckenspannung entgegen, während das Stethoskop für ihn nicht die gleiche Bedeutung wie die Hand des Untersuchers besitzt und die Bauchdecken eingedrückt werden können. Deshalb soll zuerst der Bauch auskultiert und mit dem Stethoskop versucht werden, ob die Bauchdecken eingedrückt werden können, erst dann folgt die Palpation.

Prognose der Konversionssymptome

Das Konversionssymptom an und für sich läßt keine prognostischen Schlüsse zu. Stellt es sich in einer Lebenssituation ein, die auch den psychisch reifen Menschen schwer belastet, so kann es sich nach Abklingen der Situation auflösen. Psychisch jahrelang dekompensierte Menschen behalten unter Umständen die Konversionssymptome lebenslang, oder machen Phasen von Depressionen durch, Ängsten, Zeiten mit mehreren Eingriffen, und haben später wieder Konversionssymptome (10, 12, 13, 14, 24, 36).

Die Indikation und Wahl einer Psychotherapie beruht auf Kriterien, die für Psychotherapien und die Psychoanalyse an sich gelten, und richten sich nicht lediglich nach der Präsenz oder Absenz des Konversionssymptoms. Patienten mit einem Talent, Zusammenhänge zwischen Erlebnissen und Symptomauftritt,

-verstärkung und -linderung zu ahnen, mit Faszination für Geschehnisse in ihrem Seelenleben, mit Humor, mit der Fähigkeit, Gefühle zuzulassen, mit Geduld zur Zusammenarbeit über längere Zeit und geringem Drängen nach Symptombefreiung, Abklärungen und Eingriffen, Patienten, die selbst den Psychotherapeuten aufsuchen oder die Empfehlung des Arztes annehmen, zu ihm zu gehen und die den Arzt nicht in den Himmel loben und ihm beteuern, daß er der erste sei, der ihnen zuhöre und dem sie gewisse Geheimnisse anvertrauten, sind die Kandidaten für Psychotherapien. Häufig entsprechen die Patienten mit Konversionssymptomen diesen Kriterien nicht, beharren auf der somatischen Erklärung, bestehen darauf, daß doch noch der organische Grund gefunden wird, wenn nur ein tüchtiger Experte die Sache in die Hand nimmt. Hier muß der behandelnde Arzt versuchen, diesen Patienten zu zeigen, daß es nicht sein Ziel sein kann, bei ihrem Symptom technische Hilfsmittel einzusetzen, sondern daß es günstiger sein wird, sich regelmäßig z. B. 14-täglich eine halbe Stunde zu sehen und zusammen zu prüfen, unter welchen Umständen (Lebenssituationen, Ereignissen und Erlebnissen) das Symptom sich verändert und er muß zu verstehen geben, daß die Behandlung längere Zeit benötigt.

Der Gebrauch des Wortes «verändert» im therapeutischen Gespräch ist, wie die klinisch praktische Arbeit gezeigt hat, sehr nützlich. Spricht der Arzt von verändert, so deutet er keineswegs an, daß das Symptom verschwunden sein könnte, und nimmt so dem Patienten das Sympton nicht weg. Das Wort «gebessert» dagegen löst beim Konversionspatienten aber gerade diese Befürchtung häufig aus und führt zu einer Erhöhung des Widerstandes. Spürt der Patient, daß der Arzt ihm sein Symptom nicht einfach wegnehmen will oder ihm gar sagt, er habe nichts, sondern an ihm als Person interessiert ist, dann kann es geschehen, daß die Empathie des Arztes dem Patienten ermöglicht, diesen Vorschlag aufzunehmen. In den wiederholten Sitzungen wagt es der Patient dann hie und da, auf Erlebnisse und sich selber zu sprechen zu kommen. Er fällt aber immer wieder auf die organische Bedingtheit zurück und es braucht sehr viel Geduld und Verständnis, um den Patienten auszuhalten. Viele Patienten mit Konversionssymptomen üben einen unheimlichen Druck auf den Arzt aus und verlassen ihn, wenn er sich nicht zu medizinisch-technischen Schritten bewegen läßt. Darauf einzugehen bringt gar nichts. Die Vorstellung nur noch diese oder jene Untersuchung, eine Coloskopie oder eine Koronarangiographie werden den Patienten beruhigen, und ihm das Vertrauen geben, daß ihm nichts fehlt, ist falsch (37).

Patienten besonders mit chronischen Schmerzen sind oft besonders hartnäckig (siehe Kap. VI). Bei ihnen kann es schon als ein großer Erfolg gewertet werden, wenn sie bei ihrem Arzt bleiben und vor weiteren unnützen und gefährlichen medizinischen Abklärungen und Eingriffen geschützt werden können. Eine Hoffnung, daß diese Patienten nicht wie bis heute doch immer wieder Ärzte finden, die ihrem Druck nachgeben, liegt für uns darin, daß die Kenntnisse über Konversion und Schmerz durch das Studium soweit vermittelt werden können, daß die von diesen Patienten neu aufgesuchten Ärzte die Zusammenhänge verstehen und die Patienten an den von ihnen ursprünglich aufgesuchten Kollegen zurückweisen.

Differentialdiagnose

Hypochondrische Symptome

Diese Patienten konzentrieren sich intensiv auf Körpervorgänge, die der Gesunde gar nicht bemerkt oder einfach zur Kenntnis nimmt, wie Herzschlag, Atmung, Windabgang usw. Sie interpretieren sie als Warnsignal vor drohenden Krankheiten und sie lassen sich durch beruhigende Erklärungen nicht von ihren Befürchtungen abbringen. Abklärungen in der Hoffnung durchzuführen, daß die ängstlichen Beobachtungen des eigenen Körpers nachlassen, sind fehlinvestiert. Bei der Konversion dominiert das Symptom, begleitet von der belle-indifférence, bei der Hypochondrie überwiegt die Sorge vor einer schweren Krankheit. Diese Ängste und Symptome können noch knapp einfühlbar sein oder aber bizarre Formen annehmen wie «der Darm faule», «die Leber sei vom Krebs zerfressen». Die Symptome betreffen oft die Nase, den Bauch, die Genital- und Analgegend. Menschen mit ängstlich-zwanghaften Zügen, hysterischen Merkmalen, manisch-depressiven Zeichen, sensitiv-schizoiden Zügen sind beschrieben worden, aber auch offensichtlich Schizophrene können hypochondrisch sein (38, 39). Der dynamische Hintergrund hypochondrischer Symptome ist schwierig zu klären. Sie werden z. B. als Mittel gedeutet, das den Patienten vor einer Depression oder einem psychotischen Schub schützt (39, 40).

Die Behandlung stellt größte Anforderungen. Nie soll versucht werden, dem Patienten zu erklären, es sei nichts, er habe nichts, denn er hat tatsächlich etwas, nur liegt die Ursache nicht in somatischen Veränderungen oder auf der bewußten Ebene, und er kann die Zusammenhänge nicht verstehen. Der Arzt soll versuchen, in das Leben seines Patienten zu tauchen und mit ihm prüfen, wie die Beziehungen zu Mitmenschen sind, die Verhältnisse am Arbeitsplatz usw.

Simulation

Bei fast allen von den Ärzten vermuteten Simulationen handelt es sich um Konversionen. Die Simulation ist sehr selten. Sie findet sich in ganz umschriebenen Situationen, bei Strafgefangenen, bei Militärdienstpflichtigen in Ländern mit kriegerischen Verwicklungen, bei Drogensüchtigen, die durch Angabe von Schmerz Narkotika erhalten wollen. Diese Patienten versuchen, geläufige Krankheitsbilder nachzuahmen, so daß ihre Beschwerden den im Lehrbuch beschriebenen Krankheiten ähnlicher sind als die Symptome des Konversionskranken, die nach inneren Vorstellungen und Phantasien gestaltet sind. Im Gegensatz zu Konversionspatienten mit ihrer belle-indifférence, die freundlicher, vertrauensvoller und anhänglicher sind, verhalten sich simulierende Patienten mißtrauisch, mürrisch und halten den Arzt von sich fern (7). Patienten, die simulieren, lassen ihre Beschwerden fallen, wenn sie sich unbeobachtet glauben, während der Konversionspatient seine Wünsche und diese abwehrende Tendenz ja immer mit sich trägt und deshalb unbewußt das Symptom fortwährend bildet. Simulanten haben mit ihren Symptomen ganz bestimmte Ziele im Auge. Von ihnen sind Patienten zu unterscheiden, die ihre Symptome auch künstlich erzeugen, wissen, daß sie ihren Körper manipulieren, aber die unbewußt bleibenden Kräfte, die sie zu ihrem Tun zwingen, nicht kennen und sie deshalb auch nicht zu beeinflussen vermögen. Ihr Verhalten kann zu schwersten Schädigungen des eigenen Körpers führen (41). Nach Freiherr von Münchhausen (1720–1797), einem leidenschaftlichen Jäger und Offizier, der nach abenteuerlichem Leben in fremden Ländern seine Freunde mit erfundenen Reise-, Kriegs- und Jagdabenteuern unterhielt, werden diese Krankheiten als Münchhausen-Syndrom bezeichnet. Diese Patienten gehören meistens zu den Gruppen der hysterischen und narzisstischen Persönlichkeiten (siehe Kap. IV). Sie sind grandios, eitel, selbstbezogen, realitätsfremd, fallen ohne innerlich dadurch gestört zu sein von einem extremen Verhalten ins andere. Sie finden sich gehäuft unter dem medizinischen Personal – Pflegern, Krankenschwestern, Laboranten, Laborantinnen, Röntgenassistenten und -assistentinnen und Menschen, die viel eigene Erfahrung mit Kranksein hatten (7, 41). Sie werden unglaublich oft abgeklärt, hospitalisiert, operiert und entziehen sich Arzt und Spital, sobald sie spüren, daß ihrem Tun jemand auf die Spur kommt. Ohne tiefe Schwelle des Verdachts bei unklaren Krankheitsbildern von medizinischem Personal und Wissen um die unglaublichsten Formen, die dieses Leiden annehmen kann, wird es verpaßt und der Arzt wird in die Kette derer eingereiht, die in das Syndrom der betreffenden Patienten verwickelt waren. Für den Arzt bringt dies viel Sorgen und Ärger, für den Patienten schließlich Verstümmelung, Invalidisierung und sogar den Tod. Deshalb werden hier Erscheinungsformen des Münchhausen-Syndroms aufgezählt: Verkehrsflugzeuge werden durch den «akuten Herzinfarkt» des Patienten wiederholt zur Landung gebracht, so daß ein frustrierter Arzt in einem Leserbrief an das New England Journal of Medicine den betreffenden Patienten beschrieb und anfügte, «paßt auf, der Flugplatz Eurer Stadt könnte der nächste sein» (42). Der Handrücken kann mit einem harten Gegenstand beklopft werden, bis sich ein chronisches Ödem ausbildet. Eine Extremität kann abgebunden werden, bis sich groteske Schwellungen bilden. Sie verschwinden prompt unter Hospitalisierung und Ruhigstellen, hindern den Patienten jedoch nicht, sobald er entlassen wird, mit der Strangulation der Extremität wieder anzufangen. Dieses Verhalten kann sich über Jahre hinziehen. Die Hand kann Läsionen zeigen, die den Dermatologen verwirren, unter einem Gipsverband prompt abheilen, sich bei Entfernung des Verbandes aber wieder bilden. Watte und andere Fremdkörper werden unter die Bauchhaut gebracht und chronische Eiterungen erzeugt. Erbrochenes wird mit Blut zum Vortäuschen einer Hämatemesis vermischt, Laborantinnen zapfen sich über Jahre Blut ab und leben mit schweren Eisenmangel-Anämien und einem Hb von 5 g%. Blut wird abgezapft und getrunken, um eine Meläna zu imitieren. In den Urin wird gespuckt, damit die erhöhte Amylaseausscheidung im Urin die Schmerzen einer chronischen Pankreatitis glaubhaft macht (43, 44). Mit Schilddrüsenhormonen werden Hyperthyreosen erzeugt. Solche «Hyperthyreosen» weisen ein tiefes oder normales Thyreoglobulin auf im Gegensatz zu echten, wo es erhöht ist (45). Laxantien können zu schweren Hypokaliämien führen mit Folgen bis zum Bild des Bartter-Syndroms. Das Verletzen von Rektum, Vagina und Harnröhre zum Erzeugen von Blutungen, unterstützt durch Antikoagulantien-Einnahme ist bekannt. Die Injektion von Insulin kann, wenn der Arzt das Krankheitsbild der Selbstapplikation nicht kennt, zur Suche eines Insulinoms führen. Das Fehlen der C-Komponente des Serum-Insulins läßt an die artifizielle Quelle denken. Die Betreuung dieser Patientenkategorie ist wegen der Persönlichkeitsstruktur sehr mühsam. Schelten und Konfrontieren bringen nichts, das Bemühen, die hintergründigen Motive dieser Patienten zu verstehen, bietet noch die beste Voraussetzung für ein tragendes Bündnis zwischen Arzt und Patient.

Literatur

1. PAGET, J.: Nervous mimikry. Lancet 1873. In: Paget, J.: «Clinical lectures and essays». N. Y. Appleton Co. 1875
2. HARDING, H.E.: A notable source of error in the diagnosis of appendicitis. Br. Med. J. 2: 1028–1029, 1962
3. FREUD, S.: Studien über Hysterie. Über den psychischen Mechanismus hysterischer Phänomene. Ges. Werke, Band I, S. 81–312. S. Fischer Verlag, Frankfurt am Main, 6. Aufl. 1973
4. FREUD, S.: Zur Psychopathologie des Alltagslebens. Ges. Werke, Band IV, S. Fischer Verlag, 6. Aufl., 1973
5. SHARPE, E.F.: Psychophysiological problems revealed in language. An examination of metaphor. Internat. J. Psychoanal. 21: 201–213, 1940
6. NEMIAH, J.C.: Conversion, fact or chimera? Int. J. Psychiatry in Medicine, Vol. 5, No. 4, 443–448, 1974
7. ENGEL, G.L.: Conversion symptoms. Chapt. 30, «Signs and Symptoms: Applied physiology and Clinical Interpretation.» C. M. Mac Bryde and R. S. Blacklow, Eds., 5th ed., J. B. Lippincott, 1970
8. ENGEL, G.L.: Pseudoangina. Am. Heart J. 59 (3) 325–328, 1960
9. ADLER, R.H.: The differentiation of organic and psychogenic pain. Pain 10: 249–252, 1981
10. ZIEGLER, F.J., IMBODEN, J.B. and MEYER, E.: Contemporary conversion reactions: A clinical study. Amer. J. Psychiat. 116: 901–910, 1959

11. WATSON, C.G. and BURANEN, C.: The frequency and identification of false positive conversion reactions. J. Nerv. Ment. Dis. 167: 243–247, 1979
12. CARTER, A.B.: Prognosis of certain hysterical symptoms. Brit. Med. J. 1: 1076–1079, 1949
13. LIUNGBERG, L.: Hysteria: Clinical, prognostic and genetic study. Acta psychiat. Neuro. Scand. 32: 1–162, 1957
14. SLATER, E. and GLITHERTO, E.: A follow-up of patients diagnosed as suffering from hysteria. J. Psychosom. Res. 9: 9–13, 1965
15. GUZE, S.B.: The role of follow-up studies: Their contribution to diagnostic classification as applied to hysteria. Seminars in Psychiatry 2: 392–402, 1970
16. BARNERT, C.: Conversion reactions and psychophysiologic disorders: A comparative study. Psychiatry in Medicine 2: 205–220, 1971
17. LEWIS, W.C. and BERMAN, M.: Studies of conversion hysteria. I. Operational study of diagnosis. Arch. gen. Psychiat. 13: 275–282, 1965
18. RASKIN, M., TALBOTT, J.A. and MEYERSON, A.T.: Diagnosis of conversion reactions. Predictive value of psychiatric criteria. JAMA 197: 530–534, 1966
19. LADER, M. and SARTORIUS, N.: Anxiety in patients with hysterical conversion symptoms. J. Neurol. Neurosurg. Psychiat. 31: 490–495, 1968
20. STEFANSSON, J.G., MESSINA, J.A. and MEYEROWITZ, S.: Hysterical neurosis, conversion type: Clinical and epidemiological considerations. Acta psychiat. scand. 53: 119–138, 1976
21. WEINTRAUB, M.: Hysterical conversion reactions. A clinical guide to diagnosis and treatment. MTP press limited. Internat. medical publishers, 44–103, 1983
22. WOODRUFF, R.A., CLAYTON, P.J. and GUZE, S.B.: Hysteria. An evaluation of specific diagnostic criteria by the study of randomly selected psychiatric clinic patients. Brit. J. Psychiat. 115: 1243–1248, 1969
23. McKEGNEY, F.P.: The incidence and characteristics of patients with conversion reactions. A general hospital consultation service sample. Amer. J. Psychiat. 124: 542–545, 1967
24. GATFIELD, P.D. and GUZE, S.B.: The prognosis and differential diagnosis of conversion reactions: A follow-up study. Dis. Nerv. Syst. 23: 623–631, 1963
25. CAPTAN, R.L. and NADELSON, TH.: The Oklahoma complex. A common form of conversion hysteria. Arch. Intern. Med. 140: 185–186, 1980
26 MERSKEY, H. and BUKNIH, N.A.: Hysteria and organic brain disease. Br. J. med. Psychol. 48: 359–366, 1975
27. MARSHALL, H.E.S.: The incidence of physical disorders among psychiatric in patients. Br. med. J. II: 468–469, 1949
28. HALLIDAY, J.L.: The concept of psychosomatic rheumatism. Ann. Int. Med. 15: 666–677, 1941
29. EDMONDS, E.P.: Psychosomatic non-articular rheumatism. Ann. Rheum. Dis. 6: 36–49, 1947
30. MERSKEY, H. and SPEAR, F.G.: Psychological and psychiatric aspects of pain. Ballière, Tindall and Cassell, London, 1967
31. AGNEW, D.C. and MERSKEY, H.: Words of chronic pein. Pain 2: 73–81, 1976
32. SMOKLER, L.A. and SHEVRIN, H.: Cerebral lateralization and personality style. Arch. Gen. Psychiat. 36: 949–954, 1979
33. FALLIK, A. and SIGAL, M.: Hysteria – the choice of symptoms. A review of 40 cases of conversion hysteria. Psychother. Psychosom. 19: 310–318, 1971

34. Böhme, G.: Klinik der Sprach-, Sprech- und Stimmstörung. Gustav Fischer Verlag, Stuttgart, New York, 1983
35. Radvila, A.: Das Hyperventilationssyndrom. Schweiz. med. Wschr. 114: 562–565, 1984
36. Perley, M.J. and Guze, S. B.: Hysteria – the stability and usefulness of clinical criteria. A quantitative study based on a follow-up period of 6–8 years in 39 patients. New Engl. J. Med. 266: 421–426, 1962
37. Ockene I.S., Shay, M.J., Alpert, J.S., Weiner, B.H., Dalen, J.E.: Unexplained chest pain in patients with normal coronary angiograms. New Engl. J. Med. 303: 1249–1252, 1980
38. Bishop, E.R.: Monosymptomatic hypochondriasis. Psychosomatics 21: 731–741, 1980
39. Kenyon, F.E.: Review-Article: «Hypochondriacal States». Brit. J. Psychiat. 129: 1–14, 1976
40. Kohut, H.: Narzissmus. Eine Theorie der psychoanalytischen Behandlung narzisstischer Persönlichkeitsstörungen. Suhrkamp, S. 27, 1974
41. Spiro, H.R.: Chronic factitious illness. Munchhausen's syndrome. Arch. Gen. Psychiat. 18: 569–579, 1968
42. Addison, T.E., Talan K.H.: Jet-Set Münchhausen-Syndrome. New Engl. J. Med. 293: 1195 (letter to the editor), 1975
43. Karn, R.C., Wise, R.J., Hodes, M.E., Riley, J.W.: Unmasking factitious hyperamylasemia. New Engl. J. Med. 307: 898–899, 1982
44. Robinson, J.C., Gitlin, N., Morrelli, H.F. and Mann, L.J.: Factitious Hyperamylasuria: A trap in the diagnosis of pancreatitis. New. Engl. J. Med. 306: 1211–1212, 1982
45. Mariotti, S., Martino, E., Cupini, C., Lari, R, Giani, C., Baschieri, L., Pinchera, A.: Low serum thyroglobulin as a clue to the diagnosis of thyreotoxicosis factitia. New Engl. J. Med. 307: 410–412, 1982

Bericht zum Interview

12. Februar 1984/St

Frau
Dr. med. B. Theiler
Rheumatologische Klinik
Inselspital

Betrifft: Fräulein U.T., geb. 1939

Liebe Frau Doktor,

ich danke für die Zuweisung Ihrer Patientin. Ich habe sie am 15. Januar und am 5. Februar gesehen. Sie beurteilen ihr Leiden als psychogene Pseudoparese und haben mit ihr besprochen, daß ein Aufenthalt in unserer Abteilung günstig wäre.

109

Angaben der Patientin:
Jetziges Leiden:
1977 als sie noch als Heimpflegerin gearbeitet habe, hätten Lähmungen eingesetzt, zuerst des rechten Beines, dann des rechten Armes und zudem habe es ihr schließlich den Kopf nach rechts gezogen. Die Gefühlsempfindung an den Beinen habe nachgelassen und sei jetzt an beiden Füßen, Unterschenkeln und Knien rund um die Beine herum vermindert. Das Gesicht fehle nach beiden Seiten und beim Lesen finde sie die nächste Zeile nicht. Sie sei jetzt total an den Rollstuhl gebunden und sogar bettlägerig, wenn die schweren Schübe von Müdigkeit über sie kämen, während denen sie auch das Wasser nicht mehr halten könne. Sie leide an starken Hinterkopf-, Nacken- und Rückenschmerzen. Sie seit jetzt total invalid und könne nicht mehr selbständig wohnen.

Persönliche Anamnese:
Mit 16 Jahren hätten Blutungen eingesetzt, wie in Bächen sei das Blut geflossen, und deshalb seien verschiedene Eingriffe durchgeführt worden. Bei der ersten Operation habe man ein Myom gefunden, bei der zweiten das rechte Ovar und den Eileiter entfernt, bei einer der späteren Operationen habe sich in der Narbe Eiter angesammelt, der chirurgisch entleert werden mußte und schließlich sei 1974 der Uterus entfernt worden. Nach dem Tod der Mutter 1959 habe sie einen Selbstmordversuch unternommen.

Familienanamnese:
Die Mutter habe an Rheumaschüben gelitten und sei dadurch unbeweglich geworden. Sie habe über starke Hinterkopf-, Nacken- und Rückenschmerzen geklagt. 1954 habe sie eine Unterleibsoperation durchgemacht. 1958 habe sie – 58jährig – eine Apoplexie erlitten, anfänglich nicht und später nur noch schlecht sprechen können. Der rechte Arm und das rechte Bein seien gelähmt gewesen. Es habe ihr den Kopf nach rechts gezogen. Drei Wochen nach dem Hirnschlag habe sich ihr Zustand eines Morgens stark verschlechtert. Sie selber habe im gleichen Bett geschlafen. Sie habe sofort den Arzt benachrichtigt. Die Mutter sei aber schon tot gewesen, als er eintraf. Der Vater sei 1974 72jährig an Bauchspeicheldrüsenkrebs gestorben.

Soziales:
Sie sei das einzige Kind aus der zweiten Ehe des Vaters. Die Mutter habe ein uneheliches Kind in die Ehe gebracht. Sie habe die Primarschule in Biel besucht, dann bis zum Tod der Mutter in der Fabrik gearbeitet und dann eine Lehre als Heimpflegerin gemacht. Die Eltern seien nie gut ausgekommen, der Vater sei zur Mutter und zu ihr selbst brutal gewesen, sie möchte aber nicht näher auf ihre Erlebnisse als Kind eingehen.

Verhalten während den Interviews:
Die Patientin wird von der Mutter der Familie, wo sie derzeit wohnt, im Rollstuhl ins Zimmer geschoben. Ihr Hals steckt in einem hohen Stützkragen, der Kopf ist nach rechts geneigt, der rechte Arm ruht in Beugekontraktur auf dem rechten Oberschenkel. Im Gespräch rollt sie auffällig die Augen, lächelt während sie ihre Beschwerden beschreibt, forscht nach Hinweisen in meinem Gesicht, welche Antworten mir wohl genehm sein würden und weicht meinen Fragen umständlich aus. Wiederholt macht sie Andeutungen, z. B. wenn sie über die Beziehungen der Eltern untereinander und

110

des Vaters zu ihr spricht, und geht dann nicht so darauf ein, daß ich die Zusammenhänge erfassen könnte. Die Angaben zur Symptomentstehung und zum Verlauf sind vage, ihr zeitlicher Ablauf, Qualität, Intensität und Abhängigkeit von bestimmten Situationen oder Verhaltensweisen nicht erfaßbar. Die Schilderungen sind zurückhaltend, blaß und doch dramatisch, beispielsweise die Beschreibung der vaginalen Blutungen vom 16. Lebensjahr an.

Stichwortartig die Angaben aus den Unterlagen:
Psychiatrische Klinik 1978: Mutter mit unehelichem Sohn, miserable Familienverhältnisse, Patientin geboren als Mutter 38jährig. Vater brachte fremde Frauen ins Haus, schlief mit ihnen, Patientin schlief im Bett der Mutter bis zu deren Tod. In der ersten Klasse, aus der Patientin nie erklärten Gründen für sechs Monate nach Leysin geschickt. Mehrere Wechsel zwischen Normal- und Sonderschulklassen. Angst vor Lehrern, Mitschülern, Außenseitern. Vom Vater oft wegen Rechtschreibfehlern verprügelt. Nach Ausschulung Fabrikarbeiterin, nach Mutters Tod Suizidversuch mit Tabletten. Verlobung, wird betrogen, wechselt die Stadt und wird Heimpflegerin. In Holland unglückliche Liebschaft, kehrt zurück, Depression, Behandlung mit Neuroleptika, Antidepressiva. Rheumatologische Klinik, 1983: Chronisches lumbovertebrales Syndrom, Depression, demonstrativ hysterisches Verhalten. Auflösung des Arbeitsverhältnisses 1982, seither total arbeitsunfähig. 1981–83 Fortalgesicinjektionen, Korsett, Krücken. Bei Untersuchung demonstrative Versteifungen, wenn Arzt Gelenke passiv bewegen will, groteskes Zittern und Abweichen bei Finger-Nasenversuch, bei Prüfung des Lasègue so starkes Anspannen, daß Beine kaum bewegt werden können, beim Stehen so verkrampft, daß kaum bewegungsfähig. Bei bloßer Fingerberührung stärkste Schmerzen im ganzen Rücken, bei Hüftuntersuchung Status hystericus. EMG Verdacht auf Myotonie, neurographisch distal betonte Neuropathie. Rheumatologische Klinik 1983: Rezidivierende akute Erregungszustände, neurotisch-depressives Bild, progressive unklare Ataxie, Hyperventilationsanfälle, Verdacht auf Medikamentenabusus, Phenytoinüberdosierung. Stehunfähig, Finger-Nasenversuch beidseits ataktisch, keine Myotoniezeichen, CT normal. Augenarzt Juli 1983: Röhrenförmiges Gesichtsfeld. Psychiatrische Klinik 1983: Valiumintoxikation, psychogene Halbseitenlähmung, passagere Aphasie, Rückbildung innerhalb dreier Tage. Neurologische Klinik 1984: Schiefhals nach rechts, röhrenförmig eingeschränktes Gesichtsfeld beidseits, Zungendystonie, Plegie rechter Arm mit Fingerkontrakturen, verminderte Kraft linker Arm, allgemeine Muskelatrophie, zähflüssige Diadochokinese links, unsicherer Finger-Nasen-Versuch beidseits, Hyposensibilität rechter Arm, alle Sehnenreflexe normal, keine Pyramidenzeichen, volle Plegie der Beine, Vibrations- und Temperaturempfindung an Unterschenkeln abgeschwächt, visuelle evozierte Potentiale normal, Leitgeschwindigkeit N. peronaeus normal.

Beurteilung:
An der Diagnose eines Konversions-Syndroms ist nicht zu zweifeln. Die fehlenden somatischen Befunde, die Vagheit der Angaben, die dramatische Schilderung, die depressiven Zustände, der Suizidversuch, die verschiedenen Abbrüche von Beziehungen, die vielen auf Konversion verdächtigen Symptome in der Vergangenheit, und das scheue, zurückhaltende und den Interviewer doch sehr zu steuern versuchende Benehmen weisen darauf hin. Eine Reihe von positiven Kriterien liegt vor: Die Wahl der meisten Symptome in Bezug auf Qualität, Intensität und Lokalisation kann erklärt werden. Die Hemiplegie rechts geht auf die der Mutter zurück, ebenfalls der Schiefhals und die Hinterkopf-, Nacken- und Rückenschmerzen. Die Mutter wies auch

Schwächezustände mit erzwungener Bettlägerigkeit auf, wie die Patientin bei ihrem jetzigen Leiden. Bei der rechtsseitigen Hemiplegie der Mutter mit Aphasie habe ich mich während der Interviews gefragt, warum die Aphasie bei der Patientin fehlt. Prompt fand ich in den Unterlagen, daß die Patientin eine Episode mit Aphasie durchgemacht hat, mit gleichem Verlauf wie bei der Mutter. Warum die Patientin an Sehstörungen leidet, kann ich nicht erklären. Es scheint mir möglich, daß sie bei der Arbeit als Heimpflegerin mit Patienten mit Sehstörungen in Kontakt gekommen ist. Das Lächeln während der Schilderung schlimmer Zustände weist auf Neutralisation von Konflikten durch die Symptome hin. Ich kann noch nicht belegen, um welche Konflikte es sich vor dem Auftreten des jetzigen Leidens gehandelt hat.

Die Lage scheint mir aussichtslos, eine Hospitalisation bei uns ohne Zweck. Die Patientin leidet seit der Pubertät an Konversionssymptomen, ist seit zwei Jahren vollinvalid, zieht großen sekundären Gewinn aus ihrem Leiden. Im Zweitinterview hat sie eine Behandlung deutlich abgelehnt, die ihre Lebensgeschichte einbeziehen möchte. Sie will, wenn überhaupt, nur zu einem Psychiater, der so gläubig ist wie sie. Wahrscheinlich hofft sie, daß ein solcher ihr durch den Glauben helfen will und nicht Gewicht auf ihr Schicksal legen wird. Ich halte eine Psychotherapie für recht aussichtslos, denn die Patientin müßte in deren Verlauf der Wahrheit einer ungeheuer traumatisierenden Kindheit in die Augen sehen mit den dazugehörenden heftigsten Gefühlen, müßte eine riesige Trauerarbeit leisten über alles Erlittene und Verpaßte und ihren sekundären Gewinn aufgeben, was ich für unmöglich halte.

Ich bin mit ihr verblieben, daß ich für sie einen Platz in einem Spital für Chronischkranke suche, mit einer ambulanten begleitenden Therapie bei einem meiner Mitarbeiter. Dabei ist klar, daß der Aufenthalt dort die Patientin wiederum mit Kranken und deren Symptomen in Berührung bringen wird, mit neuen Möglichkeiten zur Identifikation und Verstärkung des sekundären Gewinns. Ich sehe aber keine andere Lösung. Bei der Therapie wird es darum gehen, die Therapieziele ganz niedrig zu halten und ein Vertrauensverhältnis zur Patientin aufzubauen.

Mit herzlichen Grüßen

VI. Schmerz

Interview Herr N. G., geb. 1904, (75jährig)

Im Frühling 1978 ist rechts eine totale Hüftprothese eingesetzt worden. Im Herbst 1978 stürzt der Patient, fällt auf die rechte Körperseite und es setzen in der rechten Hüfte Schmerzen ein. Sie führen während sieben Monaten zu ambulanten und stationären Abklärungen. Konsiliarische Untersuchungen durch den Orthopäden, den Rheumatologen, den Neurologen und den Neurochirurgen ergeben keine Diagnose. Die Überweisung an den Interviewer erfolgt zur Abklärung psychogener Schmerzen.

Schritt 1 ist nicht aufgenommen, da die Begrüßung außerhalb des Interview-Raumes stattfand. Der Patient wird vom Spital Biel zum Konsilium von seinem Sohn im Rollstuhl zu uns gebracht.

I: Wie sind Sie am bequemsten, um mit mir zu sprechen?   2
P: Dialekt
   (Hört der Patient schlecht oder könnte eine zerebrale Insuffienz vorliegen, die es ihm erschwert, die Frage zu verstehen?)
I: Und – geht es mit dem Sitzen?
P: Ja, da muß ich wohl von Zeit zu Zeit aufstehen, damit ich das Bein anders lagern kann.
   (Die differentialdiagnostische Situation «4.6» wird spontan erwähnt; deshalb wird Schritt 3 aufgeschoben.)
I: Sagen Sie es mir dann jeweils.
P: Ja, gern.
I: In Ordnung.
   (Der Arzt erfaßt die Schwierigkeiten, die der Patient mit dem Sitzen hat und zeigt Einfühlung. Das Arbeitsbündnis wird dadurch gestärkt.)
P: Wissen Sie, wir sind jetzt eben mit dem Auto gekommen von Biel, mein Sohn hat anhalten müssen, damit ich das Bein anders lagern konnte, es ist einfach nicht mehr gegangen.
I: Was hat der Sohn machen müssen, damit es wieder gegangen ist?   4.6.7
P: Er hat es einfach etwas auf die Seite gelegt.
I: Sind Sie vorn oder hinten gesessen?
P: Ich bin vorn gesessen, auf einem Kissen, das war unterlegt worden, damit ich höher saß.
I: Ja – sind Sie von Biel gekommen?
P: Jawohl, ja.
I: Wo waren Sie auf der Strecke, als es weh tat?   4.1
P: Ungefähr in Lyss.
I: In Lyss, was haben Sie gespürt?   4.2

113

(Der Schmerz steht – als Hauptüberweisungsgrund – derart im Vordergrund, daß die Erweiterung des 3. Schrittes aufgeschoben und dafür bereits Schritt 4 detaillierter erfragt wird.)

P: Ja, es hat einfach wieder weh getan, ein Klumpen im Bein, ein Klumpen, überall da, jetzt ist es noch da vorn, und hier hinauf, in die Wirbel, und dann hier hinein.

(Der Schmerz strahlt von der rechten Leiste in das rechte Bein und von der rechten Gesäßhälfte in den unteren Wirbelsäulen-Bereich aus.)

4.4   I: Wohin strahlt es aus?

P: Und in diese Seite.

(Ausstrahlung des Schmerzes von der linken Gesäßhälfte in den linken hinteren Oberschenkel.)

I: Hierher auch noch?

P: Ja, in diese Seite auch noch, ins Bein.

4.2   I: Beschreiben Sie es mir ganz genau, damit ich mir gut vorstellen kann, was Sie gespürt haben, als es in Lyss wieder anfing.

4.2.3   P: Es war ein ungeheures Stechen, ein ungeheures Stechen.

4.4   I: Und wohin?

P: Wieder hinab und außen herum, ins andere Bein.

4.7   I: Ins andere Bein, und dann hat Ihr Sohn Sie anders gelagert.

P: Er hat nur das Bein von dem Kissen genommen. Und dann eine Decke darunter gelegt, dann wurde es etwas besser.

4.6   I: Hat er das Bein auch etwas gedreht?

P: Ein wenig, ja.

I: In welche Richtung?

P: In diese.

I: Also etwas nach außen.

P: Etwas nach außen.

4.6   I: Und dann wurde es besser?

P: Ja, aber nicht für lange.

(Eine spontane und genaue Schilderung, die auf ein organisches Substrat hinweist. Das Gesicht des Patienten verzieht sich und drückt große Schmerzen aus.)

I: Und jetzt im Moment?

P: Jetzt sticht es einfach von hier nach hinten und bis ins Bein wie verrückt.

(Von der rechten Leiste ins Gesäß.)

4.2   I: Stechen?

P: Stechen! Uiuiuiii!

I: Jetzt auch wieder?

P: Jetzt hat's wieder aufgehört, für ein Momentchen, aber das sind wahnsinnige Schmerzanfälle.

I: Wie möchten Sie das Bein jetzt lagern?

(Der Patient wird als Partner angenommen und aufgefordert, seine eigenen Wünsche zu äussern.)

P: Gerade so lassen, wie es ist, der Moment, bis es . . .

I: So gestreckt?

P: Ja, ja.

4.6   I: Außer Stechen, könnte man noch andere Worte brauchen für den Schmerz?

P: Was soll ich sagen, ich kann's nicht recht sagen, es ist ein richtiges Stechen, nicht ein andauerndes Stechen, es tut anfallsweise weh.

(Phasenweise auftretende Schmerzen sprechen eher für eine organische Ursache; psychogene sind häufig dauernd vorhanden.)

I: Wie lange dauert es, wenn es so stark weh tut?   4.2

P: Ja, ein paar Sekunden.

I: Und dann hört es ganz auf?

P: Nein es hört nicht ganz auf. Wenn ich im Bett liege, ist es am besten, wenn ich mich ganz still halte. Es ist dann egal in welcher Stellung im Bett, am besten ganz flach auf dem Rücken.

I: So, flach auf dem Rücken.

(Der Interviewer wiederholt die letzten Worte des Patienten, der dadurch ermuntert wird, spontan weiterzuberichten.)

P: Flach auf dem Rücken, die Beine etwas auseinander.

I: Etwas auseinander.

P: Das Becken etwas erhöht gelagert, das geht dann ganz gut.

I: Müssen Sie die Knie unterstützen?

P: Ja, die Matratze lasse ich biegen.

I: Unter die Knie?

P: Ja.

I: Und gibt es sonst etwas, was Sie tun können, damit diese Beschwerden nachlassen?   4.6

(Offene Frage.)

P: Ja, also eine Spritze im Spital.

I: Was enthält diese Spritze jeweils?

P: Und Tabletten, gelbe, rote und blaue, und . . .

I: Wenn man Ihnen eine Spritze macht, wie lange dauert es, bis sie wirkt?

(Der Interviewer prüft hier mit einer geschlossenen Frage zum Schritt 4.6, ob die Zeit bis zum Wirkungseintritt des Analgetikums pharmakodynamischen Gesetzen entspricht. Da der Patient mit Verdacht auf psychogene Schmerzen überwiesen wurde, könnte jetzt eine diffuse, unpräzise Antwort erwartet werden.)

P: Es hat schon solche gegeben, die sechs bis sieben Stunden gewirkt haben.

I: Und bis die Wirkung einsetzt, wie lange dauert es vom Moment der Spritze an?

P: Sofort, ganz plötzlich.

I: Was würden Sie sagen, Sekunden, Minuten?

P: Minuten.

I: Wieviele Minuten?

P: Eine, dann läßt es schon ein wenig nach.

(Diese pharmakodynamisch einleuchtende Schilderung läßt an eine bisher nicht erfaßte organische Störung denken.)

I: Aha, und gibt es außer dem Lagern auf dem Rücken und eine Spritze machen sonst   4.6
noch etwas das lindert?

P: Auf alle Fälle ruhig liegen.

I: Und gibt es etwas, das die Schmerzen schlimmer macht?   4.6

P: Ja, das gibt es schon.

I: Was zum Beispiel?

P: Wenn die Spritze abklingt und ich aufwache, dann kommen Schmerzen, wo ich das Bett zertrümmern könnte.

(Es erfolgt eine spontane Angabe nach offener Frage, die bildhaft wirkt und verständlich macht, warum eine psychogene Schmerzgenese in Betracht gezogen wurde. Der Patient macht aber dabei keinen dramatisierenden Eindruck.)

I: Wo Sie das Bett zertrümmern möchten.

P: Die Bettdecke habe ich schon zerrissen, iii, so weh tut das; da spüre ich nichts mehr, vor lauter Schmerz.

4.6 I: Gibt es sonst noch etwas, das den Schmerz steigert?

P: Nein, das könnte ich nicht sagen. Ja, wenn ich mit Gewalt laufen würde, oder wenn sie mich zum Nachtessen an den Tisch holen. Ich habe immer darauf gedrängt, daß ich mich so viel wie möglich bewege . . .

(Der Patient möchte aktiv, unabhängig, selbständig bleiben; er zieht keinen Gewinn aus der Erkrankung. Ein sekundärer Krankheitsgewinn wäre ein wichtiges differential-diagnostisches Kriterium für psychogenen Schmerz (s. auch Kap. V, Konversion).)

P: Also, wenn ich dann ein Weilchen gesessen bin, eine Viertelstunde während des Frühstücks, dann hat es mir ungeheuer weh getan, so daß ich aufgestanden bin und wieder gesessen, um eine etwas andere Stellung einnehmen zu können. Ganz schlimm ist es, wenn ich mit dem Bein anstoße oder mit dem Fuß, wenn ich mit der Krücke laufe.

I: Wenn Sie auf welche Art mit dem Bein anstoßen?

P: Vorn oder seitwärts, das ist egal, ich habe es gerade beim Fahren im Rollstuhl gemerkt, auf jegliche Weise.

I: Also wenn Sie mit dem Fuß oder dem Bein anstoßen?

P: Ja, das gibt geradezu einen «Schlag», scheint es mir.

4.4 I: Und wo spüren Sie das?

P: Das spüre ich bis in die Hüften, da rings herum in den Hüften.

4.6 I: Wie ist's, wenn Sie husten müssen?

(Der Inverviewer stellt eine Frage zur Differentialdiagnose: Sind radikulär bedingte Schmerzen möglich?)

P: Dann tut's mir auch weh.

I: Wo?

P: An beiden Punkten da.

(Der Patient meint die Leiste und rechte Gesäßhälfte.)

4.6 I: Wie ist es, wenn Sie beim Stuhlgang pressen müssen?

P: Uh, das ist schmerzhaft.

4.4 I: Wo tut es weh?

P: Im ganzen Unterleib.

I: Ja.

P: Ich bin muskelmäßig so schwach, daß ich es mehr spüre als vorher.

(Hier folgen Fragen zur Systemübersicht die gerade zum inhaltlichen Ablauf des Gesprächs passen.)

4.6;9 I: Tut das Stuhlentleeren weh?

P: Wenn es richtig geht, nicht, jetzt habe ich zwei Tage, habe ich leicht Stuhl entleeren können und recht schnell, und manchmal habe ich das Bedürfnis gehabt, Stuhl zu entleeren und es ist einfach nicht gegangen, aber Wasser lassen konnte ich.

4.6 I: Und nach dem Stuhlentleeren, ändert das Ihre Schmerzen?

P: Ja, sie nehmen ab.

4.6;9 I: Und wenn Sie Wasser lassen?

P: Dann verringern sie sich auch etwas.

I: Und wie ist es mit dem Essen?

P: Da habe ich gegenwärtig keinen Appetit. Hie und da etwas Gutes, das ißt man, aber nicht viel. Am liebsten ist mir am Morgen der Kaffee.

116

(Eine Appetitstörung aus seelischer Ursache wird allgemeiner geschildert.)

I: Ja, und gibt es Speisen, die zu mehr Schmerzen führen? 4.6
P: Das habe ich noch nie gemerkt.
I: Nicht?
P: Nein, bis jetzt ging es mit dem Essen immer gut.
I: Wie lange leiden Sie schon an diesen Schmerzen? 4.1
P: Es hat im September 1978 angefangen.

(Der rasche Wechsel zwischen Patient und Interviewer hält an. Patienten mit psychogenen Schmerzen halten häufig Monologe.)

I: Erzählen Sie mir bitte von dem Moment an, wo Sie sich zum letzten Mal gesund gefühlt haben, wie es dann bis heute weitergegangen ist.

(Die offene Frage erlaubt dem Patienten, den Krankheitsbeginn selbst zu definieren.)

P: Etwa am 10. November 1978, ich habe immer das Gefühl gehabt, es komme von der Hüfte aus, aber da war unser Arzt nicht da. So bin ich zu Dr. Hoffmann ins Spital nach Biel gegangen, – und dann hat er gesagt, ich soll mich ausziehen, hat untersucht und gemeint, das sei eine rheumatische Angelegenheit, und ich glaube, er hat wohl recht gehabt.

(Der Patient gibt eigene Vorstellungen zur Entstehung seiner Schmerzen an.)

I: Im November war das, am 10.
Und wie hat es angefangen? 4.2
P: Ich konnte nicht liegen, es ging eine Weile, bis ich richtig lag, und dann ist es wieder verschwunden.
I: Und wie ist es weitergegangen?
P: Es ist dann je länger desto häufiger aufgetreten, bis man mir zuletzt täglich Spritzen gemacht hat, ich bin ins Spital gegangen, um Spritzen machen zu lassen.
I: Wo wohnen Sie denn? 8
P: In Nods.
I: In Nods? Wie heißt schon Ihr Arzt dort?

(Der Interviewer kennt aus seiner Jugend die örtlichen Gegebenheiten und auch den niedergelassenen Arzt.)

P: Ich kann es im Moment nicht sagen.

(Der Patient wirkt etwas schwerfällig, oft etwas langsam. Für den Interviewer stellt sich die Frage nach einer zerebralen Insuffizienz (s. Kap. III).)

I: Und wie hat sein Vorgänger geheißen?
P: Der hat, ehh . . ., geheißen . . ., ich kann es im Moment nicht sagen.
I: War es nicht Dr. Spycher?
P: Das ist Dr. Spycher gewesen, haargenau . . ., jetzt ist es Dr. . . ., ehh . . ., es ist ein bekannter Name.

(Verdacht auf Störung des Frischgedächtnisses, der ohne besondere Tests, die die momentane Arzt-Patient-Beziehung stören würden, angenommen werden kann.)

I: Wir kommen vielleicht noch darauf.
P: Ja.
I: Jetzt sagen Sie mir, wie es weitergegangen ist von jenem 10. November an bis heute, Sie haben also Spritzen machen lassen.
P: Je länger desto mehr.
I: Ja.
P: Und habe je länger desto weniger Erfolg gehabt.

117

I: Hat man sonst noch etwas gemacht, außer Spritzen?

3;9 P: Nein, nein nichts, Tabletten gegeben.

I: Haben Sie seither sonst noch bemerkt, daß etwas mit Ihnen nicht mehr in Ordnung wäre?

(Der Interviewer versucht durch eine weitere offene Frage, die «Landkarte» zu ergänzen, nachdem zu Beginn eine offene Frage zu Schritt 3 nicht angezeigt war, da der Patient spontan über seine augenblicklichen Beschwerden berichtete.)

P: Nein, absolut nicht.

I: Sie sagten mir, daß es mit dem Wasserlassen geht.

P: Das ist spielend gegangen.

I: Und daß der Stuhlgang auch in Ordnung sei.

P: Ja.

I: Und wie ist es mit dem Gewicht?

(Die ergänzende Frage zu Schritt 3 führt zu Angaben zu Schritt 9.)

P: Das hat abgenommen, 10 kg.

I: Und wie schwer waren Sie vorher?

P: Ich wog etwa 73 kg.

I: Und dann haben Sie abgenommen?

P: Dann habe ich abgenommen und eben – ich habe damals aber auch alle Tage gearbeitet, habe dann aber nicht mehr gekonnt.

(Wiederum bringt der Patient seinen Arbeitswillen und seinen Wunsch nach Aktiv-Bleiben-Wollen zum Ausdruck, was für eine Psychogenie merkwürdig wäre.)

8 I: Was haben Sie gearbeitet?

(Der Schritt 8 kann im folgenden leicht erfragt werden: Der Interviewer folgt den Assoziationen des Patienten, der motiviert bleibt, weil er nicht plötzlich in seinem Bericht unterbrochen wird.)

P: Ich bin pensionierter Schiffer, Dampfschiffer.

I: Sind Sie.

P: Ja, 27 Jahre habe ich das gemacht.

I: Auf dem Bielersee?

P: Ja, aber ich habe daneben ein Hobby gehabt, wir – meine Berufskollegen – sind entweder Schlosser, Schreiner oder Werkzeugmacher und so, – wir sind einfach so eine Truppe und gehen an den Wochenenden arbeiten, zu einem billigen Preis.

I: Ja.

P: Und dann bin ich nach meiner Pensionierung auf dieses Nods hinaufgekommen, und da ist weit und breit kein Wagner mehr gewesen. Da habe ich Freude daran bekommen und etwa meine sieben Stunden als Wagner gearbeitet pro Tag, zu einem ganz bescheidenen Entgelt.

(Der Patient macht einen initiativen, genügsamen Eindruck. Konflikte, die an psychogene

8 *Schmerzen denken ließen, sind bis hierher nicht erfaßbar.)*

I: Wieso sind Sie gerade nach Nods gegangen, kommen Sie von dort?

P: Meine Frau kommt von dort. Es ist meine zweite Frau, sie ist eine ziemlich alte Frau, 75jährig, aber eine liebe, nette Frau, sie war sehr gut zu meinen Kindern, den fünfen, es ist sehr gut gegangen, nie ein Streit gewesen.

I: Wo waren Sie vorher zu Hause?

4 P: Eben in Magglingen bei Biel, 37 Jahre.

I: Und Sie haben damals also gewagnert. Haben Sie das nach dem November in den letzten Monaten noch ausüben können?

118

(Der Interviewer nimmt Schritt 4 wieder auf.)

P: Ich habe gar nicht mehr gekonnt.

I: Wann haben Sie aufgehört?

P: Im Oktober.

I: Schon?

P: Ja, da sind wir noch ein paar Tage in die Ferien gefahren.

I: Und wie ist es Ihnen gegangen im Oktober?

P: Ganz gut, wir waren nicht weit, in Erlach, haben viele Tagesausflüge gemacht.

I: Sind Sie auch noch gelaufen?

P: Immer alles gelaufen.

I: Und im November am 10. hat das schlagartig angefangen, oder allmählich?

P: Ziemlich auf einen Schlag.

I: Wissen Sie noch, was Sie gerade gemacht haben?

P: Ja, ich hatte noch einen Holzwagen in der Arbeit, zum Flicken, den habe ich halt   4.7
wieder zurückbringen müssen.

I: Haben Sie eine besondere Bewegung gemacht?

P: Nein, das glaube ich nicht.

I: Glauben Sie nicht.

P: Ich habe mir immer Zeit genommen, daß mir wohl bei der Arbeit war, habe einen
elektrisch geheizten Arbeitsraum gahabt.

I: Haben Sie außer dem Gewichtsverlust noch etwas gemerkt, das anders wurde?   4.5

P: Ja, so die Sicherheit ist mir ein Stück weit vergangen.

I: So.

P: Ich bin gern ein wenig kollegial, wir sind alle Monate zusammengekommen, die
Pensionierten, gleich wo, manchmal in Twann, manchmal in . . .

*(Es wird wiederum deutlich, daß der Patient keinen Gewinn aus seiner Krankheit gezogen hat,
sondern daß er sich im Gegenteil einschränken muß, durch seine Erkrankung Lebensqualität
einbüßte.)*

P: Ich habe keinen Schwung mehr gehabt.

I: Weshalb?

P: Weil es mir eben schon weh getan hat.

I: Wegen dem Wehtun. Haben Sie außer Schmerz und Gewichtsverlust sonst noch   4.7
etwas gemerkt?

P: Nichts.

I: Irgendetwas anderes.

P: Eigentlich nicht.

I: Und wie ist es mit dem Gefühl im Bein?

P: Ja, das ist rechts schon etwas schwächer.

I: Haben Sie im rechten Bein etwas wie Ameisenlaufen gespürt?

P: Ja, das Kribbeln, wenn ich gestanden bin. Da habe ich mal so geschaut, da sagte
meine Frau: «Was hast Du?», da habe ich geantwortet, ich hätte gerade gemeint, ich
stände in einem Ameisenhaufen.

I: Und wo haben Sie das gespürt?

P: Im Bein, das hat gerade so das Bein hinauf angefangen.

I: Können Sie mir zeigen wo?

P: Etwa hier im Gelenk.

I: Da unten?

P: Ja, da hat es angefangen.

I: Innen oder außen?

P: Ringsherum.
I: Und wie weit hinauf ist es gekommen?
P: Nicht weit, so bis unters Knie.
I: Bis unters Knie. Wie alt sind Sie jetzt?
(Der Übergang wirkt im Transkript brüsk, im Gespräch ergab sich eine Pause, die den Themen-wechsel erlaubte.)
P: Ich habe damals, als ich noch gearbeitet habe, gebaut. Und da habe ich auch noch etwas mitgeholfen, wenn ich frei hatte, das war vielleicht etwas viel, ich weiß es nicht, wir sind schon ein paar Jahre fertig mit dem Haus, es ist ein schönes Haus.
(Diese Schilderung des Patienten läßt daran denken, daß bei der Krankheitsentstehung soziale Umstände eine Rolle gespielt haben könnten.)
I: In Nods.
P: Ja, ich könnte Freude daran haben.
6;8 I: Ja, und wer gehört noch alles zu Ihrer Familie jetzt, Ihre zweite Frau und sonst noch jemand?
P: Ja, die Tochter und die Söhne, vier Söhne.
I: Wie alt ist der Älteste?
P: Vierzig.
I: Wo ist er?
P: In Thun bei der Post.
I: Hat er Familie?
P: Ja, er hat eine Familie.
I: Und wie geht es ihm?
(Diese offene Frage ermöglicht dem Patienten, nicht nur über körperliche, sondern auch über psycho-soziale Probleme zu sprechen.)
P: Nicht gerade so gut.
I: Nicht gerade so gut?
P: Er ist geschieden.
Der Patient verbirgt seine Sorgen nicht, sondern kann offen darüber sprechen.)
I: Wann?
P: Letztes Jahr, nein dieses Jahr im Frühling.
I: Und Sie haben gewußt, daß es nicht gut ging?
P: Ja, wir haben es ungefähr gewußt. Wir haben es schon von Anfang an geahnt, als wir das Mädchen kennengelernt haben.
I: Ja.
P: Wir haben alles Kinder, die machen sich gut, einer ist sogar Bankdirektor.
I: Wie heißt er?
P: Ueli.
I: Hat er Kinder?
P: Ja, er hat drei Mädchen.
I: Drei Mädchen, und wie geht es denen?
P: Sehr gut, das ist eine gute, liebe Familie. Und noch ein anderer lebt in Zürich.
(Der Interviewer hätte erst auf den Sohn in Zürich, der vom Patienten spontan genannt wird, eingehen sollen, bevor er nach den anderen Kindern fragt.)
I: Und nach Ueli kommt wer?
P: Dann kommt der Hans, nein, nicht der Hans, nach dem Ueli kommt die Theres.
I: Die Theres, wo lebt sie?
P: Die ist in Biel verheiratet.

I: Wie alt ist sie?
P: Sie ist 37.
I: Und wie geht es ihr?
P: Sehr gut.
I: Hat sie auch Familie und Kinder?
P Ja, sie hat ein Kind.
I: Und wie geht es dem?
P: Gut, gut.
I: Und nach der Theres kommt?
P: Der Urs.
I: Urs, wie alt ist er?
P: Der ist, der ist, warten Sie jetzt, . . ., 39, 40, 41, 43 ist er geboren, . . .
I: 43, dann wäre er wie alt heute?
P: Der ist zwei Jahre, zwei Jahre jünger, der ist 46 geboren, nein 45.

(Der Patient muß selbst versuchen, das richtige Alter zu finden, das bereitet ihm viel Mühe. Das könnte auf eine zerebale Insuffizienz hinweisen. Es mag auffallen, daß der Interviewer nach den Vornamen der Kinder fragt.)

I: Was macht er?
P: Der ist Leiter von der Produktion in der Käserei Biel.
I: Hat er auch Familie?
P: Ja, der hat ein Mädchen und einen Buben.
I: Und wie geht es ihnen?
P: Ja, da geht es gut.
I: Dann hätten wir also Ueli, Theres, Urs und dann kommt wer?
P: Dann der . . .
I: Hans.
P: Und eben der Fritz, das ist der älteste.
I: Wie geht es dem Hans?
P: Ja, ausgezeichnet.
I: Wo ist er zu Hause?
P: Auch in Zürich.
I: Und was macht er?
P: Er ist Elektrikermeister.
I: Hat er auch Kinder?
P: Der hat zwei Buben.
I: Wie geht es denen?
P: Gut.
I: Dann kommt Fritz als ältester.
P: Ja.
I: Wie geht es ihm gesundheitlich?
P: Finanziell passiert dem nichts.
I: Und gesundheitlich?
P: Ganz gut, er könnte ein ganz guter Sportler sein, er hat einfach keinen festen Willen.
I: Und Ihre erste Frau, wann haben Sie sie verloren?   6
P: 1962
I: Wie alt ist sie geworden?
P: 52

I: Und was hat sie gehabt?

P: Eigentlich nichts, wir sind zu Hause gewesen, die ganze Familie, es war an einem Samstag, und da sagt meine Frau, sie wolle ins Bett, es sei ihr nicht wohl. Und später hat der Hans dann nachgeschaut – Hans der Elektriker ist noch dagewesen – wir müssen sofort den Doktor haben, hat er gesagt, und als er gekommen ist, sagte er: «Der Frau fehlt nichts, die ist bei guter Gesundheit, er gebe ihr jetzt eine Beruhigungsspritze.» Und nachher ist er zur Tür hinaus, und dann war sie tot.

Die Angaben des Patienten sind sachlich, er wirkt ruhig und gefaßt. Es ergibt sich kein Zeichen von unaufgelöster, noch vorhandener Trauer, die zur augenblicklichen Erkrankung ursächlich hätte beitragen können.)

I: Und weiß man, was es war?

P: Nein.

I: Das hat man nie erfahren?

P: Nein, das hat man nie erfahren.

8 I: Wie lange sind Sie dann allein gewesen?

P: Etwa zwei Jahre.

(Zwei Jahre dürfen als obere Grenze für die Dauer eines normalen Trauerprozesses angesehen werden.)

P: Ja, es ist dann fast nicht mehr anders gegangen; mit den halbwüchsigen Kindern.

I: Und Ihre zweite Frau, wie ist sie gesundheitlich dran?

P: Die ist ganz gesund.

I: Ganz gesund.

P: Sie ist jedenfalls nie krank gewesen.

5 I: Und Sie selbst vor dem November 1978?

(Der Frage zu Schritt 5 erscheint hier günstig, da der Patient gerade über frühere Krankheiten der Angehörigen berichtete.)

P: Ja, was hab ich so gehabt – einmal habe ich ein Auge entfernen lassen müssen, das rechte.

I: Was war damit?

P: Sie haben gesagt, daß es etwas sei wie eine Krebskrankheit, ich weiß es nicht mehr so genau, ich spüre davon nichts mehr.

(Die Schilderung des Patienten ist weiterhin sachlich und undramatisch. Vor Ausbruch seiner Krankheit scheint der Patient ein ausgeglichener Mensch gewesen zu sein. Dies und der präzise Bericht – trotz der intensiven und dramatischen Schmerzen – sprechen gegen bedeutsame, psychische Faktoren bei der Genese der Erkrankung.)

I: Wann war das mit dem Auge?

P: 1951

I: Und von da an haben Sie nie mehr etwas gehabt?

P: Nein, gar nichts mehr.

I: Gab es sonst noch etwas, noch früher?

P: Ja also, so Brüche . . .

I: Leistenbrüche?

P: Ja.

(Der Patient verzieht schmerzlich das Gesicht.)

I: Was spüren Sie jetzt gerade?

P: Das Bein.

I: Wo?

P: Da drin schmerzt es jetzt, da hinunter.

122

I: Was spüren Sie?
P: Einfach den Schmerz, wahnsinnig, uiii.
I: Kann man Ihnen helfen?
P: Das vergeht gleich wieder – eine Spritze würde am längsten helfen.
I: Was denken Sie, was es sein könnte?   4. 4
   *(Der Patient wird vom Interviewer als gleichberechtigter Partner angesehen und nach seiner
   eigenen Meinung befragt.)*
P: Ich habe immer gedacht, es sei eine Nervensache.
I: Ja.
P: Das habe ich gedacht, eine Nervensache.
I: Ja, wie sind Sie auf diese Idee gekommen?
P: Ja, es schien mir, wenn etwas so kommen und gehen kann, könnte es gewiß ein
   Nerv sein. Das hat mir auch Dr. Hoffmann gesagt.
I: So.
P: Das sei sicher eine Nervensache. Und dann hat Dr. Hoffmann gesagt: «Jetzt kön-
   nen Sie wieder zu Ihrem Hausarzt.»
I: Haben Sie eine Vorstellung, was man dagegen machen sollte?
   *(Für das Arbeitsbündnis und die weitere Zusammenarbeit mit dem Patienten – Compliance – ist
   von besonderer Bedeutung, daß der Patient zum Mitplanen ermuntert wird.)*
P: Ich weiß selber nicht, irgendwie mit Beruhigung anfangen, und irgendwie ein
   Schmerzmittel, aber ich bin nicht Arzt.
I: Ja, ich frage Sie auch nicht von dieser Seite her.
P: Also nach meinem Urteil.
I: Genau, genau das wollte ich fragen.
   Bis jetzt habe ich Sie das gefragt, was ich für nötig gehalten habe. Ich bringe Sie
   jetzt ins Wartezimmer, schaue die Unterlagen durch, und komme dann in etwa
   15 Minuten wieder zu Ihnen, um sie zu untersuchen. Dann würden Sie sich also
   jetzt einen Moment gedulden.
   (Der Interviewer erläutert dem Patienten die nächsten notwendigen Schritte.)
P: Ja, das ist recht.
I: Haben Sie noch irgendeine Frage an mich im Moment?
P: Eigentlich nicht.
I: Gut.

Interview von Frau N. C., geb. 1942 (37jährig)

(Das Aussehen der Patientin entspricht ihrem Alter, sie trägt eine etwas unvorteilhafte, nicht sehr weibliche halblange Frisur.)

I: Ich habe weder die Röntgenaufnahmen gesehen, noch den Bericht gelesen. Ich möchte mir selbst ein Bild machen, unbeeinflußt. Nachher werde ich die Berichte selbstverständlich lesen.

(Immer wieder habe ich erlebt, wie sehr Vorwissen den Interviewer in der Anamneseerhebung stört, seine Überlegungen beeinflußt und Vorurteile bewirkt. Deshalb verzichte ich auf das Studium der Unterlagen vor dem Erstgespräch.)

Ich weiß also nichts von Ihnen, ich glaube, es geht um ein Schmerzproblem?

(Die Patientin setzt sofort mit der Schilderung ihres Befindens und des jetzigen Leidens ein. Deshalb verzichte ich auf die Schritte 2 und 3, das Schaffen einer günstigen Situation und die Frage nach den Affekten.)

P: Ja, ich habe seit vier Jahren Gesichtsschmerzen, dazu halben Kopfschmerz, und das ganze Körperviertel.

(Die Verwendung der Begriffe «Gesichtsschmerzen», «halber Kopfschmerz» und «das ganze Körperviertel» anstelle einer sachlichen Schilderung von Art und Lokalisation der Schmerzen machen mich stutzig. Ich denke, daß ein bedeutsamer Anteil am Leiden psychischer Natur sein könnte, denn eine organisch bedingte Störung würde direkter, weniger gestelzt und in einfacheren Worten geschildert.)

Dann der Arm, – das ist aber schon vorher gewesen. Aber seit vier Jahren ist es unerträglich geworden. Ich habe 19 . . . warten Sie . . . ich habe 1971, nein 1969 eine normale Geburt gehabt, ein Sohn. Und im 1971 habe ich dann eine Schwangerschaftsvergiftung gehabt, ich bin nämlich Rhesus negativ und das war im 8. Monat, daran angeschlossen hat sich eine Polyarthritis . . . und das hat man mit Goldinjektionen bekämpft, und dann schon während der 1. Schwangerschaft . . . habe ich immer Ischias gehabt. Das ist zwar immer wieder weggegangen, aber dann hat es in der Schulter angefangen und nach dieser Schwangerschaftstoxikose bin ich immer in die Chiropraktik gegangen. Zeitweise war es dann wieder besser, aber nachher ist es immer mehr zum Nacken hin gegangen. Sie (die Ärzte) sagen, es sei ein Zervikalsyndrom.

(Der Sprung vom Gesichtsschmerz zum Jahr 1971 ist merkwürdig, die Vermengung ihrer Rhesuskonstellation mit der Schwangerschaftstoxikose fällt mir auf.)

I: Links in den Nacken?

P: Ja, es ist immer alles links und so hinten hinauf, ich habe viel Kopfweh gehabt, es ist einfach da eine Spannung. Vor vier Jahren ist es plötzlich in das Gesicht gegangen. Ich habe auch viele Kieferhöhlenvereiterungen auf dieser Seite gehabt. Nie sehr stark und nachher hatte man die Idee, es könnte von den Zähnen herkommen. Man hat daraufhin geröngt, aber nichts gefunden. Ich habe immer gesagt, ich hätte das Gefühl, es sei ein Eiterzahn oder so etwas. Der Nasen-Ohren-Spezialist hatte auch das Gefühl, es könne vom Zahn kommen. Man hat dann angefangen, verschiedene Zähne aufzubohren auf der linken Seite. Man hat aber nichts gefunden. Die Schmerzen wurden immer schlimmer. Ich bin dann zum Rheumatologen Dr. C. und der hat Gelenkrheumatismus festgestellt. Ich habe ja schon wegen der

Polyarthritis viel Gelenkschmerzen gehabt, eigentlich in allen Gelenken, aber diese Schmerzen waren wieder weggegangen. Man hat dann also in den Zähnen herumgebohrt und dann gesagt, es sei ein Costensyndrom. Ich habe dann eine Schiene bekommen, mit der ging es ein wenig besser. Eigentlich hat man aber bei den Zähnen nie etwas gefunden. Dann habe ich noch mit der Gallenblase Beschwerden gehabt. 1980 habe ich die Gallenblase operieren lassen. Ich hätte viele Gallensteine gehabt und es sei sehr entzündet gewesen. Es sei also nötig gewesen, die Operation durchzuführen, hat der Arzt gesagt. Aber nachher habe ich noch mehr Kopfweh als vorher gehabt und auch die Zahngeschichte ging weiter. Nach der Gallenoperation ging ich nach Rheinfelden zu Dr. T. und der kam zum Schluß, es habe doch mit den Zähnen zu tun. Darauf ging ich wieder zum Zahnarzt, der sagte, ich würde die Materialien nicht ertragen im Mund. Darauf wechselte man alles aus. Ich hatte schon Schrauben drin, auch die wechselte man, entfernte alle Amalgamfüllungen, und auch die Einlagen konnte ich offenbar nicht ertragen.

(Die Monolog-artige Schilderung, die vielartigen Schmerzen, die Hilflosigkeit der Ärzte, sie zu erklären, wären für Schmerzen, die auf einer organischen Basis beruhen, ungewöhnlich.)

P: Schon damals ging ich zu Herrn Dr. Thüler, das ist ein Psychologe, zuerst nur um das autogene Training zu lernen, später machte er das katathyme Bilderleben mit mir. Mit der Zeit bekam ich durch die starken Schmerzen einfach Depressionen. Und was ich immer hatte, ich war sehr müde – und ich weiß jetzt im Nachhinein nicht, ob das versteckte Depressionen waren von der Schwangerschaftstoxikose her, oder ist der Schmerz die Ursache der Depressionen, ich vermag das nicht zu sagen. Dieses Frühjahr hatte ich nun einen Zusammenbruch, ich mußte darauf in die Ferien. Ich bekam dort aber so starke Schmerzen, der Nordwind ging so stark, und ich war dadurch vier Wochen quasi nur im Bett. Was ich noch vergessen habe, man hat dann doch etwas in den Zähnen gefunden: und zwar an diesen zwei da (Patientin zeigt) ich hatte ja gesagt, ich sei ganz sicher, daß da etwas sei. Sie haben dann aufgemacht und der Knochen war also zerfressen.

(Die Patientin stellt selber fest, daß sie neben den Schmerzen auch seelisch leidet, aber sie verwendet nicht erlebensnahe Worte, sondern verbirgt das eigentlich Erlebte wie auch schon bei der Schilderung der Schmerzen hinter Begriffen wie «Depressionen», «Zusammenbruch».)

I: Also beim ersten und zweiten Zahn oben links?

P: Ja, beim zweier und dreier, der Knochen war durchgefressen, beim dreier ganz, beim zweier fing es an. Ich spüre jetzt auch die Narbe immer und das Hauptproblem sind die Verkrampfungen. Ich fing dann an, Medikamente zu nehmen, aber genützt haben sie nichts, im Grunde genommen wurde es schlimmer, durch die Psychopharmaka und die Schmerzmittel. Jetzt weiß ich einfach nicht mehr weiter.

I: Darum kommen Sie?

P: Ja.

I: Zu mir.

P: Da hat der Zahnarzt, – ich habe ja jetzt wieder so eine Schiene, weil ich total . . . sie haben mir oben alles neue Kronen gemacht, aber daraufhin hat der ganze Biß nicht mehr gestimmt . . . Ich habe mich einfach total verkrampft. Jetzt mit der Michigan Schiene sollte sich das lösen. Jede Woche muß ich ein- bis zweimal die Schiene anpassen lassen. Aber das im Nacken – ich weiß nicht, ob das einen Zusammenhang damit haben kann. Ich war auch einmal bei Frau T. im Spital Bellevue, die ist Physiotherapeutin. Sie sagte, es könne schon vom Nacken kommen. Nach den Röntgenbildern, so meinte sie, würde sich der zweite Halswirbel verschieben, wenn ich nach vorne unten schaue. Sie fragte dann, ob ich eine Polyarthritis gehabt hätte. Es könne nämlich sein, daß sich die Bänder dadurch gedehnt hätten, daß jetzt einfach die Wirbelsäule zu locker sei, die ganze – und das dann würde nach oben rutschen, ein wenig. Aber noch würde sie zu nichts außer Turnübungen raten (leise) . . . Die mache ich schon, aber es nützt nichts. Es ist wahrscheinlich so, ich verkrampfe mich, habe Angst . . . und ich komme einfach nicht mehr aus diesem Teufelskreis heraus.

2 I: Sind Sie eigentlich bequem so, wenn Sie jetzt mit mir sprechen? Wie Sie sagten, spüren Sie etwas links vom Hals, am linken Hinterkopf, dann die linke Gesichts- hälfte, auch die Wangenknochengegend, die Oberlippe links, die linke Schulter, also das linke obere Viertel wie Sie sagen.

(Ich versuche Schritt 2 nachzuholen und zugleich die verwirrende Vielfalt von Beschwerden etwas zu klären und zu gruppieren. Ich hoffe, daß die Patientin dann näher auf die einzelnen Schmerzen eingehen kann in Bezug auf die sieben Dimensionen.)

P: Ja, aber es geht bis in die Fingerspitzen . . .

(Schon wird eine neue Lokalisation angegeben. Ich werde an Schritt 3, die Landkarte erinnert und suche sie zu ergänzen, bevor ich mit Schritt 4 das Jetzige Leiden bezüglich der Dimensionen zu erfassen versuche.)

3 I: Gibt es außer dem, was Sie bis jetzt erwähnten, noch etwas, von dem Sie denken, das sollte ich auch noch sagen?

P: Als Kind ist es mir sehr gut gegangen. In der Pubertätszeit hatte ich aber einen vereiterten Zahn hier vorn. Daraufhin eine Mundfäule und zwar ziemlich schlimm. Ich war drei Wochen im Bett, wurde mit Penicillin vollgepumpt und nachher mußte ich noch zur Kur. Und von da an war ich häufig sehr müde und auch nicht mehr so selbstsicher wie vorher. In der Schule hatte ich eigentlich nie Probleme. Es ist mir immer gut gegangen. Ich bin dann ins Lehrerseminar, aber das ist vielleicht schon . . . ich wäre nämlich lieber ins Gymnasium gegangen, meine Eltern hatten aber nicht genug Geld. Das Seminar hat der Staat bezahlt, das Gymnasium aber nicht. Dies ist vielleicht auch noch ein Grund, der eine Rolle spielt.

(Überraschenderweise kommt jetzt nicht eine Ergänzung zur Landkarte, sondern ein Stück aus der psychischen Entwicklung, Schritt 7. Ich bin durch den merkwürdigen Ablauf des Gesprächs verwirrt. Das Springen hat sicher seine tiefere Bedeutung, die Erwähnung der verhinderten Ausbildung z.B. ist wohl bedeutsam, im Ablauf fällt mir aber vor allem das unvermittelte Wechseln der Inhalte auf und ich denke an intensiv wirksame psychische Mechanismen wie «Verleugnung», «Verdrängung», «Spaltung».)

P: Ja, und nachher habe ich . . . ich habe Schule gegeben, das ist eigentlich relativ gut gegangen. Bevor ich Schule hielt, also noch im Seminar . . . hatte ich wahnsinnige Angst vor den Probelektionen. Ich hatte immer Schwierigkeiten damit. Und nach- her habe ich geheiratet und ja, da ist vielleicht der Fehler passiert. Ich hätte vielleicht in dieser Zeit noch etwas arbeiten sollen, aber ich blieb allein in meinen vier Wänden, weil kurz darauf mein Mann und ich nach Kanada gingen und 1 $\frac{1}{2}$ Jahre später bekam ich dann das erste Kind.

I: Waren Sie zur Geburt schon zurück oder noch in Kanada?

P: Ich bin vorher zurückgekommen, weil wir nicht genug Geld hatten und mein Mann ohnehin in die Schweiz zurückgehen mußte. Und wegen der Geburt flog ich dann früher. Und ich . . . ich hatte denn auch einen Kaiserschnitt bei der ersten Geburt. Bei der zweiten ging ja dann eben alles schief und sie sagten, es sei ein

Wunder, daß ich noch lebe. Da war ich dann fünf Wochen im Spital, totales Nierenversagen und Gelbsucht.

I: Das ist 1971 gewesen?

P: Ja, 1971.

I: Wie alt waren Sie damals?

P: Ich war 24 Jahre, nein 27 Jahre alt.

I: Also bei der zweiten Schwangerschaft, bei der ersten waren Sie 24 Jahre alt. In welchem Spital waren Sie bei der zweiten Geburt?

P: Im Elfenauspital, das war Dr. David. Es ging damals alles einfach nicht gut. Er hatte gerade seinen Fuß gebrochen. Ich war zu Hause und habe mich krank gefühlt. Wir haben dann meinen sogenannten Hausarzt kommen lassen. Das war wahrscheinlich der schlechteste der ganzen Stadt, den wir damals hatten. Er hat mir einfach Medikamente verschrieben und gesagt, ich hätte . . . also ich hatte solche Beschwerden, daß ich fast nicht mehr atmen konnte, und ich sagte ihm, ich hätte die Beine voll Wasser. Aber der hat mich nicht einmal untersucht, auch nicht den Blutdruck gemessen, nichts. Daraufhin hat mein Mann das Wasser (Urin) ins Spital gebracht. Dort haben sie aber auch nichts gefunden. Dann bin ich noch zum Hals-Nasen-Ohren-Arzt gegangen, weil ich ja fast nicht mehr atmen konnte, aber der fand auch nichts besonderes heraus. Dann mußte ich ja sowieso zum Frauenarzt und der sagte: Sofort hier blieben. Zwei Tage später war das Kind tot.

I: Sie haben das Kind verloren. Hatten Sie nachher noch eine Schwangerschaft?

P: Nein, man hat mir davon abgeraten, weil das Gleiche wieder passieren könnte. Mein Mann ist Rhesus positiv. Und ich habe vor etwa 5 Jahren einen Test machen lassen, einen Antikörpertest. Daraufhin hat der Frauenarzt gesagt, ich solle ja nicht wieder schwanger werden, die Antikörper wären noch wahnsinnig hoch.

I: Wie schützen Sie sich?

P: Mit Condom, aber im Moment ist das auch ein wenig problematisch. Ich fühle mich auch nicht zum Geschlechtsverkehr in der Lage, ich bin ja so müde, das scheint eben an der Depression zu liegen. Vorher hatte ich keine Probleme in dieser Beziehung.

P Das heißt ein Problem gibt es: Es hat mir bei der Schwangerschaft, also bei der zweiten Geburt, hat es mir unten alles zerrissen. Die Scheide, und das tut dann oft weh, vielleicht gibt das unbewußt auch eine Abwehrreaktion.

I: Ist sonst noch etwas von dem Sie sagen würden, es ist nicht so wie es sein sollte?

P: Es ist einfach so, ich möchte gerne etwas tun . . . ich komme mir jetzt einfach als grüne Witwe vor und ich kann es jetzt nicht mehr, ich kann mich einfach nicht genug zusammenreißen. Alle sagen, wenn Du arbeiten würdest, ginge es Dir besser. Das stimmt wahrscheinlich auch. So komme ich einfach nicht aus dem Dreck heraus.

I: Mh, ja . . . wir sollten noch darauf zurückkommen, ob das stimmt, daß wenn Sie arbeiten würden, es Ihnen besser ginge. Man könnte es sich ja auch umgekehrt vorstellen und sagen: Wenn es mir besser ginge, könnte ich ja auch etwas machen. Lassen wir das vorläufig einfach einmal offen. Sonst noch etwas worunter Sie leiden?

(Ich möchte theoretische Erörterungen vermeiden, sie bringen nichts. Und lieber auf Grund von Erlebtem und Beobachtetem zum Verstehen der Zusammenhänge zwischen Beschwerden und Lebensgeschichte kommen. Was ich aber der Patientin vermitteln möchte, ist die Anregung zur Selbsterforschung und das Fallenlassen von Lösungsversuchen, die Probleme nur überspielen.)

P: Jetzt bei Herr Dr. Th. sind wir darauf gekommen, daß wahrscheinlich – und das dachte auch Dr. M. – daß ich frustiert sei durch den Umstand, daß mein Mann so beschäftigt ist. Er hat Erfolg und mein Sohn kommt jetzt ins Gymnasium. Es gibt nicht mehr viel zu tun. Ob das eine Rolle spielt – ich weiß es nicht.

(Natürlich kann die von der Patientin geäußerte Vermutung stimmen. Wären damit aber alle krankmachenden psychischen Faktoren erfaßt, müßte es ihr besser gehen. Die «Deutung», die sie aufgenommen hat und mir gibt, ist eine intellektuelle, angeklebte, die Wesentliches verdeckt. Ich gehe jetzt auf Schritt 6, Familienanamnese und 8 soziale Umstände ein, weil die Patientin jetzt assoziativ bei diesen Themen ist und beschließe, das Jetzige Leiden erst später wieder dran zu nehmen. Es ist so verwirrend und bizarr, daß ich wohl kaum wesentliches Organisches dabei verpasse.)

8 I: Eben sagten Sie, Sie fühlen sich jetzt als grüne Witwe. Das würde bedeuten, daß wichtige Menschen von Ihnen getrennt sind während des Tages. Wo geht der Sohn in die Schule?
P: Er geht ins Gymnasium und ist den ganzen Tag über weg, weil die Distanz zu groß ist um nach Hause zu kommen. Ich weiß nicht, aber ich habe das Gefühl, es sei nicht in erster Linie das. Wenn es mir gut geht, kann ich mich beschäftigen, habe ich den Eindruck. Aber wenn es mir schlecht geht, habe ich einfach die Kraft nicht. Es ist eben schwierig zu sagen, wo die Ursachen liegen.
I: Was arbeitet Ihr Mann?
P: Er ist Gymnasiallehrer.
I: Welches Gebiet?
P: Er ist Historiker.
I: Und der Sohn geht ins Gymnasium. Wie geht es ihm?
P: Ihm geht es glänzend.
I: Wie heißt er?
P: Ulrich.
I: Aha, Ulrich und wie geht es ihm gesundheitlich?
P: Es geht ihm sehr gut, er ist nie krank und hat keinerlei Probleme, auch schulisch nicht.
I: Weiß er schon was er machen will?
P: Nein, im Moment ist er Tier-verrückt, aber . . .
I: Wie geht es Ihrem Mann?
P: Er ist oftmals etwas überfordert. Dann komme ich noch dazu, was mich dann auch noch mehr . . .
I: Wie äußert sich das mit der Überforderung bei Ihrem Mann?
P: Er hat oft Kopfschmerzen, aber er ist immer sehr liebenswürdig, sagt nie ein böses Wort oder so. Er ist sehr beherrscht, er kann sich sehr zusammennehmen. Dazu hat er gute Nerven. Aber er ist dann oft auch müde.

(Die Beziehung zum Ehepartner wirkt idealisiert, wenig lebendig und affektiv gehemmt. Echter Kontakt scheint rar zu sein, sie hat Schmerzen, er ist müde und von Kopfschmerzen geplagt.)

I: Wie alt ist Ihr Mann?
P: 41 Jahre. Er ist so ein leptosomer Typ, schlank und ruhig.
I: Er ist 41 Jahre alt und Sie?
P: Ich bin 37.
5 I: Ja, kommen wir auf Ihre schweren Erkrankungen zurück. Die Niere arbeitete damals nicht, sie hatten eine Gelbsucht und durch die Geburt gab es Verletzungen. Haben Sie noch andere Beschwerden gehabt?

P: Ja, die Gallensteine. Aber ich hatte so Angst vor dem Spital, daß ich die Operation hinausgezögert habe. Ich hätte schon früher gehen sollen.

I: Wo sind Sie operiert worden?

P: Bei Dr. Peter im Elisabethspital.

I: Wann war das?

P: Vor zwei Jahren.

I: Können Sie mir Ihre Beschwerden mit den Gallensteinen damals beschreiben?

(Ich lasse es nicht dabei bewenden, daß es Gallensteine waren und daß gemäß Arzt eine Operation nötig war. Vor allem wird die Beschreibung der Symptome der Cholecystopathie bei der Beurteilung helfen, auf welche Art die Patientin Schmerzen mit klarem organischem Substrat beschreibt. Ob anders als die des jetzigen Leidens, oder ähnlich vage und bizarr.)

P: Es war mir häufig übel. Koliken hatte ich nur am Anfang. Ich ging dann zum Röntgen und es hieß, ich hätte Gallensteine. Ich habe daraufhin mit dem Essen aufgepaßt und so auch nie mehr eine Kolik gehabt. Aber es war mir dauernd schlecht. Später hat man gesagt, die Migräne und all das könne auch von der Galle kommen. Deshalb hat man sie ja dann auch herausgenommen. Es war wirklich nötig. Ich bin auch oft in der Nacht aufgewacht. Es war mir immer furchtbar elend. Erbrechen mußte ich aber eigentlich nie, aber ich konnte einfach nichts essen.

I: Hat es Speisen gegeben, die Ihnen besonders Beschwerden gemacht haben?

P: Eigentlich vertrug ich alles nicht, was bläht. Auch Fettiges nicht.

I: Und bei diesen Koliken, was haben Sie gespürt?

P: Ich habe wahnsinnige Schmerzen gehabt, so krampfartig, ich weiß gar nicht mehr, ob ich auf dem Boden lag, es hat einfach auch ausgestrahlt hinten hinauf.

I: Von wo nach wo hat es ausgestrahlt?

P: Von hier an hinauf.

I: Also vom rechten Oberbauch, vom Rippenbogen gegen die Achselhöhle hin.

P: Ja, irgendwie da hinauf. So genau kann ich es nicht mehr sagen, es ist ja schon länger her. Nachdem hatte ich ja nie mehr Koliken.

I: Was für eine Art Schmerz war das?

P: Ja, so stechend, krampfartig.

I: Ja, und im zeitlichen Ablauf, wie ist das vor sich gegangen?

P: Es dauerte ein paar Stunden. Mein Mann ging zu einem Arzt und der gab ihm Buscopan mit. Daraufhin wurde es besser.

I: In welcher Form nahmen Sie das Buscopan?

P: Es waren Zäpfchen.

I: Wie lange hat es gedauert bis Sie etwas von der Wirkung bemerkt haben?

P: Das weiß ich nicht mehr.

(Lokalisation, Ausstrahlung und Nahrungsabhängigkeit würden passen. Wenn die Angaben dem Operationsbefund entsprechen, kann ich schließen, daß die Patientin bei Schmerzen mit organischem Substrat zu klarer Schilderung imstande und nicht suggestibel ist. Sie sagt genau, woran sie sich nicht zu erinnern vermag. Daraus ergibt sich, daß die jetzigen Schmerzen einen bedeutsamen psychischen Anteil haben, wenn überhaupt organisch Veränderungen vorliegen.)

I: In den Stunden, wo Sie den Anfall hatten, waren die Schmerzen krampfartig, stechend. Hat die Intensität gewechselt?

P: Ich könnte das nicht mehr so genau sagen.

I: Sie sagten, Sie wären am Boden gelegen.

P: Ja, im Schlafzimmer lag ich am Boden.

I: Wissen Sie noch in welcher Stellung Sie am Boden lagen?

P: Das weiß ich nicht mehr genau.

I: Haben Sie seither noch solche Beschwerden gehabt?

P: Nein, ich habe das nie mehr gehabt. Nachdem ich gewußt habe, was es ist. Damals bei der Kolik, das weiß ich noch, habe ich etwa ein Pfund Aprikosen gegessen, und offenbar diese Steinfrüchte schlecht vertragen.

I: Und jetzt leiden Sie auch vor allem an Müdigkeit. Sie können sich nicht recht aufraffen und Sie fragen sich, was kam zuerst. Der Schmerz oder das von dem Sie annehmen, es sei wie eine Depression. Und seit vier Jahren haben die Schmerzen deutlich zugenommen.

(Ich kehre zu Schritt 4, dem Jetzigen Leiden, dem Gesichtsschmerz, zurück.)

4.2　I: Können Sie, nachdem Sie beschrieben haben, wo es ist, jetzt sagen, welcher Art dieser Schmerz ist?

P: Es ist nicht immer gleich. Manchmal ist es wie eine gewöhnliche Migräne, es ist mir dann auch übel und zieht sich über den ganzen Kopf hin. Aber das ist eigentlich selten. Normalerweise ist es einfach eine Verspannung im Nacken und nur links, dann Verspannung im Kiefer und auch da oben Verkrampfungen.

I: Sie zeigen gegen den Scheitel hin.

P: Ja da, überall. Gegenwärtig auch da . . .

I: Also zum Hals und zur Schulter hin?

P: Ja, das ist noch so ein Punkt.

I: Am Oberarm außen?

P: Es sind viele Punkte, die auf Druck schmerzhaft sind.

I: Können Sie mir genau sagen wo?

P: Ja, es sind viele, da ist einer . . .

I: Gegen den Scheitel hin.

P: Manchmal wechseln sie auch und sind nicht an derselben Stelle.

I: Wo noch?

P: Dann ist hier eine sogenannte Myogelose.

(Immer wieder Ärztejargon und vage Formulierungen.)

4.4　Auf diese Seite kann ich mich hinunterbücken, aber auf die andere geht es überhaupt nicht.

I: Da gibt es einen Unterschied. Sie sagten, es spannt. Gibt es noch einen anderen Begriff dafür?

P: Ja, verkrampft.

I: Noch andere?

P: Manchmal, wenn ich es im Gesicht spüre, als ich im Bett war, hatte ich eher das Gefühl, es sei eine Neuralgie. Also so richtig ein Nervenschmerz.

(Immer wieder Ärztejargon und vage Ausdrucksweise.)

I: Was war das für eine Art Schmerz?

P: Vorne brennend.

I: Bei der Wange?

P: Ja, und hier so der Augenpunkt, z. B. dann mehr so ein dumpfer Schmerz . . .

I: In der Augenbraue?

P: Hier habe ich einen Punkt, den darf ich gar nicht richtig berühren, sonst schmerzt mich die Wange überall.

I: Also wenn Sie den Knochen über der Wange berühren?

P: Ja, wenn ich so darüber streiche.

I: Die Nasenwurzel da links?

130

P: Hier nicht, aber da, die Schläfe, da sind wieder Verkrampfungen, die habe ich auf der anderen Seite nicht, . . . ich weiß nicht, ob das Myogelosen sind oder was.

I: Sie sagen also es sei verkrampft, dann brennend in der Wange. Gibt es noch andere Begriffe?

P: Ja, auch ziehend, aber es ist schon das krampfartige, das überwiegt.

I: Haben Sie selbst – außer der Berührung, die dann mehr weh tut – sonst noch etwas bemerkt, was eine Verschlimmerung zur Folge hat?   4.6

(Die Adjektive «verkrampft, brennend, ziehend» in einer doch recht eng begrenzten Region sind eine zu große Zahl für ein organisch bedingtes Leiden.)

P: Manchmal nach dem Essen, dann ist einfach der Kiefer . . . da der Kiefergelenkskopf, ich habe manchmal das Gefühl . . . das «knackt» dann so. Ich schiebe den Kiefer nach vorn, und dann «knackt» es im Gelenk. Und ich wache auch in der Nacht auf, jede Nacht etwa um ein Uhr, dann ist der Nacken verspannt und der Kiefer verkrampft.

I: Gibt es außer dem Kauen sonst noch etwas, das verschlimmernd wirkt?

P: Also wenn ich handarbeite oder stricke oder fernsehe, in dem Moment, in dem ich mich hinsetze wird es immer schlimmer. Immer wenn ich mich bewege ist es besser. Z. B. wenn ich etwas im Garten mache, da bin ich dann auch abgelenkt. Vielleicht ist es auch besser, wenn ich spazieren gehe, – aber so bald ich sitze: das ist eigentlich die schlimmste Lage.

I: Und Sie sagten, daß es nach dem Essen stärker sei?

P: Ja . . . ich kann das nicht so generell sagen, es kam mir schon ein paar Mal so vor, als sei es nach dem Essen gekommen. Aber das ist eher neu. Wahrscheinlich einfach dadurch, daß der Biß nicht aufeinander stimmt, verkrampfe ich mich beim Essen. Und dann ist da noch ein Zahn, der zu hoch ist. Den wollten sie aber nicht abschleifen, weil er sonst plötzlich zu tief sein könnte. Sie haben darum das Ganze etwas erhöht (Sie meint die Okklusion).

I: Spielt es eine Rolle, wie Sie sitzen? Man kann ja auf sehr verschiedene Art und Weise sitzen.

P: Ich weiß nicht recht . . . es fehlt uns ein bequemer Sessel, ich sollte eben schon lange einen kaufen. Zum Lesen sitze ich gerade, ich habe mir jetzt ein Lesepult gekauft, damit ich nicht zu sehr nach unten schauen muß. Das ist sicher, daß es mir nicht gut tut, wenn ich nach unten schauen muß.

I: Was merken Sie dann?

P: Es verkrampft sich einfach sofort da hinten.

I: Gibt es sonst noch etwas was Sie merken außer Sitzen, Lesen, Handarbeiten, nach dem Essen, von dem Sie wissen, daß es die Beschwerden verschlimmert?

(Die Dimension Lokalisation ist unpräzis, die Qualität sehr vielfältig, die verschlimmernden Faktoren sind wenig umschrieben und wenig eindeutig.)

P: Ja, wenn ich mich aufrege (lacht dabei).

I: Wenn Sie sich aufregen?

P: Ja, das ist also schon, doch . . . ein Beispiel: Am vergangenen Wochenende haben wir eine Taufe gehabt, ein Kind vom Bruder meines Mannes. Sie haben vier Kinder, davon eines adoptiert, es war das dritte. Es ist mir eigentlich gut gegangen tagsüber. Aber am Abend habe ich das heulende Elend gekriegt, weil . . .

I: Was hat Sie so getroffen? (Weint, Pause)

(Das Thema «Kinderwunsch» und der Sprung am Interviewanfang zurück zur Totgeburt sind – das Weinen macht es deutlich – von Bedeutung.)

P: Ich habe das Gefühl gehabt, die schaffen es jetzt so, und ich hätte auch gerne mehr Kinder gehabt. (Schluchzen, lautes Weinen).

I: Das hat Sie sehr aufgewühlt?

P: (Weinen, Pause.)

I: Wie viele Kinder hätten Sie sich gewünscht?

P: Wir waren zu Hause vier. Ich habe es mir auch etwa so gedacht. Vielleicht hätte ich nach zwei genug gehabt, ich weiß es ja nicht.

I: Aber Sie hätten die Wahl haben wollen und möchten sich nicht vom Schicksal vorschreiben lassen, so wie es jetzt gekommen ist.

P: Genau. Am Tag darnach hatte ich wieder eine starke Migräne. Da gibt es ja vielleicht schon einen Zusammenhang.

4.2 I: Wenn Sie Migräne sagen: Was meinen Sie? Migräne ist ja ein Begriff, den jeder, der ihn verwendet, etwas anders gebraucht.

P: Ja, das weiß ich . . . Ich habe scheußliche Kopfverkrampfungen gehabt, so daß ich nicht aufstehen mochte. Ich blieb dann im Bett und es dauerte bis Dienstag trotz starker Medikamente. Das ist eben auch so ein Problem mit den Medikamenten. Ich hatte das Gefühl, je mehr ich nahm, umso schlechter wurde mir.

I: Was haben Sie genommen?

P: Am Anfang Valium und so gewöhnliche Schmerzmittel, so Cibalgin. Dann nachdem ich beim Neurologen war, bekam ich so spezielle Migränemittel, z. B. Ergosanol (Ergotamintartrat, Coffein etc.) und solche. Vom Valium haben wir dann zum Temesta gewechselt, weil die mir besser bekommen und jetzt im Moment habe ich noch lange Alival (Antidepressivum: Nomifesin-hydrogen maleinat), aber ich habe Mühe mit diesen «Aufhellern», ich ertrage sie schlecht.

I: Was bemerken Sie?

P: Jetzt beim Alival, wenn ich ein 25er genommen habe, ging es noch so, wenn ich zwei nahm, so wurde ich zwar aufgeregt, aber das ertrug ich noch fast am besten. Nachher hat man noch andere probiert, Anafranil. (Clomipramin). Wenn ich eines nahm, wurde mir schon schwarz. Ich mußte ins Bett gehen, ich meinte ich sterbe. Das war furchtbar. Und beim Tofranil (Imipramin) war ich wieder aufgeregt. Ich habe noch ein anderes bekommen, das fällt mir aber nicht ein. Das hielt ich nur 5 Tage aus. Am Tag war ich nie richtig wach und in der Nacht konnte ich nicht schlafen. Das war ein ganz komischer Zustand.

I: Haben Sie noch andere Medikamente probiert?

P: Jetzt habe ich also das Ludiomil (Maprotilin), da nehme ich einen Zehner am Abend. Ich habe es auch schon mit zwei probiert, aber dann bekomme ich Angstzustände, die vertrage ich also auch ganz schlecht. Wegen des Gesichts ging ich ja am Anfang zum Hausarzt und der meinte ja, es sei eine Neuralgie, und gab mir Tegretol. Daraufhin wurde es tatsächlich etwas besser. Die Migräneanfälle sind weggegangen, aber nach 7 Wochen wurde ich auf das Tegretol allergisch . . .

4.5 I: Wenn Sie jetzt Migräne sagen, sprechen Sie also von den Verkrampfungen. Hat sonst noch etwas zur Migräne gehört?

P: Erbrechen mußte ich nie. Manchmal ist es mir schlecht, aber es sind schon vor allem die Verkrampfungen. Dann gibt es auch Tage, an denen es mir nur schlecht ist.

I: Und mit den Augen?

P: Die sind in Ordnung. Ja so, Liderrandentzündungen habe ich viel.

I: Und wenn Sie Migräne haben, merken Sie etwas mit den Augen?

132

P: Nein.

(Die vielen verschiedenen Medikamente weisen auf den Druck hin, den die Patientin auf die Ärzte ausübt. Daß sie viele Medikamente nicht verträgt, drückt vielleicht aus, daß die Patientin «weiß», daß ihre Beschwerden nicht mit Medikamenten behandelt werden können. Aber sie vermag es nicht verbal auszudrücken, weil sie die Konflikte nicht so nah an sich herankommen lassen kann.)

I: Am Sonntag bei der Taufe, dachten Sie da: die Aufregung sei wieder nicht so gut? Das verkrampfe also auch? Es ist Ihnen ja sehr nahe gegangen, weil es etwas berührte, das sehr mit Ihnen zu tun hat.

(Das jetzige Leiden ist sicher nicht durch bedeutsame organische Faktoren bedingt. Ich will jetzt das Gewicht auf Schritt 7, die psychische Entwicklung legen, denn dort wird zu finden sein, was zum Verständnis des Krankheitsbildes beitragen kann.)

P: Ich fragte meinen Mann, wie ich früher war. Er sagte: Du bist irgendwie immer sofort explodiert, es hat dich sofort alles aufgeregt, aber du warst auf keinen Fall depressiv. Das hat er gesagt. Weil ich – ich war nämlich unternehmungslustig. Einfach nach dieser Toxikose mochte ich nicht mehr so mitmachen.

I: Gab es in letzter Zeit andere Aufregungen, die Ihr Leiden verschlimmert haben?

P: Einfach über mich selbst rege ich mich auf, weil ich nichts mehr zustande bringe. Ich bin ja nur noch so ein halber Mensch oder nur noch ein Viertel, das ist eigentlich die große Aufregung.

I: Gibt es etwas, das Sie feststellen konnten, was die Beschwerden lindert?   4.6

P: Ich glaube, wenn ich spazieren gehe, das ist das Beste.

I: Was machen Sie außer spazieren noch?

P: Ich gehe noch turnen. Bei einer sehr guten Turnlehrerin. Es ist ein sogenanntes Gesundheitsturnen, dort geht es mir immer . . . wenn ich überhaupt hingehen kann – geht es mir besser. Das ist eindeutig; ich bin gelöster, auch abgelenkt.

I: Hm, gibt es außerdem sonst noch etwas, das Sie gemerkt haben, das Sie machen können, um sich weniger stark gequält zu fühlen?

P: Ja, wenn ich irgend eine Handarbeit anfangen würde. Aber es braucht immer Überwindung, bis ich nur in die Stadt gehe. Ich war jetzt schon wieder etwa drei Monate nicht mehr in der Stadt. Ich komme einfach nicht in die Stadt, das ist furchtbar.

I: Was hindert Sie daran?

P: Ich weiß es eigentlich auch nicht. Ich habe Angst, in den Läden ohnmächtig zu werden.

I: Ist das irgend wann einmal passiert?

P: Nein, es passiert nicht, ich weiß es ja selber, daß es nicht passiert.

I: Wie geht es Ihnen z. B. in einem Lift?

P: Ach, das geht noch so, aber einfach die Läden oder unter die Leute, da habe ich sehr Mühe. Ich gehe an sich nicht gerne unter Menschen, z. B. wenn man eingeladen ist. Ich meide es, weil ich mich schlecht konzentrieren kann auf die Gespräche oder so . . . Das Schlimme ist, daß dieser Schmerz quasi dauernd da ist; wenn es zwischendurch einmal aufhören würde . . ., also es gibt so Tage, aber die kann ich wirklich abzählen. Es ist einfach quälend so andauernd, es zermürbt einfach.

I: Und Sie sind müde!

P: Ja, jetzt habe ich dieses Biologos bekommen. Das hat mir der Neurologe verschrieben, als ich diesen Zusammenbruch hatte. Es ist jetzt etwas besser.

I: Wenn Sie diese Müdigkeit morgens und abends vergleichen, merken Sie einen   4.3
Unterschied?

(Ich nehme die Gelegenheit wahr, die Differentialdiagnose der «Müdigkeit» zu klären, s. Kap. VII, Tab. 9.)

P: Es ist so: Am Abend geht es mir besser und am Morgen habe ich mehr Mühe.

I: Haben Sie schon versucht wie es geht, wenn Sie sich tagsüber einmal hinlegen um sich von dieser Müdigkeit zu erholen?

P: Ja, ich mache nach dem Mittag meistens das autogene Training. Wenn es mir gut geht, kann ich auch das Training gut machen. Geht es mir aber schlecht, so gelingt auch das Training nicht.

I: Und haben Sie auch schon einfach geschlafen am Tag, also einen Moment sich hingelegt?

P: Ja, das mache ich ja nach dem Mittag, da schlafe ich einen Moment. Ich habe aber auch da Mühe, nachher aufzustehen. Wenn ich dann aufgestanden bin, geht es, aber ich muß mich sehr zusammennehmen um überhaupt aufzustehen. Das hatte ich früher nicht. Ich war ein Frühaufsteher (leise), ich habe keine Probleme gehabt mit Aufstehen . . .

(Schon mehrmals ist die Patientin nicht auf meine Frage eingegangen. Immerhin läßt die vermehrte Müdigkeit am Morgen und die Mühe, tagsüber nach dem Liegen aufzustehen an eine Psychogenie denken. Zu den vermuteten psychogenen Schmerzen, für die beweisende Kriterien noch fehlen, kommt jetzt noch eine psychisch bedingte Müdigkeit. Daraus schließe ich, daß eine Ausweitung von Schritt 4 kaum zum weiteren Verständnis beitragen wird, hingegen die Schritte 6, 7 und 8, die Symptomwahl und -lokalisation klären helfen könnten.)

7;8   I: Sie haben als Lehrerin gearbeitet, wie lange?

P: Nur 2 ½ Jahre, denn zu dieser Zeit galten meine Abschlüsse nicht für Bern. Das war damals notwendig um Schule geben zu dürfen. Darum arbeitete ich die 9 Monate bis zu unserer Abreise nach Kanada, nicht. Ich war nur zu Hause und das tat mir nicht gut. Ich kam mir vor wie in einem Käfig. Dazu war ich ja noch in einer fremden Stadt. Ich komme von Oerlikon bei Zürich, und Bern war mir fremd; ist mir bis heute fremd geblieben, ich habe mich nie ganz akklimatisieren können, obwohl wir viele gute Freunde hier haben.

6   I: Ihre Familie ist noch in Oerlikon?

P: Ja, also meine Mutter lebt in Biel, aber die anderen sind noch dort. Was ich noch vergessen habe ist, daß mein Vater ungefähr acht Jahre . . . oder sechs im Spital war. Er hat eine schwere Arteriosklerose gehabt. Er hat furchtbar leiden müssen, und das hat auch zu meinem Krankheitszustand beigetragen. Wenn ich zu ihm gefahren bin – er war im Pflegeheim Biel – habe ich immer so vom Rücken her Krämpfe bekommen.

I: Ist er gestorben?

P: Gerade zu der Zeit als ich an der Gallenblase operiert wurde, kurz nach der Operation war die Beerdigung.

I: Wie alt ist er geworden?

P: 70 Jahre. Er hatte sehr früh diese Sklerose bekommen. Er hat einmal den Hallux operieren lassen müssen. Da hat man gemerkt, daß etwas nicht mehr ganz mit ihm stimmt. Er hat auch angefangen, eigenartige Dinge zu tun. Danach hat er nicht mehr arbeiten können. Früher hatten wir ein Hotel, aber dann mußten meine Eltern nach Biel umziehen und mein Bruder übernahm inzwischen die Bäckerei. Mein Vater hat dann noch ein bißchen gearbeitet an einem anderen Ort, aber plötzlich ging auch das nicht mehr.

I: Wann war der Umzug Ihrer Eltern?

P: Ungefähr 1970. Ganz genau kann ich das nicht sagen. Auf alle Fälle hatte man gemerkt, daß er die gewohnte Arbeit nicht mehr bewältigen konnte. Er ist dann auch, als er einmal sein Fahrrad schob, in ein Auto hinein gelaufen. Dabei erlitt er einen Beinbruch und das hat ihn dann . . . das hat wahrscheinlich bei ihm dann eine Hirnembolie verursacht. Von da an war er einfach gelähmt.

I: Wann war das?

P: Es war an dem Tag, an dem der deutsche Bundeskanzler zurückgetreten ist, war das 1974? Genau weiß ich es nicht mehr.

I: Als er den Unfall erlitt, wurde er da verletzt?

(Ich suche das Modell, nach dem bei der Patientin die Schmerzen gestaltet sind, s. Kap. V, Konversion.)

P: Ja, er hatte einen Beinbruch.

I: Sonst nichts?

P: Nein, sonst hatte er keine Verletzungen. Aber nachträglich stellte man fest, daß es wahrscheinlich eine Fettembolie war, die ins Gehirn gelangte.

I: Haben Sie ihn damals nach der Verletzung gesehen?

P: Meine Mutter sah ihn nach dem Beinbruch. Er sei ganz normal gewesen. Aber am nächsten Tag war er offenbar «weg». Er ist dann wieder etwas «gekommen», aber von da an war er gelähmt.

I: Gelähmt?

P: Also . . . sie haben ihn wieder zum Gehen gebracht mit Hilfe eines Gestells, aber er hat nie mehr selbständig gehen können. Ich glaube eine Seite war mehr betroffen als die andere. Ich weiß aber nicht mehr welche. Auch Essen konnte er kaum mehr selbst. Am Schluß war es wirklich . . . und ganz am Schluß ist er einfach verhungert.

I: Was haben Sie bei Ihrem Vater bemerkt, als er gelähmt war. Wo hat er seine Einbußen gehabt?

P: Also er konnte nicht mehr allein gehen, er konnte auch nicht mehr richtig essen wegen seiner Arme. Dann aber auch nicht mehr sprechen. Es ging dann sehr schnell, am Schluß konnte er überhaupt nicht mehr . . .

I: Welchen Arm konnte er weniger gut gebrauchen?

P: Den linken . . .

I: Meine Vermutung war auch so. Sie haben vorher auch mit der linken Hand die Bewegung gemacht.

(Meine Bemerkung ist nicht nur überflüssig, sondern auch gefährlich: Wenn die Patientin merkt, was ich suche, kann das weitere Angaben blockieren. Ich wollte vermutlich der Patientin den Stolz über meine Entdeckung mitteilen und ihr Eindruck machen. Sie fuhr bei der Beschreibung der Symptome des Vaters mit ihrer linken Hand in die Subclaviculargegend ihrer linken Seite. Die Patientin klagt über linksseitige Beschwerden von Nacken, Gesicht, Arm, der Vater litt an Schwäche des linken Armes; beruht ein Teil der Symptome der Patientin auf Identifizierung mit dem Vater?)

I: Warum ist er in das Pflegeheim gekommen?

P: Er ist ein halbes Jahr nach dem Unfall in das Heim gekommen. Für meine Mutter wäre die Pflege zu schwer gewesen. Sie ist allerdings auch nicht der Typ, der gut pflegen kann, würde ich sagen.

I: Wie war es für Sie: Das Wissen, daß Ihr Vater in ein Pflegeheim muß?

P: Das ist hart (weint).

(Zwei Jahre nach dem Tod des Vaters scheint mir bei einer erwachsenen Frau die Trauerreaktion

135

noch heftig zu sein, das läßt mich vermuten, daß es sich um eine Beziehung mit viel Ambivalenz und unerfreulichen Erlebnissen gehandelt haben könnte.)

I: Es ist noch heute schwer für Sie, an Ihren Vater zu denken, nicht wahr? Wie nahe standen Sie ihm?

P: Es ist komisch, als Kind hatte ich noch viel Streit mit ihm, aber . . . er ist viel mit uns in die Berge gegangen. Er war sehr jähzornig, das waren die weniger schönen Erlebnisse. Er war ja zuerst Arbeiter . . . hat sich hinaufgearbeitet, hat viel Nachtarbeit gemacht, so hat er abends nach seiner Arbeit noch für andere Leute gearbeitet, . . . die haben halt wirklich geschuftet . . .

I: Ich verstehe jetzt warum Sie gesagt haben, es hätte für das Gymnasium nicht gereicht.

P: Genau . . . (weint)

I: Unter dem Jähzorn haben Sie gelitten?

(Gehören zu diesen Erlebnissen solche, die zur «Pain-Proneness» – s. Kap. VI – beitragen?)

P: Ja, schon ein bißchen. Er war halt auch nervös, und ich habe das von ihm. Auf eine Art war er auch stur. Durch die Krankheit wurde er ganz anders.

I: Wie war er als Erzieher?

P: Ach, ich glaube, wir sind auf der einen Seite relativ . . . also mehr die Mutter . . . der Vater war nicht gerade brutal, aber er hat uns schon manchmal geschlagen.

(Die Satzbrüche weisen darauf hin, wie bedeutsam das Verhalten des Vaters für den seelischen Zustand der Patientin ist. Es muß viel Material in ihr geben, das sie belastet.)

I: Schlug er mit der Hand?

P: Ja.

I: Wo?

P: Ich weiß es nicht mehr. Aber jetzt kommt mir etwas in den Sinn, was vielleicht wichtig sein könnte. Er hat einmal Diskushernie gehabt, er war zu Hause. Ich selbst war gerade in der Pubertät und zu der Zeit sehr frech. Er hatte offenbar wahnsinnige Schmerzen, man mußte ihm Morphium injizieren. Ich sollte irgend etwas tun, gab ihm aber eine freche Antwort. Daraufhin sagte er: Er wünsche mir auch einmal solche Schmerzen (Patientin weint laut.) Ich weiß nicht . . .

(Das Weinen legt nahe, daß es zwischen ihren aggressiven Gefühlen gegenüber dem Vater und seiner «Verfluchung», daß es zwischen seinen Beschwerden und denen der Patientin einen Zusammenhang geben muß im Sinne einer Konversion, s. Kap. V.)

I: Ahnen Sie hier einen Zusammenhang?

P: (Weint) es könnte ja . . .

I: Ich glaube, Ihre Beziehungen zu Ihrem Vater war nicht gerade einfach. Sie vermissen ihn auf der einen Seite stark, auf der andern haben Sie Erinnerungen an seinen Jähzorn, es gibt also verschiedene Seiten.

P: Als ich noch Schule gab, wohnte ich zu Hause; wir haben ja die Bäckerei gehabt. Er hat damals oft die Mutter angeschrien. In solchen Situationen stand ich dann immer auf ihrer Seite.

(Die Erwähnung der Mutter gibt Gelegenheit, Schritt 6, Familienanamnese weiter auszudehnen.)

6   I: Hat er die Mutter auch geschlagen?

P: Nein, das hat er nie.

I: Ihre Mutter lebt heute in Biel?

P: Meine Mutter ist sehr selbständig, auch selbstsicher. Das hat mir oft auch zugesetzt (weinerliche Stimme). Sie ist ja viel älter als ich, aber sie hat viel mehr Kraft zur Verfügung als ich; das trifft auch auf meine Schwiegermutter zu.

I: Wie alt ist Ihre Mutter?

P: Sie ist 59. Sie mußte jetzt gerade einen Zwerchfellbruch operieren lassen. Aber das kommt sicher in Ordnung, ist sie ja sonst bei guter Gesundheit.

I: War sie sonst irgendwann einmal krank?

P: Sie hat verschiedene Unterleibsoperationen gehabt . . ., das sollte ich eben auch noch machen lassen, das vergaß ich zu sagen. Ich habe ein sehr großes Myom, aber ich bin nicht so erpicht auf eine Operation.

I: Die Mutter, war sie sonst noch krank?

P: Sie . . . hatte Brüche, aber schwere Krankheiten . . . ja links einmal eine Nierenbeckenentzündung, sonst nichts. Der Vater dagegen hatte Unfälle.

I: Hatte er dabei Verletzungen?

P: Nein, aber das Bein hat er – glaube ich – dreimal gebrochen. Einmal ist er in ein Auto gelaufen, und dann hatte er noch Rippenbrüche.

I: Wo am Körper war das?

P: Das weiß ich nicht. Ich weiß nur, daß er Rippen gebrochen hatte.

I: Und als er gelähmt war, hat er da Schmerzen gehabt?

P: Ja, gegen den Schluß. Da bin ich ganz sicher, er hatte so Krampfzustände.

(Die Patientin hat den gleichen Begriff «Krampf» benützt in bezug auf ihre eigenen Rücken- und Nackenbeschwerden, als sie von den Fahrten zum Besuch des Vaters im Heim sprach. Das stützt die Vermutung von Konversionssymptomen.)

I: Wo hatte er die Krämpfe?

P: Am ganzen Körper, er war nur noch Haut und Knochen, es war furchtbar. Einmal, da hätte er sterben können, aber da haben sie ihm unbedingt eine Spritze geben müssen, und daraufhin mußte er noch 1/2 Jahr weiterleben.

I: Wie war Ihre Mutter beim Erziehen? Sie deuteten schon an, sie hätte Sie freier 7 erzogen als der Vater.

P: Ja, sie ist auch . . . der Vater ist elf Jahre älter gewesen als sie, das macht vielleicht auch einen Unterschied.

I: Hat sie die Hände gebraucht zum Erziehen?

P: Nein, aber sie hat uns ab und zu angeschrien. Aber wenn man vier Kinder hat, ist das wahrscheinlich normal.

I: Das wievielte in der Geschwisterreihe sind Sie? 6

P: Das erste.

I: Sie sind also das älteste und wer kommt nach Ihnen?

P: Nach mir kommt der Bruder Samuel. Der hat die höhere Wirtschaftsschule gemacht. Er ist Buchhalter und hat das eigentlich gut auf dem zweiten Bildungsweg erreicht. Der jüngere Bruder ist Bäcker, der hat ja die Bäckerei übernommen.

I: Wie viele Jahre ist Samuel jünger als Sie?

P: Der ist 3 ½ Jahre jünger. Und ich muß noch sagen, in diesen ersten 3 ½ Jahren war ich nur am Abend zu Hause, die Mutter ging arbeiten, als ich noch ganz klein war.

(Diese Tatsache merke ich mir. Sie könnte sehr wesentlich sein, auch wenn ich sie im Moment noch nicht gewichten kann.)

I: Haben Sie Erinnerungen an diese ersten Jahre?

P: Ich erinnere mich nur noch ganz schwach an die Frau, bei der ich war. Offenbar war ich gerne dort. Sonst erinnere ich mich an nichts.

I: Wie geht es Samuel gesundheitlich?

P: Dem geht es relativ gut, er ist zwar ein sensibler Typ, aber er treibt Sport.
I: Hat er je Unfälle oder Krankheiten gehabt?
P: Was er hat, ist die sogenannte Hyper . . . wenn man zu viel Sauerstoff ins Blut bekommt.
I: Meinen Sie Hyperventilation?
P: Ja, ja.
I: Nach dem Samuel kommt . . .?
P: Der Robert, der ist ein ganz anderer Typ. Er ist fünf Jahre jünger als ich, und er ist anders als die andern. Dem geht es gesundheitlich nicht so gut. Er raucht und trinkt zu viel, aber er ist eher ein etwas gemütlicher Typ.
I: Hatte er besondere Krankheiten?
P Nein.
I: Und das vierte Kind?
P: Das ist meine Schwester Yvonne. Sie ist sieben Jahre jünger als ich. Sie war sehr kränklich, als sie auf die Welt kam. Sie war allerdings auch ein unerwünschtes Kind. Zwei Jahre lang mußte sie auf den Hasliberg zur Kur.

(«auch»!! ein unerwünschtes Kind, das weggegeben wurde. Die Familienverhältnisse sind auf-fällig: unsere Patientin mit jahrelangen Symptomen, ein Bruder mit Hyperventilation, einer mit einem Suchtproblem.)

I: Wie geht es der Schwester jetzt?
P: Es geht ihr gut. Sie hat einen guten Mann und drei Mädchen. Als Kind war sie böse, und wir plagten sie auch noch, also wir anderen drei. Ich muß sagen, sie war ein armes Ding.
I: Hatte Yvonne besondere Krankheiten oder Unfälle gehabt?
P: Nein, sie hatte ab und zu Migräne, aber selten. Vielleicht muß ich jetzt noch sagen, daß eine Schwester meines Vaters sich sehr jung das Leben genommen hat. Sie war verheiratet, hatte ein Kind, und litt an Depressionen. Aber meine Geschwister sind alle normal. Ich bin die einzige, die aus dem Rahmen fällt, aber ich bin auch die älteste (lacht).

(Ich lenke zu Schritt 10 über, «Fragen und Pläne», unter Auslassung von 9 «systematische Befragung», wo ich keine Erklärung des Leidens erwarte.)

10 I: Was denken Sie, was man jetzt tun sollte mit diesen Beschwerden, die Sie haben?
P: Ich weiß es auch nicht, ich habe ja schon so viel unternommen.
I: Ja, Sie sind in Rheinfelden gewesen, dann waren Sie beim Neurologen, Sie haben Medikamente genommen, dann machten Sie Physiotherapie und Chiropraktik.
P: Ja, das hat ja alles nichts . . . und bei Herr Dr. Thüler. Er ist ein sehr guter Psychotherapeut, er macht ja auch katathymes Bilderleben. Es ist mir ja schon besser gegangen, aber vor drei Monaten mußte er sich operieren lassen und ist dadurch lange weg gewesen; ich habe das Gefühl, das hat auch etwas beigetragen, daß ich jetzt so in ein Loch gefallen bin.
I: Was glauben Sie, hat das katathyme Bilderleben bei Ihnen bewirkt?
P: Bei jedem Bild war etwas dazwischen: Ein Zaun, ein Stein oder einfach etwas, das mir in den Weg kam. Immer etwas, das ich überwinden mußte.
I: Haben Sie schon verstehen können, weshalb es da steht, das Hindernis?
P: Das weiß ich eben nicht, nein.
I: Wie sind Sie mit Ihrem Therapeuten verblieben?
P: Er kommt erst diese Woche zurück. Ich weiß jetzt gar nicht, was ich ihm sagen soll. Zu Ihnen überwiesen hat mich ja Dr. N.

138

I: Es stellt sich jetzt also die Frage, wie es weitergehen soll, was denken Sie?
P: Ich weiß nicht, ob eine Gruppentherapie helfen könnte.
I: Haben Sie je an eine Einzeltherapie gedacht? Wie oft waren Sie pro Woche bei Herrn Dr. Thüler?
P: Wenn er da war – er war oft abwesend – ging ich wöchentlich.
I: In welchem Zeitraum?
P: Ungefähr während zwei Jahren.
I: Könnten Sie sich eine intensivere Therapie vorstellen, z. B. zweimal pro Woche?
P Ja, das kann ich mir schon vorstellen . . . aber ich weiß eben nicht, ob es nützt.
I: Sie haben ja schon bemerkt, daß Aufregung einen Einfluß auszuüben vermag auf Ihren Zustand. Sie haben auch gesagt, daß das Schicksal Ihres Vaters Sie nicht unbedingt gefördert hat. Dann haben Sie auch zustimmen können, wo wir Ihr eigenes Schicksal als Frau betrachtet haben – nur ein Kind – und sehen konnten, wie schwierig es für Sie war, das Schicksal so anzunehmen. Wo Sie doch innerlich andere Pläne hatten.
P: Ja . . . ja, es gibt Momente, da denke ich, daß es so besser ist . . ., aber man weiß es einfach nicht.
I: Ich denke also, daß die Frage der Therapie zu überlegen wäre. Ich werde natürlich die Befunde und die Röntgenbilder anschauen. Daraufhin werde ich noch einmal mit Ihnen zusammensitzen und erneut überlegen, ob wir zusammen einen Plan entwerfen könnten, der berücksichtigt, was Sie nötig haben und was Sie wollen.
P: Ja, irgend eine Hilfe brauche ich schon. Von selbst schaffe ich es einfach nicht.
I: Ich glaube, ich habe das Gefühl: Etwas in Ihnen ist zitterig, etwas ist traurig, irgendwie ergriffen. Sie kommen mir erschüttert vor. Ich glaube nicht, daß Sie einfach ein Mensch sind, an den der Schmerz gleichsam angeklebt ist, ich glaube, Sie erleben dahinter sehr viel.
P: Ja, man fragt sich dann auch warum (weint) es so kommt.
I: Was denken Sie?
P: Man fragt sich doch warum.
I: Ich frage Sie nicht, weil ich glaube, Sie könnten mir eine präzise Antwort geben. Sonst wären Sie ja nicht hier. Aber vielleicht haben Sie doch selbst Antworten, mit denen Sie in Gedanken schon gespielt haben. Was würden Sie, so betrachtet, sagen?
P: Da ist nichts (sehr leise).
I: Was spüren Sie?
P: Vielleicht bin ich doch zu wenig aktiv gewesen und so in diesen Zustand hineingeschlittert; zu viel allein . . . man kommt ins Grübeln.
I: Eine Sache haben Sie noch selbst überlegt in dieser Richtung: Es war als Sie von der Krankheit Ihres Vaters erzählten. Er litt damals an Ischiasbeschwerden, es waren Morphiuminjektionen nötig. Sie selbst waren in der Pubertät – und bekamen auf die von Ihnen hingeworfene Antwort von ihm jenen Ausspruch zu hören, der auf Sie wie ein Fluch wirkte. Und noch heute auf Ihnen lastet. Ich wollte das einfach antönen, um mit Ihnen zusammen spüren zu können, daß es Schmerzen gibt, die mit einem Menschen zusammen gekoppelt sind und nicht isoliert verstanden werden können. Es weist auch darauf hin, daß Ihr Schicksal und alle Verletzungen und Geschehnisse in Ihrem bisherigen Leben nicht unabhängig sind von den Beschwerden, die Sie selbst spüren und empfinden.
P: Ja, es ist doch typisch, daß die Schulterbeschwerden erst nach der Schwanger-

schaftsvergiftung angefangen haben, ich war damals doch bei Dr. M., er lebte damals noch – und er sagte häufig zu mir, so haben Sie sich wieder aufgeregt . . .

(Es scheint, daß die Patientin an den von mir ergriffenen Faden nicht richtig anknüpfen kann. Ich merke es daran, daß ich sehr viel erklären und sprechen mußte, und sie als Fortsetzung Schulterschmerzen nennt, die sie mit etwas Körperlichem, der Schwangerschaftstoxikose in Zusammenhang bringt.)

5   I: Sie haben noch eine Polyarthritis erwähnt, was spürten Sie da?
P: In den Händen bekam ich Knoten. Es war damals bei Prof. H., der hat Goldinjektionen gemacht. Ich weiß nicht mehr, ob 30 oder 60mal.
I: Was genau spürten Sie?
P: Ich hatte wahnsinnige Schmerzen in den Händen, daraufhin ging ich zu ihm. Ich war schon vorher während der ersten Schwangerschaft wegen Ischiasbeschwerden bei ihm und später auch noch. Aber diese Beschwerden gingen dann eigentlich durch den Chiropraktiker weg. Aber dann kamen eben die Hände. Er sagte, daß es eine Polyarthralgie sei, ich hatte im Blut nie . . . also der Latextest war immer negativ, aber ich hatte doch Knoten hier drin.
I: Ja, ich sehe es, am zweiten Finger rechts am ersten Gelenk.
P: Die Knoten waren auch in den Handballen.
I: Merkten Sie sonst noch etwas außer den Beschwerden und den Knoten?
P: Nein.
I: Die Füße?
P: Ja, die Fußgelenke. Ich weiß noch, wir gingen damals in die Toscana in die Ferien, und dort konnte ich im Sand fast nicht gehen, so habe ich Gelenkbeschwerden in den Fußgelenken gehabt.
I: Sah man auch von außen etwas?
P: Geschwollen oder so, nein. Jetzt habe ich manchmal geschwollene Füße, aber das ist nicht von dem.

(Ich glaube, daß die Diagnose «Polyarthritis» mit Skepsis zu werten ist.)

10   I: Haben wir nach dieser Stunde «Nachdenken» etwas Wichtiges übersehen?
P: Es fällt mir im Moment nichts mehr ein . . . Also was ich noch habe, ist Angst vor den Medikamenten. Bei allem was ich nehme, habe ich ein schlechtes Gewissen.
I: Es könnte ja sein, daß Sie diese Skepsis haben, weil Sie eigene Gefühle und Überlegungen haben, wie alles zusammengehören könnte. Und so überrascht es mich nicht, wenn Sie fast die Schlußfolgerung ziehen würden: Es sind ja gar nicht die Medikamente, die ich brauche, es geht um etwas anderes.
P: Das ist schon möglich. Ja, das sagte mir Dr. L. ja auch. Ich bin aber einfach labil und nehme sie eben doch.
I: Sie haben ja auch Beschwerden und die Ärzte sagen, man soll sie nehmen.
P: Mein Mann sagt auch immer, ich sollte endlich etwas arbeiten. Nur, die Frage ist noch, was. Den Einstieg wieder zu finden, das ist mein Problem, nebst den Schmerzen.

(Erneut wird mein Hinweis auf die Notwendigkeit, die Beschwerden von der psychotherapeutischen Seite zu betrachten, nicht aufgenommen. Die Patientin verweist auf ihren Mann und dessen Meinung, die aber die weitere Verleugnung der seelischen Probleme bedeutet.)

I: Die Frage ist auch, ob sich diese Probleme nicht eher lösen, wenn Sie das, was Sie spüren, in einer Therapie äußern können, um es verstehen zu lernen. Denn mit einer Arbeit neu einsteigen ist vielleicht besonders schwer.

P: Ich kann es einfach nicht im Moment. Ich habe auch Angst, dann wieder in ein Loch hineinzufallen. Denn es ist grauenhaft, die Schmerzen, die ich hatte.

I: Haben wir etwas übersehen? Denn eine Stunde ist kurz und ein Leben ist lang? Ich möchte auf jeden Fall noch einmal mit Ihnen sprechen und helfen, ein Geleise zu finden, auf dem Sie fahren könnten. So sehe ich meine Aufgabe. Vielleicht kommt Ihnen ja noch etwas in den Sinn. Ich würde das im Moment offen lassen. Ist es Ihnen recht, wenn ich Sie anrufe um einen Termin abzumachen?

P: Wie ist das wegen der Medikamente? Dr. N. sagte, er würde mich Ihnen übergeben und je nach dem würden Sie die Medikamente bestimmen.

I: Für mich ist es zu früh, um dazu etwas sagen zu können. Ich weiß noch nicht genug, um dafür die Verantwortung zu übernehmen. Fahren Sie doch vorläufig so weiter, wie bisher. Haben Sie sonst noch eine Frage?

P: Ich weiß nicht, was ich Herrn Dr. Thüler sagen soll. Ich sage einfach, ich sei bei Ihnen gewesen. Es ist mir im Moment nur ein wenig . . . ihm gegenüber . . . peinlich, er hat sich doch sehr Mühe gegeben.

I: Sie haben Bedenken wegen der Loyalität?

P: Es ist ein wenig blöd, aber ich kann auch nichts dafür, daß er drei Monate weg war.

I: Auch Dr. Th. sagte, Sie sollten hierher kommen. Ich muß noch sagen, um Mißverständnisse zu vermeiden: In die Therapie werde ich Sie nicht selber nehmen können. Aber ich helfe Ihnen gerne, eine für Sie möglichst gute Wahl zu treffen. Denn gerade das ist ja nicht einfach und will gut überlegt sein. Geht es für Sie, wenn wir hier abbrechen für heute?

P: Ja.

Bericht zum Interview und der Körperuntersuchung des Patienten N. G.

Sehr geehrte Herren Kollegen,

am 21. Mai 1979 habe ich eine Stunde lang mit Herrn N. gesprochen, ihn anschließend untersucht und am 23. Mai noch die Röntgenbilder mit unserem Spezialisten durchgeschaut.

Ihre Fragestellung lautete:
Rechtsbetonte Lumboischialgie ohne objektiv faßbare Symptomatik.
Spielen psychische Faktoren bei den oft sehr wechselnd angegebenen Schmerzen eine Rolle?

Interview:
Schlecht und krank sowie abgemagert aussehender 70jähriger Mann, schwerhörig, klagt über schreckliche Schmerzen, setzt mich unter großen Druck, verlangt sofort Schmerzmittel, jammert wild, wie ich helfen will, den rechten Fuß im Rollstuhl auf den Fußraster zu heben, um den Stuhl ins Arztzimmer zu schieben, hört während des Gesprächs schlecht den Fragen zu, beschreibt seine Schmerzen mit simplen Worten, gibt die Lokalisation und Ausstrahlung nicht ganz scharf, aber doch im Verlaufe des Gesprächs konsistent an, beschreibt präzis Mißempfindungen oberhalb des rechten Knöchels bis unterhalb das rechte Knie reichend, gibt besser Auskunft, wenn der Interviewer ihn seine eigene Geschichte entwickeln läßt, dann sind Angaben klar, ruhig, besonnen. Hat Mühe, Namen und Daten zu erinnern. Verzweiflung wirkt echt wie er schildert, durch die Schmerzen am Ausführen der Wagner-Arbeiten gehindert worden zu sein, und wegen den Schmerzen nicht mehr gesellige Anlässe besuchen zu können.

Status:
Habe größte Mühe, Patienten zur Untersuchung zu lagern, Entfernung der Kleider erzeugt größte Schmerzen. Druckdolenz im oberen und kaudalen Narbenbereich nach TP, dorsal bei Druck in Tiefe gegen Sitzbein, ventral bei Druck Richtung Hüftgelenk, Schmerzen gesteigert bei Stoß gegen linkes und rechtes Knie (Achsenstoß). Sensibilität, Reflexe seitengleich normal.

Beurteilung:
Psychogene Schmerzsyndrome finden sich bei reaktiven Depressionen, depressiven Entwicklungen, psycho-physiologischen Reaktionen, bei der Simulation und vor allem Konversionssyndromen (körperlicher Ausdruck psychischer Konflikte).
Für alle diese Möglichkeiten gibt es keine Anhaltspunkte, insbesondere nicht für die Konversion, bei der der Patient Unbekümmertheit (belle indifférence) zeigen würde, weil das Symptom im Sinne des primären Gewinnes die Konflikte neutralisiert, wo man zudem einen sekundären Gewinn hätte im Sinne neuer sozialer Beziehungsmög-

lichkeiten durch das Krankwerden, was hier ausgesprochen fehlt, indem der Patient sehr leidet unter dem Verlust seiner Wagner-Tätigkeit und seiner gesellschaftlichen Beziehungen. Zudem fehlt der psychische Konflikt, indem der Patient offen über sein Leben und die damit verbundenen Sorgen berichtet, wie etwa die Scheidungsgeschichte des Ältesten. Es findet sich auch kein Modell für seine Beschwerden, etwa ähnliche Schmerzen bei einer wichtigen Bezugsperson. Für ein psychogenes Leiden überrascht auch die Linderung der Beschwerden durch eine gewisse Beinstellung, die Konsistenz der Angaben, die fehlende Anamnese mit Neigung zu Konversionssymptomen. So blieb nur der Schluß möglich, eine Psychogenie der Schmerzen zu verwerfen und an ein organisches Leiden zu denken, dessen Ursache einfach noch nicht gefunden werden konnte. Die Antwort auf Ihre Fragen lautet deshalb:

Es gibt keinerlei Anhaltspunkte für bedeutsame zum Schmerz beitragende psychische Faktoren. Die Anamnese läßt an ein Geschehen skelettaler oder muskulärer Art im Bereiche der rechten Hüfte denken. Die Körperuntersuchung weist nicht von dieser Überlegung weg. Die anschließende Befundung durch den Radiologen legt den Verdacht auf osteolytische Metastase im rechten Sitzbein nahe. Der Allgemeinzustand sowie der Gewichtsverlust von angeblich 10 kg innerhalb von sieben Monaten würden gut zu dieser Interpretation passen. Ich empfehle Wiederholung des Beckenröntgens, eventuell mit Tomogrammen, dann eventuell Biopsie für die Gewebsdiagnostik, anschließend Bestrahlung oder spezifischere Therapie je nach Tumor. Zur Schmerzbehandlung 3–4mal 25 mg Tofranil, bis 4 x 12,5 mg Nozinan, zusätzlich 4 x 10 mg Codein, das bis 4 oder 6 x 30 mg pro 24 Stunden gesteigert werden kann.

Nachtrag:
Die daraufhin durchgeführte Knochenbiopsie ergab Knochenmetastasen und zwei Monate später war der Patient tot. Der Primärtumor konnte nicht gefunden werden.

Bericht zum Interview mit Frau N. C.

Ich sandte dem zuweisenden Arzt folgende Beurteilung:

Bei den Beschwerden, den Schmerzen im Bereiche der linken Körperseite, vor allem im Kopf-, Schulter- und Gesichtsbereich handelt es sich höchstwahrscheinlich um solche konversionsneurotischer Natur, also um den Ausdruck von Konflikten in der Körpersprache, die sonst nicht bewußtseinsfähig sind. Hinweise darauf sind die vage Beschreibung der Beschwerden, ihre Unabhängigkeit von umschriebenen verschlimmernden und lindernden Faktoren, und die sie begleitende depressive Verstimmung. Positive Zeichen dafür sind die Lokalisation an Körperstellen, welche beim Vater schmerzhaft waren, ihr Auftreten auf der Fahrt zum Besuch des Vaters, zu dem sie eine starke, ambivalente Beziehung hatte, Liebe in späteren Jahren und schwere Streitigkeiten in der Jugend. Für die Schmerzen im Kopfbereich, die sogenannte Migräne, für die ich keine typischen Zeichen fand, könnte der an Kopfschmerzen leidende Ehemann Modell stehen, zu dem auch eine ambivalente Beziehung besteht. Sie fühlt sich von ihm vernachlässigt, kann aber ihren Ärger darüber nur verhüllt ausdrücken und gibt an, durch die Heirat mit ihm ihre berufliche Entwicklung verpaßt zu haben. Die Tatsache, daß sie ihn mit ihren Beschwerden bindet und sich von ihm zu den Therapien begleiten läßt, spricht auch für die Konversionsnatur. Zur Persönlichkeit kann ich noch nicht viel sagen, die Traurigkeit, die Einsamkeit und die Unfähigkeit, ihre Wünsche und Aggressionen auszudrücken, sind mir aufgefallen. Eine intensive Psychotherapie könnte Früchte tragen. Frau C. ist intelligent, fähig Verbindungen zwischen Lebenssituation, mitmenschlichen Beziehungen und ihren Beschwerden herzustellen und ist imstande, in der Beziehung zum Interviewer mit starken Gefühlen zu reagieren. Bei der Wahl des Therapeuten habe ich von meinen Oberärzten an Dr. I. gedacht, der sie in unserer Ambulanz betreuen könnte, dies weil Dr. I. nach meinen Erfahrungen mit solchen Patienten gut arbeiten kann, und weil er einen tadellosen internistischen Hintergrund hat, der ihm ermöglicht wird, sich durch die organisch tönenden Beschwerden nicht verwirren zu lassen. Die Patientin und Dr. I. sind einverstanden, die Arbeit miteinander aufzunehmen, wenn Du als zuweisender Arzt auch damit einverstanden bist.

Die Ergebnisse in der analytisch gerichteten Psychotherapie nach $2\frac{3}{4}$ Jahren später war ungünstiger, als ich erwartet hatte. Die Patientin war unfähig, ein Arbeitsbündnis mit regelmäßigen Stunden aufzubauen. Sie sagte oft ab, und beanspruchte neben dem Therapeuten wiederholt die Hilfe eines Physiotherapeuten, eines Chiropraktikers, eines Handauflegers, eines Internisten, eines Zahnarztes und eines Hals-Nasen-Ohrenspezialisten, oft alle gleichzeitig. Ich habe die masochistische Neigung unterschätzt.

Definitionen

«Schmerz ist eine grundlegend unangenehme Empfindung, die dem Körper zugeschrieben wird und dem Leiden entspricht, das durch die psychische Wahrnehmung einer realen, drohenden oder phantasierten Verletzung hervorgerufen
wird» (1). Eine einfachere Definition wäre: «Schmerz ist eine unangenehme
Empfindung, die dem Leiden entspricht, das durch die Wahrnehmung einer
Verletzung hervorgerufen wird». Der kürzeren zweiten Definition liegt die Auffassung zugrunde, daß es zur Schmerzentstehung einen schädigenden Stimulus
braucht, der auf einen «Schmerz-Rezeptor» trifft, durch dessen Reizung Impulse
ins Zentralnervensystem gelangen, wo ihre Analyse zum «Schmerz» führt. Die
Beobachtung, daß es schwere Schmerzzustände gibt, wegen deren sich Menschen
wiederholt operieren lassen, ohne daß je eine dem Schmerz zugrundeliegende
Gewebsschädigung gefunden wird, und daß Menschen in bestimmten Situationen bei schwersten Gewebsverletzungen keine Schmerzen spüren (2), zeigt, daß
die Reizung des peripheren Rezeptors für die Empfindung von Schmerz weder
eine notwendige noch hinreichende Bedingung darstellt. Moderne Forschungsergebnisse lassen immer deutlicher verstehen, daß das Schmerzerleben auf einem
komplexen psychophysischen Vorgang beruht, bei dem das periphere und zentrale Nervensystem, der psychische Apparat sowie lokal und allgemein wirksame
Überträgersubstanzen und Hormone ineinanderspielen. Die erste Definition
trägt den klinischen Verhältnissen also viel eher Rechnung.

MELZACK und WALL (3) haben ein Modell für das Schmerzempfinden und -ver-
halten entwickelt, das den klinischen Schmerzbildern – also Schmerz bei entspre-
chender Gewebsverletzung, intensiver Schmerz ohne Gewebsschädigung, kein
Schmerz trotz schwerer Verletzung –, Rechnung trägt. Wir beschreiben es mit
Einschluß weiterer neuer Wissens am Ende dieses Kapitels für den neuroanato-
misch und neurophysiologisch interessierten Leser in den Einzelheiten. An dieser
Stelle skizzieren wir dieses Modell lediglich, damit der Leser versteht, wie die
psychische Entwicklung des Menschen mit ihren Lernerfahrungen, die momentane Situation, die Stimmungslage und der symbolische Gehalt des Stimulus zu
Schmerzempfinden und -verhalten beitragen.

Reize treffen auf Rezeptoren und freie Nervenendigungen. Elektrische Impulse
werden ausgelöst, die durch markarme – und lose relativ langsam leitende Fasern
dem Hinterhorn zugeleitet werden. Reize, die über markreiche schnell-leitende
Fasern ebenfalls das Hinterhorn erreichen, vermögen den Impulszustrom und
dessen zentripetale Weiterleitung zu modulieren, zu hemmen. Vom Hinterhorn
führen zwei Fasersysteme die Impulse zentralwärts. Das eine System leitet sie
zum ventralen posterolateralen Thalamus. Dort wird der Impulszustrom hinsichtlich räumlichen, zeitlichen und qualitativen Merkmalen analysiert. Die entsprechenden Kerngruppen heißen deshalb «sensorisch-diskriminierendes» System. Das andere Fasersystem leitet die Impulse zu Kerngruppen im medialen

Thalamus, Hypothalamus und im limbischen System. Dort wird der Impulszustrom bezüglich «Weh»-Charakter beurteilt und über Verhalten wie Zuwendung zum oder Flucht vor dem Schmerz erzeugenden Reiz bestimmt. Dieses System wird daher das «motivierend-affektive» genannt. Beide Systeme sind mit dem im Neocortex liegenden «zentralen Kontrollsystem» verbunden, das Erfahrungen und symbolischen Gehalt der Situation zum Schmerzempfinden und -verhalten beiträgt. Außerordentlich bedeutsam ist, daß durch die Aktivierung dieser Systeme über deszendierende Bahnen bis hinab auf Hinterhornniveau im Rückenmark der Impulszustrom moduliert, also auch blockiert werden kann. So können Affekte und kognitive Prozesse zum Schmerzerleben und -verhalten beitragen. Im ischämischen Tourniquet-Muskeltest empfand beispielsweise ein als Pianist ausgebildeter Arzt, der um die Integrität seines Armes fürchtete, das Niveau «unerträglicher Schmerz jeweils nach zwei bis vier Minuten, während ein anderer Arzt, aus dessen Erziehung und Einstellung heraus es keine unerträglichen Schmerzen gab, noch nach einer vollen Stunde die Schmerzen erst als mäßig stark beurteilte (4).

Psychische Entwicklung und Schmerz

Die Beobachtung von MELZACK und SCOTT (5), daß in Isolation aufgezogene Hunde später ihre Schnauze in eine Flamme stecken, ohne Schmerzreaktionen zu zeigen, weist auf den engen Zusammenhang zwischen der Funktionsweise des «Schmerzapparates» und der psychophysiologischen individuellen Entwicklung hin. In dieser stehen die ersten Erfahrungen mit afferenten Impulsen, die zum Erlebnis «Schmerz» führen, mit dem Aufbau des intrapsychischen Körper-Selbst im Zusammenhang. Man nimmt an, daß das Neugeborene unfähig ist, zu erkennen, ob Reize, die auf es eindringen, aus seinem Körperinnern oder von außen stammen. Es empfindet von einer bestimmten Reizstärke an diffuses Unbehagen. Behebt die Mutter diese Mißempfindungen indem sie ihn trocknet, wärmt, stillt, bringt der Säugling die Interaktion zwischen ihm und der Mutter, d.h. zwischen bestimmten eigenen Körperregionen und solchen der Mutter und ihren Verhaltensweisen in Zusammenhang. Er nimmt sich selbst und die Mutter anfänglich nur bruchstückhaft wahr. Je häufiger sich diese Interaktionen wiederholen, desto kohärenter werden die Bruchstücke der Wahrnehmung zusammengefügt und desto ausgeprägter ein intrapsychisches Körper-Selbst und die Mutter als getrenntes Lebewesen verankert. Würde kein Reiz (Schmerz) den Säugling stören, käme es zu keinem Unbehagen, damit zu keinem Signal an die Mutter und zu keiner Interaktion, zu keiner Linderung des Unbehagens, und als Folge davon nie zu einem sich verstärkenden und immer umfassenderen psychischen «Abklatsch» des

Körpers. Erfolgen (Schmerz) Reize, dann werden die für (Schmerz)-Reize empfänglichen Strukturen in (Schmerz)empfinden und -verhalten einbezogen, bzw. «besetzt». Je stärker diese Besetzung ist, desto lebhafter werden Schmerzreize später registriert. (Der Begriff der Besetzung wird im psychoanalytischen Sinn verwendet: Eine bestimmte psychische Energie, die an eine Vorstellung oder Vorstellungsgruppe, einen Teil des Körpers, an ein Objekt gebunden ist. LAPLANCHE J.L. und PONTALIS, J.B.: Suhrkamp, Frankfurt a.M. 1973, Wörterbuch der Psychoanalyse). Das Ausmaß der Besetzung der Wahrnehmungsorgane (Schmerzrezeptoren) kann sogar testpsychologisch erfaßt werden. Eine hohe Besetzung der Wahrnehmungsorgane ist mit großer Schmerzempfindlichkeit verbunden und umgekehrt. (6,7,8,9).

Die in früher Kindheit erfahrenen Schmerzen werden in die Beziehung zwischen Kind und Pflegeperson integriert. Erleidet es Schmerz und signalisiert es ihn, so erfolgt die Zuwendung der Person, und während der Schmerz abklingt, assoziiert sich die Zuwendung des Erwachsenen mit der Schmerzverminderung. Auf dieser intrapsychischen Verknüpfung beruht vermutlich ein Teil der Placebowirkung. Die Beobachtung, daß die Placebowirkung durch den Morphin-Antagonisten Naloxon (10) zumindest zum Teil aufgehoben werden kann, läßt sich auf Grund dieses entwicklungspsychologischen Vorganges verstehen: Schmerz führt zur Endorphinausschüttung und damit zur Schmerzlinderung. Schmerzsituation und Beziehung zur Pflegeperson assoziieren sich. Der Schmerzreiz repräsentiert den unkonditionierten Reiz, die Endorphinausschüttung stellt die unkonditionierte Antwort dar. Das Auftreten der Pflegeperson kann als dem Stimulus zugesellter konditionierter Reiz betrachtet werden, der später imstande ist, die ihm zu – konditionierte Antwort auszulösen, also hier die Endorphinausschüttung zu fördern.

Schon früh in der Entwicklung verbinden sich auch Aggressionen und Schmerz. Das Kind fügt anderen durch bestimmte («aggressive») Handlungen Schmerz zu, der Erzieher tut ihm gegenüber dasselbe. Dabei erfolgt die Schmerzzufügung auf bestimmte, vom Erzieher verpönte Verhaltensweise des Kindes. Dieses stellt dann intrapsychisch Verbindungen her zwischen bestimmten Verhaltensweisen und ihm zugefügtem Schmerz, und da seine Verhaltensweise von Gedanken und Fantasien begleitet sind, zwischen bestimmten Gedanken und Schmerz. Mit der Entwicklung innerer Aufsichtsinstanzen, psychoanalytisch «Über-Ich» genannt, erlebt es den zugefügten Schmerz als Strafe für bestimmte Gedanken und Handlungen. Lebt es in einer Umgebung, in der durch brutale Verhaltensweisen der Erwachsenen auf seine Handlungen (und Gedanken) häufig Strafe in Form von Schmerzzufügung folgt, so beginnt es die Strafe abzuhalten, indem es vorwegnehmend Buße tut und für bestimmte, in ihm vorgehende Gedanken Schmerz erleidet. Die Sprache weist auf die Beziehung zwischen Strafe, Buße und Schmerz hin: Die englischen Wörter «pain» (Schmerz), «penalty» (Buße) und «punishment» (Bestrafung) besitzen eine gemeinsame Wurzel. Das Verhalten der Flagellanten im Mittelalter zeigt den Zusammenhang zwischen «bösen» Gedanken, Handlungen und (Selbst) Bestrafung in Form der Selbstgeißelung ebenfalls. Die Verbindung zwischen «bösen» Gedanken – Vermeiden der Bestrafung und des Liebesentzugs durch vorweggenommene Buße – in Form von Schmerz kann sich dermaßen einschleifen, daß eine «Neigung aus seelischen Gründen Schmerz erleiden zu müssen», entstehen kann. ENGEL (11) hat diese Wesenszüge als «Pain Proneness» zusammengefaßt. «Pain-Prone»-Patienten besitzen Eltern, die zueinander und zum Kind brutal sind, von denen der eine Elternteil oft krank ist, die sich den Kindern nur zuwenden, wenn diese krank sind oder verunfallten. Später erleiden diese Kinder viele Krankheiten und Unfälle, machen oft Leiden durch, die keinem bekannten Krankheitsbild zugeordnet werden können, scheitern in zwischenmenschlichen Beziehungen immer wieder und ertragen gute Zeiten schlecht. Sie sind «unhappiness-prone». Weibliche Patienten neigen zu masochistischer Haltung. Sie heiraten brutale Männer, lassen sich schlagen, sind unfähig sich vom sie quälenden Partner zu lösen und ihr Partner trägt die Züge des brutalen Elternteils. Die männlichen Patienten neigen eher dazu, gefährliche Tätigkeiten und Sportarten auszuüben, sie verhalten sich supermännlich und pseudounabhängig und geraten in Zeiten, wo ihre Ziele in Gefahr sind, z.B. wenn eine kleine Verletzung oder eine Krankheit sie aus ihrem Lebensrhythmus wirft, in eine von schmerzhaften Zuständen gekennzeichnete Entwicklung, die nicht selten mit der Invalidisierung endet.

Konversions-Schmerz

Bei den «pain- und unhappiness-prone» Patienten tritt Schmerz häufig als Konversions-Symptom auf. Schmerz ist überhaupt das häufigste unter allen Konversionssymptomen. Die Diagnose des Konversions-Schmerzes beruht auf den in Kapitel V erwähnten Kriterien. Der Schmerz kann nicht auf pathologisch-anatomische oder pathophysiologische Veränderungen zurückgeführt werden. Seine Qualität und Intensität sind schwer erfaßbar im Interview. Die häufige unbeteiligte Stimmungslage steht im krassen Gegensatz zu den heftigen, gleichzeitig vorhandenen Schmerzen. Eine eindeutige Periodik der Schmerz-Präsenz findet sich nicht.

Eindeutige Abhängigkeit des Schmerzes im Sinne von Verstärkung/Linderung von willkürmotorischen Akten fehlt (12,13) (vgl. Dimension 4.5, Kap. II). Die Schmerzen werden mit farbigen Begriffen und in lebhaften szenischen Bildern beschrieben und spielen in der zwischenmenschlichen Beziehung eine wichtige Rolle. Die Sprache, in der die Schilderung erfolgt, ist häufig dramatisch, gestelzt, intelligenzlerisch und nicht nüchtern, einfach und klar. Der Interviewer verspürt während des Gesprächs weniger ruhige Aufmerksamkeit und mehr Hilflosigkeit, Ungeduld und Gereiztheit, auf jeden Fall solange bis er sich in die tragischen Hintergründe des Patienten hat einfühlen können.

Schmerz kommt auch bei depressiven Reaktionen und «endogenen» Depressionen vor. Die Patienten zeigen Gefühle der Entmutigung, vermindertes Interesse an Arbeit und Mitmenschen, Verlust an Energie, Müdigkeit, Apathie und Weinanfälle, die sie als grundlos bezeichnen. Inaktivität und Schlafbedürfnis oder Unruhe und Schlaflosigkeit sind charakteristisch. Schmerzen, vor allem im Bereiche des Bewegungsapparates können auftreten. Dabei spielt vermutlich der veränderte Muskeltonus eine Rolle, der in der Haltung des depressiven Patienten deutlich zum Ausdruck kommt (14). Depressive Reaktionen finden sich häufig nach Verlust eines wichtigen Mitmenschen. Bestand eine Beziehung, in der aggressive Tendenzen versteckt eine Rolle spielten, so werden diese häufig im Konversions-Schmerz neutralisiert. Beim schwer Depressiven kommen Gefühle von Wertlosigkeit, Schuld und Selbstvorwürfe dazu, die nicht der realen Situation entsprechen. Schmerz kann als Folge veränderten Muskeltonus, als Konversion und als Folge wahnhafter Denkstörungen auftreten.

Schmerz entsteht auch als körperliches Begleitzeichen von Affekten (s. Kap. VII). Symptome, die den Schmerz begleiten und auf dem zugrunde liegenden Flucht-Kampf-Muster (15) beruhen, sind Herzklopfen, Zittern, Schwitzen, Schlaflosigkeit, Schwäche etc. Die Schmerzen treten oft im Bereich der Schläfen, des Nakkens, des seitlichen Unterkiefers, der Schultern und des Rückens auf. Ärger und Wut verraten sich bei Patienten, die ihre Affekte nicht bemerken, durch zusammengepreßte Lippen, geballte Kaumuskulatur, verkrampfte Fäuste, gezwungenes Lächeln und Verleugnen von Ärgergefühlen trotz gespannten Beziehungen zu ihren Mitmenschen.

Anatomie und Neurophysiologie

Neuroanatomie des Schmerzapparates

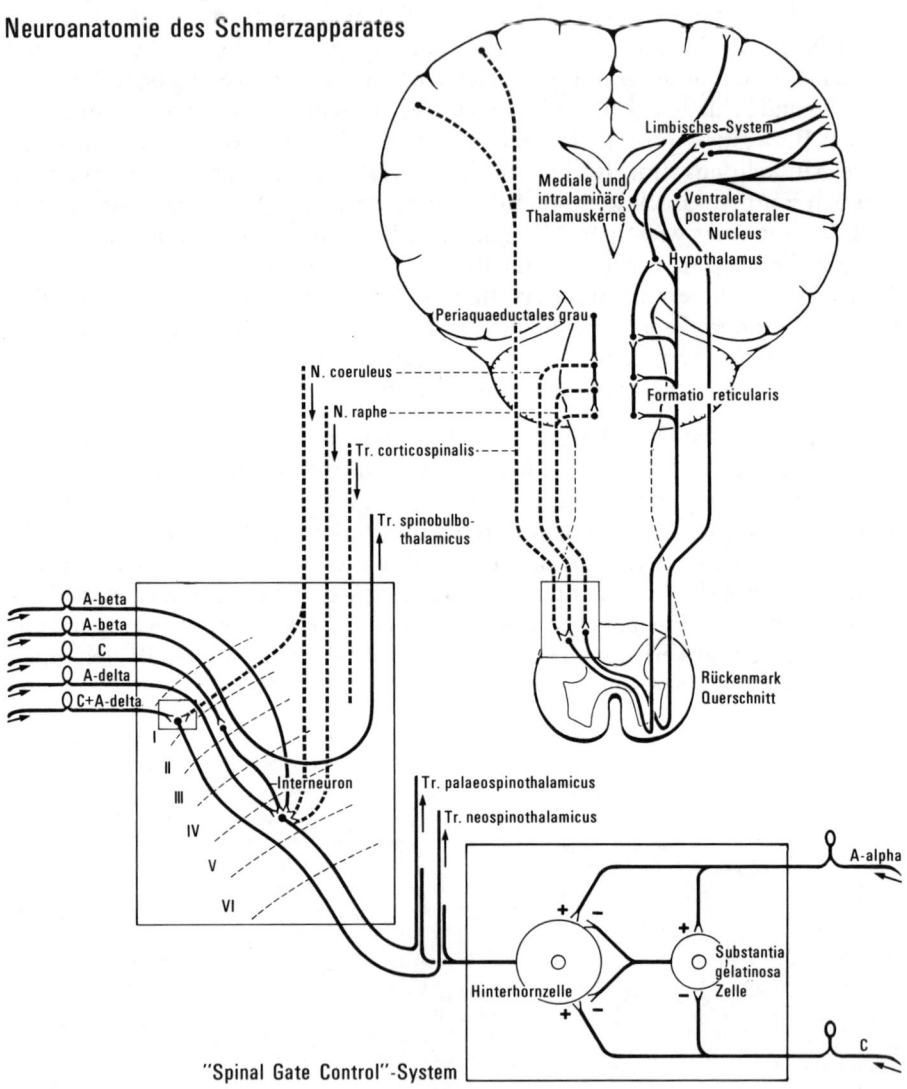

Peripherer Schmerzapparat

Zu den peripheren kutanen Endorganen, die bei der Schmerzentstehung eine Rolle spielen, gehören mechano-, thermo-, chemosensitive und polymodale Nocizeptoren. Die Polymodalen werden durch starke mechanische, thermische und chemische Reize erregt. Die Spezifität der Rezeptoren für bestimme Reize ist eine relative. Sehr starke Reize erregen alle Rezeptoren (16). Die Unimodalen sind durch markarme A-delta Fasern (6–8 μm Durchmesser, Leitgeschwindigkeit 12–80 m/sec) mit dem Rückenmark verbunden. Marklose C-Fasern (0.3 – 1.0 μm Durchmesser, Leitgeschwindigkeit 0.4 – 1.0 m/sec) versorgen polymodale Rezeptoren, die erst bei Reizen, die das Gewebe zu schädigen drohen, ansprechen. Die viszeralen Nocizeptoren werden durch Dehnung, chemische Reize und Ischämie erregt. Freie Nervenendigungen dienen ebenfalls der Nocizeption.

Bei der Reizung eines Rezeptors entsteht ein Generatorpotential, dessen Amplitude eine Funktion der Reizstärke ist. Erreicht sie eine bestimmte Höhe, entstehen an der Membran des Nerven Aktionspotentiale nach dem Alles oder Nichts-Gesetz. Die Erregung der schnellst leitenden A-beta Fasern löst Sensationen wie Druck aus, die der dünne A-delta Fasern hellen, schnell abklingenden, sogenannten Erstschmerz, die der C-Fasern dumpferen, brennend-bohrenden Zweitschmerz, der von vegetativen Zeichen wie Übelkeit, Schwitzen begleitet sein kann (17).

Schmerzapparat im Rückenmark

In Hinterhorn konvergieren die peripheren Fasern auf Nervenzellen, hauptsächlich in den Schichten I, II und V, welche die eintreffenden Impulse zentralwärts leiten. In Schicht I enden A-delta Mechanorezeptor- und polymodale C-Fasern mit hoher Reizschwelle, und A-beta Fasern. In Schicht II enden C-Fasern, die mit hemmenden Interneuronen Synapsen bilden. In Schicht V enden Fasern von Mechano-, Chemo- und Thermorezeptoren sowie A-beta Fasern. Schicht I erhält also Impulse bei Gewerbsverletzungen, II übernimmt das Hemmen von Impulszustrom von peripher, V befaßt sich mit Qualität und Lokalisation der Schmerz erzeugenden Reize. Die schon erwähnten Interneurone enthalten Leucin- Encephalin (s. später), das an der Hemmung der Impulse beteiligt ist, die durch die Reizung der peripheren Nocizeptoren über die afferenten Fasern ins Rückenmark gelangen und die Substanz P (s. später) freisetzen. Die Entladungsschwelle an den Synapsen wird von in der weißen Substanz deszendierenden Fasern moduliert. Sie stammen aus dem periaquäduktalen Grau, dem *Nucleus raphe,* dem *Nucleus coeruleus,* lateralen Teilen der *Formatio reticularis,* dem *Nucleus gigantozellularis* und dem sensorischen *Cortex.* Das aus dem *N.raphe* absteigende System ist serotoninerg, das aus dem *N. coeruleus* noradrenerg (18).

Sensorisch-diskriminierendes System

Von den Hinterhornzellen aus den Schichten I und V leitet eine zum *Tractus spinothalamicus anterolateralis* zusammengefaßte Neuronengruppe, die auf Höhe des Eintritts ins Rückenmarks kreuzt, die Impulse hauptsächlich zum ventralen posterolateralen Thalamuskern. Von diesem Kern führt das dritte Neuron zum somatosensorischen *Cortex.* Das spinothalamische Faser- und Kernsystem projiziert die Körperregionen nach zentral und erlaubt die Analyse der auf den Reiz folgenden Impulse bezüglich Raum, Zeit und Intensitätsmerkmalen der durch den Stimulus betroffenen Körpergebiete. Dieses System wird deshalb das «sensorisch-diskriminierende» genannt (19).

Motivierend-affektives System

Von den Hinterhornzellen steigen paramedian die Neuriten der phylogenetisch alten Schmerz-Fasern auf. Sie zweigen Fasern an die *Formatio reticularis,* die *medialen intralaminären Thalamuskerne,* den *Hypothalamus* und an das *limbische System* ab. Von diesen Gebieten erreichen Fasern den *Cortex* weitverzweigt. Dieses Faser- und Kernsystem kennt keine präzise topographische Projektion der Peripherie nach zentral. Es ist für den Weh-Charakter des Schmerzes verantwortlich und bewirkt, daß das Individuum sich dem Schmerz erzeugenden Stimulus zuwendet oder sich vor ihm zurückzieht. Dieses System wird deshalb das «motivierend-affektive» genannt (19).

Zentrales Kontrollsystem

Das «sensorisch-diskriminierende» und das «motivierend-affektive» System sind untereinander verbunden und stehen beide unter dem Einfluß neocorticaler Zentren. Diese bewirken, daß die Bewußtseinslage, die Aufmerksamkeit, die Erfahrung mit Schmerz, die jeweilige Situation und der symbolische Gehalt des Stimulus zum Schmerzempfinden und -verhalten beitragen. Das neocorticale System wird durch schnell-leitende Hinterstrangbahnen benachrichtigt und wirkt hemmend und bahnend für die afferenten Impulse bis hinab auf Rückenmarkniveau. Es wird deshalb «Zentrales Kontrollsystem» genannt.

Spinal Gate Control System

Die Hypothese von MELZACK und WALL (3), daß im Rückenmark in der Nähe der T-Zellen gelegene Substantia gelatinosa-Zellen die über die C-Fasern hereinströmenden Impulse modulieren, hat sich auf die Schmerzforschung befruchtend ausgewirkt. Diese Autoren postulierten, daß die Reizung myelinisierter dicker A-alpha Fasern in der Peripherie via Substantia gelatinosa-Zellen den Impulsstrom von den A-delta- und den C-Fasern zur Zelle präsynaptisch hemmen, während die über die C-Fasern hereinströmenden Impulse die Substantia gelatinosa-Zellen hemmen und deren blockierenden Einfluß auf die Synapse zwischen C-Faser und T-Zelle aufheben. Dieses System nannten sie das «Spinal Gate Control System». Mit ihm lassen sich schmerzhemmende Wirkungen von Eis, Akupunktur, Vibrationsmassage, transkutaner Elektrostimulation erklären. Es sind nicht alle Befunde von MENDELL und WALL (20) verifiziert worden, auf die sich die Theorie stützt. Nach ihnen führt die Reizung markreicher, dicker peripherer Fasern zu einem negativen Hinterwurzelpotential, das eine Hemmung bewirkt und diejenige von C-Fasern zum positiven Hinterwurzelpotential. ZIMMERMANN (21) hingegen fand bei C-Faserstimulation auch negative Potentiale. Die Konvergenz schädigender und nicht-schädigender Afferenzen an zentralen Neuronen und die Hemmung noxischer Reize durch vorausgehende nicht-noxische ist aber belegt (22).

Hormone und Überträgersubstanzen

Im Schmerzempfinden und -verhalten wirken lokale Hormone und Überträgersubstanzen im Zusammenspiel mit den peripheren und zentralen Anteilen des Nervensystems. Im peripheren Gewebe wird durch Schädigung (Entzündung, Verletzung) Kallikrein frei. Es aktiviert das Bradykinin, welches die Schmerzrezeptoren reizt.

Es wirkt vasodilatierend und erhöht die Kapillarpermeabilität, so daß weitere, die Rezeptoren reizende Substanzen ins Gewebe ausfließen können, wie Wasserstoff-Kalium-Ionen etc. Bei Gewebsschädigung entstehen aus Arachidonsäure unter der Einwirkung von Bradykinin via Aktivierung der Phospholipase A2 Prostaglandine, welche die Schmerzrezeptoren ebenfalls sensibilisieren. Der am längsten bekannte algetische Stoff, ein Neuropeptid, wird Substanz «P» genannt. Sie wirkt in spinalen Neuronen als Neurotransmitter und wird in der Synapse durch die den Morphinen ähnlichen endogenen Substanzen (Endorphine) blockiert. Serotonin, das aus Tryptophan via 5-Hydroxytryptophan entsteht, findet sich im Nucleus raphe, Mittelhirn und im Seitenhorn des Rückenmarks. Es ist vermutlich für deszendierende Hemmung von Hinterhornneuronen verantwortlich (23). Wird die Serotonin-Synthese blockiert, so nehmen bei Kopfschmerzpatienten die Symptome zu (24). Die schmerzhemmende Wirkung des Antidepressivums Amitryptilin (25) beruht vermutlich auf seiner Fähigkeit, den Serotoninspiegel in deszendierenden Hemmbahnen zu erhöhen.

Endogene opiatähnliche Substanzen (Endorphine) wurden nach der Entdeckung spezifischer Opiatrezeptoren im Nervensystem vermutet (26). Radioaktive Opiate besetzen Hirnregionen, wo gehäuft Rezeptoren für l-konfiguriertes Morphin vorkommen. Die elektrische Reizung in diesen Gebieten kann zur Schmerzhemmung führen z.B. des periaquäduktalen Höhlengraus, des Mandelkerns. Die vermuteten Substanzen wurden von HUGHES (27) et al. (1975) und TERENIUS (28) in Form der Pentapeptide Methionin- und Leucinencephalin entdeckt. Sie finden sich im *Striatum,* dem *N.amygdale,* dem *N.caudalis.* Das größere Molekül (3500), β-Endorphin genannt, wurde von Cox et al. (29) 1975 aus der Hypophyse isoliert. Seine Aminosäurensequenzen entsprechen dem β-Lipotropin aus der Hypophyse, aus dem ACTH und Endorphine entstehen (30). β-Endorphine kommen auch im Hypothalamus und Mesencephalon vor. Rezeptoren für die β-Endorphine finden sich vor allem entlang der palaeospinothalamen Bahnen. Die Wirkung dieser Substanzen entspricht der des Morphins. Sie stimulieren die schmerzhemmenden deszendierenden Bahnen, sie werden durch Selbstreizung zur Schmerzlinderung im zentralen Höhlengrau freigesetzt (31,32,33) und finden sich bei Ratten, deren Füße durch Elektroschocks gereizt wurden, im Plasma mehrfach erhöht, wobei die Schmerzempfindlichkeit längere Zeit nach Applikation des Streßes noch erniedrigt ist. Nach verlängertem Streß nimmt die Schmerzempfindlichkeit zu, während die Endorphinaktivität im ZNS und peripher abnimmt (34,35). Da Naloxon, der Morphinantagonist, die schmerzhemmende Wirkung der Akupunktur, der transkutanen Nervenstimulation und von Placebo mindestens partiell aufhebt, müssen die Endorphine bei diesen schmerzlindernden Maßnahmen eine Rolle spielen (36).

Literatur

1. ENGEL, G.L.: «Pain». Chapt. «Signs and Symptoms: Applied Physiology and Clinical Interpretation». C.M. Mac Bryde and R.S. Blackton Eds. 5th Ed., J.B. Lippincott 1970.

2. Beecher H.K.: Relationship of significance of wound to pain experienced. JAMA 161: 1609–1613, 1956.
3. Melzack, R. and Wall, P.D.: Pain Mechanisms. A new theory. Science 150: 971–979, 1965.
4. Adler, R. and Lomazzi, F.: Mild analgesics evaluated with the «submaximum effort tourniquet method». I. The influence of psychological factors on their effect. Psychopharmacologia 38: 351–356, 1974.
5 Melzack, R and Scott, T.T.: The effects of early experience on the response to pain. J. comp. physiol. Psychol. 50: 155–161, 1957.
6. Witkin, H.A., Dyk, R.B., Faterson, H.F., Goodenough, D.R. and Karp, S.A.: Psychological differentiation, studies of development. John Wiky and Sons (Eds.), New York, London, 1962.
7. Petrie, A.: Individuality in pain and suffering. University of Chicago Press, 1967.
8. Fisher, S.: Body Boundary and Perceptual Vividness. J. Abnorm. Psychol. 73: 392–396, 1968.
9. Adler, R. and Lomazzi, F.: Perceptual Style and Pain Tolerance. I. The influence of certain psychological factors. J. Psychosom. Res. 17: 369–379, 1973.
10. Levine, J.D., Gordon, N.C. and Fields, H.L.: The Mechanism of Placebo Analgesia. The Lancet II, 654–657, 1981.
11. Engel, G.L.: Psychogenic pain and the pain prone patient. Amer. J. Med. 26: 899–918, 1959.
12. Adler, R.: The Differentiation of Organic and Psychogenic Pain. PAIN, 10: 249–252, 1981.
13. Freud, S.: Studien über Hysterie. Gesammelte Werke, Band I, S. 197 und 278, S. Fischer Verlag, 4. Aufl., 1972.
14. Schwartz, G.E., Fair, P.L., Greenberg, P.S., Mendel, M.R. and Klerman, G.L.: Facial Expression and Depression. An Electromyographic Study. Ann Meet. Amer. Psychosom. Soc., March 29–31, Philadelphia, 1974.
15. Cannon, W.B.: Bodily Changes in Pain, Hunger, Fear and Rage. 2nd Ed., D. Appleton and Co. (Eds.), New York, 1920.
16. Handwerker, H.O. und Zimmermann, M.: Schmerz und vegetatives Nervensystem. In: Sturm A. und Birkemayer W. (Herausgeber). Klinische Pathologie des vegetativen Nervensystems. Bd. 1 Stuttgart: Fischer S., S. 468–497, 1976.
17. Casey, K.L.: The Neuro-physiologic Basis of Pain. Postgrad. Med. 53: 58–63, 1973.
18. Mayer, D.J. and Price, D.D.: Central nervous system mechanisms of analgesia. PAIN 2: 379–404, 1976
19. Melzack, R.: Pain Perception. Res. Publ. Ass. nerv. ment. Dis. 48: 272–285, 1970.
20. Mendell, L.M. and Wall, P.D.: Presynaptic hyperpolarisation: A role for fine afferent fibers. J. of Physiology 172: 274–294, 1964.
21. Zimmermann, M.: Dorsal root potentials after C-fiber stimulation. Science 160: 896–898, 1968.
22. Larbig, W.: Schmerz. Grundlagen-Forschung-Therapie. W. Kohlhammer (Hrsg.), Stuttgart, Berlin, Köln, Mainz, S. 54, 1982.
23. Reubi, J.C.: Biochemie des Schmerzes. Über einige Neurotransmitter des Schmerzsystems: Biochemische Aspekte und Interaktionen. In: Kocher, R., Gross, D. und Kaeser, H.E. (Hrsg.), Nacken-Schulter-Arm Syndrom. Stuttgart: Fischer, S. 294–297, 1980.

24. Sicuteri, F., Anselmi, B. and Del Bianco, P.L.: 5-hydroxytryptamine supersensitivity as a new theory of headache and central pain: A clinical pharmacological approach with p-chlorophenylalanine. Psychopharmacologia 29: 347–356, 1973.
25. Sternbach, R.A., Janowsky, D.S. and Huey, L.Y.: Effects of altering brain serotonin activity on human chronic pain. I. World Congress on Pain, Florence, Sept. 5–8, 1975, p. 249, 1975 (abstract).
26. Pert, C.B. and Snyder, S.: Opiate receptor: Demonstration in nervous tissue. Science 179: 1011–1014, 1973.
27. Hughes, J., Smith, T.W., Kosterlitz, H.W., Fothergill, C.A., Morgan, B.A. and Morris, H.R.: Identification of two related pentapeptides from the brain with potent agonistic activity. Nature 258: 577–579, 1975.
28. Terenius, L.: The effect of peptides and amino-acids on dihydro-morphine binding to the opiate receptor. J. Pharm. Pharmacol. 27: 540–541, 1975.
29. Cox, B.M., Ophein, K.E., Teschemacher, H. and Goldstein, A.: A peptide-like substance from pituitary that acts like morphine. Life Sciences 16: 1777–1782, 1975.
30. Mains, R.E., Eipper, B.A. and Ling, N.: Common precursor to corticotropins and endorphins. Proc Nat Acad Sci: 74: 3014–3018, 1977.
31. Reynolds, D.V.: Surgery in the rat during electrical analgesia induced by focal brain stimulation. Science 164: 444–445, 1969.
32. Liebeskind, J.C., Mayer, D.J. and Akil, H.: Central mechanisms of pain inhibition: Studies of analgesia from focal brain stimulation. In: Bonica, J.J. Internat. Sympos. on Pain. Advances in Neurology 4: 261–273, New York, Raven Press, 1974.
33. Boethins, J., Lindblom, U., Meyerson, B.A. and Widen, L.: Effects of multifocal brain stimulation of pain and somatosensory functions. In: Zottermann, Y. (Ed.) Sensory funktions of the skin. Oxford, Pergamon Press, 531–548, 1976.
34. Madden, J., Akil, H., Patrick, R.L. and Backsas, J.: Stressinduced parallel changes in central opoid levels and pain responsiveness in the rat. Nature 265: 358–360, 1977.
35. Amir, S. and Amir, Z.: The pituitary gland mediates acute and chronic pain responsiveness in stressed and nonstressed rats. Life Sciences 24: 439–448, 1978.
36. Mayer, D.J., Price, D.D. and Rafii, A.: Antagonism of acupuncture analgesia in man by the narcotic antagonist naloxone. Brain Research 121: 368–372, 1977.

VII. Nervosität und Müdigkeit

Interview Herr J.K., 1939

Der Patient ist leicht übergewichtig, sauber und elegant gekleidet, verhält sich sehr höflich und akzeptiert das Tonband sofort.

Schritt 1 hat vor dem Sprechzimmer stattgefunden   1
I: Sind Sie bequem so?   2
P: Ja, danke
I: Gut, dann würde ich Sie bitten, mir zu erzählen, wie es Ihnen geht.   3
P: Ja, im Moment geht es nicht so gut, ich komme zwar gerade aus den Ferien, aber ich rege mich wieder wegen jeder Kleinigkeit auf und das wirkt sich dann auf die ganze Familie aus. Schmerzen habe ich wie schon seit längerer Zeit; es ist das Herzklemmen, das dehnt sich nachher auf den Magen aus und ich habe dann wahnsinniges Magenbrennen, habe Leberschmerzen und was auch oft vorkommt: daß ich husten muß bis zu einem Brechreiz und das ist nachher so schlimm, daß ich manchmal fast das Blut spüre, also Blutgeschmack bekomme.
(Beim Vorliegen einer Vielzahl von Symptomen handelt es sich häufig um körperliche Begleiterscheinungen von Affekten, besonders wenn sie in bestimmten Situationen auftreten und dann wieder verschwinden. Das Verhalten, das ich am Interviewbeginn sofort bemerkt habe, hätte mich eigentlich auch an die Möglichkeit starker, aber kontrollierter Affekte denken lassen sollen. Dieser Gedanke ist mir aber erst beim späteren Lesen des Interviews aufgestiegen. Konversionsbedingte Symptome sind anhaltender; durch Läsionen mitbedingte selten so vielfältig. Trifft die geäußerte Vermutung zu, dann sind die therapeutischen Aussichten bezüglich der Symptome günstig, denn der Patient bemerkt selber den Zusammenhang zwischen Umständen und Symptomen. Der Interviewer wiederholt «Husten», um den Patienten zu spontanem Weiterberichten anzuregen, und weil ihm «Husten» im Rahmen eines Kampf-Fluchtzustandes nicht vertraut ist.)
I: Beim Husten?
P: Beim Husten ja, und oft so, daß mir nachher das rechte Bein fast unempfindlich wird, es wird etwa so, wie wenn ich es nicht mehr spüren würde, wie wenn es weg wäre. Das kann sich auch auf den linken Arm ausdehnen. Das ist etwa das, was ich im Moment gerade habe.
I: Und wenn Sie jetzt hier sitzen? Ist es dann auch so?   4.7
(Diese Frage wird aufgeworfen, weil eine positive Antwort die erste diagnostische Vermutung stützen würde, nämlich von Situations-abhängigen Körpervorgängen.)
P: Es kommt jetzt dann gleich, ich spüre es schon.
I: Ja, das würde also heißen, daß unsere Situationn vielleicht zu einem Teil daran beteiligt ist . . ., am Stechen, Brennen, Husten?
P: Ja.
I: Ich glaube, es ist sehr wichtig, das zur Kenntnis zu nehmen.

3   I: Haben Sie sonst noch Beschwerden, von denen Sie noch nicht gesprochen haben?

P: Ja, was ich ziemlich stark habe, sind Schweißausbrüche, sehr starke sogar, je nach Aufregung und . . . ich glaube, es kann manchmal auch zu ziemlich starken Kopfschmerzen kommen.

(Schweißausbrüche würden sehr gut als weiteres Symptom zur Kampf-Fluchtsituation passen, also zur Diagnose von «körperlichen Begleitzeichen von Affekten». Der Interviewer ist der Diagnose schon so gewiß, daß er Gefahr läuft, sein Blickfeld vorzeitig einzuengen.)

I: Vielleicht fällt Ihnen im Verlauf des Gesprächs noch dieses oder jenes ein. Das ist also die Hauptsache, jetzt wo Sie so da sitzen?

P: Ja.

I: Und das bekommen Sie, obwohl Sie in den Ferien waren?

P: Und nachher setzt es, erstaunlicherweise . . .

I: Wie lange waren Sie weg?

(Zum Schritt 3 gehört auch das Erfassen des sozialen Feldes und von Lebensgewohnheiten, die über die Persönlichkeit des Patienten Auskunft geben.)

P: Drei Wochen.

8   I: Wieviel Ferien haben Sie im Jahr?

P: Vier Wochen.

I: Dann haben Sie also noch nicht alles aufgebraucht, jetzt, für dieses Jahr?

P: Nein, ich habe noch zwei Tage.

I: Ja. Waren Sie weit weg?

P: Wir waren in Spanien, die ganze Familie.

I: Und wie ist es Ihnen in dieser Zeit ergangen?

4   P: In der ersten Woche nicht gerade gut, aber nachher ist es gut gegangen, die zweite bis dritte Woche sogar sehr gut.

I: Was heißt das für Sie, wenn Sie sagen können, sehr gut?

P: Ja, ich habe auf jeden Fall keine Beschwerden gehabt, es hat mich gar nicht geplagt, ich bin also einfach locker gewesen und gelöst . . .

I: Auch das ist wahrscheinlich nicht unwichtig zu wissen, daß Sie sagen können, gelockert und gelöst ist mit einer guten Zeit und ohne Störung verbunden und bei Aufregungen daheim, die sich auch auf die Familie auswirken, haben Sie nachher diese Beschwerden.

(Wiederum konfrontiert der Interviewer den Patienten mit Zusammenhängen zwischen Situation und Symptomentstehung. Der Interviewer ist so gewiß, daß Lebenssituationen und Symptombildung zusammenhängen und für den Patienten erkennbar sind, daß er am Fundament für die Therapie arbeiten kann.)

I: Sind Sie mit dem Auto in Spanien gewesen?

P: Wir sind mit Auto und Wohnwagen gefahren.

I: Und die weite Reise?

P: Das ist gut gegangen.

I: Wer ist gefahren?

P: Ich bin gefahren, alles, meine Frau könnte zwar auch fahren, aber wenn es nicht sein muß, dann fahre ich lieber selber.

I: Gibt es dafür einen Grund?

P: Ja, es ist also schon so, daß . . . ich ein ganz anderes Verhältnis habe zum Fahren, daß ich irgendwie sicherer bin.

(Das Bemühen «das Steuer in den Händen zu halten», also seine Umgebung zu kontrollieren, scheint beim Patienten für das psychische Gleichgewicht bedeutsam zu sein. Muß er dauernd starke Affekte beherrschen, die durchzubrechen drohen? Hat er sich in seinem frühen Leben nicht genügend an wichtige Mitmenschen anlehnen und ihnen vertrauen dürfen?)

I: Ja, darum frage ich nämlich auch, das hat meistens einen Grund, – wenn Sie also das Steuer in der Hand haben – im wörtlichen Sinn

P: . . . kann ich es halten.

I: Dann ist Ihnen wohler, als wenn Sie sich passiv chauffieren lassen müssen.

P: Es geht schon besser, wenn ich hinten sitze.

I: Ja, kommen Sie sonst in Versuchung, «mitzufahren»?

P: Ja, ja genau.

I: In welchem Alter haben Sie fahren gelernt?

P: Mit einundzwanzig.

I: Und wie ist Ihre Art, zu fahren?

P: In den ersten Jahren ziemlich schnell, aber jetzt muß ich ehrlich sagen, jetzt bin ich gesetzter, vorsichtiger, manchmal vielleicht sogar zu vorsichtig.

I: Sind Sie ohne Unfall durchgekommen?

P: Nein, also drei Unfälle habe ich gehabt, zwar nur Auffahr-Unfälle, aber das ist egal, es waren genau solche Situationen, wo ich mich daheim abgesetzt habe und nachher weggegangen bin mit dem Hund und dann war es auch schon passiert.

(Das Verhalten am Steuer kann ein Licht auf die Persönlichkeit werfen. Aggressive Züge, die später im Leben gezügelt werden, kommen zum Vorschein.)

I: Ein Hund gehört auch noch zu Ihrer Familie?

P: Ja.

(Schritt 4 wird ausgebaut durch die Dimension 5)

I: Haben Sie außer dem, was wir jetzt schon gesehen haben, sonst etwas bemerkt, das Beschwerden auslöst?   4.6

P: Nicht unbedingt, nein. Das einzige, was ich noch sagen muß, ich merke, wenn ich weniger Kalorien zu mir nehme, also wenn ich dort etwas aufpasse und richtiger esse, dann merke ich es schon.

I: Können Sie etwas mehr darüber sagen?

(Eine typisch offene Frage.)

P: Also wenn ich «diätartiger» esse.

I: Das merken Sie?

P: Dann habe ich weniger Beschwerden, besonders was Magenbrennen oder die Leber betrifft.

I: Haben Sie eine Ahnung, was das Magenbrennen und die Leberschmerzen fördert?

P: Also, erstens einmal weiß ich, das kam bei einer Untersuchung heraus, daß ich eine Hiatushernie habe.

(Der Interviewer soll sich nie mit Begriffen aus der Ärztesprache zufrieden geben. Der Wert dieser Empfehlung wird sich bald erweisen. Denn eine klinisch bedeutsame Hiatushernie liegt sicher nicht vor.)

I: Ich verstehe den medizinischen Begriff.

P: Ich merke, daß zuviel Kohlensäure ziemlich viel auslöst und eben auch die Aufregungen, ich merke, daß die Magenwand entzündet wird . . .

I: Gibt es Speisen oder Getränke außer dem Kohlensäurehaltigen, die das Sodbren-
nen verstärken oder auslösen?
P: Nein, nicht daß ich mich erinnern könnte. Es gibt eben einfach Zeiten, in denen ich
nichts trinken kann, wo etwas Säuerliches darin ist, sonst habe ich sofort starke
Magenschmerzen.
I: Und sagen wir zum Beispiel Kohl, Sauerkraut? Macht das etwas?
P: Nein, nein.
I: Oder etwas, das zu fetthaltig ist?
P: Nein.
I: Und können Sie etwas dagegen tun, wenn Sie das Magenbrennen haben?
P: Ja, normalerweise nehme ich Tabletten, ich überlege gerade, welche das sind. Es
sind nicht Rennie, aber so etwas ähnliches.
I: Ja, und wirkt das?
P: Ja, da nehme ich zwei bis drei und kann es so recht gut dämpfen.
I: Sie haben noch etwas von der Leber gesagt? Was spüren Sie dort?
P: Ja, also einen starken Schmerz, wie soll ich sagen, es ist dieser Schmerz, weswegen
ich untersucht worden bin, da unten dran, fast wie wenn es geschwollen wäre . . .

(Das jetzige Leiden wird bezüglich seiner Dimension näher erfaßt.)

4.4 I: Also dort unter den Rippen rechts, bleibt er dort oder geht er noch irgendwo hin?
P: Nein, er strahlt nicht aus.
4.6 I: Strahlt nicht aus und was ruft ihn hervor?
P: Wie bitte?
I: Was löst ihn aus, Sie haben mir vom Sodbrennen schon etwas gesagt.
P: Was ihn auslöst? Der kann schlagartig kommen, manchmal fühlt es sich an wie ein
Krampf.
I: Und kennen Sie Situationen oder Gründe?
P: Nein, es kommt einfach schlagartig. Sagen wir wie ein Magenkrampf, wo es mir
vorkommt, irgendwie so, als ziehe sich in mir einfach alles zusammen, ja, das ist
auch so merkwürdig, nicht?
I: Das Magenbrennen und die Schmerzen da rechts, hängen die zeitlich zusammen?
P: Nein, nicht unbedingt.
I: Es kann also unabhängig voneinander kommen, kann es aber auch gleichzeitig
kommen?
P: Es kann auch zusammen kommen, ja.
I: Und können Sie etwas machen, wenn Sie diese Leberschmerzen haben? Ich nenne
sie jetzt einmal so.

*(Ein Interviewer-Fehler: Der Interviewer soll nicht anatomische Begriffe verwenden, wenn er
nicht sicher sein kann, daß wirklich das von ihm bezeichnete Organ mit den Schmerzen etwas
zu tun hat.)*

P: Nein, nein. Also ich muß das vielleicht so sagen: wenn ich diese Krämpfe habe,
muß ich mich hinlegen und völlig lösen und entspannen, dann dauert es etwa eine
Viertelstunde je nach dem auch eine halbe Stunde und nachher ist es vorbei, das
heißt die Schmerzen sind weg.
4.6 I: Können Sie irgendwelche Bewegungen machen, die einen Einfluß haben?
P: Vor vier Jahren habe ich es mit dem autogenen Training probiert, das hat sehr viel
gebracht, aber ich habe mir dann einfach die Zeit nicht mehr genommen.

(Die Diagnose «psycho-physiologisches Geschehen» wird ex juvantibus auch wahrscheinlich.)

I: Ja, Sie haben vorhin die Hiatushernie erwähnt, dann fragt man als Arzt natürlich, ob Sie etwas heraufkommen spüren?
(Die Diagnose «Hiatushernie» wird hinterfragt, zu recht, wie sich herausstellen wird.)
P: Nein, oder es wäre mir nicht bewußt.
I: Wenn Sie die Schuhe binden, merken Sie da etwas?
P: Nein.
I: Wenn Sie etwas Schweres heben, einen Tisch oder so?
P: Nein.
I: Spüren Sie auch nichts?
P: Nein, also . . .
I: Saure Flüssigkeit im Mund?
P: Also, es wäre mir nicht aufgefallen.
I: Und haben Sie einen Unterschied bemerkt, wenn Sie sich nach dem Essen sofort hinlegen?
P: Ich habe noch nie probiert, nach dem Essen zu liegen.
I: Ist nichts passiert?
P: Nein . . .
(Eine Unaufmerksamkeit und ein Fehler des Interviewers: Er überhört, daß der Patient es noch gar nie versucht hat, kurz nach dem Essen sich hinzulegen und stellt zudem eine Suggestivfrage, die eine entsprechend irreführende Antwort nach sich zieht.)
I: Nun zu diesem stechenden Schmerz, wo verspüren Sie den?
P: Unmittelbar hier . . .
I: Dort wo das Täschchen ist (Gegend der linken Brustwarze)
P: Ja, und nach links, genau das Gleiche hier drüben.
I: Ja, also das kann auf beiden Seiten (Gegend der rechten Brustwarze) auftreten?
P: Aber rechts ist es sehr selten.
I: Und wie lange dauert es?   4. 1
P: Manchmal lange, ich möchte sagen, von zehn Minuten bis zu einer Stunde.
I: Und es ist ein Stechen?   4. 2
P: Es ist eher wie ein Klemmen.
I: Können Sie sagen, wie stark diese Schmerzen sind?   4. 3
P: Es ist erträglich, möchte ich sagen, es beängstigt mich auch nicht.
(Ein «gesunder» Anteil des Patient-Verhaltens kommt zum Ausdruck: Er läßt sich nicht in Panik jagen, ein prognostisch und therapeutisch günstiges Zeichen.)
I: Und wechselt die Intensität?
P: Ja.
I: Es ist also nicht einfach immer ein Stich?
P: Nein, nein.
I: Und außer dort, wo das Täschchen ist am Hemd, kann es sich noch an einem   4. 4
anderen Ort bemerkbar machen?
P: Nein, dieser Schmerz nicht.
I: Und irgendwo anders im Körper, daß man vielleicht sagen könnte, es gibt zwei Stellen oder drei?
P: Nein.
I: Oder . . ., es strahlt aus?
P: Da müßte ich es eigentlich schon mit dem Blutkreislauf, also damit in Verbindung setzen.
I: Sie haben noch von Bein und Arm gesprochen.   4. 7

P: Ja, das ist das, was meistens eigentlich fast zum gleichen Zeitpunkt auftritt.

I: Was merken Sie denn, Sie haben gesagt, das rechte Bein . . .

P: Das ist das, was meistens kommt, das ist das, was immer zuerst kommt.

I: Vielleicht kommen wir noch darauf, schauen wir einmal.

P: Ja. Und, was nachher kommt, ist eben der linke Arm oder auch nicht.

I: Und was spüren Sie dort?

P: Daß weiter vorne beim Handgelenk eine Art Unempfindlichkeit eintritt.

I: Spüren Sie etwas in den Fingern?

P: Ja, daß ich keinen Schmerz mehr empfinde, ich könnte also hineinstechen, ich spüre einfach nichts mehr.

I: Haben Sie je, außer im linken Arm . . .

P: . . . so ein Surren, so ein Ameisenlaufen.

I: Das interessiert mich, ja, darum habe ich nämlich gefragt.

P: Ein Ameisenlaufen.

I: Ich wollte Ihnen das Wort nicht in den Mund legen.

(Ich bin mir beim Ausarbeiten des schriftlichen Protokolls im Rückblick nicht klar, ob diese Bemerkung nötig war. Ich denke, daß es für den Patienten günstig war, ihm zu zeigen, warum ich so vorgehe – vielleicht doch anders als Ärzte, die er bis jetzt getroffen hat. Ich will ihm damit zeigen, daß ich ihn als Partner annehme und mich auf diese Weise um ein gutes Arbeitsbündnis bemühe.)

P: Ja, wie wenn Ameisen im Finger herumkriechen.

I: Ich wollte Sie nicht beeinflussen, aber ich habe darauf gewartet. Das kommt also in der linken Hand vor und im rechten Fuß. Haben Sie das je auch links gehabt?

(Es muß sich um die Folgen einer Hyperventilation handeln. Hyperventilation ist ein häufiges Begleitzeichen starker Affekte, wie Angst, Wut, usw. An der schon anfangs vermuteten Diagnose kann jetzt festgehalten werden, auch wenn die Schmerzen in der Lebergegend noch nicht geklärt sind. Wieder stelle ich mir beim Lesen die Frage, ob ich meine Bemerkung nicht doch besser unterlassen hätte. Meine Genugtuung, verstanden zu haben, hätte ich für mich behalten sollen.)

P: Im linken Bein?

I: Ja.

P: Ich glaube nicht, also nicht, daß ich mich erinnern könnte.

I: Hat es sonst noch, wenn es stark war, Erscheinungen gegeben an der Hand oder am Fuß?

P: Es ist einfach so, wenn es lange dauert, über längere Zeit, daß ich es fast bis in die Leiste hinauf spüre.

I: Ja.

P: Und im Arm ist es nachher meistens so, daß es fast bis in den Rücken hineinstrahlt, also bis zur Wirbelsäule.

4.6 I: Können Sie etwas in der Haltung verändern, oder mit irgend einer Bewegung selber einen Versuch machen, das zu beeinflussen?

P: Was ich viel mache, ist, daß ich nachher das Bein hochlagere. Das ist wirklich, glaube ich, alles, oder daß ich fest daraufstehe.

I: Hat es Ihnen je die Hand in irgend eine Stellung gezwungen?

P: Ja, es ist einfach nachher, wie wenn es verkrampft gewesen wäre.

I: Ja, in welcher Stellung ist dann die Hand, wissen Sie das?

P: Nein, das weiß ich nicht mehr.

I: Sie haben nie beobachtet, daß Ihre linke Hand nachher eine besondere Stellung einnimmt?

P: Nein.

I: Hängt das, was Sie im Arm verspüren zum Beispiel davon ab, ob Sie aufrecht sitzen 4. 5 oder sich bücken?

(Obwohl Hyperventilation sicher vorliegt, will der Interviewer ein vertebrogen beeinflußtes Geschehen ausschließen.)

P: Nein.

I: Oder kommt es vom Husten?

P: Nein.

I: Also, wenn ich es richtig verstehe, haben Sie nicht bemerkt, daß das Husten dieses Gefühl im Arm auslöst?

P: Nein.

I: Sie haben gesagt, daß Sie wissen, daß es im Anschluß an Aufregungen beginnt. Erzählen Sie mir von den Aufregungen.

P: Banale Sachen können mich schon aufregen, einfach etwas worüber man sich gar nicht aufregen sollte. Eigentlich alles kann mich aufregen, es kann mich also das kleinste Ding schon aufregen.

(Jetzt erhofft sich der Interviewer Anknüpfungspunkte, von denen aus Fäden zur sozialen Situation, zur psychischen Entwicklung, zur Gesundheit in der Familie geknüpft werden können, so daß den Assoziationen des Patienten gefolgt werden kann.)

I: Erzählen Sie.

P: Schon ein Vogelpfeifen kann mich aufregen, also etwas, worüber man sich ja eigentlich freuen müßte, aber es kann mich auch im Geschäft, also dort wo ich arbeite, es kann mich einfach das Kleinste, wenn etwas nicht geht, so wie ich es mir vorstelle, das regt mich so maßlos auf, daß ich, ich könnte manchmal fast die Wände hoch.

I: Also Sie spüren eine Art von Geladensein, eine Explosivität.

P: Ja, es steigert sich irgendwie.

I: Wann haben Sie das letzte Mal . . .

(Wenn sich Symptome wiederholen, zum Beispiel Anfälle, oder wie hier auf Aufregung hin die Beschwerden entstehen, dann ist es ungünstig, jede je erlebte Situation zu besprechen. Man konzentriert sich besser entweder auf das jüngste Ereignis, die erste oder die intensivste Attacke.)

P: Das letzte Mal, da kann ich mich gut erinnern, das war das Schlimmste, was ich je erlebte, das war am Mittwoch morgen, ich mußte nachher nach Hause, ich bin mit dem Mofa weggefahren, habe ein 50 ccm Mofa und das hat auf dem Weg zur Arbeit eine Panne erlitten.

I: Wo wohnen Sie?

P: In Biel.

I: Ja.

P: Und ich bin dort unten beim See vorbeigefahren, schon dort hat es etwas zu stottern begonnen und dann bin ich nach Hause gefahren und habe gedacht, ich könnte es irgendwie . . ., noch ausbügeln.

I: Das war auf dem Weg zur Arbeit?

P: Ja, das war auf dem Weg zur Arbeit am Morgen um halb sieben.

I: Ja.

P: Und als ich zu Hause ankam, war ich erstens einmal ganz naß . . ., ich habe also zuerst einmal geschaut, ob ich etwas machen könne, aber es war nichts zu machen.

I: Aber es ist noch gefahren bis nach Hause?

P: Nein, es ist nicht mehr gefahren, ich mußte es schieben und pedalen und habe dann versucht, ob ich etwas machen kann, aber es war nichts zu machen, ich habe es nachher in den Raum gestellt, in den Abstellraum und dann bin ich ins Auto, aber das war schon falsch, ich hätte schon nicht mehr Auto fahren sollen, ich habe es gleich bemerkt, ich konnte mich schon nicht mehr konzentrieren, ich war schon unsicher, es war noch ziemlich früh am Morgen, so daß man noch einigermaßen durchkam, aber im Büro ist es nachher nicht gegangen.

I: Sie sind also mit dem Auto ins Büro gefahren?

P: Ja, ich bin mit dem Auto ins Büro gefahren.

I: Ist das außergewöhnlich?

P: Ich gehe normalerweise immer mit dem Mofa. Und ab dem ersten Dezember wieder mit dem Bus.

8 I: Ja, wo arbeiten Sie?

P: In der Biel-Versicherung am Nidauplatz.

I: Können Sie mir etwas mehr über Ihre Arbeit sagen, damit ich mir etwas vorstellen kann.

P: Die Biel-Versicherung bietet die verschiedensten Möglichkeiten von Versicherungen wie Haftpflicht, Feuer, Unfall, usw. Die Zentralverwaltung ist in Biel am Nidauplatz und dann gibt es noch fast in jedem Kanton, so kann man sagen, Agenturen. Ich bin jetzt erst seit 1980, dem 1. 1. 1980 in der Zentralverwaltung, vorher war ich in einer Zweigagentur, ab 1. 4. 1969 in einer Agentur im Oberland und ab Ende 1972 bin ich nach Zürich gewählt worden und ab 1. 1. 1980 in die Zentralverwaltung.

I: Haben Sie jeweils den Wohnort auch gewechselt?

P: Ja, vom Oberland nach Zürich und dann nach Biel.

I: Ja.

P: Meine Arbeit am Hauptsitz der Versicherung ist jetzt, Fakturen für Entschädigungen an Kunden zu erstellen, bei denen eine Änderung in der Police eingetreten ist. Das ist meine Haupttätigkeit, dann habe ich noch administrative Arbeiten, die ich innerhalb dieser Abteilung ausführe.

I: Und wie sind Sie, sagen wir, eingebaut in diesen Betrieb, in bezug auf Mitarbeiter, wo stehen Sie, wem sind Sie zugeordnet?

P: Ich bin in einer Abteilung, dort sind vierzehn, also hier in Biel sind vierzehn Personen tätig beim Abteilungsleiter, und ich bin selbständig in einem Büro mit einem Mitarbeiter und bin einem anderen Herrn unterstellt, also einem Bürochef.

I: Und wie sehr überlappen die Kompetenzen der Mitarbeiter zum Bürochef oder Abteilungsleiter? Ist Ihre Arbeit gut abtrennbar oder sind Sie . . .

P: Gut abtrennbar, ich bin also, kann man sagen, selbständig unnd besonders in den Sachen, die ich jetzt mache, Auszahlungen ausrechnen und so, da bin ich hundertprozentig selbständig. Ich bin aber auch hundertprozentig dafür verantwortlich gegenüber der Bilanz.

7 I: Und wie ist Ihre Art zu arbeiten? Wissen Sie, es hat jeder so seinen Stil.

P: Nein, also es muß alles hundertprozentig in Ordnung sein.

I: Ja, ich habe . . .

P: Pingelig möchte ich sagen, aber . . .

I: Sie halten sich für streng sich selbst gegenüber, Sie schauen sich selber auf die Finger, Sie benötigen also nicht noch jemand, der das macht?

(Die Erfassung der Aufregungen hat wie erhofft, in die Sozialanamnese hinübergeführt. Sie bietet auch die Möglichkeit, mit dem Patienten seine Arbeitsweise anzuschauen und wie sich

seine Persönlichkeit darin ausdrückt. Sie erlaubt zu prüfen, ob er für die Symptomatik wichtige Verhaltensweisen wie eine zweite Haut erlebt, so daß er zu ihnen keine Distanz hat und sie therapeutisch schwer angehbar sein werden, oder ob er sie zum Teil als «merkwürdig» erlebt, also ich-dysthon, was die Chance, therapeutisch Strukturänderungen seiner Persönlichkeit zu erreichen, vergrößert.)

P: Nein, aber es kann mich dann auch aufregen, wenn ich einen Fehler mache . . .
I: Ja, und Sie stellen die Anforderungen . . .
P: Sie sind hoch . . .
I: Hoch, und das Tempo, mit dem Sie arbeiten?
P: Schnell.
I: Setzen Sie sich Zeitlimiten?
P: Ja . . .
I: Ohne daß jemand von außen kommt?
P: Nein, nein, bis dann und dann muß das sein.
I: Und wenn jemand Sie stört, zu Ihnen kommt um zu plaudern und Sie in der Arbeit aufhält?
P: Dann muß ich einfach sehen, daß ich es wieder einholen kann.
I: Und wie ist es am Abend, wenn Sie nicht so weit gekommen sind, wie Sie es sich vorgestellt haben?
P: Das macht mir weniger, dann schaue ich, daß ich es am nächsten Tag wieder einholen kann.
I: Können Sie die Arbeit weglegen und gehen?
P: Ja, das kann ich schon.
I: Oder muß man gehen, weil zugeschlossen wird?
P: Ich gehe normalerweise, wenn ich am Morgen um halb sieben im Büro bin, dann gehe ich um halb fünf am Abend, hauptsächlich im Sommer, im Winter gibt es dann wieder einen etwas anderen Zeitplan, dann gehe ich normalerweise mit meiner Frau auf den Bus, weil sie halbtags arbeitet.
I: Sie arbeitet halbtags?
P: Ja, morgens, dann gehe ich mit ihr auf den Bus und bleibe über Mittag im Büro, damit ich nicht einen allzugroßen Zeitverlust habe.
I: Sie haben gleitende Arbeitszeit?
P: Ja.
I: Was arbeitet Ihre Frau?
P: Sie arbeitet beim Verband Schweizerischer Textilfabrikanten als Sekretärin.
(Die Bemerkung des Patienten, daß seine Frau halbtags arbeite, ermöglicht, sie ins Interview einzubeziehen.)
I: Wie alt ist Ihre Frau?
P: Sie ist zwei Jahre jünger als ich.   6
I: Sie ist vierundvierzig, ja und wie geht es ihr gesundheitlich?
P: Eben nicht gut.
I: Nicht gut?
P: Nein, sie hat den Hundebandwurm.
I: Erzählen Sie mir, was das für Ihre Frau und für Sie bedeutet?
(Es ist wesentlich, nicht nur zu erfahren, daß die Frau gesundheitlich nicht auf dem Damm ist und an einer bestimmten Krankheit leidet, sondern auch zu hören, was das für unseren Patienten bedeutet.)
P: Für sie, mh . . ., für sie kann man sagen, sie klammert sich einfach daran, für mich bedeutet sie eigentlich alles, manchmal ist es ziemlich hart.

I: Ja, ich merke doch auch, daß es Sie ziemlich beschäftigt, es muß ein großes Problem für Sie sein, erzählen Sie.

(Der Interviewer hat gemerkt, wie Verzweiflung und Trauer den Patienten erfaßt. Er drückt ihm sein Erfühlen der Lage empathisch aus.)

P: Ja, was soll ich sagen, seitdem wir es wissen, seit 1980, ich glaube, wenn ich nicht von Zürich weggekommen wäre, wäre sie jetzt wohl nicht mehr da.

I: Das kann Jahre . . .

P: Ja, sie hatte also zwei Zysten in der Größe einer Orange und einer Mandarine und nachher noch andere Ableger, ungefähr 10, und eine, die mandarinengroß ist und nicht entfernt werden konnte, weil ein arterielles Blutgefäß daran ist (Patient schneuzt sich in das ihm vom Interviewer gegebene Papiertaschentuch), danke, dadurch hat man es dann auch etwas hinausgezögert mit der nächsten Untersuchung und letztes Jahr, bevor wir in die Ferien sind, da war dann wieder eine große Untersuchung und . . . nach den Ferien mußte sie dann ins Spital, aber man konnte sie nicht operieren, und sie durfte nach 2 Tagen wieder nach Hause, weil es eben zu gefährlich gewesen wäre . . . und darum kann man sagen, daß das letzte Jahr keine Ferien waren, es war nur ein quasi Warten, um nach Hause zu gehen und den Bescheid zu holen. Dieses Jahr wollte man dem zuvorkommen, weil jetzt alle Jahre so eine Untersuchung gemacht wird. So sind wir diesmal frühzeitiger gegangen, so daß wir wenigstens dieses Jahr recht schöne Ferien hatten. Aber es ist also etwas, was mich wahnsinnig beschäftigt, obschon, gut, die Angst ist nicht so begründet, aber so wie wir es zusammen haben – es ist also schon belastend.

I: Konnten Sie Informationen über diese Krankheit bekommen?

P: Ja, ich habe ziemlich viel darüber gelesen und ich durfte auch den Operationsbericht lesen bei Dr. Meier, und man kann sagen, die Ärzte, mit denen sie jetzt in Kontakt ist, machen, daß es nicht so beängstigend ist.

I: Bei wem ist Ihre Frau jetzt in Behandlung?

Bei Dr. Spycher, den Professor weiß ich nicht. Wenger, gibt es so Jemanden?

I: Ja.

P: Jawohl, ja.

I: Dann ist sie also im Spital gewesen mit dieser Krankheit?

P: Jawohl, ja. Und operiert wurde sie 1980, und im letzten Jahr wollte sie der Chirurg nicht operieren aus diesem Grund.

I: Wie kam das?

P: Tja, (langer Seufzer) also festgestellt hat man es schon vorher. Sie hat einmal eine Kolik gehabt, da mußte man sie als Notfall ins Spital einliefern und im Röntgenbild hat man dann ein Loch in der Leber gesehen und dort ist der erste Verdacht gekommen. D. h. in einer Blutuntersuchung hatte man schon vorher etwas festgestellt, aber man hat das irgendwie ad acta gelegt, und als wir dann eben nach Biel gezogen sind, hat Dr. Meier gesagt, daß er dem noch einmal nachgehen möchte, und er hat sie dann ins Spital geschickt.

I: Hat Ihre Frau Beschwerden gehabt außer der Kolik?

P: Nein, nur diese Gallenkolik, d. h. man meinte, es sei eine Gallenkolik.

I: Ja, es ist ja eine seltene Krankheit hier.

P: Ja, und aus der Größe und aus den vielen Ablegern mußte man schließen, daß sie das schon längere Zeit hat.

I: Das ist also eine Sorge für Sie, das spüre ich ganz stark.

P: Ja, das ist eine der Größten.

I: Ja, und Sie haben auch angedeutet, daß Sie gut zurechtkommen miteinander.

(Von der Bedeutung der Krankheit seiner Frau für den Patienten kann harmonisch auf ihre Beziehung übergeleitet und ein Stück Sozialanamnese und psychische Entwicklung hereingeholt werden.)

P: Ja, wunderbar.

I: Wie lange sind Sie verheiratet? 7

P: 25 Jahre.

I: Sie haben jung geheiratet? Wenn diese Zahlen . . .

P: Nein, 20 Jahre, Entschuldigung, es sind 20 Jahre.

I: Ja, sonst hätten Sie nämlich mit 20 und Ihre Frau mit 18 geheiratet. Sie waren 25 Jahre alt?

P: Jawohl, ich bin 26 gewesen und sie 24.

I: Haben Sie Kinder?

P: Ja, drei.

I: Erzählen Sie mir von ihnen.

(Diese offene, auffordernde Frage gibt dem Patienten die Möglichkeit, nicht nur über den körperlichen Zustand seiner Kinder zu berichten, sondern auch auf allfällige andere Probleme mit ihnen einzugehen. So ist es dem Interviewer möglich, die Bedeutung all dessen für den Patienten zu erfassen.)

P: Ja, der Niklaus, der hat Jahrgang 65, nachher kommt die Doris, sie ist 67 geboren 6 am 22. 12. und die Claudia, die hat Jahrgang 70. Den Niklaus mußten wir als 10jährigen operieren lassen, er hat eine Hüftluxation gehabt an beiden Hüften; es ist gut gegangen, aber es ist schon damals so eine Phase gewesen, wir haben schon damals «sieben fette Jahre» gehabt, Claudia hat nämlich zur gleichen Zeit eine Harnleiterkorrektur gehabt, mit der Doris haben wir eigentlich am wenigsten gehabt.

I: Ja.

P: Die beiden andern haben uns immer etwas in Trab gehalten.

I: Ja, wie geht es dem Niklaus jetzt?

P: Jetzt geht es ihm sehr gut, er macht seit letztem Frühjahr eine Lehre als Feinmecha- 8 niker, das gleiche wie ich.

I: War es leicht, eine Stelle für ihn zu finden?

(Die Stellensuche kann zu Zeiten der Arbeitslosigkeit eine schwere Belastung für den Vater eines Jugendlichen sein und der Interviewer muß herausfinden, ob eine solche Sorge das psychische und evtl. körperliche Gleichgewicht des Patienten zusätzlich beeinflußt.)

P: Nein, es war schwer, obschon er die Sekundarschule (höhere Schule) absolviert hat und sehr gute Noten nach Hause gebracht hatte. Er ist aufgeweckt, fleißig, selbständig vor allem, ein wenig ein Eigenbrötler, aber sonst wirklich flott.

I: Hat Niklaus mit der Hüfte noch Schwierigkeiten, oder hat sich das . . .

P: Gar nicht . . .

I: Kann er Sport treiben?

P: Ja, alles.

I: Alles sogar. Haben Sie sonst Sorgen gehabt wegen seiner Gesundheit?

P: Nein, eigentlich nicht . . . außer eben mit dem Laufen. Schon von Geburt an eigentlich, als er die ersten Schritte machte, sind wir mit ihm zum Doktor und sind von einem Orthopäden zum andern, keiner wollte wahrhaben, daß da etwas nicht stimmte, bis wir zufälligerweise an einen geraten sind, der es nachher doch in die Finger genommen hat.

I: Bei welchem Chirurgen ist er dann operiert worden?
P: Er ist in Zürich operiert worden bei Dr. . . . ., den Namen weiß ich nicht mehr. Ich weiß nur, daß man in Luzern einfach gesagt hat, daß man nichts mehr machen kann, und man müßte später sehen, daß er einmal einen sitzenden Beruf bekomme, dann sei er erst etwa mit 40 an den Rollstuhl gefesselt.
I: Wie alt war der Bub damals?
P: Er war 10.
I: Das war also 1975, damals wohnten Sie aber schon in Biel?
P: Nein, damals waren wir noch in Zürich.
I: Ja, ich habe mich verrechnet. Sie sind 1980 von Zürich gekommen. Und dann mit der Doris, da haben Sie keine . . .
P: Nein, nichts.
I: Was macht sie?
8 P: Sie macht eine kaufmännische Lehre bei der Wintherthur-Versicherung, sie hat schnell eine Lehrstelle bekommen, das war nicht anders zu erwarten bei ihr, sie schüttelt fast alles aus dem Handgelenk.
I: Und die Claudia, die Jüngste, die hatte eine Harnleiter-Korrektur.
P: Ja, das ist ein typischer Wassermann, sie hat immer Nierenbeckenentzündungen gehabt, . . . andauernd (man hat dann eben diese Korrektur gemacht).
I: Diese andauernden Nierenbeckenentzündungen haben Sie darauf gebracht?
P: Das ist dann eigentlich erst wieder, in Zürich war das, wo man darauf gekommen ist.
I: Und das war alles 1975?
P: Ja, 1975/76 ist das alles passiert.
I: Wie geht es der Claudia jetzt gesundheitlich?
P: Es geht ihr sehr gut, sie war letztes Jahr im Inselspital zur Kontrolle.
I: Ja.
P: Wegen der kleinen Nierenschrumpfung, die man seinerzeit festgestellt hat.
I: Ja, eine Folge der Nierenentzündung.
P: Ja, man hat die Korrektur nur auf der einen Seite gemacht, es sind ja wohl zwei Harnleiter, so viel ich weiß . . .
I: Hatte sie denn auf beiden Seiten etwas?
P: Ja, . . . aber die zweite hat man also nicht gemacht.
I: Und obwohl nur einseitig korrigiert wurde . . .
P: Sie hat angeblich eine überaus große Blase, darum hat man es – glaube ich – nicht gemacht.
I: Ja, aber sie hat trotzdem keine Entzündungen mehr jetzt?
P: Nein, sie hat nie mehr etwas gehabt.
I: Gehört sonst noch jemand zu Ihrer Familie?
P: Nein.
I: Eltern?
P: Ja, da wären zuerst einmal die Eltern der Frau, der Schwiegervater ist gestorben . . . 1976, ja 1976 ist er gestorben.
I: Wie war das für Ihre Frau?
P: Ja, etwa so wie für mich. Ich bin sehr gut gestanden mit meinen Schwiegereltern.
I: Ich frage nur deshalb, weil je nachdem, wie man zu jemandem steht, es gleich viel bedeuten kann, ob es die eigenen Eltern oder die Schwiegereltern sind.

(Die Schwiegereltern sind nicht blutsverwandt. Ihre Gesundheit gehört nicht zur üblichen Fami-

lienanamnese. Da aber jede bedeutsame Beziehung zu einem Mitmenschen wichtig sein kann, lohnt es sich zu wissen, ob inbezug darauf Ereignisse eingetreten sind.)

I: Es scheint, daß Sie gut zu ihnen standen?

P: Ja, sehr gut.

I: Haben Sie den Tod ihres Schwiegervaters erwartet (der Patient nickt)? Waren Sie lange darauf vorbereitet?

P: Ja lange, ich glaube es war bei der Firmung von Niklaus . . . ja, kurz vorher hatte er den ersten leichten Hirnschlag, da war er auf einer Seite gelähmt, das hat sich später wieder gegeben, aber es kam kurz darauf zu einem Rückfall und von da an ist es rapid gegangen. Vor allem, nachdem er 1973 aufgehört hatte zu arbeiten, da ist es nachher eigentlich ziemlich rasch gegangen.

I: Und die Schwiegermutter?

P: Ja, bis auf das Ekzem, das sie an den Händen und Füßen hat, geht es ihr nicht schlecht.

I: Und Ihre Eltern?

P: Meine Eltern sind geschieden, es leben noch beide. Ich bin 8 Jahre alt gewesen, als   6;8 sie sich scheiden ließen. Mit dem Vater habe ich sporadischen Kontakt, zwar jetzt im Moment gar keinen, seit etwa 2 – 3 Jahren geht es mit der Mutter eigentlich wieder etwas besser, aber es ist so wie ein Auf- und Abflackern.

(Es wäre ein Fehler, sich nur nach allfälligen Erkrankungen bei den Eltern zu erkundigen. Die Beziehung zu den Eltern ist für die psychische Entwicklung eines Menschen sehr wichtig, denn diese entscheidet, wie gewisse spätere Lebenssituationen gemeistert oder nicht bewältigt werden. Bei unserem Patienten werden wir erfahren, daß der Schlüssel zum Verständnis seines derzeitigen Verhaltens, das auch zum Entstehen seiner Beschwerden führt, in den Erfahrungen liegt, die er mit seinen Eltern gemacht hat.)

I: Es scheint, daß Sie ein erfreulicheres Verhältnis zu den Schwiegereltern haben und gehabt haben, als zu den eigenen Eltern. Können Sie mir erzählen, wie das bei Ihrer Familie alles so gegangen ist?

P: Bei meiner Familie?

I: Ja, wie es war, als Sie ein kleines Kind waren und wie sich alles ergeben hat.   7;8

P: Ja, ich muß so sagen, in letzter Zeit kommen mir mehr Sachen in den Sinn aus dieser Zeit, als früher. Meine Mutter ist eine Deutsche und sie war schon ziemlich lange in der Schweiz, als meine Eltern geheiratet haben, aber es hat eigentlich immer Streit gegeben. Der Vater hat nicht gerade gerne gearbeitet, man kann also eigentlich sagen, daß die Mutter mehr für mich gesorgt hat, auch geschaut, daß noch etwas auf den Tisch kam, und das gab auch den Ausschlag, daß es später nicht mehr gegangen ist. Der Vater ist meistens gar nicht nach Hause gekommen oder eben spät, und dann gab es diese «schönen» Diskussionen, die man jeweils mitbekommen hat, weil man ja im gleichen Raum schlief. Das ist eigentlich das, woran ich mich am meisten erinnere, die Diskussionen, die sie da gehabt haben.

I: Ist es auch zu Tätlichkeiten gekommen?

P: Ja, auch, sie haben einander Gegenstände angeworfen, aber meistens trafen sie nicht.

I: Und Ihnen gegenüber, hat es auch körperliche . . .   7

P: Nein, Schläge habe ich eigentlich nie bekommen.

(Der Interviewer stellt die Hypothese auf, daß die unsichere Situation in der Kindheit dazu geführt hat, daß der Patient «reaktiv» bestimmte Persönlichkeitszüge entwickelt hat, um mehr Kontrolle und Sicherheit zu erhalten. Er äußert sie dem Patienten gegenüber, um mit ihm gemeinsam einen Ausgangspunkt für psychotherapeutische Schritte zu erarbeiten.)

I: Aber Sie sind doch nicht in einer harmonischen Umgebung aufgewachsen, es war sehr gespannt und eigentlich für ein Kind verunsichernd?

P: Ja, immer eigentlich, auch nachher, weil ich immer die Alimente holen mußte, und das war eigentlich fast das Schlimmste . . .

I: Das war Ihre Aufgabe?

P: Ja, ich bin jeweils mit dem Rad zum Arbeitsort des Vaters gefahren und meistens um die Zeit, wo er Lohnauszahlung hatte. Ich hätte die hundert Franken holen sollen, die wir damals bekommen haben, das war ja sowieso (Patient lacht dabei) ein kleiner Betrag.

I: Eine scheußliche Aufgabe . . . für ein Kind?

(Mit dieser Bemerkung zeigt der Interviewer, daß der Patient belastende Gefühle nicht durch das Gegenteil, Lachen statt Weinen, zu verdecken braucht. Damit bereitet er den Boden für die Trauerarbeit vor, die der Patient später in der Therapie zu leisten haben wird.)

P: Ja, das ist eine undankbare Aufgabe gewesen, denn der Vater hat immer über die Mutter geschimpft und die Mutter hat vorher noch rasch schlecht über den Vater geredet, und wenn ich dann nach Hause kam ohne Geld, ist erst recht das Zettermordio losgegangen, dabei konnte ich doch gar nichts dafür. Und später hat mich das am meisten gestört, daß ich einfach fast der Lebensinhalt geworden bin von meiner Mutter, sie war furchtbar eifersüchtig, wenn ich einmal etwas gelöster war oder jemanden hatte, das war ihr jeweils nicht so recht und sie hat mit mir gezankt.

I: Sie sind bei ihr geblieben?

P: Ja, ich bin bei ihr geblieben, bis ich geheiratet habe.

7 I: Sie sind also zu einem guten Teil ihr Lebensinhalt geworden.

P: Ja, deshalb ist sie auch nie gut mit meiner Frau ausgekommen, das ist ja auch kein Wunder, aber es ist ganz schwierig gewesen . . .

I: Sie konnte Sie nicht freigeben?

P: Nein, zum Beispiel als Niklaus zur Welt kam hat sie meine Frau nur einmal besucht.

I: Wo wohnt sie jetzt?

P: An der Wernerstraße.

I: Auch in Biel?

P: Ja, ja.

I: Aufgewachsen sind Sie nach der Sprache zu schließen auch in Biel?

P: Ja, ja auch in Biel, aber mit öfterem Wohnungswechsel, weil man die Miete meistens nicht bezahlen konnte.

I: Sie haben eine Lehre als Feinmechaniker gemacht.

P: Ja.

I: Und in welchem Betrieb sind Sie gewesen?

7;8 P: Bei der Firma Bürki, das ist eine Firma für physikalische Apparate gewesen, hauptsächlich für Schulen. Wir haben physikalische Apparate gemacht aber auch Spezialarbeiten für Großfirmen in der Schweiz, das in kleineren Serien, weil der ganze Betrieb nicht auf Großserien eingestellt war, bis zu hundert Stück höchstens . . .

I: Und nach der Lehre?

P: Ich muß noch sagen, als ich im zweiten Lehrjahr war, ist meine Frau als kaufmännische Angestellte im gleichen Betrieb gewesen, wir haben uns also dort kennengelernt.

I: Ja.

170

P: Ich war damals 18 und sie war 16. Und bis wir dann heiraten konnten, sind wir immer zusammengewesen.

I: Ja.

P: Nach der Lehre kam dann zuerst die Rekrutenschule, nachher 1959 habe ich die Unteroffiziersschule absolviert und 1960 dann die Offiziersschule. 1961 habe ich abverdient, das war das Jahr, wo ich mehr oder weniger immer im Militärdienst gewesen bin. Ich habe später den Beruf gewechselt und bin Schwachstromapparatenmonteur geworden, weil ich mir sagte, das andere kannst du jetzt, es würde mich das auch noch interessieren. Denn ich wollte eigentlich auf das Technikum, nur hat es eben der Militärdienst mit sich gebracht, daß ich mich kaum vorbereiten konnte, so daß ich bei den Prüfungen durchfiel. Ich war dann bei der Firma Frauchiger in Biel ziemlich viel auf Montage, also herumgereist, es war die Zeit, wo ich am meisten von zu Hause weg war. Nach der Offiziersschule und nach dem Abverdienen habe ich 1962 eine Handels- und Verkehrsschule besucht, ein ganzes Jahr. Während den Ferien ging ich arbeiten und am 24. Juni 1963 haben wir geheiratet, wir hatten uns zwei Jahre vorher verlobt.

(Die berufliche Entwicklung und die militärische Laufbahn sind bei Berücksichtigung der schweren frühen Kinderjahre bemerkenswert. Sie verraten ein großes Durchhaltevermögen, Zähigkeit und Willen. Diese Züge weisen auf die Fähigkeit hin, ein gutes Arbeitsbündnis zwischen ihm und dem Therapeuten zu schließen, beziehungsweise eine Therapie auszuhalten.)

I: Und wie kam es, daß Sie nachher zu der Versicherung gegangen sind?

P: Ja, das kam ganz komisch, nach der Handelsschule ging ich als technischer Angestellter zur Firma Clavadetscher, dort war ich Mädchen für alles, was das Technische anging . . . Dort habe ich alles gemacht, vom Materialeinkauf über die Fakturierung, Kalkulation, Lagerbuchhaltung, Lagerhaltung, man kann sagen von den Fabrikationsteilen, die verkauft wurden, vom Halbfabrikat bis zur kleinsten Schraube war eigentlich alles unter meiner Verantwortung.

I: Und wie ist es dann weitergegangen?

P: Ich hatte mich schon vorher etwas umgesehen, und ich hatte einen Kollegen aus der Schulzeit, der schon längere Zeit bei der Versicherung arbeitete. Und dann war eben diese Stelle ausgeschrieben. Ich bin dort hin gegangen und mit dem gleichen Lohn, den ich in Biel hatte, fing ich dort am 1. 4. 69 an.

I: Und was hat Sie bewogen zu wechseln?

P: Ja, es war einfach so, ich hatte gemerkt, daß die Entwicklung bei der Firma Clavadetscher, na ja, vielleicht war es auch die Erfahrung aus dem Militärdienst gewesen – ich muß es vielleicht so sagen – es hat mich noch etwas gereizt, bei einer solchen Versicherungs-Agentur kommt man mit ziemlich vielen Leuten zusammen und es werden auch andere Aufgaben an einem gestellt, ich glaube es war das.

I: Und wenn Sie zurückschauen, auf Ihren Entschluß, sind Sie zufrieden?

P: Doch, vom Interessanten und vom Fachgebiet her möchte ich sagen, daß der Entschluß gut war, aber ich hätte nie vom Oberland weggehen sollen, meinen ersten Posten nicht verlassen sollen, das war das Dümmste, was ich gemacht habe. Die Jahre in Zürich, die haben eigentlich am meisten geschadet in jeder Beziehung.

I: Ja, das bringt mich auf die Frage, die mir schon eine Zeit lang durch den Kopf geht, wann waren Sie eigentlich das letzte Mal gesund?   4. 1

P: Hm, meinen Sie die Schmerzen? Oder einfach diese Beschwerden?

I: Ja, wann Sie sich zuletzt wohl gefühlt haben, das liegt wohl noch weiter zurück als 1969 . . .

P: Das liegt weiter zurück, ja, viel weiter.

I: Können Sie mir davon erzählen?

P: Ja, ich glaube aufgefallen ist es mir schon während der Schulzeit, daß ich diese Beschwerden gehabt habe, nur habe ich dem damals nicht so viel Bedeutung beigemessen, am schlimmsten war es nachher in der Offiziersschule. Aber auch während der Rekruten- und Unteroffiziersschule war es schon, und dort ist mir auch bewußt geworden, daß etwas nicht in Ordnung ist. Nach der Offiziersschule mußte ich den Blinddarm herausnehmen lassen, obwohl ich dort eigentlich nie Schmerzen gehabt habe. Und auch später in der Arbeit, man kann eigentlich sagen, daß die Forderungen, die ich an mich stellte, zu hoch geschraubt waren. Es war manchmal, als wenn die Blase platzen würde, es war wie eine richtige Entladung.

(Der Patient zeigt eine für die zukünftige Therapie bemerkenswerte und vielversprechende Fähigkeit, innere psychische Kräfte zu verstehen.)

I: Und wie ist es dann weitergegangen von anfangs Sechzigerjahre bis heute?

P: Ja, es ist schon so gewesen, daß es gerade anfangs, als ich verheiratet war, da ist es eigentlich, kann man fast sagen, ist es fast ruhiger gewesen, also nicht, daß es ganz weg gewesen wäre, aber es ist auf alle Fälle weniger stark gewesen. Ich muß auch noch sagen, daß ich während dieser Zeit ziemlich viel geraucht habe, hauptsächlich bis Niklaus auf die Welt kam, habe ich wahnsinnig viel geraucht.

9 I: Und jetzt, rauchen Sie noch?

P: Nein, gar nicht mehr.

I: Wie lange können Sie schon ohne das Rauchen sein?

P: Ich glaube, es sind jetzt zwei Jahre.

I: Haben Sie schon Folgen gespürt vom Rauchen?

P: Nein.

I: Sagen wir eine Bronchitis.

(Ein Interviewabschnitt, der zeigt, daß zum präzisen Erfassen auch einengende Fragen nötig sind. Ich hätte besser das Ärztewort vermieden und nach Husten und Auswurf gefragt.)

5 P: Nein, ja vielleicht doch das, ich habe eine Krankheit gehabt, Lungendrüsen und Tuberkulose habe ich gehabt, und zwar glaube ich, bin ich noch nicht in die Schule gegangen, nein, da bin ich noch nicht in die Schule gegangen, da ist der Vater noch . . ., da ist er noch im Militärdienst gewesen, als Hilfsdienstsoldat. Er ist mich einmal besuchen gekommen nach Heiligenschwendi. Später, als ich in die Schule ging, bin ich in der vierten Klasse noch in der Lenk gewesen und dort ist es eigentlich nachher ausgeheilt, seither habe ich nichts mehr.

(Trennungserfahrungen in der Kindheit lassen vermuten, daß die Krankheit der Ehefrau für unsern Patienten als drohender Verlust sehr bedeutsam sein dürfte.)

4 I: Haben Sie die letzten Jahre, wenn Sie Ihre Beschwerden anschauen, sagen wir von 1964/65 bis heute ein konstantes Befinden oder haben Sie eine Verschlechterung bemerkt?

P: Nein, es ist zwar manchmal ein Auf und Ab gewesen, da bin ich im Rehabilitationszentrum Gais gewesen. Ich war zur Kur für einen Monat, das hat mir gut getan.

I: Also Sie haben schon . . .

P: Es ist einfach auch wieder so ein Aufflackern gewesen, die Beschwerden sind dann dort zurück gegangen, aber kaum war ich wieder zu Hause – es ist ja nicht das Zuhause, was mich am meisten genervt hat, das ist schon meistens die Arbeit gewesen.

172

I: Ja, es ist ja auch mit *diesen* Ferien so gewesen, in den Ferien geht es Ihnen allem Anschein nach viel besser, aber der Effekt hält nicht lange vor.

P: Ja.

I: Was an Behandlung . . .

P: Ich habe nicht das Gefühl, daß es nur die Ferien sind, ich habe das Gefühl, daß es das Abschalten ist, das richtige Abschalten . . .

I: Ja, das meine ich. Was alles an Behandlungen haben Sie schon erlebt?

P: Auf das hin, auf die Beschwerden hin?

I: Ja.

P: Ja (Patient seufzt), also einfach einmal medikamentös alles was beruhigt. Ich bin eben diese Kur machen gegangen, dann bin ich auch einmal in Zürich im Spital gewesen, wo man festgestellt hat, daß es ein Meulengracht ist, sag ich es richtig?

I: Ja, ja.

P: Und man hat gleichzeitig noch die Leber punktiert, weil ich ziemlich gelb war damals . . ., ich bin sehr wahrscheinlich nahe an einer Gelbsucht vorbei gegangen, und das war nach 14 Tagen Spital auch wieder in Ordnung. Ich konnte abschalten, obwohl der Chef ins Spital nachschauen gekommen ist, ob ich überhaupt etwas habe. Und dann habe ich eben diese Magenröntgen gehabt bei Dr. Lüthi, ich glaube das ist alles.

I: Haben Sie je – ich glaube, ich stelle die Frage anders: Sie haben, glaube ich, mir ziemlich deutlich die Zusammenhänge schon selber dargelegt, daß Ferien, 14 Tage Spital, einen Einfluß haben, wo es Ihnen besser geht und umgekehrt, unter welchen Bedingungen dann auch wieder nicht. Und ich frage mich nun, wie Sie selbst Ihre Störung sehen, was Sie sich für einen Vers darauf gemacht haben.

(Der Interviewer möchte erfahren, ob der Patient schon von sich aus eine Psychotherapie erwägt.)

P: Ja, ich stelle mir einfach vor, daß ein klein wenig Dummheit dabei ist, weil ich im Prinzip gar keinen Grund habe, mich so aufzuregen, weil – eh – wir eigentlich alles haben, was man sich wünschen kann.

I: Sie sind sehr streng mit sich selbst, Sie sagen «Dummheit», aber ich habe das vorhin ganz anders gemeint, vielleicht sogar anders herum. Denn ich habe mir gedacht, wenn ein kleiner Bub in einer Familie lebt, wo keine Harmonie herrscht, wo keine Ruhe und keine Sicherheit vorhanden sind, dann hat er später zum Beispiel die Möglichkeit: wenn er tüchtig ist, sich ganz stark zusammenzunehmen und aus seinem Leben für sich und für seine Angehörigen etwas Sicheres zu machen. Und wenn er dann noch ein paar Zähne zulegt, führt das zu einer unerhört großen Anstrengung und ich glaube, Sie sind deswegen . . .

P: Ja.

I: Das ist gar nicht so «dumm» . . .

P: Ja, das ist schon möglich, aber (lacht) ich habe trotzdem versagt in dieser Beziehung, weil meine Frau auch arbeiten gehen muß.

I: Das verstehe ich nicht . . .

P: (lacht)

(Der Interviewer zeigt dem Patienten, daß Beschwerden und Verhaltensweisen keine Zufälligkeit sind. Er will ihm damit helfen, Sinn in seinen Beschwerden und Verhaltensweisen zu erkennen, und ihn der Tragik in seinem Kinderleben entgegenführen. Das Aufsteigenlassen von Erinnerungen und Gefühlen aus dieser Zeit bildet später in der Therapie eine unerläßliche Stufe auf dem Weg zu einer mehr als nur oberflächlichen Symptomlinderung.)

10

I: Wieso haben Sie das Gefühl, Sie hätten versagt . . .

P: Ja, ich habe immer gesagt, meine Frau muß nie arbeiten gehen, und dann sind wir nach Biel gezogen und haben eine 5½ Zimmer-Wohnung gemietet, weil ich es den Kindern versprochen hatte, daß wieder jedes sein eigenes Zimmer haben kann, wie in Zürich. Vorher haben sie fast ein kleines Reich gehabt, jedes für sich, es sind Zimmer gewesen, die in der Größe einem Elternschlafzimmer entsprechen, also von dort her etwas Optimales. Da habe ich ihnen gesagt, daß sie in Biel auf alle Fälle wieder jedes ein Zimmer haben werden, und das konnten wir nachher einhalten, indem wir einfach eine 5½ Zimmer-Wohnung gemietet haben und sie ist einfach etwas teuer . . .

(Der Interviewer vermutet, daß die Bemühung, den Kindern Sicherheit und jedem ein eigenes Zimmer zu bieten, mit seinen frühen Erfahrungen im Schlafzimmer der Eltern und der Vereinnahmung seiner Person durch die geschiedene Mutter zusammenhängt.)

8 I: Was bezahlen Sie?

P: Mit der Garage zusammen, zahlen wir jetzt 1 450. - - Franken.

I: Und wie hoch ist Ihr Lohn?

P: Mein Lohn ist 5 900. - - Franken netto. Wobei das auf vorher bezogen, wo wir im Oberland lebten, wo ich die Hälfte an Miete bezahlt habe und auch die Hälfte an Steuern bei gleichem Lohn, eigentlich ein Rückschritt ist.

I: Wie viel kann Ihre Frau dann verdienen mit der Halbtagesstelle?

P: Eh, jetzt verdient sie 1 700. - - Franken, netto 1 650. - - glaube ich.

(Der Interviewer möchte mit der folgenden Frage schon das Erstgespräch zu therapeutischen Schritten benützen, um durch diese Frage zu prüfen, ob der Patient eine psychoanalytisch gerichtete Gesprächstherapie wird ausnützen können.)

I: Ihr Versprechen den Kindern gegenüber, was die eigenen Zimmer anbelangt – haben Sie eine Ahnung, wie Sie zu diesem Versprechen gekommen sind?

P: Es ist sehr wahrscheinlich schon das gewesen, daß ich damals nie wollte, daß sie von den Kindern weggeht, ich wollte, daß sie immer bei den Kindern ist, daß sie immer im Haushalt ist.

(Die Antwort, die der Interviewer erhofft hat, wird nicht gegeben. Was der Patient sagt, unterstützt aber die Vermutung, daß er in seiner Kindheit sehr unter dem drohenden Verlust der Mutter gelitten hat, und daß in seiner Persönlichkeitsentwicklung das Gewinnen von Sicherheit, selbst unter größten Strapazen, bedeutsam geworden ist, und daß das mit der Symptombildung zusammenhängt.)

I: Ja . . . Ich habe mich eben auch *noch* etwas gefragt: – gut, in Zürich hat jedes Kind ein Zimmer gehabt, ist das aber unbedingt ein Grund, daß es jetzt wieder so sein muß? Ich habe das Gefühl, es gibt noch einen andern Grund, ich frage mich, ob Sie den realisieren?

P: Ja, ich wollte, daß sie auf alle Fälle das haben, was ich nicht gehabt habe.

I: Sehen Sie, dann ist also manches, was sie heute tun, sehr verknüpft . . .

P: Alles ist darauf ausgerichtet . . .

I: Ja, und ich glaube, viel von Ihrem Lebensentwurf und von Ihrer Bemühung und Anstrengung hat damit zu tun . . . Ich glaube dort ist ein Zusammenhang. Und wenn ich denke, warum Sie zu mir kommen, nämlich um verstehen zu lernen um was es geht, dann würde ich nachher auch dort den Einstieg sehen, denn ich glaube, auch wenn Sie einen Meulengracht haben, ich glaube nicht, daß der alles erklärt.

(Der Patient hat den Zusammenhang selbst gefunden. Ich fasse mein Verständnis seiner Beschwerden und seiner Lebenssituation zusammen und entwickle ihm meinen Vorschlag für das weitere Vorgehen.)

I: Ich glaube, mit anderen Kindheitserfahrungen würden Sie mit diesem Meulen-　　10
gracht anders leben können, der würde Ihnen nicht so viel ausmachen. Ich habe
den Eindruck, daß man genau untersucht hat und wenn man noch weiter untersuchen würde, könnte man Ihnen wahrscheinlich gar nicht helfen. Mit anderen
Worten, wir müssen uns auf das andere Bein stellen, ich denke an das Seelische.
Wir müssen uns zusammen überlegen, was soll dort gehen. Haben Sie je daran
gedacht, daß Ihnen eine seelische Behandlung helfen könnte?
P: Ich habe doch das autogene Training erwähnt. Und ich bin auch bei einem Psychotherapeuten gewesen in Zürich, kurz bevor ich nach Biel kam, der hat mir das
autogene Training fast wie in einem Schnellkursverfahren beigebracht, weil er
wußte, daß ich nachher nach Biel gehe. Die Arbeitsverhältnisse in Zürich waren so
geworden, daß ich dort nicht mehr arbeiten konnte, und als ich mich dann entschlossen hatte, von dort weg zu gehen, bin ich während kurzer Zeit bei diesem
Psychotherapeuten gewesen. Und ich muß ehrlich sagen, einfach durch die Gespräche, die ich dort hatte, ging es mir eine Zeitlang recht gut.
I: Das ist genau das, was ich mir überlegt habe. Und ich glaube, – außer, ich würde
noch eine Überraschung erleben beim Lesen des Zuweisungsbriefes, aber da wäre
ich eigentlich erstaunt, – ich glaube, daß das ein Weg wäre, den man ruhig ins Auge
fassen könnte. Es sollte etwas sein, durch das Sie ohne Druck hindurch gehen
dürfen, in aller Ruhe und gemächlich, so wie die Seele das eben macht. Und ich bin
überzeugt, besser als jedes Medikament, als einen Menschen zu dämpfen, der
zupacken, der das Steuer in der Hand haben will, wäre, er sollte etwas erleben wie
dieses Gespräch damals, wie das Gespräch heute. Ich habe den Eindruck, daß wir
uns gut unterhalten konnten.

*(Gemeinsam fassen Interviewer und Patient die Entschlüsse, wobei dem Patienten möglichst viel
eigene Verantwortung überbunden wird.)*

P: Ja.
I: Also meine Empfehlung ginge in dieser Richtung. Wüßten Sie jemanden, der in
Frage käme? Psychotherapeut, Psychotherapeutin. Erschiene es Ihnen richtig, ein-
mal über unser Gespräch nachzudenken?
P: Ja.
I: Ich mache dasselbe, ich denke darüber nach, wer für Sie günstig wäre und nehme
dann Kontakt mit Ihnen auf. Falls Sie zu dieser Meinung kommen sollten, wie ich
es mir vorstelle, würden wir es dann in die Wege leiten.
P: Ja, gerne.
I: Machen wir es so. Gut. Ich brauche vielleicht eine Woche, vielleicht 10 Tage und　10
werde Sie dann anrufen. Ist mir etwas entgangen?
P: Ich wüßte nicht was.
I: Habe ich etwas vergessen?
P: Nein . . .
I: Wovon Sie unter der Türe sagen würden, ach, das hätte ich jetzt auch noch bespre-
chen können . . .
P: Das wäre mir jetzt im Moment nicht gegenwärtig.
I: Dann wüßte ich zum Schluß gerne noch: Wie sind die Beschwerden jetzt?
P: Nicht stärker als vorher.
I: Nicht stärker geworden, wie Sie befürchtet hatten?
P: Nein, nein, ich habe geglaubt, es würde stärker . . .
I: Gut, dann bin ich froh. Dann lasse ich Sie gehen, Sie hören von mir.
P: Ja, vielen Dank.

175

Die Entwicklung der Affekte

Beschwerden wie Zittern, Schwitzen, Herzklopfen, Schlaflosigkeit; Schwäche, Müdigkeit, Apathie und Schlafbedürfnis führen den Patienten oft zum Arzt. Äußert der Patient dazu keine Gefühle, präsentiert er das körperliche Symptom also allein, dann kann seine Interpretation schwierig sein.

Die Bedeutung der erwähnten Symptome – ist Müdigkeit beispielsweise Ausdruck einer psychischen Störung oder Folge einer organischen Krankheit – kann besser verstanden werden, wenn die Entstehungsgeschichte der Affekte, die zentral-nervösen ihnen zu Grunde liegenden Strukturen, ihre Physiologie und ihre körperlichen Folgeerscheinungen bekannt sind.

Wir beobachten ein Neugeborenes in den ersten Lebenstagen, dessen Mahlzeit einige Stunden zurückliegt. Es erwacht langsam, beginnt sich immer lebhafter zu bewegen und weint und schreit zuletzt. Es reagiert mit einem für seine Art spezifischen Verhalten auf einen inneren Zustand, der mit dem Fehlen von Flüssigkeit und Nahrung zusammenhängt. Seine körperliche Homöostase ist gestört. Es signalisiert ein Bedürfnis zum Beispiel gestillt zu werden. Der Säugling besitzt Systeme, die es ihm ermöglichen, die Mutter auf seine Bedürfnisse aufmerksam zu machen. Die Mutter reagiert in einer charakteristischen Weise, indem sie den Säugling trocknet und stillt. Wir nehmen an, daß der Säugling in den ersten Wochen sein Körperinneres und seine Umwelt nicht unterscheiden kann. Innen- und Außenreize manifestieren sich durch Unruhigwerden und Schreien. Im Verlaufe der Wochen und Monate entwickelt er die Fähigkeit, Vorgänge in seinem Innern sowie Einzelheiten und Funktionen der ihn umsorgenden Mutter wahrzunehmen. Seine Wahrnehmungen sind anfangs nur bruchstückhaft, beispielsweise in Bezug auf den Duft der Mutter, auf das Klappern der Flasche im kochenden Wasser der Pfanne, und in seinem Innern verspürt es ein unbestimmtes Gefühl von Unlust. Diese Wahrnehmungen fließen mit der Zeit zu immer umfassenderen Komplexen zusammen. Es kommen zusätzliche Erfahrungen hinzu, daß beispielsweise Unlust, der Duft der Mutter und das Abnehmen des Unlustgefühls zusammenhängen. Der psychische Apparat des Säuglings entwickelt sich allmählich, eine Mischung der Wahrnehmungen seines Körperinnern, seiner Umgebung und der Erfahrungen der Bedürfnisstillung schlägt sich nieder, man beobachtet also eine intrapsychische Repräsentation der körperlichen Vorgänge, der Umwelt und der Bedürfnisfrustration oder -stillung. Wir nehmen an, daß der heranwachsende Säugling immer fähiger wird, sich beim Auftreten von Unlust die bevorstehende Bedürfnisstillung vorzustellen und ihre aktuelle Befriedigung eine Zeitlang aufzuschieben. Im psychischen Apparat laufen neben Vorstellungen über die Erfahrung mit vergangener Bedürfnisbefriedigung Gedankenketten ab, wie Unlust eliminiert werden kann. Es kommt also zu gedanklichen Probehandlungen, in denen sich das Kind das Verhalten vorstellt, das zur Bedürfnisbefriedigung führen kann (Laute ausstoßen, rufen). Entsteht bei zu langem Ausbleiben der

Unlustbehebung ein günstiges Verhaltensmuster, so wird es angewandt. Durch die Handlung wird der ursprüngliche Reiz ausgelöscht und die Homöostase stellt sich wieder ein.

Ob ein Mensch später im Probehandeln ein günstiges Verhaltensmuster finden kann, hängt von genetischen Faktoren ab, von frühkindlichen und späteren Erfahrungen, aber auch von seinem derzeitigen sozialen Umfeld. Liegt zum Zeitpunkt des entgleisten inneren Gleichgewichts kein Verhaltensmuster vor, das abgerufen werden kann, so muß «psychische Arbeit» geleistet werden, um ein solches Verhaltensmuster zu entwickeln. Wir beschränken uns bei der frühkindlichen Entwicklung auf die hier dargestellten Zusammenhänge, weil sie zum Verständnis der klinischen Bilder genügen, und verzichten absichtlich auf die Besprechung anderer Faktoren wie die bei der Entwicklung der Intelligenz wirkenden, usw.

Störung der Homöostase

Prozesse in der Umgebung und im Innern, welche die Homöostase so stören, daß psychische Arbeit geleistet werden muß, bevor andere Organsysteme zur Problemlösung herangezogen werden, nennt man psychische Streßoren. Als «psychischen» Streß bezeichnet man die geleistete psychische Arbeit, und die eventuell mit ihr einhergehenden körperlichen Begleit- und Folgeerscheinungen. Reize, die ohne wesentliche Beteiligung des psychischen Apparates den Organismus zu körperlichen Anpassungsleistungen zwingen, heißen physische Streßoren, und die Anpassungsvorgänge selbst nennt man «physischen Streß». In der klinischen Situation kommen häufig beide Situationen von Streß zusammen vor. Sie werden der Klarheit halber hier getrennt illustriert.

Ein Mann arbeitet im Garten, ein Holzsplitter fährt ihm in einen Finger. Er bemerkt kaum Schmerz, stellt aber drei Tage später an seinem Finger eine Eiterung fest, durch die der Splitter ausgestoßen wird. Die Eiterbildung dient der Infektionsbekämpfung, hilft also die körperliche Homöostase wiederherzustellen. Der Mann hat physischen Streß erlitten, auch wenn er gering war. Ein anderer erlebt den gleichen Zwischenfall, er vermag den Splitter zu entfernen, erleidet keine Eiterung, aber beginnt zu befürchten, daß sich ein Wundstarrkrampf entwickeln könnte. Er wacht in der Nacht auf, beginnt vor Angst zu schwitzen und ruft schließlich den Arzt an. Dieser Mann hat psychischen Streß erlitten.

Das Ausmaß der beim Streß auftretenden Emotionen hängt von der Intensität des zu stillenden Bedürfnisses, der dazu nötigen und der vorhandenen Information ab (1). Erhält der Mann vom Arzt beim nächtlichen Anruf die Erklärung, daß eine «Injection de rappel» am nächsten Tag die Gefahr bannen wird, verfügt er über die nötige Information und wird ruhiger. Die Bedeutung vorhandener Information geht auch aus Tierversuchen hervor: Die Voraussagbarkeit elektrischer Schocks vermindert das Ausmaß gastrointestinaler Läsionen, auch wenn keine Kontrollmöglichkeit des Schocks besteht (2,3,4,5).

Die Entwicklung der Affekte Angst und Müdigkeit

Die Bereitschaft mit Unlust zu reagieren, ist nach der Geburt relativ klein (Reizschutz) und nimmt in den nächsten Wochen zu (6). Die Unlustempfindung manifestiert sich im Laufe der Entwicklung in immer differenziertere Empfindungen aus; sie werden Affekte genannt. Bei der Entwicklungslinie der Angst reagiert der Säugling auf Reize, die ihn überwältigen, diffus, ungerichtet und panikartig. Lärm, Hitze, Kälte und Alleinsein können sie auslösen. Im Verlauf der Monate trägt der Säugling ein immer vollständigeres Erinnerungsbild seiner Mutter in sich. Beim Alleinsein kann sich das Kleinkind eine Zeitlang die Mutter vorstellen und ruhig bleiben, erscheint sie aber längere Zeit nicht, dann stillt die Vorstellung von ihr das Bedürfnis nach ihr nicht mehr und immer größere Angst stellt sich ein. Mit der Zeit lernt das Kleinkind die Situation kennen, in denen es mit Angst zu rechnen hat und reagiert auf die Anzeichen der Angstsituation mit Verhaltensweisen, die das Aufkommen der Angst verhindern sollen. Es vermag sich durch Signale, die Gefahr bedeuten, vorzubereiten. An die Stelle von Angst als Entladungsaffekt ist die Signal-Angst getreten.

In den letzten Lebensmonaten des ersten Jahres stellt vor allem die Trennung von der Mutter das Angst-Signal dar. Hierher gehört die Angst vor fremden Menschen, die Achtmonateangst (7). Später lernt das Kind verstehen, daß gewisse Verhaltensweisen von der Mutter mißbilligt werden. Es entsteht die Angst vor Liebesverlust. In einer weiteren Entwicklungsphase tritt Angst vor Körperverletzungen in den Vordergrund. Da diese Phase mit Angst vor Beschädigung des Genitale einhergeht, wird sie Kastrationsangst genannt. Mit der Verinnerlichung der elterlichen Verbote und Gebote tritt bei der Neigung, diese zu übertreten, Gewissensangst auf. Ängste und andere Affekte wie Furcht, Scham, Schuld, Stolz, Hilf- und Hoffnungslosigkeit stellen sich als Signale mit der Zeit auch ein, wenn Veränderungen wie Trennungen, Liebesentzug, Körperverletzung, Mißachtung von Geboten und Verboten nicht nur eingetreten sind, sondern auch, wenn sie drohend bevorstehen oder fantasiert werden.

Der Signal-Affekt Müdigkeit entwickelt sich auch aus Erfahrungen von Störungen der körperlichen Homöostase. Erfolgt von der Umgebung keine genügende Stillung der Bedürfnisse und strengt sich der Säugling erfolglos an, stellt sich das Gefühl der Müdigkeit mit Entleerung der Energiespeicher ein. Im Verlaufe der Entwicklung verquickt sich die Müdigkeit mit bestimmten erfahrenen Situationen. Das Kind lernt aus bestimmten Anzeichen vorauszusagen, ob genügend Unterstützung eintreffen wird oder ob es in einer Situation steckt, in der es sich erfolglos bemühen und seine Anstrengungen mit Müdigkeit bezahlen wird. Es entwickelt sich also ein Signal-Affekt, der vor Verausgabung warnt. Dieser Signal-Affekt stellt sich unter Umständen lange vor der körperlichen Erschöpfung ein. So schlief das 15 Monate alte Mädchen Monika mit der Oesophagusatresie und der Magenfistel (8) sofort ein, wenn sich ein Fremder seinem Bettchen nä-

178

herte. Es hatte sich vorher Monate lang in seinem Schreien nach der Mutter ermüdet, die es nicht richtig pflegen und ernähren konnte, weil sie sich vor dem in der Magenfistel liegenden Tubus fürchtete. Das Mädchen konnte sich erst allmählich vom sofortigen Rückzug lösen, wie es der betreuenden Pflegeperson zu vertrauen vermochte. Eine Beobachtung an wilden Ratten spricht auch für das Erlernen von Müdigkeit und Erschöpfung als Signal, das vor Entleerung der Energiespeicher schützen soll (9): Wilde Ratten unter einem Wasserstrahl in einem Wassertank geben nach zwei Minuten «erschöpft» auf und versinken. Sind sie einmal vor dem Aufgeben aus dem Wasser gehoben worden und werden sie später dem gleichen Versuch ausgesetzt, so schwimmen sie wie Hausratten bis zu 70 Stunden.

Der Signal-Affekt Müdigkeit steht dem der Angst reziprok gegenüber (10) und bedeutet im Gegensatz zur Angst, wo «etwas getan werden muß», daß «etwas zu lange getan worden ist», also etwas gegen unnötigen Energieverlust unternommen werden muß. Gegen Ende des ersten Lebensjahres erkennt das Kind, daß es von Bezugspersonen abhängt. Verlust der mütterlichen Unterstützung führt zu Angstrengungen und dann zum Signal-Affekt von Müdigkeit, der nur durch eine Bezugsperson behoben werden kann. Kommt die Unterstützung nicht zustande, entsteht das Gefühl der Hilflosigkeit. Die Situationen, die zu Hilflosigkeit führen und durch eine Bezugsperson behoben werden, schlagen sich als Erfahrung im psychischen Apparat nieder. Zwischen dem dritten und sechsten Lebensjahr erkennt das Kind, daß nicht alle Ziele erreichbar sind, es nicht allmächtig ist und es nicht alle Bedürfnisse seiner Umgebung befriedigen kann. Vermag es sich dieser Realität nicht allmählich anzupassen, stellt sich in Situationen, in denen sich seine Energiespeicher zu entleeren drohen aus Verzweiflung über das eigene Unvermögen Hoffnungslosigkeit ein (11).

Führen die Probehandlungen zu einem befriedigenden Programm, das in die Tat umgesetzt werden kann, so klingen die Signal-Affekte ab. Kann kein Programm entwickelt werden, so intensivieren sie sich und werden von physiologischen und biochemischen Vorgängen begleitet, die der Aktivierung neurobiologischer Notfallsysteme entsprechen. Das System, das der Kampf-Flucht-Reaktion dient, geht auf CANNON (12) zurück und dasjenige, welches Rückzugs-Konservierungssystem heißt und in aussichtslosen Situationen vor Erschöpfung durch sinnlose Anstrengungen schützt, ist auf Engel zu beziehen (13).

Die körperlichen Vorgänge wie Herzklopfen, Zittern gehen ontogenetisch den Signal-Affekten voraus. Später verstärken diese körperlichen Vorgänge die Affekte, indem sie das Individuum mit der Rückmeldung versehen, daß z. B. die mit Angst verbundene Körpererscheinung eingesetzt hat. Dazu zwei Beispiele: Konzertierende Streicher, die einen Betablocker eingenommen haben, der nicht fettlöslich ist und die Bluthirnschranke nicht überwinden kann, aber den das Lampenfieber begleitenden Tremor und das Schwitzen der Hände verhindert, zeigen kurz vor dem Auftreten dennoch Angst, die sich während des Spielens verliert,

179

weil die sonst mit Angst gekoppelten Rückmeldungen aus der Körperperipherie fehlen (14). SCHACHTER und SINGER (15) wiesen nach, daß die Nachahmung der peripheren Vorgänge bei Aktivierung der Kampf-Flucht-Reaktion durch Adrenalininjektion nicht einfach Angst erzeugt, sondern daß die kognitive Einschätzung der Situation Ausmaß und Art der Emotionen bestimmt.

Entwicklungsstufen von Angst und Müdigkeit

Die Entwicklungsstufe der Angst, die später in der klinischen Situation auftritt, beeinflußt die Zustandsbilder. Bei einem Reiz von großer Intensität oder Neuheit tritt diffuse Angst auf. Stammt der Reiz aus der Außenwelt, heißt die Angst Realangst oder traumatische Angst. Überwältigt ein innerer Konflikt mit unbewußten Anteilen das Individuum, spricht man von neurotischer Angst, hält sie lange an, von Angstneurose. Bemühungen, die Angst zu bewältigen, können zum Entstehen von Konversionssymptomen, zu einer Phobie oder einem Zwang führen. Bei Ängsten mit Trennungsgehalt kommt es eher zu Konversionen, bei solchen um die Körperintegrität wahrscheinlicher zu Phobien, bei gewissensbedingten eher zu Zwängen. Die diffuse Angst ist meistens von körperlichen Reaktionen begleitet wie Zittern, Schwitzen, die oben genannten Syndrome, die zu den Psychoneurosen gezählt werden, weniger oder gar nicht. Dies hängt davon ab, ob das auftretende psychogene Syndrom die Angst binden kann oder nicht.

Das klinische Bild, in dem Müdigkeit auftritt, hängt ebenfalls davon ab, welcher Entwicklungsstufe sie entspricht und welche Erfahrungen in der Kindheit mit dem Erleben von Müdigkeit verbunden waren. Handelt es sich um eine Lebenssituation mit intensivster Frustration von Bedürfnissen, tritt ein Zustand von Apathie ein, zuerst als Signal, später eventuell von körperlichen Vorgängen begleitet. Gerät ein Mensch, der stark von Bezugspersonen abhängig ist in einen Konflikt, in dem er den Verlust der Bezugsperson befürchtet und um die Beziehung kämpft, dann gesellt sich zu seiner Müdigkeit das Gefühl der Hilflosigkeit. Das Individuum mit übersteigerten Erwartungen an sich selbst, das seinen eigenen Ansprüchen nicht mehr genügt und im Kampf, diese zu erfüllen ermüdet, erlebt mit der Müdigkeit das Gefühl der Hoffnungslosigkeit. Derjenige, der um eine wichtige Bezugsperson gerungen hat, die er aufgeben muß und von ihr Abschied nimmt, kann zur Müdigkeit hinzu die Gefühle der Trauer erleben.

Die zentralnervösen Strukturen der Kampf-Flucht- und der Rückzug-Konservierungsreaktionen

Meldungen von Veränderungen im Körperinnern und in der Umgebung werden gleichzeitig von verschiedenen, untereinander verbundenen Systemen des Gehirns analysiert und integriert. Sie liegen im Retikulär Aktivierenden System, im Limbischen System, im Hypothalamus und in dem, das Thalamus und Neokortex umfaßt. Die drei ersten Systeme sind entwicklungsgeschichtlich älter. Sie regulieren das «innere Milieu», also das Gleichgewicht biochemischer und physiologischer Vorgänge sowie die verhaltensmäßigen Prozesse, die den Handlungen wie Nahrungssuche, Paarung zugrunde liegen. Sie tragen auch zum Entstehen und zum Ausdruck von Affekten bei. Die Verbindungen mit dem Neokortex erlauben die Langzeitplanung des Verhaltens bezüglich Selbst- und Arterhaltung mit Einbezug der Erfahrung und ermöglichen die Modifikation von Verhaltensweisen, die bei Tieren hochspezifisch und ritualisiert sind (16). Die zentralnervösen Strukturen, die den biologischen Notfallsystemen zugrunde liegen, nennen wir «Analysator-Integrator»-Systeme. Sensorische Impulse durchlaufen die phylogenetisch älteren Systeme (Retikulär Aktivierendes System, Limbisches System, Hypothalamus) hintereinander, bevor sie ins vierte und jüngste System gelangen, sie können die drei ersten aber auch umgehen und direkt den Thalamus und von dort den Neokortex erreichen.

Die Formatio reticularis ist für die Aktivität des Neokortex verantwortlich. Umgekehrt kann die Formatio reticularis durch Aktivität vom limbischen System gehemmt werden, was zur Induktion des Schlafes bedeutsam ist. Die Formatio reticularis sorgt für die Stabilität des Körpers im Raum, für motorische Antworten, z. B. Wut, und über die Beeinflussung des Hypothalamus für die Stabilität des Inneren Milieus. Sie vermag hemmend und bahnend den afferenten sensorischen Impulsstrom zu modifizieren (17).

Der Hypothalamus ist für die viszeral-endokrine Homöostase verantwortlich. Er erreicht diese durch Beeinflussung der Formatio reticularis, sympathischer und parasympathischer Zentren und des Hypophysen-Vorder- und Hinterlappens. Seinerseits nimmt er somatosensorische und viszerale Signale auf, letztere durch Sensoren in der Formatio reticularis und im Hypothalamus selbst. Das für langfristiges Planen in bezug auf Selbst- und Arterhaltung nötige Verhalten, das nicht ritualisiert und fest kodiert ist, das Bedrohungen und Möglichkeiten sowie den symbolischen Gehalt von Signalen einbezieht, wird durch kortiko-hypothalame Bahnen gesichert (16).

Das limbische System ist mit dem Hypothalamus verbunden, mit dem anterioren Thalamus und dem Kortex. Es ist durch salvenartige Entladungen über den Initialreiz hinaus charakterisiert. Daraus läßt sich seine Aufgabe für längerdauerndes Verhalten ableiten. Es ist für die Koordinierung und Durchhalten von Verhaltensweisen verantwortlich, die die Selbsterhaltung betreffen wie Nahrungssuche, Riechen, Angreifen, Verteidigen, Kauen, Essen und Würgen – und für soziales Verhalten, eingeschlossen Werben und Kopulation (18).

Zusammenfassend nehmen die genannten Systeme, die untereinander mannigfaltig verbunden sind (19), Veränderungen im Körperinnern wahr und sorgen für Vigilanz, Homöostase des inneren Milieus, ritualisiertere Verhaltensweisen und ihr zielstrebiges Durchhalten, und für das auf der Erfahrung aufbauende langfristigere Planen bezüglich Selbst- und Arterhaltung. Diese Systeme tragen auch zum Entstehen und Ausdrücken von Affekten bei. Solange Informationen eintreffen, die Anpassungsleistungen verlangen, für die das Individuum vorbereitete Verhaltensweisen gespeichert hat, werden nur diejenigen Gehirnteile aktiviert, die zur Durchführung dieser Anpassungsleistung nötig sind. Liegt keine verfügbare Verhaltensweise vor, so führt das zu einer generalisierten Hirnaktivität. Kommt nicht innerhalb nützlicher Frist eine verwendbare Verhaltensweise zustande, so werden die Notfallsysteme aktiviert. Wird das Kampf-Flucht-System dabei überfordert, wird schließlich das Retikulär Aktivierende System gehemmt, und das Rückzug-Konservierungs-System übernimmt die Herrschaft.

Streß und Schutz vor Streß

Liegt kein Verhalten vor, das den Streßor ausschaltet, so treten Affekte auf und bei Aktivierung der Notfallsysteme laufen physiologische und biochemische Prozesse ab. Die Differenzierung der Gefühle übersteigt im Verlaufe der Entwicklung die sprachlichen Ausdrucksmöglichkeiten. Auf körperlicher Ebene wird nicht auf jeden einzelnen Affekt mit allein ihm zugeordneten Reaktionen geantwortet. So war die Adrenalinausscheidung im Urin als Maß des Stresses bei gesunden Versuchspersonen während einem Kriegsfilm und einer Filmkomödie gleich hoch, obwohl im ersten Wut und Ärger und im zweiten Belustigtsein und Lachen überwogen. Während des Landschaftsfilms war die Adrenalinausscheidung sehr niedrig und die Gefühle waren nicht ausgeprägt (20,21). Die innere Beteiligung und nicht die Art des Affektes scheint wesentlich dafür, ob und was für physiologische und biochemische Prozesse ablaufen (Antwort-Spezifität). Diese Verhältnisse stimmen nur generell, denn bei Wut und Furcht wurde eine größere Ausscheidung von Noradrenalin und weniger Adrenalin und bei überwiegender Angst vermehrt ausgeschiedenes Adrenalin beobachtet (Reiz-Spezifität) (22,23,24).

Psychische Abwehrmechanismen wie das Rationalisieren, Verleugnen, Verdrängen bestimmen mit, ob eine bestimmte Situation zu Streß führt. Sie sind also an der Aufrechterhaltung der Homöostase des Organismus beteiligt. Sie werden erst dann krankhaft, wenn sie überaus stark und lange eingesetzt werden und der betroffene Mensch keine Rücksicht mehr auf die Realität nimmt. Bei Eltern, deren Kind mit Leukämie im Spital weilte, wurde als Maß für Streß die 17-Hydroxysteroidausscheidung (17-OHCS) untersucht. Eltern mit den höchsten Werten zeigten Gefühle von Trauer, Schuld, Wut und ihre Gedanken kreisten im Gespräch mit dem Arzt um das Kind. Diejenigen mit den niedrigsten Werten schienen unbeteiligt, kontrolliert und sprachen über Lebensinhalte, die sich nicht auf das Kind bezogen (25). Zu den mitbestimmenden Faktoren gehört auch die Erfahrung mit dem Reiz. Bei wiederholten identischen Reizen nimmt die Streß-antwort ab (26,27,28). Persönlichkeitsfaktoren tragen zur individuellen Reaktion ebenfalls bei. Bei Typ-A Individuen (siehe Kap. VIII) stiegen im Vergleich zu solchen mit Typ-B während psychomotorischen Aufgaben und noch stärker in feindlichem Wettkampf Herzfrequenz, systolischer Blutdruck und Adrenalinaus-scheidung stärker an (29).

Die physiologischen und biochemischen Reaktionen können durch körperliche Anstrengung ausgelöst werden. Aber ihre Aktivierung durch psychische Signale kann gleich groß oder noch viel intensiver sein (30,31). Ein 17jähriger Jüngling geriet beim Anblick des sich mit einer Spritze ihm nähernden Arztes in eine zwei Stunden dauernde Ohnmacht mit Hypotension ohne mit der Nadel berührt wor-den zu sein (32).

Die biologischen Notfallsysteme beruhen auf der Aktivierung des Endokriniums, des sympathischen und parasympathischen Systems, des Muskelapparates und des Immunsystems.

Physiologie der Kampf-Flucht-Reaktion

Endokrine Aspekte

Die hormonelle Antwort auf Streß wird am verständlichsten, wenn alle Hormone zusammen und über eine längere Zeit hinweg in einer bestimmten streßhaften Situation gemessen werden (33). Eine erste Gruppe von Hormonen zeigt einen monophasischen Verlauf mit raschem Anstieg und Abfall der Hormonspiegel, eine zweite einen biphasischen mit Absinken unter das Ausgangsniveau während des Stresses und Überschießen nach Abklingen der Belastung. Die erste Hormon-gruppe mobilisiert Energie. Sie wird als katabole bezeichnet, die zweite als an-abole, weil sie den Aufbau von energiereichem Substrat fördert (34).

Tabelle 1: Psychischer Streß und 17-OHCS Ausscheidung im Urin

Studie	17-OHCS		Psychischer Stressor
	Urin	Plasma	
(35, 36)	↑		14 Tage vor Ruderwettkampf bei Rudern, Steuermann und Coach
(37)	↑	↑	bei Verwandten von in Notfallstation eingelieferten Patienten
(38, 39, 40)		↑	vor Eingriffen an Zähnen, resp. Thorax
(41)	↑	↑	am ersten Hospitalisationstag
(42)	(↑)	(↑)	bei Patienten durch Vertrauen schaffende Interaktion
(26)	↓	↓	bei Rhesusaffen bei Gewöhnung im Schock-Vermeidungsexperiment
(38, 25)	nl		bei guten Bewältigungsmechanismen vor Operationen, während Streß-Filmen, während drohendem Verlust eines engen Verwandten
(43)	nl		ruhige Schizophrene
	↑		agitierte Schizophrene
(44, 45, 46)	nl		ruhige Depressive
	↑		mit Konflikt konfrontierte Depressive
(47)	↑		Rhesusaffen, mit Laborsituation nicht vertraut

Nebennierenrindensteroide (Tab. 1): Die 17-OHCS steigen in der Periode vor einer voraussehbaren psychischen oder körperlichen Belastung an. Noch nie erlebte, mit Unsicherheit verbundene Situationen bringen besonders große Anstiege, und Unsicherheit vermindernde Interaktionen verhindern diese. Die Gewöhnung an die belastende Situation bewirkt immer geringere Zunahmen der Ausscheidungen. Gut funktionierende psychische Bewältigungsstrategien und Abwehrmechanismen vermindern die Hormonausschüttung. Das Verhalten der 17-OHCS hängt nicht von der Diagnose ab, ruhige Schizophrene und Depressive zeigen normale Werte, unruhige Schizophrene und mit Konflikten konfrontierte Depressive lassen Anstiege beobachten. (Über depressive Zustände mit erhöhten und nicht hemmbaren ACTH und 17-OHCS-Spiegel siehe Seite 188).

Adrenalin und Noradrenalin (Tab. 2): Cannon und de la Paz beobachteten bei durch Hunde erschreckten Katzen im Blut aus der Vena cava inferior Adrenalin, das unter Ruhebedingungen nicht nachweisbar war. Weitere wichtige Untersuchungen über das Verhalten von Adrenalin und Noradrenalin sind bereits im Abschnitt «Streß und Schutz vor Streß» in diesem Kapitel erwähnt worden (Seite 182). Die von der inneren Beteiligung abhängige Sekretion dieser Hormone entspricht der der Nebennierenrindensteroide, ebenfalls die erhöhte Ausscheidung in unvertrauten Situationen, und die Unabhängigkeit von diagnostischen Kategorien. Die Untersuchung der Korrelation zwischen Streß und Katecholamin-Plasmaspiegeln ist wegen deren Schwankungen innerhalb von Minu-

Tabelle 2: Psychischer Stress und Adrenalin und Noradrenalinausscheidung im Urin und im Plasma

Studie	Adrenalin (im Urin)	Noradrenalin (im Urin)	Psychischer Stressor
(20, 21)	↑		Kriegsfilm
	↑		Filmkomödie
	↓		Landschaftsfilm
(22)	(↑)	↑	Wut, Furcht
	↑	nl	Angst
(23)	↑	↑	Militärpiloten
	↑	nl	Passagiere
(24)	↑	↑	Sportler in aggressivem Zustand
	↑	nl	Sportler in ängstlichem Zustand
(48)	↑ (Blut)		durch Hunde erschreckte Katzen
(49, 50)	↑	nl	Studenten im Abschlußexamen (mit positiver Beziehung zwischen emotionaler Beteiligung und Adrenalinausscheidung)
(51)	↑	↑	erster Hospitalisierungstag
(52)	nl	nl	chronische Schizophrene verglichen mit Normalpersonen
	↑	↑	bei Gefühlsausbrüchen der Patienten

ten und ihrem Ansteigen schon nur bei der Venenpunktion methodisch schwierig.

Schilddrüsenhormone (Tab. 3): Sie steigen ebenfalls monophasisch an, erreichen aber die Höchstwerte erst nach mehreren Tagen und sinken im Verlauf von Wochen ab (53). Wird zu kurze Zeit gemessen, können irreführende Befunde die Folge sein, worauf das kurze Absinken vor dem definitiven Anstieg des PBI (Protein-gebundenes Jod) (54,57) hinweist. Verwirrung könnten auch die nur kleinen Anstiege beispielsweise des PBI (56) und des TSH (60) erzeugt haben, so wie die unterschiedlichen Reaktionen zwischen verschiedenen Tierspezies (53,58).

Urinvolumen und Aldosteron: Emotionale Reize führen beim Menschen zu antidiuretischen oder diuretischen Reaktionen (65,66,67,68,69). Die Antidiurese unter psychischem Streß beruht auf der Wirkung von Vasopressin (70,71). Sowohl vermehrte Aldosteronausschüttung unter emotionalen Stimuli (72,73,74,75) als auch die verminderte Aldosteron-Produktion während dem Streß mit Anstieg über die Basislinie in der Erholungsphase konnten gezeigt werden (76).

Das Wachstumshormon (STH) gehört auch zu den monophasisch ausgeschütteten Hormonen. (Anstieg vor und während Streßfilmen (77), bei phobischen Patienten in der gefürchteten Situation (78), bei ängstlichen Patienten während der Herzkatheteruntersuchung (79), bei neurotischen Menschen unter psychischem Streß (80), bei Rhesusaffen im 72 Stunden dauernden Konditionierungsversuch (31).

Tabelle 3: Psychischer Streß und Schilddrüsenparameter

Studie	PBJ	BEJ	T_4	J^{131}-Aufnahme	TSH	Psychischer Streß
(54)	↓↑					Streßhafte Interviews
(55)	↑					Studenten im Examen
(56)	↑					Simulierte Kampfbedingungen
(53)		↑				Studenten im Examen
(57)	↓↑					Zuschauer eines Horrorfilms
(59)					↑	nach 8-stündigem sensorischem Sinnesentzug
(60)				↑	↑	vor Aufforderung zu sportlicher Höchstleistung
(61)	↑			↑		Psychotische Patienten im Schub
(62)					↑	vor erstem Fallschirmabsprung
(63)					↑	beim Warten auf erschöpfende körperliche Anstrengung
(64)					↓	Gastroskopie, und Wahloperation

Die Bedeutung von Prolactin in der Streßreaktion ist noch unbekannt. Der Spiegel ist vor und während psychischem Streß höher als in der Erholungsphase (80).

Insulin gehört zur Gruppe der biphasisch reagierenden Hormone. Bei Rhesusaffen fällt es im 72-Stunden Vermeidungs-Konditionierungsversuch nach 30 Minuten ab, bleibt während dem Experiment tief, steigt dann über die Grundlinie an und erreicht den Höchstwert nach etwa einer Woche (81). Die Geschlechtshormone verhalten sich gleich wie Insulin (82,83,84). Über Parathormon, Glucagon und weitere Hormone, deren Messung erst in den letzten Jahren möglich wurde, liegen noch keine Daten vor.

Die monophasisch ausgeschütteten Hormone heißen Katabole, auch wenn bei weitem nicht alle Wirkungen der Herbeiführung einer katabolen Stoffwechsellage dienen. Die katabolen Wirkungen der einzelnen Hormone finden sich in Lehrbüchern der Biochemie. Als Beispiel seien lediglich die Glukokortikoide erwähnt. Sie führen zu Glykogenolyse in der Leber, zur Glukoneogenese in Leber, Darm- und Nierenepithelien, zur Resorption von Knochen, Muskel- und Hautgewebe. Sie stimulieren die Freisetzung freier Fettsäuren (85), erhöhen die Muskelarbeitskapazität (86) und die anaerobe Energiegewinnung (87).

Die Wirkung der biphasisch ausgeschütteten anabolen Hormone finden sich ebenfalls in den oben genannten Lehrbüchern. Als Beispiel sei das Insulin genannt, das den Glukosetransport in die Zellen, den von Aminosäuren ins Muskel- und Fettgewebe und den Einbau der Aminosäuren in Eiweiß fördert (88,89).

Die erwähnten Hormone wirken auch im Zentralnervensystem (90). ACTH und Fragmente seines Moleküls steigern Motivation, Konzentration und Aufmerksamkeit bei Mensch und Tier. Es steigert das Behalten der im Konditionierungsversuch erlernten Antwort für sechs bis acht Stunden. Nach Hypophysektomie normalisiert das Fragment 4 – 10 der Aminosäuren des ACTH die Lernfähigkeit, die nach der Hypophysektomie verloren gegangen war. Gleiche Wirkung besitzt das Alpha-MSH (Melanophoren stimulierendes Hormon). Das ACTH Fragment erleichtert den Reizzufluß von der Formatio reticularis zu limbischen Mittelhirnstrukturen und damit deren Aktivitätsgrad. Vasopressin und Fragmente seines Moleküls erleichtern über mehrere Tage das Behalten und Abrufen von Information bei Mensch und Tier. Bei Brattleboro-Ratten mit genetisch bedingtem Vasopressinmangel, Diabetes insipidus, subnormalem Lernvermögen- und Speichern von Informationen, normalisiert Vasopressin das Speichern erlernter Antworten in Konditionierungsversuchen. Oxytocin besitzt den gegenteiligen Effekt, es wird als amnestisches Peptid bezeichnet.

Nebennierenrindensteroide und Progesteron erleichtern das Auslöschen konditionierter Antworten. Von den Endorphinen (siehe auch Kap. VI), die wie auch das ACTH im Beta-Lipotropin enthalten sind, besitzen einige psychostimulierende und andere neuroleptikaähnliche Wirkungen. Adrenalin aktiviert Cortex und ergotrophes System (91), Noradrenalin wirkt auf Hypothalamus und limbisches System (92) und steigert Alarmbereitschaft und Vigilanz. Noradrenalin im limbischen System blockiert die ACTH-Stimulation im Hypothalamus. Bestimmte Beobachtungen lassen vermuten, daß in Phasen der Rückzug-Konservierungs- reaktion der Noradrenalinspiegel im limbischen System sinkt und zu biologi- schen Veränderungen mit depressiven Zustandsbildern beiträgt: Bei gewissen Formen der Depression sind die ACTH- und Nebennierensteroidspiegel erhöht und zeigen keinen zirkadianen Rhythmus und keine Hemmung durch Dexame- thason mehr. Reserpin kann Depressionen auslösen, – es entleert das limbische System von Noradrenalin. Antidepressiva hemmen den Noradrenalin-Abbau (93).

Kardiovaskuläre Reaktionen

Herrscht Unsicherheit vor oder eine noch nie erlebte Situation, dann wird haupt- sächlich Adrenalin ausgeschüttet. Es führt zu einer Zunahme von Herzfrequenz, systolischem Blutdruck, einem Absinken des diastolischen Blutdrucks, einer ver- mehrten Durchblutung der Koronar-, Hirn- und Muskelarterien, während Viscera und Haut eine Vasokonstriktion erfahren (94,95). Löst das Individuum das Pro- blem und findet es den Weg zu einer gezielten Aktion, tritt die Ausscheidung von Noradrenalin an die Stelle von Adrenalin (96). Der diastolische Blutdruck steigt jetzt leicht an und es werden hauptsächlich diejenigen Muskeln durchblutet, die für die gezielte Aktion notwendig sind.

Respiratorische Reaktionen

Im Kampf-Flucht Zustand mit Unsicherheit ist die Atmung beschleunigt und die Atemzüge sind wechselnd tief. Kommt es zu einer gezielten Handlung, wird die Atmung regelmäßig und paßt sich den metabolischen Bedürfnissen an. Bei bela- stenden Situationen, die nicht mehr als 30 Minuten dauern, kommt es unter den Zeichen von Ruhelosigkeit, Spannung, Angst und einem Wunsch zu handeln zu einer Zunahme der Atemfrequenz, zu einer alveolären Hyperventilation, einer vermehrten O2-Aufnahme und einem Absinken des alveolären PCO_2. Dauert die belastende Situation länger an, nimmt die CO_2-Produktion zu und der alveoläre PCO_2 normalisiert sich (97). Die respiratorische Antwort in der Kampf-Flucht Situation steigert die O_2-Reserve, erlaubt durch das Abrauchen des CO_2 längere Atempausen, die längere tonische Muskelanspannungen ermöglichen und erhöht durch die PH-Verschiebung Richtung Alkalose die Pufferkapazität des Blutes zur Neutralisierung der während gezielten Handlungen anfallenden sauren Produkte aus dem Stoffwechsel (98).

Gastrointestinale Reaktionen

In Zuständen von Wut kommt es beim Kind und beim Erwachsenen (99,100) zur erhöhten Magensäuresekretion (101,102), und im Kolon während Wut und Rachegefühlen eine Zunahme der Kontraktilität und Rötung der Schleimhaut festgestellt.

Die bisherigen Ausführungen erlauben jetzt, auf die klinischen Erscheinungen der Kampf-Flucht Reaktion einzugehen.

Das klinische Bild der Nervosität

Die Erhebung der Anamnese (Kap. II) und die körperliche Untersuchung helfen meistens schon ohne Laboruntersuchungen die Ursachen der «Nervosität» zu erfassen.

Der «nervöse» Patient klagt über die körperlichen Begleitzeichen der Kampf-Flucht Reaktion, also über Schwindel, Gehunsicherheit, Zittern, Schwitzen, Schwäche in den Beinen, Mißempfindungen in den Lippen, Fingern und Zehen, Schmerzen in der Herzgegend, in den Schläfen, im Nacken, in den Schultern und im Unterkiefer, über Atemnot, Herzklopfen, schnellen Herzschlag, Hitze- und Kältegefühle, dünne Stühle und häufiges Wasserlassen. Nicht immer sind Gefühle wie Angst, Panik, Reizbarkeit dem Patienten bewußt. Der Beobachter kann diese Gefühle aber nicht selten aus dem Verhalten des Patienten ableiten, der geballten Faust, der bitteren Stimme, den feuchten Augen.

Die Körperuntersuchung kann schnellen Puls, Extrasystolen, leicht erhöhten systolischen und leicht gesenkten diastolischen Blutdruck ergeben, Seufzeratmung, Zeichen der Hyperventilation (positives Chvostek'sches und Trousseau'sches Zeichen), lebhafte Radialis- und Peronaeusreflexe, mittel- bis grobschlägigen Tremor der Hände und feuchte, kühle Akren. Liegt Wut vor, können der diastolische Druck leicht erhöht und die Akren warm und trocken sein (103).

Die Nervosität kann Folge der Störung der psychischen Homöostase sein. Aber auch die peripheren Zeichen des Kampf-Flucht-Musters können zum Bild der Nervosität beitragen (16). Die Aktivierung der dem Kampf-Flucht-Muster zugrunde liegenden zentralnervösen Strukturen – beispielsweise durch eine Krankheit, die toxische Produkte erzeugt –, kann dazu führen, daß früher hinreichende psychische Bewältigungsmechanismen nicht mehr genügen und früher wenig störende Situationen zu Streßsoren werden und zu Nervosität führen.

Psychische Ursachen der Nervosität

Situationsbedingte Nervosität

Die Patienten wüßten häufig um die Ursachen ihrer Nervosität. Die Mißachtung der Gefühle in unserer Kultur (104) hindert sie aber daran, die Gefühle ernst zu nehmen und mitzuteilen. Sie gehen dann nur noch wegen der körperlichen Begleitzeichen zum Arzt. Dieser, in derselben Kultur aufgewachsen, verachtet und übergeht die Gefühle ebenfalls häufig, zum Teil auch, weil er weder in der Anamneseerhebung noch der klinischen Beobachtung und Interpretation von Mimik, averbaler Sprache und Gestik geschult ist. Als Folge führt er oft Laboruntersuchungen durch, die das klinische Bild nicht erklären und verschreibt Tranquilizer und andere Psychopharmaka, die das Bild zudecken, die gezielte Therapie verhindern und zur Chronifizierung des Leidens beitragen. Die situationsbedingte Nervosität geht auf Lebensprobleme zurück, für die das betroffene Individuum keine Lösung bereit hat. Solche Situationen durchlebt ein Fabrikarbeiter vor dem Stellenverlust, ein Gymnasiast mit schlechten Erfahrungsnoten vor dem Abitur, ein «geheilter» Tumorpatient bei der periodischen Kontrolluntersuchung, ein Patient beim Spitaleintritt vor der Operation. Das empathische Zuhören und die dem Patienten vermittelte Anregung, er möge über seine Lebenssituation berichten, sowie die Bestärkung, daß dabei erlebte Gefühle ausgedrückt werden dürfen und vom Arzt ertragen werden, senken die Nervosität häufig. Wenn eine zerebrale Insuffizienz (siehe Kap. III) Orientierung, Frischgedächtnis und Merkfähigkeit beeinträchtigt, kann bei gewissen Kranken riesige Angst mit körperlichen Begleitzeichen die Folge sein (105).

Neurotisch bedingte Nervosität

Angst und Wut zum Beispiel stehen eher im Hintergrund und werden vom Patienten nur episodisch verspürt, während die körperlichen Begleitzeichen der Kampf-Flucht Reaktion vorherrschen. Der Arzt vermag den Patienten durch empathisches Zuhören und durch Hinweise auf Zusammenhänge zwischen Situation, Gefühlen und körperlichen Erscheinungen, die ihm beim Aufnehmen der Anamnese klar werden, nicht zu beruhigen. Die äußeren Situationen oder die Gedanken und Fantasien, die die Symptome auslösen oder verstärken, sind ganz diskret, für den Patienten unverdächtig und werden dem Arzt erst als belastend verständlich, wenn ihm die Entwicklungsgeschichte des Patienten bekannt wird.

Bei einer 35jährigen Frau, die von einer Freundin zu einer kurzen Auslandreise mit dem Flugzeug eingeladen wird, treten kurz nach der Einladung grobes Zittern, Schwitzen und Atemnot wie aus heiterem Himmel auf. Diese Reaktion wird erst verständlich als sie berichtet, daß für sie die Vorstellung des Sitzens in der Flugzeugkabine unerträglich ist und sie im weiteren erzählt, daß sie im Vorschulalter von ihrer Mutter häufig verlassen und im Zimmer eingeschlossen worden sei, so daß sie sich nicht auf das WC begeben konnte, sondern Tücher im Zimmer zusammensuchen mußte, auf die sie dann urinierte.

Psychotisch bedingte Nervosität

Patienten in der Ausbruchsphase eines psychotischen Schubes können außerordentlich «nervös» sein. Ihr Gesichtsausdruck ist gehetzt, verstört, der Kontakt im Interview schlecht, der Blick am Gesprächspartner vorbei gerichtet, die Angaben sind verworren, bizarr und unrealistisch. Diese Kranken können sich angegriffen, verfolgt oder beeinflußt fühlen, hören bedrohliche Stimmen.

«Panik-Attacken», Mitralklappenprolaps-Syndrom und hyperkinetisches Herzsyndrom

Die Zuordnung gewisser «nervöser» Zustände zu den psychogenen ist in den letzten Jahren kritisiert worden. Sogenannte Panik-Attacken sind von der psychogenen «Nervosität» abgetrennt (106,107) und wie folgt definiert worden: Mindestens drei Panik-Attacken in drei Wochen – unabhängig von körperlicher Anstrengung oder lebensbedrohlichen Situationen – eindeutig abgegrenzte Episoden von Angst oder Furcht, begleitet von mindestens vier der folgenden Symptome – Atemnot, Palpitationen, Brustschmerz, Erstickungsgefühl, Schwindel oder Unsicherheitsgefühl, Gefühl des Realitätsverlusts, Parästhesien der Hände oder Füße, Hitze- und Kältewellen, Schwitzen, Ohnmachtsgefühle, Zittern oder Schlottern, Todesangst oder Angst den Verstand oder die Kontrolle über sich selbst zu verlieren, Fehlen psychiatrischer Leiden. Die Hypothese, es handle sich um eine biochemische Störung im Bereich der zerebralen Neurotransmittoren stützt sich auf das vermehrte Vorkommen der Störung bei Verwandten ersten Grades (108,109), auf das häufigere Vorkommen bei mono- als dizygoten Zwillingen, auf dem Auslösen der Symptome durch Infusion von Natriumlactat (110), auf der Wirksamkeit von trizyklischen Antidepressiva und MAO-Hemmern sowie dem Auftreten der Attacken ohne äußeren Grund. Uns scheinen diese Gründe nicht durchwegs stichhaltig. Das genaue Kennen des Patienten läßt häufig vor den Attacken bedeutsame Erlebnisse oder Fantasien beobachten. Die eigenen positiven Erfahrungen mit analytischer Psychotherapie stehen im Gegensatz zu den negativen in der Literatur (111), die unserer Auffassung nach zu kurz waren um wirksam zu sein. Die Lactattheorie steht auf ausgesprochen schwachen Füßen (112). Das gehäufte Auftreten in kurzen Abständen mit monate- bis jahrelangen Pausen spricht gegen eine rein oder überwiegend biochemische Hypothese. Es ist aber selbstverständlich wahrscheinlich, daß gewisse Menschen sowohl leichter dekompensierende psychische Abwehrmechanismen besitzen und unter Streß eher mit zentralnervösen biochemischen Veränderungen und peripherem

Ansprechen der Endorgane reagieren. Die Beobachtungen an genetisch für Hypertension prädisponierten Ratten (113) zeigen diese Möglichkeit an: Diese Ratten zeigten auf Streß ausgesprochenere Verhaltensreaktionen und stärkere Katecholaminausschüttung als andere Rattenstämme, ihre Gefäße sprachen stärker auf die Katecholamine an.

Beim Beta-adrenergischen hyperkinetischen Herzsyndrom wird die psychogene Entstehung auch diskutiert. Es ist durch Palpitationen, Brustschmerz, schnellen Herzschlag, intensive psychische Reaktion unter der Infusion mit Isoproterenol und eine verkürzte Ejektionszeit gekennzeichnet (114). In Zeiten großer Angst und nach körperlichen Anstrengungen wird es am deutlichsten. Es läßt sich mit Betablockern angeblich gut behandeln. Ob es ein umschriebenes Krankheitsbild darstellt, ist nicht klar (115,116). Es steht noch offen, ob es ein Krankheitsbild mit chronischer Angst aufgepfropft auf ein normales oder unstabiles autonomes Nervensystem ist (117). Das hyperkinetische Herzsyndrom und der hyperdynamische Beta-adrenergische zirkulatorische Zustand ähneln sich (118).

Beim Mitralklappenprolaps-Syndrom ist dem Prolaps eine ursächliche Bedeutung an Symptomen, wie sie unter «Nervosität» genannt worden sind, zugeschrieben worden. Es scheint familiär zu sein und gehäuft mit Panikattacken zusammen vorzukommen (119,120,121,122,123). Der Verdacht, es handle sich bei den Stichproben um Patienten, die gerade wegen ihrer Angst zur kardialen Abklärung geschickt wurden, läßt sich nicht von der Hand weisen. Bei Verwandten von Patienten mit dem Syndrom fanden sich nicht häufiger Panikattacken als in der Durchschnittsbevölkerung (124), und bei Verwandten von Syndromträgern mit Mitralklappenprolaps und solchen ohne Prolaps wurden gleich selten Panikattacken festgestellt (125). Eine kausale Beziehung scheint damit wenig wahrscheinlich.

Körperliche Ursachen der Nervosität

Sie ist die Folge von Prozessen, die eine Kampf-Flucht Reaktion auslösen, oder die das Gehirn und den psychischen Apparat so verändern, daß die sonst genügenden Bewältigungsstrategien des Individuums nicht mehr ausreichen und psychische Belastungen nicht mehr verarbeitet werden können, die bei körperlicher Gesundheit ruhig gemeistert werden.

Hyperthyreose

Nach dieser Störung wird bei «nervösen» Patienten mit körperlichen Begleitsymptomen häufig gesucht, erfahrungsgemäß mit sehr geringer Ausbeute. Ta-

Tabelle 4: Unterscheidungsmerkmale zwischen Hyperthyreose und Nervosität (103)

Unterscheidungsmerkmale	Hyperthyreose	Nervosität
Kampf-Fluchtzustand	dauernd	episodisch
Patient fühlt	sich durch die Symptome befremdet	sie als passend
Appetit	↑	meist ↓
Schwitzen	am ganzen Körper	an Händen und Füssen
Akren	überwärmt	kühl
Temperaturempfindung	fühlt sich warm	fröstelt oft
Tachykardie	auch im Schlaf	episodisch
Tremor	fein	mittel- bis grobschlägig

belle 4 zeigt Unterscheidungsmerkmale zwischen Hyperthyreose und «Nervosität» (103).

Phaeochromocytom

Die Kampf-Flucht Reaktion steht mit den körperlichen Begleitzeichen im Vordergrund. Schwitzen, Herzklopfen, Atemnot, Brustschmerz, Brechreiz, Erbrechen und Bauchschmerzen dominieren. Angst stellt sich erst später ein. Dies ist verständlich, weil der Zustand einer Überschwemmung mit Adrenalin (und Noradrenalin) entspricht und diese Hormone ja die peripheren Zeichen der Kampf-Flucht Reaktion erzeugen, nicht aber unbedingt die psychischen (15) (vgl. Seite 180).

Schläfenlappenepilepsie

Unter den psychischen Manifestationen kommen Angst, Wutempfindung und Beklemmungsgefühle vor, die von der Magengegend zum Hals aufsteigen. Die anfallartige Natur der Störung und kurze oder bis zu Stunden und Tage andauernde Dämmerzustände helfen diagnostisch (126). Das EEG im Wachzustand ist nur bei 30 % der Patienten abnorm, das Schlaf-EEG bei über 70 %.

Cushing-Syndrom

Erregte Stimmungen und emotionale Labilität sind häufig, Verwirrung, Halluzinationen, Illusionen können vorkommen (127).

Hypoglykämie

Die Symptome hängen von der Geschwindigkeit des Blutzuckerabfalls und von dem erreichten Spiegel ab. Die Zeichen der reaktiven Katecholaminausschüttung umfassen kalten Schweiß, Zittern, Übelkeit, Hungergefühl, Herzklopfen und Blässe der Haut. Zerebrale Folgen der Hypoglykämie sind multiple neurologische Ausfälle, Erregtheit, Wut, inadäquates Verhalten, Apathie und Somnolenz (128). Das Anfallsartige, die typischen Auslösesituationen (z. B. Fasten) und das Befremdliche für den Patienten unterscheiden den Zustand von der psychogenen «Nervosität».

Medikamente und Medikamenten-Entzug

Kortikosteroid-Therapie kann zu «Nervosität» und Schlaflosigkeit führen. Psychische Störungen hängen weniger von der Dosishöhe als von der Persönlichkeitsstruktur ab, wenn auch höhere Dosen häufig mit schwereren Symptomen einhergehen. Es gibt keine Voraussagekriterien für psychische Symptome, auch eine frühere Reaktion auf Steroide läßt keine Voraussage zu (129). Amphetamine können zu Ruhelosigkeit, übermäßigem Sprechen, motorischer Unruhe, Tremor und Schlaflosigkeit führen (130). Nach Entzug der Barbiturate treten Nervosität, Tremor, Reizbarkeit, Schwäche, orthostatische Hypotension und Krämpfe auf, delirante Zustände sind bekannt (131). Das Abstinenz-Syndrom bei Narkotika-Entzug (132) kann mit Ruhelosigkeit einhergehen und nach dem Entzug können Schlaflosigkeit und Nervosität noch wochenlang anhalten.

Physiologie der Rückzug-Konservierungsreaktion

Das Beobachten physiologischer Veränderungen während dieser Reaktion ist schwierig. Deshalb liegen nur wenige Daten vor. Rückzug-Konservierungsreaktionen wie beispielsweise bei Kriegsgefangenen, schiffbrüchig Gestrandeten sind psychologisch recht gut erfaßt worden (133,134), gleichzeitige physiologische Messungen sind aber seltenen Vorkommnissen vorbehalten geblieben. Gastrointestinale Reaktionen konnten beispielsweise bei Monika (99), bei Kindern mit Oesophagusatresie und gastrischen Fisteln (135), bei Tom mit der Magenfistel (101) und bei Menschen mit Dickdarmfisteln beobachtet werden (136). Kardiovaskuläre Veränderungen kurzfristiger Art konnten bei Patienten mit vasovagaler Synkope und Menschen, die an Sekundenherztod starben untersucht werden, Zuständen, die Rückzug-Konservierungsaspekte besitzen. Tierexperimentelle Untersuchungen ergänzen das Wissen, komplettieren es aber bei weitem nicht.

Endokrine Aspekte

Bei langanhaltenden Rückzug-Konservierungsreaktionen wurden bei Kindern Wachstumsverlangsamungen- und Stillstände beobachtet (99,38) und bei Kindern unter emotionaler Entbehrung mit Wachstumsstörungen wurden tiefe STH-Spiegel und verminderte ACTH-Reserven gefunden (39). Bei unbeteiligten Zuschauern eines Landschaftsfilmes wurden sehr niedrige Ausscheidungswerte der Katecholamine gemessen. (Wir gehen davon aus, daß hier eine Rückzug-Konservierungsreaktion milder Art und ohne Verlustgefühle stattfand.). Bei Vermeidungskonditionierungsexperimenten mit Rhesusaffen sanken die 17-OHCS-Werte im Urin vom ersten bis zum sechsten Versuch kontinuierlich ab und erreichten nach Wochen chronisch tiefe Spiegel (26).

Tabelle 5: Endokrine Aspekte der Rückzug-Konservierungsreaktion

Studie	Parameter		Psychischer Stressor
(137)	17-OHCS im Plasma	↓	Zurückgezogenheit in Trance
(38)	17-OHCS im Plasma	↓	resigniert-apathische Patienten vor thoraxchirurgischer Operation
(20, 21)	Katecholamine im Urin	↓	langweiliger Film
(26)	17-OHCS im Plasma im Urin	↓	Gewöhnung in Schockvermeidungsexperimenten bei Rhesusaffen
(79)	17-OHCS im Plasma	↓	ruhige und depressiv wirkende Patienten während Herzkatheterismus

Kardiovaskuläre Reaktionen

Die vagovasale Synkope weist in ihrer zweiten Phase Merkmale der Rückzug-Konservierungsreaktion auf. Sie kommt in Situationen drohender oder aktueller körperlicher Schädigung zustande, z. B. bei Venenpunktionen (s. S. 183) Das betroffene Individuum versucht mit Mut oder innerlicher Distanzierung die Situation zu meistern, obwohl der Wunsch zu fliehen besteht, dem nachzugeben die soziale Situation nicht erlaubt (140,141,142). Zuerst steigen Pulsfrequenz, systolischer und diastolischer Blutdruck, Herzminutenvolumen und systemischer Widerstand an (141,143,144). Dann fallen Herzfrequenz, Herzminutenvolumen, systemischer und pulmonaler Blutdruck, systemischer und pulmonaler Widerstand, Ventrikelarbeit und Vorhofdruck ab (141,143,144,145). Daran beteiligt ist die durch sympathische Reize verursachte Vasodilatation in den Muskeln (146,147,148). Zusätzlich kann es zur Herzrhythmusverlangsamung bis zum Herzstillstand kommen. Das letztere Phänomen ist noch nicht erklärt. Der plötzliche Herztod tritt in Momenten großer Aufregung, beispielsweise bei der Nachricht vom Tod eines Angehörigen, und in Situationen auf, in denen das Individuum nichts tun kann. Die häufigste Voraussetzung für den plötzlichen Herztod ist die koronare Herzkrankheit, die mit elektrischer Instabilität einhergeht, welche sich in gehäuften, polytopen, salvenartigen und früh nach dem T einfallenden ventrikulären Extrasystolen zeigen kann. Der brüske Wechsel zwischen Flucht-Kampf- und Rückzug-Konservierungsreaktionen stellt vermutlich den ausschlaggebenden Prozeß dar (149). Meistens kommt es zum Kammerflimmern, selten zur Asystolie, die selbst zum Kammerflimmern führen kann, und dann zum Tod.

Tabelle 6: Kardiovaskuläre Veränderungen bei der Rückzug-Konservierungsreaktion

Studie	Reaktion	Experiment bzw. Beobachtung
(150)	Bradykarde- und/oder tachykarde Rhythmusstörungen, Sekundenherztod, bei meist vorgeschädigtem Herzen	Enttäuscht durch Mitmensch, depressive Reaktion, Hilf- und Hoffnungslosigkeit
(151, 152, 153)	Herzfrequenzabnahme, schwere Bradykardien, QRS-Verbreiterung, T-Inversion, deszendierender Schrittmacher, Ventrikelstillstand	Squirrel-Affen im Schockvermeidungsversuch bei Immobilisation
(9)	nach zwei Minuten schwere Bradykardie und Ventrikelstillstand im Erstversuch; wenn während diesem «gerettet» und später reexponiert: Stundenlanges Schwimmen	Wilde Ratten im Schwimmversuch
(154)	Sinusstillstand mit langsamen ventrikulären Ersatzrhythmen; Sinusbradykardie später mit Ventrikelstillstand	Schweine, durch Succinyl immobilisiert, elektrische Schocks
(155)	Asystolien	Schweine mit experimenteller Koronararteriosklerose, im sozialen Bereich leicht gestört

Skelettmuskulatur

Der Tonus nimmt ab, daran ist die Verminderung der Aktivität des Gamma-Systems beteiligt (95). Entsprechende Beobachtungen wurden am Mädchen Monika (8), an Säuglingen (7) und an Kriegsgefangenen (133) gemacht.

Magen-Darmtrakt

Während der Rückzug-Konservierungsreaktion wurde die Abnahme der Säure-
produktion bis zur Histamin-refraktären Achylie (102,99,100) und eine Verminderung der Magenschleimhautdurchblutung- und Motorik beobachtet (101). Im
Kolon wurde während depressiven Reaktionen, Hoffnungslosigkeit und dem Gefühl des Verstoßenseins Hypotonie und Abblaßung der Schleimhaut festgestellt (136).

Immunreaktionen

Zelluläre und humorale Immunreaktionen werden durch Streß beeinflußt. Das
noch beschränkte Wissen über die normalen Regulationsvorgänge und über die
Ausgangswerte verschiedener immunologischer Reaktionen über die Zeit, raten
bei der Interpretation der bisher vorliegenden Beobachtungen in bezug auf deren
klinische Bedeutung (156) und deren Gruppierung unter die Kampf-Flucht- oder
Rückzugkonservierungsreaktion zur Vorsicht. Tierstudien decken sich zum größten Teil mit den Beobachtungen am Menschen. Die humorale Immunität scheint
auch Stress-abhängig zu sein (162,163).

Die Ausführungen über die physiologischen Aspekte der Rückzug-Konservierungsreaktion erlauben jetzt, auf die klinische Erscheinung «Müdigkeit» einzugehen.

Tabelle 7: Streß und Immunreaktionen

Studien	Immunreaktion	Beobachtung/Experiment
(157, 158)	Reaktion der T-Zellen auf Mitogene 5–8 Wochen nach Verlust ↓; β-und T-Zellenzahl und Antikörpertiter unverändert	Verlust des Ehepartners
(159, 160)	Lymphocytentoxizität ↓	Psychische Belastung durch Lebensveränderungen ohne wirk-same Bewältigungsmechanismen
(161)	natürliche Killeraktivität der Lymphocyten ↓; humorale Immunität unverändert	"
(162)(15)	Antikörperreaktion auf bakterielles Antigen Flagellin ↓	Überbevölkerung bei Ratten

Das klinische Bild der Müdigkeit

Es ist durch fehlende Motivation, Lustlosigkeit zu Beziehungen, fehlende Freude an Tätigkeiten, den Wunsch zu ruhen, fehlendes Bedürfnis zu denken und sich zu konzentrieren, Schwere- und Schwächegefühle gekennzeichnet. Die Müdigkeit kann sich bei geistigen Belastungen oder körperlichen Anstrengungen einstellen. Sie wird als Krankheitszeichen empfunden, wenn sie sich bei früher mühelos bewältigten geistigen oder körperlichen Aufgaben einstellt, zu ungewohnter Zeit auftritt oder durch Ausruhen nicht nachläßt. Sie tritt je nach lebensgeschichtlichen Erfahrungen und Einschätzung der momentanen Situation rascher ein oder später, als der außenstehende Beobachter erwartet. Lebenserfahrungen, die zu Vertrauen, Zuversicht und gemäßigten Anforderungen an sich selbst geführt haben, heben die Schwelle für Müdigkeitsreaktionen an, ebenfalls Interesse und Motivation, während früh erlebte Hilf- und Hoffnungslosigkeit, überhöhte Selbstanforderungen, mit entsprechenden Mißerfolgserlebnissen sowie Desinteresse und fehlende Motivation sie senken. Rückmeldungssysteme, die Signale vermitteln, welche zur Interpretation «ich bin müde» führen, wie Stoffwechselprodukte, Hormone, sind unbekannt. Es gibt Menschen, die Müdigkeit als Klage verleugnen. Der Beobachter erkennt die Müdigkeit daran, daß der Betroffene seine übliche Aktivität eingeschränkt hat, so daß Ermüdung noch nicht bemerkbar wird. Sie kann auch sehr betont werden (111). Als Faustregel kann wie beim Schmerz (Kap. VI) gelten, daß bei Menschen, die auf einer seelischen Ursache beharren, ein organischer Grund eher vorliegt, aber auch umgekehrt.

Apathie

Versagt die Umwelt ihre Unterstützung beispielsweise bei Verschollenen, Gefangenen, tritt nach einer Zeit der Kampf-Flucht Reaktion die Rückzug-Konservierungsreaktion ein und zeigt sich als Apathie. Die Affekte sind dann flach, das Denken wenig beweglich, Bewegungsarmut und fehlende Lust zu kommunizieren stellen sich ein. Das Denken wird kindlich-wunschhaft, die Fantasie engt sich ein, rituelle und religiöse Gedanken herrschen vor. Das Interesse an Nahrung und Essen nimmt überhand, dasjenige nach dem anderen Geschlecht versiegt (133,134). Die Betroffenen sind aber weckbar, zu Aktionen zu bewegen, zeigen aber keine Neigung, spontan aktiv zu bleiben und fallen in Apathie zurück, sobald die äußere Stimulation nachläßt.

Depressive Zustandsbilder

Gerät das Individuum in einen Konflikt und kämpft dabei gegen den drohenden Verlust einer wichtigen Bezugsperson, eines Ideals (d. h. eines Objekts) und stellen sich Gefühle von Müdigkeit und Hilflosigkeit ein, so tritt das klinische Bild der «reaktiven» oder «anaklitischen» Depression auf. Dabei kann zuerst lediglich die psychische Repräsentation der Rückzug-Konservierungsreaktion vorliegen und eventuell erst später die ihr zugrundeliegenden biologischen Prozesse. Gerät das Individuum in einen Konflikt und kämpft erfolglos darum, inneren Idealen gerecht zu werden, so gesellen sich zum Signal-Affekt Müdigkeit Gefühle der Hoffnungslosigkeit. Verliert es den Bezug zur Realität, stellen sich Schuldgefühle und Selbstvorwürfe ein, so entwickelt sich das klinische Bild der «endogenen», «psychotischen» Depression. Zuerst braucht nur die psychische Repräsentation der Rückzug-Konservierungsreaktion vorzuliegen und eventuell später die zugrundeliegenden biologischen Prozesse. Selbstverständlich schließen wir in diese psychodynamische Formulierung ein, daß genetische Faktoren, endokrine Besonderheiten – wie z. B. auch im Intervall zwischen Depressions-Schüben tiefe 5-Hydroxyindolacetsäurespiegel im Liquor und verkürzte Latenz zwischen Einschlafen und REM-Schlafbeginn etc. – Alter, Geschlecht, und Verschiebungen in den Verhältnissen zwischen den zerebralen Neurotransmittoren (Noradrenalin, Serotonin, Acetylcholin und Dopamin) bei den Depressionen bedeutsam sind. So ist es denkbar, daß genetische Faktoren mitbestimmen, ob sich Persönlichkeitszüge entwickeln, die für Verlusterlebnisse oder schwache soziale Bindungen prädestinieren, daß organische Krankheiten zentrale biochemische/physiologische Veränderungen erzeugen, die in bestimmten Situationen zum Affekt Hilflosigkeit beitragen, und daß Veränderungen der Neurotransmittorenverhältnisse mitwirken, wenn die biologischen Reaktionen des Rückzug-Konservierungsmusters den Signal-Affekt «Müdigkeit» zu begleiten beginnen und sich psychotische Denkstörungen einstellen (165).

In psychoanalytischen Begriffen liegt bei der psychotischen Depression ein Kampf zwischen Über-Ich und Ich vor, das verlorene Objekt, das gehaßt und geliebt wird, ist introiziert worden und es wogt eine sadomasochistische Auseinandersetzung (133). Tritt in einem Konflikt der Affekt der Müdigkeit auf, eventuell begleitet von der psychischen Repräsentation der Rückzug-Konservierungsreaktion, eventuell sogar von den ihr zugrundeliegenden biologischen Prozessen, und verdrängt dabei das Individuum den Konflikt und Gefühle wie Hilf- oder Hoffnungslosigkeit, so kann von einer larvierten Depression gesprochen werden.

Die Begriffe «neurotische» und «endogene» Depression scheinen uns ungünstig, in bezug auf das derzeitige Wissen verfrüht. Psychische Repräsentation der Rückzug-Konservierungsreaktion mit Gefühlen der Müdigkeit, Schwäche, Erschöpfung ohne/mit biologischen Prozessen der Rückzug-Konservierungsreaktion, begleitet von Hilf- oder Hoffnungslosigkeit, scheinen uns richtiger. Der Begriff «larvierte» Depression bringt ebenfalls keine Klärung. Besser wird hier beschrieben, daß es um die psychische Repräsentation der Rückzug-Konservierungsreaktion ohne oder mit ihren biologischen Begleitprozessen geht, wobei psychische Abwehr- und Bewältigungsbemühungen die Gefühle von Hilf- oder Hoffnungslosigkeit überdecken.

Von Müdigkeit und Depression ist die Langeweile abzugrenzen. Sie ist durch Leereempfindungen gekennzeichnet, welche die Folge der Aussperrung der Gefühle ist (133).

Tabelle 8 versucht die Zusammenhänge zwischen Müdigkeit, Rückzug-Konservierungsreaktion, Apathie, anaklitischer Depression, psychotischer Depression, larvierter Depression und Trauer zusammenzufassen, so weit wir sie bis heute überblicken. Dieses Schema weist sicher noch große Lücken auf und widerspiegelt die Vorstellungen der Autoren dieses Buches. Wir lehnen uns stark an die Konzepte von Engel und Schmale an (164,11,165).

Situativ bedingte Müdigkeit

In Lebensumständen, in denen ein Mensch längere Zeit keinen Ausweg findet, kann Müdigkeit auftreten. Es sind meistens Situationen, in denen eine Befriedigung nur unter Anstrengung erhalten werden kann, so daß sich das Individuum vor einem drohenden Verlust fürchtet. Zu diesen Verlusten gehören geliebte Personen, die krank sind, wegziehen, das Individuum zurückweisen, wegheiraten, ins Militär gehen, der Verlust der Stelle oder der Aussicht auf eine Beförderung, der Zwang zu emigrieren, die Gefahr wichtige Pläne nicht verwirklichen zu können, öffentliche Verunglimpfung, die Enttäuschung von Hoffnungen, die in ein Kind gesetzt werden, der Verlust der Fähigkeit, ein Kind zu haben, die Menopause, eine Krankheit, die zum Verlust der Unabhängigkeit oder der Körperintegrität führt. Je größer die Anstrengung, je kleiner die Erwartung einer Befriedigung bei hohen Selbstanforderungen und je tiefer die Schwelle zur Auslösung des Aufgebens mit den Gefühlen «es nützt nichts», «alle Bemühung ist umsonst», desto größer wird das Müdigkeitsgefühl.

Neurotisch bedingte Müdigkeit

Bei Menschen, die an unbewältigten Konflikten leiden, die sie durch Anstrengung erfolglos zu lösen versuchen, kann sich chronische Müdigkeit einstellen, ohne daß Patient oder Arzt anfänglich wissen, warum das Symptom vorliegt. Die zugrun-

Tabelle 8: Zusammenhänge zwischen Müdigkeit, «reaktiver»-, «psychotischer»-, «larvierter» Depression, Rückzugkonservierungs-Reaktion, Apathie, Aufgeben, Trauern und Erholung

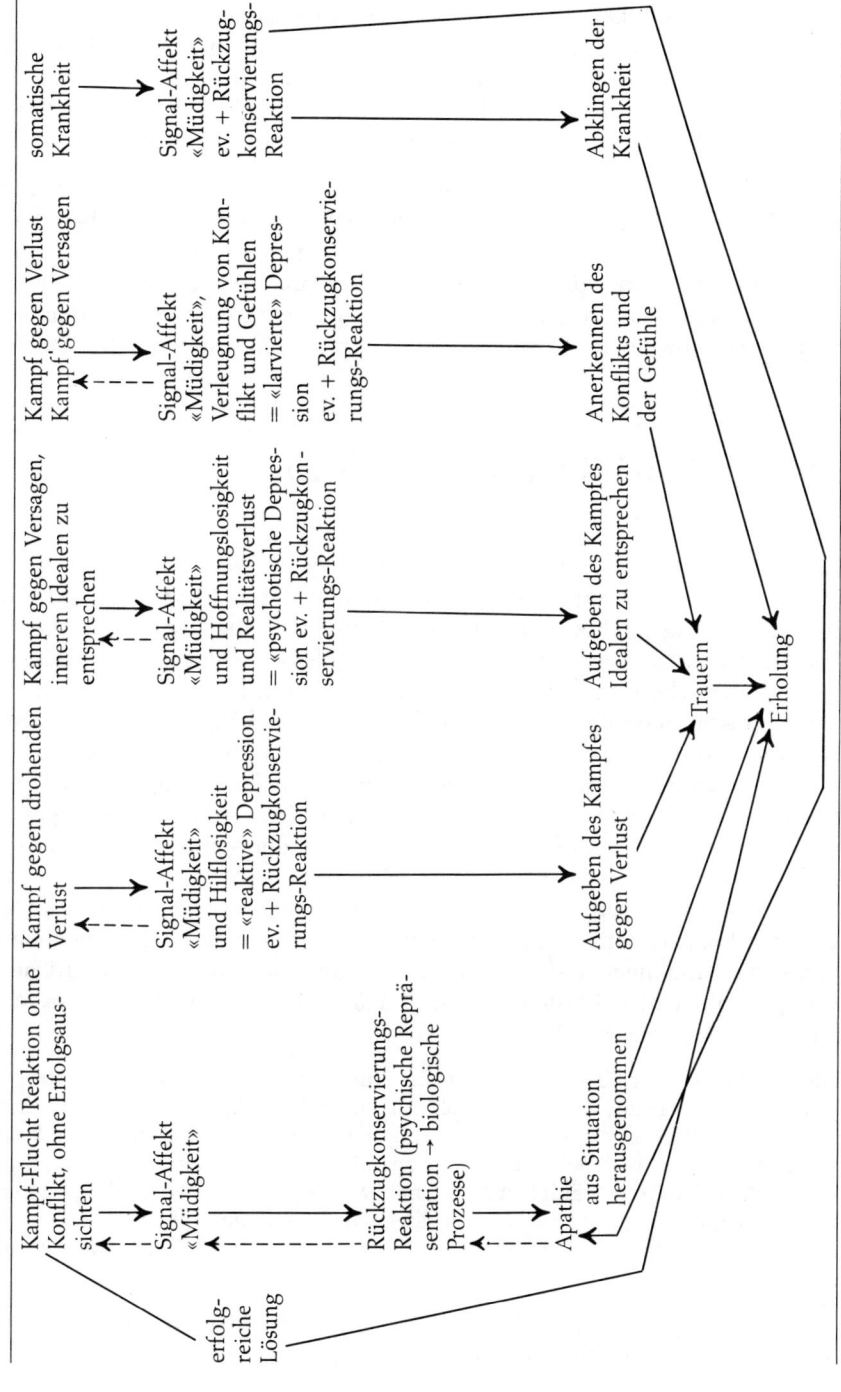

deliegenden Konflikte sind dabei zum Teil unbewußt. Als Beispiel diene die Hyperaktivität eines jungen Mannes, die zur Ermüdung führt, weil ihm unbekannt bleibt, daß er seinen Beruf und verschiedene fordernde Hobbies daneben aus der Angst heraus betreibt, daß er in unerträgliche Abhängigkeit und Passivität geraten würde, wenn er seine hektische Tätigkeit verminderte.

Bei Konflikten, die einem Individuum nicht erlauben Wut auszudrücken, kann sich Müdigkeit im Sinne eines Konversionssymptoms mit Schutzcharakter einstellen und das Individuum davor bewahren, sich zu einem in seinen Augen für seine Umgebung oder für es selbst unannehmbaren Verhalten hinreißen zu lassen, auch wenn das Durchbrechen dieser Hemmung eine große Erleichterung und das Verschwinden der Müdigkeit mit sich bringen würde (10).

Müdigkeit bei Körperkrankheiten

Zahlreiche Krankheiten können von Müdigkeit begleitet werden wie Diabetes mellitus, chronische Entzündungen, Endokrinopathien, Elektrolyt- und Wasserhaushaltstörungen, verkrüppelnde Krankheiten wie eine Hemiplegie, die das Individuum zusätzlich ermüden, wenn es aktiv bleiben will, verborgene Krankheiten wie tropische Infektionen, Malignome und auch Medikamentenmißbrauch. Da psychische Störungen, die zu Müdigkeit führen, häufig auch zum Ausbruch von Körperkrankheiten beitragen (164) und Körperkrankheiten ihrerseits zu Müdigkeit zu führen vermögen, können sich hinter dem Symptom «Müdigkeit» psychische und organische Faktoren verstecken. Die Müdigkeit bei Körperkrankheiten könnte durch noch unbekannte Rückmeldungsprozesse aus dem Körper zustande kommen, welche die zentralnervösen Strukturen oder die neuralen Substrate beeinflussen, die der Rückzug-Konservierungsreaktion oder ihrer psychischen Repräsentation zugrunde liegen (165). Bleibt nach Abklingen einer organischen Krankheit Müdigkeit zurück, die über den aus dem körperlichen Zustand abzuleitenden Müdigkeitsgrad hinaus geht, können dahinter psychische Gründe verborgen sein (167).

Als Beispiel sei ein 50jähriger Mann erwähnt, der an einer Nierenentzündung erkrankt, die zur Hämodialyse mit befriedigender Einstellung geführt hat. Er bleibt trotzdem so müde, daß er nicht aus dem Spital nach Hause entlassen werden kann. Zu seiner Müdigkeit trägt neben somatischen Faktoren ein Konflikt bei, bei dem es um den Verlust der Arbeitsfähigkeit und Unabhängigkeit geht. Nach erfolgreicher Nierentransplantation lebt er auf, erfreut über seine wiedergewonnene Unabhängigkeit, die Müdigkeit bildet sich zurück, er kann seine Arbeit stundenweise wieder aufnehmen.

Tabelle 9 enthält Merkmale, die einerseits für Müdigkeit aus psychischen und andererseits aus somatischen Gründen sprechen (167,168).

202

Tabelle 9: Unterscheidungsmerkmale zwischen Müdigkeit aus psychischen oder somatischen Gründen (103)

Merkmale	psychogene Müdigkeit	organisch bedingte Müdigkeit
zeitlicher Verlauf	morgens am stärksten, Stunden oder Tage mit oder ohne Müdigkeit ohne offensichtliche Erklärung	während des Tages zunehmend
Ausruhen, Schlaf	keine Erholung	Besserung
Gewichtung des Symptoms	in den Vordergrund gestellt	verleugnet
somatische Begleitzeichen	eher fehlend	vorhanden, z.B. Fieber, Gewichtsverlust usw.
psychische Begleitzeichen	eher vorhanden z.B. Angst Schwitzen, Zittern = somatische Begleitzeichen der Angst	eher fehlend

Literatur

1. SIMONOV P.: Parameters of Action on Measuring Emotions. In: Levi, L. Hrsg. Emotions: Their Parameters and Measurement. Raven Press, New York, 1975
2. BRADY J.V.: Ulcer in «Executive» Monkeys. Scient. Amer. 199: 95–100, 1958
3. CAUL W.F., BUCHNAN D.C. and HAYS R.C.: Effects of Unpredictability of Shock on Incidence of Gastric Lesions and Heart Rate in Immobilized Rats. Physiol. and Behav. 8: 669–672, 1972
4. SELIGMAN M.E.P.: Helplessness: On Depression, Development and Death. Freeman, San Francisco, 1975
5. WEISS J.M.: Somatic Effects of Predictable and Unpredictable Shock. Psychosom. Med. 32: 197–208, 1970
6. FREUD S.: Hemmung, Symptom und Angst. In: Ges. Werke Band XIV, S. 167, S. Fischer Verlag, 1948
7. SPITZ R.A.: VOM SÄUGLING ZUM KLEINKIND. ERNST KLETT VERLAG, STUTTGART, 1967.
8. ENGEL G.L., Reichsmann F.: Spontaneous and Experimentally Induced Depression in an Infant with a Gastric Fistula: A contribution to the problem of depression. J. Am. Psychoanal. Assoc. 4: 428–452, 1956
9. RICHTER C.P.: On the Phenomenon of Sudden Death in Animals and Man. Psychosom. Med. 19: 191–198, 1957
10. SHANDS H.C. and FINESINGER J.E.: A Note on the Significance of Fatigue. Psychosom. Med. 14: 309–314, 1952
11. SCHMALE A.H. and ENGEL G.L.: The Role of Conservation Withdrawal in Depressive Reactions. In: Depression and Human Existence. Ed. E.J. Anthony and T. Benedek. Boston, Little, Brwon, pp 199–223, 1975
12. CANNON W.B.: Bodily Changes in Pain, Hunger, Fear and Rage. Appleton, New York, 1929
13. ENGEL G.L.: Psychisches Verhalten in Gesundheit und Krankheit. Kap. 33. Hans Huber Verlag, Bern-Stuttgart-Wien, 1976
14. NEFTEL K.A., Adler R.H., Käppeli L., Rossi M. et al: Stage-Fright in Musicians: A Modell illustrating the effect of Betablockers. Psychosom. Med. 44: 461–469, 1982
15. SCHACHTER S. and SINGER J.: Cognitive, Social and Physiological Determinants of Emotional State. Psychol. Rev. 69: 379–399, 1962
16. NAUTA W.J.H.: Central Nervous System Organization and the Endocrine Motor System. In: Advances in Neuroendocrinology, Nalbandov A.V. Ed. pp 5–28, Univ. Ill. Press, Urbana, III, 1963
17. HERNANDEZ-PEON R: Psychiatric Implications of Neurophysiological Research. Bull. Meninger Clin. 28: 165–185, 1964
18. MACLEAN P.D.: The Limbic System with respect to Self-Preservation and the Preservation of the Species. J. Nerv. Ment. Dis. 127: 1–11, 1958
19. PAPEZ J.W.: A Proposed Mechanism of Emotions. Arch. Neurol. Psychiat. 38: 725–743, 1937
20. LEVI L.: The Urinary Output of Adrenaline and Noradrenaline During Different Experimentally Induced Pleasant and Unpleasant Emotional States: A Summary. J. Psychosom. Res. 8: 197–198, 1964
21. LEVI L.: The Urinary Output of Adrenaline and Noradrenaline During induced Pleasant and Unpleasant Emotional States. Psychosom. Med. 27: 80–85, 1965

22. Ax A.: The Physiological Differentiation Between Fear and Anger in Humans. Psychosom. Med. 15: 433–442, 1953
23. Euler U.S.V. and Lundberg U.: Effect of Flying on the Epinephrine excretion in Air Force Personal. J. Appl. Physiol. 6: 551–555, 1954
24. Elmadjian F., Hope J.M., Lamson E.T.: Excretion of epinephrine and norepinephrine under stress. Recent Progr. Hormone Res, 14: 513–553, 1958
25. Wolff C.T., Friedman S.B., Hofer M.A. and Mason J.W.: Relationship between psychological defense and mean urinary 17- OH-CS excretion rates. I. A predictive study of parents of fatally ill children. Psychosom. Med. 26: 576–591, 1964
26. Mason J.W., Brady J.V., Tolliver G.A.: Plasma and Urinary 17- Hydroxycorticosteroid responses to 72 Hours avoidance Sessions in the Monkey. Psychosom. Med. 30: II, 608–630, 1968
27. Burchfield S.R.: The Stress Response: A new Perspective. Psychosom. Med. 41: 661–672, 1979
28. Sakellaris P.C., Vernikos-Danellis J.: Increased rate of response of the pituitary-adrenal systems in rats adapted to chronic stress. Endocrinology 97: 597–602, 1975
29. Glass D.C., Krakoff L.R., Contrada R. et al. : Effect of Harassment and Competition upon cardiovascular and plasma catecholamine responses in type A and type B individuals. Psychophysiology 17: 453–463, 1980
30. Bronson F.H., Eleftheriou B.E.: Adrenal response to fighting in mice: separation of physical and psychological causes. Science 147: 627–628, 1965
31. Mason J.W., Brady J.V.: Plasma 17-Hydroxycorticosteroid changes related to reserpine effects on emotional behavior. Science 124: 983–984, 1956
32. Engel G.L., Romano J.: Studies of synkope: IV. Biologic interpretation of vasodepressor synkope. Psychosom. Med. 9: 288–294, 1947
33. Mason J.W.: The integrative approach to medicine-implications of neuroendocrine mechanisms. Joseph C. Wilson Day at the University of Rochester Medical Center. Proceedings. Rochester, New York, Nov. 10, pp. 13–29, 1972
34. Mason J.W.: Organization of psychoendocrine mechanisms. The scope of psychoendocrine research. Psychosom. Med. 30: 565–575, 1968
35. Renold A.E., Quigley T.B., Kennard H.E. and Thorn G.W.: Reaction of the adrenal cortex to physical and emotional stress in college oarsmen. New Engl. J. Med. 224: 754–757, 1951
36. Thorn G.W., Jenkins D., Laidlaw J.C., Goetz F.C., Reddy W.: Response of the adrenal cortex to stress in man. Trans. Ass. Amer. Physicians 66: 48–64, 1953
37. Bliss E.L., Migeon G.V., Branch Ch., Samuels L.T.: Reaction of the adrenal cortex to emotional stress. Psychosom. Med. 18: 56–76, 1956
38. Price D.B., Thaler M., Mason J.W.: Preoperative emotional states and adrenal cortical activity: Studies on cardiac and pulmonary surgery patients. Arch. Neurol. Psychiat. 77: 646–656, 1957
39. Shannon I.L., Szmyd L., Prigmore J.R.: Stress in dental patients. Serum and urine 17-Hydroxycorticosteroid response in impaction patients. US Air Force Sch Aerospace Med. 58–62: 4p. Apr. 1962
40. Shannon I.L., Isbell G.M., Prigmore J.R., Hester W.R.: Stress in dental patients: The serum free 17-Hydroxycorticosteroid response in routinely appointed patients undergoing simple exodontia. US Air Force Sch Aerospace Med. 62: 1–4, 1962

41. MASON J.W., SACHAR E.J., FISHMAN J.R., HAMBURG D.A., HANDLON J.H.: Cortico-steroid responses to hospital admission. Arch. Gen. Psychiat. (Chicago) 13: 1–8, 1965
42. WADESON R.W., MASON J.W., HAMBURG D.A., HANDLON J.H.: Plasma and Urinary 17-OHCS responses to motion pictures. Arch. Gen. Psychiat. (Chicago) 9: 146–156, 1963
43. SACHAR E.J., MASON J.W., KOLNAER H.S. JR, ARTISS K.L.: Psychoendocrine aspects of acute schizophrenic reactions. Psychosom. Med. 25: 510–537, 1963
44. BUNNEY E.W., MASON J.W., HAMBURG D.A.: Correlations between behavior variables and Urinary 17-Hydroxycorticosteroids in Depressed Patients. Psychosom. Med. 27: 299–308, 1965
45. SACHAR E.J., MACKENZIE J.M., BINSTOCK W.A.: Corticosteroid responses to psychotherapy of depressions. I. Evaluation during confrontation of loss. Arch. Gen. Psychiat. (Chicago) 16: 461–470, 1967
46. SACHAR E.J., MACKENZIE J.M., BINSTOCK W.A., MACK J.E.: Corticosteroid responses to psychotherapy of reactive depressions. II. Further clinical and physiological implications. Psychosom. Med. 30: 23–44, 1968
47. MASON J.W.: A Review of Psychoendocrine Research on the Pituitary-Adrenal Cortical System. Psychosom. Med. 30: 576–607, 1968
48. CANNON W.B., DE LA PAZ D.: Emotional Stimulation of Adrenalin Secretion. Amer. J. Physiol. 27: 64–70, 1911
49. BOGDONOFF M.D., HARLAN W.R., ESTES E.H. JR., KIRSHNER N.: Changes in Urinary Catecholamine Excretion accompanying carbohydrate and lipide responses to Oral Examination. Circulation 20: 674–686, 1959
50. BOGDONOFF M.D., ESTES E.H. JR., HARLAN W.R., TROUT D.L., KIRSHNER N.: Metabolic and Cardiovascular Changes During a State of Acute Central Nervous System Arousal. J. Clin. Endocrin. 20: 1333–1340, 1960
51. TOLSON W.W., MASON J.W., HANDLON J.H. FISHMAN J.R.: Urinary Catecholamine Responses Associated with Hospital Admission in Normal Human Subjects. J. Psychosom, Res. 8: 365–372, 1965
52. BERGSMAN A.: The Urinary Excretion of Adrenaline and Noradrenaline in some Mental Diseases: A Clinical and Experimental Study. Acta Psychiat. Scand. 34: (Suppl. 133), 20–22 + 44–47, 1959
53. MASON J.W.: A Review of Psychoendocrine Research on the Pituitary-Thyroid System. Psychosom. Med. 30: 666–681, 1968
54. HETZEL B.S., DE LA HABA D.S., HINKLE L.E.: Rapid Changes in Plasma PBJ in Euthyroid and Hyperthyroid Subjects. Trans. Am. Goiter. Ass. Springfield, Ill. Charles C. Thomas, 1952
55. TINGLEY J.O., MORRIS A.W., HILL S.R.: Studies on the Diurnal Variation and Response to Emotional Stress on the Thyroid Gland. (Abstract) Clin. Res. 6: 134, 1958
56. JOHANSSON S., LEVI L., LINDSTEDT S.: Stress and the Thyroid Gland. Rep. lab. Clin. Stress Res. No 17, 1970
57. ALEXANDER F., FLAGG G.W., FORSTER S., CLEMENS T., BLAHD W.: Experimental Studies of Emotional Stress. I. Hyperthyreoidism. Psychosom. Med. 23: 104–114, 1961
58. WEINER H.: Psychobiology and Human Disease. Elsevier, New York, Oxford, Amsterdam, pp 353–357, 1977

59. Persky H., Zuckerman M., Basu G.K., Thornton D.: Psycho-Endocrine Effects of Perceptual and Social Isolation. Arch. Gen. Psychiat. 15: 499–505, 1966

60. Kotchen T.A., Mason J.W., Hartley L.H., Jones L.G., Wherry F.E., Pennington L.L., Mougey E.H.: Thyroid Response to the Anticipation of Exhaustive Muscular Excercise. Psychosom. Med. 34: 473–474, 1972

61. Libow L.S., Durell J.: Clinical Studies on the Relationship between Psychosis and the Regulation of Thyroid Gland Activity. Psychosom. Med. 27: 369–376, 1965

62. Noel G.L., Dimond R.C., Eavell J.M., Frantz A.G.: Prolactin, Thyrotropin and Growth Hormone Release During Stress Associated with Parachute Jumping. Aviate Space Environ Med. 47: 543–547, 1976

63. Mason J.W., Hartely L.H., Kotchen T.A., Wherry F.E., Pennington L.L., Jones L.G.: Plasma Thyroid Stimulating Hormone Response in Anticipation of Muscular Exercise in the Human. J. Clin. Endocr. Metab. 37: 403–406, 1973

64. Sowers J.R., Raj, R.P., Hershman O.M., Cartson H.E., McCallum R.W.: The Effect of Stressfull Diagnostic Studies and Surgery on Anterior Pituitary Hormone Release in Man. Acta Endocr. 86: 25–32, 1977

65. Mac Keith N.W., Pembrey M.S., Spurrell W.R., Warner E.C., Westlake H.J.W.J.: Observations on the Adjustment of the Human Body to Muscular Work. Proc. Roy. Soc. (Biol.) 95: 413–439, 1923

66. Wolf G.A.: The Effect of Pain on Renal Function. Res. Publ. Ass. Nerv. Ment. Dis. 23: 358–364, 1943

67. Hinkle L.E. jr., Edwards C.J., Wolf S.: The Occurrence of Diuresis in Humans in Stressfull Situations and its Possible Relation to the Diuresis of Early Starvation. J. Clin. Invest. 30: 809–817, 1951

68. Miles B.E., De Wardener H.E.: Effect of Emotion on Renal Function in Normotensive and Hypertensive Women: Lancet 2: 539–544, 1953

69. Schottstaedt W.W., Grace W.J., Wolff H.G.: Life Situations, Behaviour, Attitudes, Emotions and Renal Excretion of Fluid and Electrolytes. J. Psychosom. Res. 1: 203–211, 1956

70. Tindal J.S.: Stimuli which cause the Release of Oxytoxin. In: Handbook of Physiology, Sect. 7, Endocrinology, Vol. IV. The Pituitary Gland and its Neuroendocrine Control, part I; E. Knobil, W. H. Sawyer, Eds.; Washington D. C.: Amer. Physiol. Soc. p 257, 1974

71. Labhart, A.: Klinik der inneren Sekretion. III. Aufl. Springer, Berlin, Heidelberg, New York, S. 42, 1978

72. Lamson E.T., Elmadjian F., Hope J.M., Pincus G., Jorjorian D.: Aldosterone Excretion of Normal, Schizophrenic and Psychoneurotic Subjects (Abstract). J. Clin. Endocr. 16: 954, 1956

73. Venning E.H., Dyrenfurth I., Giroud C.J.P.: Aldosterone Excretion in Healthy Persons. J. Clin. Endocr. 16: 1326–1332, 1956

74. Venning E.H., Dyrenfurth I., Beck J.C.: Effect of Anxiety upon Aldosterone Secretion in Man. J. Clin. Endocr. 17: 1005–1007, 1957

75. Elmadjian F.: Aldosterone Excretion in Behavioral Disorders. Res. Publ. Ass. Res. Nerv. Ment. Dis. 40: 414–419, 1962

76. Mason J.W., Jones J.A., Ricketts P.T., Brady J.V., Tolliver G.A.: Urinary Aldosterone and Urine Volume Responses to 72 Hours Avoidance Sessions in the Monkey. Psychosom. Med. 30: 733–745, 1968

77. Kuratowa N., Suematsu H., Tamai H., Esaki M., Aoki H., Jkemy Y.: Effect of

207

Emotional Stress on Human Growth Hormone Secretion. J. Psychosom. Res. 21: 231–235, 1975

78. CURTIS G.C., NESSE R., BUXTON M., LIPPMAN D.: Plasma Growth Hormone: Effect of Anxiety During Flooding in Vivo. Am. J. Psychiat. 136: 410–414, 1979

79. GREEN W.A. JR., CONRON G., SCHALCH D.S., SCHREINER B.F.: Psychologic Correlates of Growth Hormone and Adrenal Secretory Responses of Patients Undergoing Cardiac Catheterization. Psychosom. Med. 32: 599–614, 1970

80. MIYABO S., ASATO T., MIZUSHIMA N.: Prolactin and Growth Hormone Responses to psychological stress in normal and neurotic subjects. J. Clin. Endocr. Metab. 44: 947–951, 1977

81. MASON J.W., WHERRY F.E., BRADY J.V., BEERS B., PENNINGTON L.L., GOODMAN A.C.: Plasma Insulin Response to 72-hr Avoidance Sessions in the Monkey. Psychosom. Med. 30: 746–759, 1968

82. MASON J.W., KENIN C.C., COLLINS D.R., MOUGEY E.H., JONAS J.A., DRIVER G.C., BRADY J.V., BEERS B.: Urinary Testosterone Response to 72-hr Avoidance Sessions in the Monkey. Psychosom. Med. 30: 721–731, 1968

83. MASON J.W., TAYLOR E.D., BRADY J.V., TOLLIVER G.A.: Urinary Estrone, Estradiol and Estriol responses to 72-hr Avoidance Sessions in the monkey. Psychosom. Med. 30: 696–709, 1968

84. MASON J.W., TOLSON W.W., ROBINSON J.A., BRADY J.V., TOLLIVER G.A., JOHNSON T.A.: Urinary Androsterone, Etiocholanolone and Dehydroepiandrosterone Responses to 72-hr Avoidance Sessions in the Monkey. Psychosom. Med. 30: 710–719, 1968

85. FAJANS S.S.: Some metabolic actions of corticosteroids. Metabolism 10: 951–965, 1961

86. INGLE D.J.: Metabolic effects of adrenal steroids. In: Gordon, E. S. Eds. «A Symposium on steroid hormones», Univers. Wisconsin Press, p. 150., 1950

87. GROSSFIELD H.: Actions of adrenal cortical steroids on cultured cells. Endocrinol. 65: 777–784, 1959

88. TEPPERMAN J.: Metabolic and endocrine physiology, Yearbook, Med. Publ. Chicago, 1962

89. KRAHL M.E.: The Action of Insulin on Cells. Acad. Press New York 1961

90. DE WIED D.: Hormonal influences on Motivation, Learning, Memory and Psychosis. In: O. T. Krieger & J. C. Hughes, Neuroendocrinology. Sinauer, Sunderland, Mass. pp 194–204 (Chapt. 21), 1980

91. BONVALLET M., DELL P., HUBEL G.: Sympathetic tonus and electrical activity of the Cortex, EEG Clin. Neurophysiol. 6: 119–144, 1954

92. KETY S.S.: Psychoendocrine systems and emotions: biological aspects. In: D. C. Glass, Ed., «Neurophysiology and emotion». Rockefeller Uni Press, New York, p 103, 1967

93. SACHAR E.J.: Hormonal changes in stress and mental illness. In: O. T. Krieger & J. C. Hughes, Neuroendocrinology, Sinauer, Sunderland, Mass. pp 177–183, Chapt. 19, 1980

94. KELLY D.H., and WALTER C.J.: The relationship between clinical diagnosis and anxiety, assessed by forearm bloodflow and other measurements. Brit. J. Psychiat. 114: 611–626, 1968

95. GELLHORN E.: Principles of autonomic somatic integrations, Chapt. II, physiological analysis of ergotropic and trophotropic imbalances, Minneapolis, Univ. of Minnesot. Press, pp 40 – 70, 1967

96. SCHIELE B., and BROZEK J.: Experimental neuroses resulting from semistarvation in man. Psychosom. Med. 10: 31–50, 1948
97. DUDLEY D.L., MARTIN C.J., HOLMES TH.: Psychophysiologic studies of pulmonary ventilation. Psychosom. Med. 26: 645–660, 1964
98. FERRIS E.B., ENGEL G.L., STEVENS C.D., WEBB J.B.: Voluntary breathholding. III. The relation of the maximum time of breathholding to the O_2 and CO_2 tensions of arterial blood. J. Clin. Invest. 25: 734–743, 1946
99. ENGEL G.L., REICHSMAN F., SEGAL H.L.: A Study of an Infant with a Gastric Fistula. I. Behavior and the Rate of Total Hydrochloric Acid Secretion. Psychosom. Med. 18: 374–398, 1956
100. CODDINGTON D.: «Study of an Infant with a Gastric Fistula and Her Normal Twin». Psychosom. Med. 30: 172–192, 1968
101. WOLF S., and WOLFF H.G.: Human Gastric Function. New York, Oxford University Press, 1943
102. STEIN A., KAUFMAN M.R., JANOWITZ H.D. et al.: «Changes in Hydrochloric Acid Secretion in a Patient with a Gastric Fistula during Intensive Psychotherapy». Psychosom. Med. 24: 427–458, 1962
103. ENGEL G.L.: Nervousness and Fatigue. In: «Signs and Symptoms: Applied Physiology and Clinical Interpretation» C. M. MacBryde, Editor, 5th Ed. J. B. Lippincott, Chap. 25, p 10, 1969
104. ADLER R.: Die Mißachtung der Gefühle – ein Hindernis für die Entwicklung einer patient-orientierten Medizin. Schweiz. Med. Wschr. 111: 1245–1248, 1981
105. ENGEL G.L., ROMANO J.: Delirium, a Syndrome of Cerebral Insufficiency J. Chron. Dis. 9: 260–277, 1959
106. SHEEHAN D.V.: Panic attack and phobies. New Engl. J. Med. 307: 156–158, 1982
107. SHEEHAN D.V., BALLENGER J., JACOBSEN G.: Treatment of endogenous anxiety with phobic hysterical and hypocondriacal symptoms. Arch. Gen. Psychiatry 37: 51–59, 1980
108. KLEIN D.F., RAPKIN J.G., Eds. Anxiety: New research and current concepts. New York Raven Press, 1981
109. CROWE R.R., PAULS E.L., SLYMEN D.J., NOYES R.: A genetic study of anxiety neurosis. Arch. Gen. Psychiatry 37: 77–79, 1980
110. PITTS F.N., McCLURE J.N.: Lactate Metabolism in Anxiety Neurosis. New Engl. J. Med. 277: 1329–1336, 1967
111. ZITRIN C.M., WOERNER M.G., KLEIN D.F.: Differentiation of Panic Anxiety from anticipatory anxiety and avoidance behavior in: Anxiety: New Research and Changing Concepts, Eds. D. F. Klein and J. Rapkin, Raven Press, New York 1981, pp. 27–45
112. ACKERMAN S.H., SACHAR E.J.: The lactate theory of anxiety: A review and reevaluation. Psychosom. Med. 36: 69–80, 1974
113. KOPIN I.J.: Catecholamines, Adrenal Hormones and Stress. In: D. T. Krieger and J. C. Hughes, Neuroendocrinology, Sinauer, Sunderland, Mass. Chapt. 17, pp 159–166, 1980
114. FROHLICH E.D., TARAZI, R.C., DUSTAN H.P.: Hyperdynamic Betaadrenergic circulatory state. Arch. Int. Med. 123: 1–7, 1969
115. GORLIN R.: The hyperkinetic heart syndrom. JAMA 182: 823–829, 1962
116. GILLUM R.S., TEICHHOLZ L.E., HERMAN M.V., GORLIN R.: The idiopathic hyperki-

netic heart Syndrome: Clinical Course and Long-term Prognosis. Am. Heart. J. 102: 728–734, 1981

117. BRAUNWALD E.: Chest Pain and Palpitation, in: Harrison's Principles of Internal Medicine, 10th Ed., Chap. 4, p. 30, 1983

118. BRAUNWALD E.: «Heart Disease», Textbook of Cardiology, Vascular Medicine, p 830, 1980

119. VENKATESH A., PAUL D.L., CROWE R. et al.: Mitralvalve Prolaps in Anxiety Neurosis (Panic disorder). Amer. Heart J. 100: 302–305, 1980

120. GORMAN J.M., FYER A.F., GLICKLICH J. et al.: Mitralvalve Prolaps and Panic disorders – Effect of Imipramine. In: D. F. Klein and J. Rapkin, Eds. Anxiety ⊢ New Research and Changing Concepts, Raven Press, New York, 1981, pp 317–326

121. PARISER S.F., JONES B.A., PINTA E.R. et al.: Panic attack – Diagnostic Evaluation of seventeen patients. Amer. J. Psychiat. 136: 105–106, 1979.

122. KANTOR J.F., ZITRIN C.M., ZELDIS S.M.: Mitralvalve Prolaps Syndrome in agoraphobic patients. Amer. J. Psychiat. 137: 467–469, 1980

123. KANE J.M., WOERNER M., ZELDIS S. et al.: Panic and phobic Disorders in Patients with mitralvalve Prolaps. In: D. F. Klein and J. Rapkin, Eds. Anxiety – New Research and Changing Concepts, Raven Press, New York, 1981 pp 327–340

124. CROWE R.R., GAFFNEY G., KERBER R.: Panic attacks in families of patients with mitralvalve prolaps. J. Affective Disorders 4: 121–125, 1982

125. HARTMAN N., KRAMER R., BROWN T., DEVEREUX R.E.: Panic Disorder and Anxiety in Mitral Prolaps, in: New Research Abstr. of the American Psychiatric Assoc., 134th Annual Meeting 1981

126. MUMENTHALER M.: Neurologie. 6. Auflage, G. Thieme Verlag, S. 295, 1979

127. LABHART A.: Das Cushing-Syndrom, in: Klinik der Inneren Sekretion, 3. Aufl., Springer Verlag, Berlin, Heidelberg, New York, S. 344–363, 1978

128. FROESCH E.R.: Pathophysiologie und Klinik der Hypoglykämien, in: Labhart A., Klinik der Inneren Sekretion, 3. Aufl., Springer Verlag Berlin, Heidelberg, New York, S. 785, 1978

129. WILLIAMS G.H., DLUHY R.G.: Diseases of the adrenal cortex, in: Harrisons's Principles of Internal Medicine, 10th ed. Chap. 112, p. 656, 1983

130. VICTOR M., ADAMS R.D.: Sedatives, Stimulans and Psychotropic Drugs, in: Harrison's Principles of Internal Medicine, 10th ed. Chap. 243, p. 1301, 1983

131. VICTOR M., ADAMS R.D.: Sedatives Stimulants and Psychotropic Drugs, in: Harrison's Principles of Internal Medicine, 10th ed. Chap. 234, p. 1297, 1983

132. VICTOR M., ADAMS R.D.: Opiates and Synthetic Analgesics, in: Harrison's Principles of Internal Medicine, 10th ed. Chap. 243, p. 1279, 1983

133. GREENSON R.R.: Psychology of apathy, in: «Explorations in psychoanalysis». Int. Universities Press, pp. 17–30, 1978

134. STRASSMAN H.D., THALER M.B., SCHEIN E.H.: A prisoner of war syndrome: Apathie as a reaction to severe stress. Amer. J. of Psychiatr. 112: 998–1003, 1955

135. DOWLING S.: Going forth to meet the environment: A developmental study of seven infants with oesophageal atresia. Psychosom. Med. 42: 1: II (Suppl. 1980) 153–163, 1980

136. GRACE W.J., WOLF S., WOLFF H.G.: The human colon. NY Hoeber, 1951

137. SACHAR E.J., FISHMAN J.R., MASON J.W.: Influence of Hypnotic Trance on Plasma 17-Hydroxycorticosteroid Concentration. Psychosom. Med. 27: 330–341, 1965

138. SPITZ R.A.: Hospitalism, in: The Psychoanal. Study of the Child. 1: 53–74, 1945

139. POWELL G.F., BRASEL J.A., BLIZZARD R.M.: Emotional deprivation and growth retardation simulating idiopathic hypopituitarism. New Engl. J. Med. 276: 1271–1278, 1967

140. ROMANO J., ENGEL G.L.: Studies of Syncope III. Differentiation between vasodepressor and hysterical fainting. Psychosom. Med. 7: 3–15, 1945

141. ENGEL G.L., ROMANO J.: Studies of syncope. IV. Biologic interpretation of vasodepressor syncope. Psychosom. Med. 9: 288–294, 1947

142. ENGEL G.L.: Fainting: Physiologic and Psychological considerations, 2nd ed. Springfield, Jll. Charles Tomas, 1962

143. BARCROFT H., EDHOLM O.G., McMICHAEL J., SHARPEY-SCHAFER E.P.: Posthemorrhagic fainting: Study by cardiac output and forearm flow. Lancet I: 489–493, 1944

144. GRAHAM D.T., KABLER J.D., LUNSFORD L.: Vasovagal fainting: A diphasic response. Psychosom. Med. 23: 493–567, 1961

145. GLICK G., YU P.N.: Hemodynamic changes during spontaneous vasovagal reactions. Am. J. Med. 34: 42–51, 1963

146. ABRAHAMS V.C., HILTON S.M., ZBROZYNA A.: The role of active muscle vasodilatation in the alerting stage of defense reaction. J. Physiol. 171: 189–202, 1964

147. ELIASON S., FOLKOW B., LINDGREN P., UVNAS B.: Activation of sympathetic vasodilator nerves to the sceletal muscles of cat by hypothalamic stimulation. Acta Physiol. Scand. 23: 333–351, 1951

148. UVNAS B.: Cholinergic vasodilator nerves. Federation Proc. 25: 1618–1622, 1966

149. ENGEL G.L.: Sudden and rapid Death during psychological stress. Folklore or folk Wisdom. Annals Intern. Med. 74: 771–782, 1971

150. GREENE W.A., GOLDSTEIN S., MOSS A.J.: Psychological and social variables associated with sudden death from apparent coronary heart disease. (Abstract), Psychosom. Med. 35: 458–459, 1973

151. CORLEY K.C., SHIEL F.O., MAUCK H.P., GREENSHOOT J.: Electrocardiographic and cardiac morphological changes associated with environmental stress in squirrel monkey. Psychosom. Med. 35: 361–364, 1973

152. CORLEY K.C., MAUCK H.P., SHIEL F.O.: Cardiac responses associated with «yoked chair» shock avoidance in squirrel monkey. Psychophysiol. 12: 439–444, 1975

153. CORLEY K.C., SHIEL F.O., MAUCK H.P., CLARK L.S., BARBER J.H.: Myocardial degeneration and cardiac arrest in squirrel monkeys. Physiological and psychological correlates. Psychophysiol. 14: 322–328, 1977

154. JOHANSSON G., JONSSON L., LANNEK L., BLOMGREN L., LINDBERG P., POUPA A.: Severe stress-cardiopathy in pigs. Am Heart J. 87: 451–457, 1974

155. LEE K.T., LEE W.M., HAN J., JARMOLYCH J., BISHOP M.B., GOEL B.G.: Experimental model for study of «sudden death» from ventricular fibrillation or asystole Am. J. Cardiol. 32: 62–73, 1973

156. ROGERS M.P., DUBEY D., REICH P.: The influence of the psyche and the brain on immunity and disease sucessibility: A critical review. Psychosom. Med. 41: 147–164, 1977

157. BARTROP R.W., LAZARUS L., LUCKHURST E. et al.: Depressed lymphocyte function after bereavement. Lancet I: 834–836, 1977

158. SCHLEIFER S.J., KELLER S.E., McKEGNAY F.P. and STEIN M.: Bereavement and lymphocyte function. Meet. Amer. Psychiat. Ass. 1980 cit. by Fox B.H. in: Psychoneuroimmunology Ed. R. Ader, Academic Press, p 141, 1981

159. GREENE W.A., BATTS R.F., OCHITILL N.H. et al.: Psychosocial factors and im-

211

munity: Preliminary report. Ann. Meet. Amer. Psychosom. Soc., Washington
D. C., March 31, 1978

160. ROESSLER R., CATO T.R., LESTER J.W., COUCH R.B.: Egostrength, life events and
antibody titer. Am Psychosom. Soc. Meet. Dallas, Texas, 1979

161. LOCKE S.E., HURST M.W., HEISEL J.S. et al.: The influence of stress on the
immune response. Ann. Meet. Amer. Psychosom. Soc., Washington D. C.,
March 31, 1978

162. SOLOMON G.F.: Stress and antibody response in rats. Int. Arch. Allergy Appl
Immunol. 35: 97–104, 1969

163. VERSEY S.H.: Effects of grouping on levels of circulating antibodies in mice.
Proc. Soc. Exp. Biol. Med. 115: 252–255, 1960

164. ENGEL G.L.: A Psychological Setting of Somatic Disease: Schmale A. H., jr.,
Engel G. L.: The Giving-Up -Given-Up Complex illustrated on film. Arch. Gen.
Psychiatry 17: 135–145, 1967

165. ENGEL G.L. and SCHMALE A.H.: Conservation-withdrawal, dysphoria and depression. A biopsychosocial model. Unpublished, 1977

166. WHYBROW P.C., AKISKOL H., McKINNEY W.T.: Mood disorders. Toward a new
psychobiology. Plenum Press, New York and London, chapt. 9, pp 173–203, 1984

167. ENGEL G.L.: Nervousness and Fatigue. In: «Signs and Symptoms: Applied Physiology and Clinical Interpretation», C. M. MacBryde, Ed., 5th Ed. J. B. Lippincott, Chap. 25 p 17, 1969

168. ALLAN F.N.: The Differential Diagnosis of Weakness and Fatigue, New Engl. J. of
Med. 231: 414–418, 1944

Bericht zum Interview

Interviewverhalten:

Herr J. ist leicht übergewichtig, sauber und sehr elegant gekleidet. Er ist höflich und akzeptiert das Tonband. Er gibt offen Auskunft und schildert gleich zu Beginn, wie das Warten im Vorzimmer die Beschwerden ausgelöst hätte, die jetzt zu Gesprächsbeginn stark zunähmen. Die gleichen Beschwerden würden auch sofort bei Aufregungen einsetzen, wenn schon nur ein Vogel zwitschere und würden verschwinden, wenn er 2 – 3 Wochen ruhige Ferien machen könne. Er sei bei der Arbeit selbständig, setze sich selber Zeitlimiten, sei pingelig mit sich selber und habe hohe Arbeitsideale. Es bedeute ihm sehr viel, so viel zu verdienen, daß er jedem Kind ein eigenes Zimmer in der Wohnung bieten könne. Die Erkrankung der Frau mache ihm grosse Sorgen. Bei dieser Bemerkung ist der Patient dem Weinen nahe und die Augen werden feucht.

Beurteilung:

Bei den meisten Symptomen handelt es sich um die körperlichen Begleitzeichen der sogenannten Kampf-Flucht-Reaktion. Im seelischen Bereich herrscht Geladensein, Gespanntheit und Reizbarkeit vor, im Körperlichen das Stechen im Brustbereich, das Magenbrennen und die Hyperventilation mit Parästhesien. Die Symptome treten auf, wenn der Patient die Kontrolle zu verlieren droht, wie beispielsweise, wenn sein Mofa nicht geht oder die Arbeit sich nicht so einteilen und erledigen läßt, wie er dies geplant hat. Charakteristischerweise hat Herr J. zu Beginn des Gespräches erzählt, daß er lieber selber am Steuer sitzt und es nicht recht aushält, wenn seine Frau steuert und er mitfährt. Typischerweise haben ihm die Gespräche mit dem Arzt in Biel und eine Phase mit autogenem Training bei der Symptomlinderung geholfen, indem er wahrscheinlich die Kampf-Flucht-Reaktion aufgeben konnte. Es ist nicht verwunderlich, daß dieser Patient nach Sicherheit drängt. Seine Kindheitssituation mit dem arbeitsscheuen Vater und dem Streit zwischen den Eltern hat ihm in dieser Hinsicht so wenig geboten, daß er jetzt mit aller Macht versucht, sich abzusichern. Aus diesem Sicherheitsbedürfnis heraus hat Herr J. wahrscheinlich auch die viel interessantere frühere Arbeit aufgegeben und die Stelle mit einer Position bei der Versicherung vertauscht, wo er heute für seine intellektuelle nicht geringe Begabung außerordentlich unterfordert ist. Der Wunsch nach Sicherheit drückt sich auch darin aus, daß er möglichst viel verdienen will, möglichst spart, um seiner Familie die Sicherheit zu bieten, die er früh vermissen mußte. Die frühe fehlende Geborgenheit führt vermutlich heute dazu, daß die Krankheit seiner Frau ebenfalls zur Verstärkung seiner Kampf-Flucht-Reaktion beiträgt und ihn in große Angst versetzt.

Herr J. ist für eine Therapie geeignet. Er merkt selber Zusammenhänge zwischen Lebenssituationen und Symptomverstärkung- und Linderung und hat meine Klärung, daß er für jedes seiner Kinder ein Zimmer in der Wohnung bereit halten will und dies mit seiner Jugend und dem Verzicht auf einen eigenen Bereich zusammenhängt, rasch und gut verstanden. Es lohnt sich sicher, mit ihm eine Gesprächstherapie zu führen, darauf weist auch seine Erfahrung in Biel in einer kurzen Periode von Gesprächstherapie und autogenem Training hin. Er wird die Symptome in der Therapie rasch verlieren oder doch weitgehend milder erleben. Wie weit die Therapie dazu beitragen kann, daß sein starrer, zwangshafter, kontrollierender und nach Sicherheit strebender Charakter flexibler werden kann, läßt sich nicht voraussagen, ich glaube eher nicht, daß die Therapie so weit reichen wird.

Ich werde meine therapeutisch erfahrene Mitarbeiterin, Frau Dr. I. bitten, die Therapie zu übernehmen und werde Ihnen berichten, ob es klappt.

Mit herzlichen Grüßen

Anderthalb Jahre später berichtet die Therapeutin, die den Patienten eine Stunde pro Woche sieht, er komme regelmäßig zur Therapie. Seine körperlichen Beschwerden seien abgeklungen. Er mache jetzt aber depressive Phasen durch. Er sei seiner Familie gegenüber etwas unabhängiger geworden, lasse sich aber immer noch durch seine übergroße Rücksichtsnahme den Angehörigen gegenüber einengen. Der Einfluß der Mutter, die oft manipulativ in sein Leben eingreife, sei immer noch ausgeprägt und der Patient ihr gegenüber noch recht wehrlos. Das sich einengen lassen komme jetzt auch in der Übertragung zum Ausdruck und könne allmählich besprochen werden. In einer Stunde begrüßt er die Therapeutin unter der Tür: «Ich muß wohl berichten, daß es mir gut geht». Etwas später drückt er aus, daß die Therapeutin seiner Frau ähnlich sei. Im Verlauf derselben Stunde erzählt er, wie sehr er auf seine Frau Rücksicht nehmen muß. Die Therapeutin sagt: «Und Sie müssen auch auf mich Rücksicht nehmen und mir berichten, daß es Ihnen gut geht». Der Patient bestätigt es.

VIII. Somatopsychisch / psycho-somatische Krankheiten: Der ischämische Hirninfarkt

Interview Herr G. N., geb. 1936

(In der 6. Woche nach dem cerebrovasculären Insult aufgenommen)

Schritt 1 hat vor dem Sprechzimmer stattgefunden.   1
I: Ich habe die Unterlagen nicht gelesen, damit ich mir selbst ein Bild machen kann.
P: Ja
I: Wie sitzen Sie am bequemsten, um mit mir zu sprechen?   2
P: Es geht gut so, im Rollstuhl.
I: Fühlen Sie sich so wohl? (Der Interviewer sitzt links vom Patienten.)
P: Ich bin jetzt schon bald an die linke Seite gewöhnt, denn schon in Thun haben sie meinen Besuchern immer gesagt, sie sollten sich an meine linke Seite setzen, weil das die Hemiplegieseite ist.
I: Ja, das ist die gelähmte Seite, die linke, und auf dieser Seite sollte der Arzt sein und alle, die mit Ihnen sprechen und arbeiten, damit diese Seite wieder aktiviert wird. *(Ich muß mich überwinden, das Wort «gelähmte» Seite so früh im Gespräch zu benützen. Ich hätte lieber «kranke» oder «schwache» Seite gesagt, aber diese Abschwächung hätte für den Patienten bedeuten können, daß der Arzt die Realität des Patienten nicht erträgt. Das kann dazu führen, daß der Kranke seine Sorgen und Ängste in Zukunft für sich behält, weil er glaubt, den Arzt schonen zu müssen, oder es kann eine Verleugnung der Krankheit verstärken. Die Rehabilitation nach dem Bobath-Prinzip verlangt den Zugang zum Patienten über die kranke Seite, um den Patienten zu stimulieren, sie zur Kenntnis zu nehmen und zu benützen.)*
I: Wie fühlen Sie sich im Augenblick?   3
P: Im Moment fühle ich mich gut. Ich habe ein gutes Wochenende verbracht. Es war zwar etwas heiß, aber man konnte draußen sein und so kann man sich immer wieder etwas erholen.
I: Sie waren im Urlaub? (Wochenendurlaub aus dem Spital.)
P: Ja
I: Wo wohnen Sie?
P: In Oberdiessbach.
I: Ja, wann gingen Sie nach Hause?
P: Freitag abend.
I: Und wann kamen Sie zurück?
P: Gestern abend, also Sonntag.

I: Und es war erholsam für Sie?

P: Ja, es ist für mich wichtig, daß ich ein wenig in den Wald und so an die frische Luft komme. Ich habe einfach das Gefühl, ich könne mich dort wieder aufladen für die kommende Woche.

I: Das heißt also, daß die Woche im Spital eine Anstrengung für sie ist.

P: Ja, eine Anstrengung. Es ist natürlich in der Physiotherapie schon sehr anstrengend, aber doch nicht in dem Maße, daß man sich während des ganzen Wochenendes dann ausruhen und herumliegen müßte.

I: Sie gehen also zu Hause an die frische Luft, und Sie scheinen das zu genießen.

P: Ja, wir haben ganz in der Nähe unseres Wohnortes einen Wald, und es tut einfach gut, diese Waldluft einzuatmen.

I: Was tun Sie während der Woche hier im Spital in der Zeit, in der Sie nicht behandelt werden? Können Sie mir das beschreiben?

(Zur Landkarte – Schritt 3 – gehören die derzeit möglichen Aktivitäten, das Verhalten in der Krankheit, die Einschränkungen im täglichen Leben. Diese aktuellen Probleme liegen dem Patienten meist viel näher als beispielsweise Fragen zur Familien- und persönlichen Anamnese, auf die später noch eingegangen werden kann.)

P: Also beginnen wir beim Montagmorgen: Normalerweise habe ich um halb neun Uhr Physiotherapie. Nach dem Aufwachen gibt es Frühstück, anschließend stehe ich auf, gehe dann zum Waschbecken, wo ich meine Toilette mache, nein, ich muß es richtig sagen, zuerst gehe ich nach hinten auf die Toilette, lege mich dann noch einen Moment lang hin, danach gibt's Frühstück, anschließend stehe ich auf, setze mich auf einen Stuhl und mache meine Toilette am Waschbecken, ziehe mich an, rasiere mich, mache mich fertig zurecht und gehe dann normalerweise um halb neun in die Physiotherapie und anschließend um viertel nach neun in die Ergotherapie. Wenn ich damit fertig bin, etwa um zehn Uhr, gehe ich meistens hinunter und noch einen Augenblick nach draußen, laufe ein wenig im Gang herum, damit ich etwas Appetit aufs Mittagessen bekomme und gehe dann, kurz nach elf Uhr, ins Zimmer zurück, Mittag essen. Dann lege ich mich etwas hin. Dann stehe ich wieder auf, denn um viertel vor zwei habe ich normalerweise Physiotherapie und anschließend Ergotherapie. Und danach gehe ich meistens hinunter und nochmals etwas nach draußen, unterhalte mich mit den Mitpatienten. Dann ist schon bald wieder Zeit fürs Abendessen, ich gehe also wieder hinein. Meistens nach dem Abendessen gehe ich zur Toilette, und dann wieder nach draußen. Oder ab und zu bekomme ich auch Besuch. Den Besuchern wurde meistens gesagt, sie sollten nach dem Abendessen kommen, das ist so gegen halb sechs Uhr. Meistens ist es so, daß ich schon um acht Uhr im Bett liege – ich bekomme eine kleine Schlaftablette, und dann schlafe ich die ganze Nacht gut durch.

I: So spielten sich also die Tage während der Woche hier ab, und dann gehen Sie wieder in den Wochenendurlaub.

(Die Aufzählung weist auf pedantische, zwanghafte Persönlichkeitszüge hin. Eine leichte zerebrale Insuffizienz könnte zu diesem Stil beitragen, indem das Haften am Detail die Gedankenabläufe ordnen hilft, die durch eine Leistungseinbuße in Unordnung zu geraten drohen. Dieser Stil wird das Interview mühsam machen. Am besten werde ich den Patienten ein Gebiet abhandeln lassen, und dann ein weiteres anpeilen; denn ohne straffe Führung und möglicherweise Verzicht auf ein komplettes Interview wird sehr viel Zeit – zum Teil unergiebig – verbracht werden.)

P: Am Mittwochnachmittag gehe ich in die Mittwoch-Runde, wo wir gemeinsam mit Frau Mürner etwas unternehmen.

I: Das ist die Ergotherapeutin?

P: Und Freitag nachmittag gehe ich noch in die Malgruppe, wo wir mit Frau Peter etwas malen nach einem bestimmten Thema.

I: Wie ist das für Sie, in dieser Malgruppe?

(Die Teilnahme in der Malgruppe löst affektives Erleben in der Krankheitsverarbeitung aus. Außerdem wird der Patient mit ähnlich behinderten Menschen konfrontiert.)

P: Obwohl ich eigentlich keine künstlerische Ader besitze, hat es mich interessiert; man entdeckt vielleicht immer wieder etwas in sich selber, eine gewisse Kreativität, die man dann zum Ausdruck bringen kann. Deshalb fand ich, es wäre sicher gut, wenn ich da mitmachen würde.

I: Und was haben Sie bis jetzt in dieser Malgruppe erlebt?

P: Eigentlich Positives. Natürlich gibt es noch gewisse technische Schwierigkeiten, die zu überwinden sind, zum Beispiel welche Farben man mischen soll, oder ob man feine oder grobe Pinsel verwenden soll. Aber das sind eigentlich eher technische Details, die man vielleicht noch besser zu beherrschen lernen müßte. Aber dann, glaube ich, ist es sicher etwas Positives.

I: Sie sagten, Malen sei etwas Fremdes für Sie, aus welcher Sparte sind Sie? Welchen Beruf üben Sie aus?

(Der Patient gibt intellektuelle Antworten, er geht Gefühlen aus dem Weg. Gehört das zu seinem Persönlichkeitsstil oder auch zu seiner Art der Krankheitsverarbeitung? Die Landkarte – Schritt 3 – wird mit der Frage nach der beruflichen Tätigkeit ergänzt.)

P: In meinem Beruf war ich bis jetzt eher planerisch tätig, also eher in der Technik, aber nicht konstruktiv, sondern in der Ausführung.

I: Was tun Sie genau?

P: Ich bin Fertigungsplaner. Ich plane das, was der Konstrukteur auf seinem technischen Plan hat, für die Produktion, so daß man es in der Werkstatt nach einem bestimmten Ablauf herstellen kann.

I: Ich frage Sie später noch mehr darüber, ich kann mir noch nicht sehr viel darunter vorstellen, möchte dieses Thema im Moment noch etwas zurückstellen und nochmals auf den Tagesablauf zurückkommen.

(Ich möchte Schritt 4 zuerst noch abhandeln und aus Schutz vor Unübersichtlichkeit jetzt nicht zu stark auf Schritt 8 eingehen).

P: Ich stelle, teilweise in enger Zusammenarbeit mit dem Praktiker die entsprechenden Mittel zur Ausführung der Produktion bereit.

(Ich beginne die Führung zu übernehmen; denn die Angaben sind so intellektuell, so steril, daß ich befürchte, viel Information zu bekommen, die ich nicht verankern kann. Ich habe mir von der Beschreibung der früheren Aktivitäten und ihren derzeitigen Einschränkungen im Spital relevantes Material und Gefühlsreaktionen erhofft. Ich scheine es mit einem die Gefühle abwehrenden, intelligenten, aber rigiden, zwanghaften Mann zu tun zu haben, der im Interview eine Leistung erbringen muß, zerebral leicht insuffizient ist und der seine Krankheit zu verleugnen sucht. Ich leite zu Schritt 4 über.)

I: Wenn Sie sagen, Sie gehen auf die Toilette, wie spielt sich das ab? Ich frage das, damit ich mir ein Bild machen kann, wie unabhängig Sie bereits sind.

P: Ja, auf der Toilette geht es recht gut, ich kann selbst mit dem Rollstuhl hineinfahren. An den Seiten gibt es ja diese Haltestangen, ich bremse, halte mich daran fest, klappe die Fußstütze hoch und hebe das Bein hinunter, stehe dann auf und drehe mich so, daß ich mich auf die Toilette setzen kann. Mit diesen Haltestangen geht das recht gut.

(Der Patient findet sich geschickt zurecht; trotz linksseitiger Hemiplegie stößt er offenbar nir-   4.2,.3

gends an, das würde bedeuten, daß er kaum eine Raum- und Körperschemastörung (Hemine-glect) aufweist. Er kann selbständig stehen, vom Rollstuhl auf die Toilette wechseln (Transferie-ren), wichtige Fähigkeiten, um zu Hause leben zu können.)

I: Sie sagten vorhin, Sie ziehen sich an, was gelingt dabei ohne Hilfe?

P: Zuerst putze ich mir die Zähne, wasche mich dann, Gesicht, Hals und unter dem linken Arm. Dann muß mir die Schwester allerdings mit dem Waschen des Rük-kens und unter dem rechten Arm behilflich sein, aber dann kann ich weitermachen. Ich trockne mich ab, stehe auf und wasche mich unten und hinten, das Gesäß. Beim Stehen kann ich die Hose herunterziehen, und wenn ich die Hose wechsle, streife ich sie auf dem Stuhl noch ganz hinunter, ziehe sie ganz aus und ziehe dann ein frisches Paar an. Zum Hochziehen muß ich dann erneut aufstehen. Man legt mir jeweils ein Tuch auf den Boden, damit ich nicht ausrutsche, falls es unter dem Waschbecken naß wird. Diese Hose, zum Beispiel, habe ich heute auch selbst frisch angezogen, und die Jacke, die Socken und die Schuhe auch, einfach indem ich die Beine übereinanderschlage.

I: Wie gut gelingt es Ihnen, in die Jacke hineinzuschlüpfen?

P: Das ist recht unterschiedlich. Wenn es eine Jacke ist, wie diese, die oben einen relativ breiten Ärmel hat, komme ich besser hinein, wenn ich sie so auf meinen Schoß lege. Aber wenn es ein Pullover oder eine Jacke mit engen Ärmeln ist, muß ich manchmal drei- bis viermal von vorn anfangen. Ich kann ja die linke Hand noch nicht so formen, daß ich hineinschlüpfen kann.

I: Sie meinen, die Finger zusammenhalten.

P: Ja. Es geschieht manchmal, daß ich mit dem kleinen Finger anstoße. Dann komme ich nicht hinein, muß die Hand nochmals rausziehen und nochmals neu probieren. Im allgemeinen muß ich einfach beharrlich sein, dann geht's schon.

I: Kam es auch vor, daß Sie ein Durcheinander bekamen, welches die Ärmel waren, oder daß Sie die Seiten verwechselten, oder klappt das immer?

(Eine schlechte dreifache Frage, umsomehr als eine bedeutsame Störung in bezug auf Körper-schema und Raum sich schon früher als unwahrscheinlich herausgestellt hat.)

P: Manchmal, z. B. beim Unterleibchen, ist es passiert, daß ich es seitenverkehrt anzog, aber da hatte ich es wahrscheinlich schon verkehrt hingelegt. Die vordere Seite muß ja auf den Knien nach unten zu liegen kommen. Oder es ist mir auch schon passiert, daß die Nähte außen statt innen waren. Da muß man schon ziem-lich beharrlich sein, daß man sich einfach sagt: «So, jetzt nochmals von vorne!»

I: Wie steht es mit dem Tempo bei den eben beschriebenen Tätigkeiten, wie Waschen, Anziehen, Essen, usw.?

P: Beim Essen, muß ich sagen, bin ich eher langsam. Ich esse relativ langsam, aber das tat ich schon immer.

I: Und sonst?

P: Beim Anziehen ist es so, daß wenn es mir gelingt, das erste Kleidungsstück richtig anzuziehen, wenn ich merke, daß ich im richtigen Hosenbein bin, oder wenn ich sehe, daß ich im Ärmel drin bin, dann geht es recht schnell; es braucht einfach eine erste Überwindung, und wenn man das geschafft hat, geht's dann ziemlich rasch.

(Eine günstige Frage wäre hier diejenige nach dem Tempo gewesen, mit dem vor dem Hirnschlag Tätigkeiten ausgeführt worden sind, um ein für die Rehabilitation ungünstiges Hasten und Hinweise auf ein «pressured pattern» -, respektive Typ-A-Verhalten (siehe Kap. VIII) zu erfas-sen. Der Patient spricht von «ziemlich schnell» und «ziemlich rasch»; das könnte auf eine Neigung, Dinge rasch zu tun, hinweisen, auf eine motorische Überaktivität und damit auf ein «pressured pattern»-Verhalten. Da die Krankheitsverarbeitung für Hirnschlagpatienten schwie-

218

rig ist und mir die Gelegenheit günstig erscheint, hole ich noch Informationen zu Schritt 3 ein: Die Stimmung.)

I: Wie war Ihre Stimmung jetzt während dieser Woche im Spital? 3

P: Meine Stimmung ist ziemlich starken Schwankungen unterworfen. Ich habe bereits Herrn Dr. J. (Oberarzt) gesagt, daß ich mir das Ziel gesetzt habe, im September laufen zu können. Aber eben, jetzt ist eine sogenannte Angstpsychose aufgekommen. Wenn man wieder gehen kann, überfällt einen diese Angst vor dem Umfallen.

I: Ja, weil Sie die linke Seite doch noch nicht so beherrschen, daß Sie sich ganz sicher fühlen können.

P: Ja, aber Herr Doktor J. sagte mir, ich würde in der Therapie schon so vorbereitet, daß dieser Übergang nicht so abrupt käme, daß diese Angst nicht zu stark überhand nehmen würde.

I: Hatten Sie ein Erlebnis, bei dem Sie diese Angst spürten, oder ist es eher eine Vorahnung, daß diese Angst Sie überfallen könnte?

P: Ja, einmal in der ersten Zeit meiner Krankheit, als ich Urlaub hatte, stand ich zu Hause auf und hielt mich dummerweise an der Türklinke fest. Die Tür bewegte sich und ich fiel hin, auf die linke Seite.

(Es ist wichtig, die Hintergründe einer Angst zu kennen, so daß eine berechtigte Befürchtung nicht als unrealistische Angst eingeschätzt wird. Der Patient weiß dann, daß seine Angst verständlich und berechtigt ist. Das fördert sein Selbstwertgefühl und seine Selbstsicherheit.)

I: Es handelt sich also um eine Erfahrung mit der Unsicherheit und dem Verlust des Gleichgewichts. Sind Sie in der Physiotherapie schon gegangen?

P: Ja, mit Hilfe. Wenn ich mich mit dem rechten Arm etwas abstützen kann, kann ich schon einige Schritte gehen. Ich stelle mir dann jeweils vor, wie es wäre, wenn mich niemand stützen würde, wenn ich das Gleichgewicht selbst halten müßte. Ich sehe zu, daß ich das linke Bein mit möglichst viel Gewicht belaste, damit ich mich an dieses Gewicht gewöhnen kann. Aber das Knie macht mir immer etwas zu schaffen.

(Der Patient ist in seinen Überlegungen sehr logisch und versucht, durch geplantes Vorgehen möglichst große Kontrolle über sein Verhalten zu gewinnen.)

I: Inwiefern macht Ihnen das Knie zu schaffen?

P: Es knickt mir immer etwas ein.

I: Sie können es also nicht stabilisieren. Und wie ist das Gefühl im Bein?

P: Ich würde sagen, noch nicht ganz gleich wie im rechten Bein, aber doch schon ziemlich gut, so daß ich Bewegungen mit dem Bein und dem Fuß oder Berührungen, auch am Oberschenkel, gut spüre.

(Eine gestörte Sensorik kann ebenso wie eine gestörte Motorik zur Einschränkung der Kniestabilität führen.)

I: Gibt Ihnen das, was Sie spüren Information über die Lage des Beines? Spüren Sie z. B., wo sich der Fuß befindet?

P: Im Fuß, würde ich sagen, dort ist das Gefühl vielleicht noch nicht hundertprozentig in Ordnung. Es ist vorgekommen, daß ich nicht bemerkt habe, daß mir der Fuß hinuntergerutscht ist.

I: Und wie ist es mit dem Gefühl in der Hand?

P: In der Hand ist es noch ziemlich vermindert.

I: Wie steht es mit dem Schlucken?

P: Beim Schlucken, ja, da habe ich das Gefühl, ich hätte keinerlei Probleme.
I: Beim Sehen?
P: Mit den Augen habe ich noch Schwierigkeiten, auf große Distanzen scharf zu sehen, aber ich war schon vorher kurzsichtig. Zum Beispiel in der Ergotherapie, dort kam es auch vor, daß ich links unten am meisten Fehler gemacht habe. Deshalb muß ich natürlich darauf achten und mich dort besonders konzentrieren.
I: Ja, das hat auch damit zu tun, daß ich jetzt links von Ihnen sitze.
Ich glaube, mir ein gutes Bild machen zu können, wie es Ihnen hier im Spital geht, und wie Sie jetzt dran sind.

(Damit wird vom Schritt 3, der «Landkarte», auf Schritt 4, das jetzige Leiden, übergegangen. Die Frage ist offen, damit der Patient selbst bestimmt, was er als Beginn der jetzigen Krankheit bezeichnet, die Feststellung einer körperlichen Veränderung, ein Erlebnis, usw.)

4

4.1 I: Ich möchte Sie nun fragen, wann Sie das letzte Mal gesund waren?
P: Ja, da müßte ich sagen am 15. März. Der Vorfall geschah am 15. März.
I: Können Sie mir davon erzählen?
P: Am Tag zuvor – ich fühlte mich gesund und gut – ging ich mit meiner Frau nach Grindelwald Ski fahren.
I: Das war am 14. März. Was war das für ein Wochentag?
P: Ein Mittwoch.
4.7 I: Sie waren am Mittwoch noch auf den Skiern?
P: Ja, am Abend war ich nicht mal besonders müde. Ich fühlte mich, wie man sich nach einem solch anstrengenden Tag fühlt, wenn man Bewegung hatte, an der frischen Luft war, an der Sonne. Am Abend fuhr ich ohne irgendwelche Probleme nach Hause und legte mich dann ins Bett. In der Nacht, gegen Morgen, wachte ich auf. Ich schlief vermutlich etwas unruhig und hatte wahrscheinlich auch geschnarcht, jedenfalls weckte mich meine Frau.
Ich dachte, es wäre das Beste, ich würde aufstehen und ins andere Zimmer hinübergehen und mich dort hinlegen. Auf diese Weise hätte meine Frau Ruhe und ich könnte auch schlafen. Ich ging also hinüber, ins Zimmer unserer Tochter, weil sie zu dieser Zeit weg war, lag also dort und gegen Morgen verspürte ich den Drang, auf die Toilette zu gehen und stand auf. Beim Aufstehen muß ich nach links gekippt sein, aber das habe ich selbst nicht realisiert. Ich merkte es erst, als ich am Boden lag. Ich dachte mir, ich müsse unbedingt hinaus auf die Toilette. Und da
4.2.3 merkte ich, daß ich nicht aufstehen konnte. Ich dachte, es sei wegen der Bandscheiben, weil ich schon seit längerer Zeit – seit etwa anderthalb Jahren – Schwierigkeiten mit dem Rücken habe.
Ich überlegte mir krampfhaft, wie ich es anstellen könnte. Ich wußte, daß ich mindestens auf die Knie kommen mußte, um aufstehen zu können. Ich dachte mir, wenn ich mich erst mal zum Heizkörper hinziehe, könnte ich mich mit der Hand festhalten und mich dann hochziehen. Aber das ging nicht, vermutlich, weil ich mich rechts zwar halten, links aber wahrscheinlich nicht abstützen konnte. Das war mir voll bewußt. Um viertel nach sieben kam dann meine Frau, schaute ins Zimmer und fragte mich, was ich da am Boden mache. Das habe ich genau gehört und antwortete ihr, ich wollte aufstehen und auf die Toilette gehen. Da meinte sie, ich solle doch aufstehen, aber ich sagte, ich könne nicht. Da wollte sie mir helfen und konnte mich natürlich nicht hochziehen, weil ich mit der linken Seite nicht mithelfen konnte.

(Warum hat der Patient, der doch nicht aphasisch war, nicht um Hilfe gerufen? Muß er um seine Selbständigkeit und Unabhängigkeit fürchten? Ist er eine pseudounabhängige Persönlichkeit, jemand, der um jeden Preis vermeiden muß, Hilfe anzunehmen?)

P: Da bekam sie Angst und rief den Hausarzt an. Der kam nach etwa ³/₄ Stunden. Er kam ins Zimmer. Ich hatte aber das Gefühl, als hätte er mich nicht genau unter-sucht. Nein, ich erinnere mich, er half mir aufzustehen, aber das ging nicht gut. Dann ging er hinüber ins andere Zimmer, wo ein Telephon ist, und ich hörte noch, 4.4 wie er nach Thun ins Spital telephonierte, sie sollten einen Krankenwagen schik-ken. Der kam dann. Ich hörte auch noch, wie er am Telephon sagte, dieser Mann sei vor einem Jahr wegen seines Rückens bei ihm in Behandlung gewesen, und er werde jetzt hierher gerufen und sehe, daß diesem Mann der linke Mundwinkel hinunterfalle. Er sagte dann zu mir, ich käme nach Thun. Und ich wurde dann mit dem Krankenwagen von Oberdiessbach nach Thun gefahren. Aber er hatte mich zu Hause doch noch untersucht, vor allem auf die Reflexe hin, er prüfte zum Beispiel mit dem Lämpchen den Augenreflex, stach mich mit einer Nadel, um das Gefühl zu testen, usw.
Ich wurde dann nach Thun gebracht, wo die selben Untersuchungen nochmals durchgeführt wurden. Sie fragten mich nach dem Wochentag, worauf ich antwor-tete «Donnerstag», und es war auch wirklich Donnerstag. Die Reflexe waren ei-gentlich soweit gut, aber sie sagten immer, sie würden nicht mehr abgebremst, wenn man darauf klopfe.

I: Haben Sie in jener Nacht, außer dem unruhigen Schlaf, sonst noch etwas bemerkt? 4.5

P: Nein, gar nichts.

I: Es klang so, als ob Sie fast daran gewöhnt wären, ins andere Zimmer zu gehen, wenn Sie unruhig schlafen?

P: Nein, das war eigentlich außergewöhnlich; ich war natürlich nach diesem recht anstrengenden Tag ziemlich müde und hatte einfach das Gefühl, daß ich den Schlaf brauche. Und als ich dann aufwachte, war ich doch noch ziemlich müde und sagte deshalb, ich gehe ins andere Zimmer, damit meine Frau und ich selbst Ruhe hätten.

I: Haben Sie sonst noch etwas bemerkt?

P: Nein, gar nichts. Das Erstaunliche war ja, daß ich mir immer krampfhaft einredete, daß ich wegen meines Rückens nicht aufstehen könne, obwohl ich gar nichts spürte, keinen Schmerz. Das war das Erstaunliche.

I: Hatten Sie mit Ihrer Gesundheit sonst Probleme, außer dieser Sache mit dem Rücken anderthalb Jahre vorher?

P: Nein, außer mit dem Rücken hatte ich keinerlei Probleme, mit Ausnahme einer Nesselfieberallergie, diese Allergie, von der ich Ihnen gesagt habe, die ich während der letzten Jahre gehabt habe, aber diese geht relativ weit zurück.

I: War sonst noch etwas nicht in Ordnung?

P: Nein, eigentlich nicht.

I: Der Blutdruck?

P: Den ließ ich untersuchen. Ich habe mich drei Jahre vorher vom Hausarzt untersu-chen lassen.

(Da ein Hirnschlag bei einem Mann in diesem Alter, der sich bisher wohl gefühlt hat und Sport treiben konnte, ungewöhnlich ist, suche ich nach beitragenden Faktoren, und zwar mit einengen-der Frage.)

P: Ich war bereits mit 40 Jahren bei einem Arzt und ließ mich vollständig untersu-chen. Blutdruck und alles, was man bei einer Gesamtuntersuchung prüft, waren soweit in Ordnung. Das zweite Mal, etwa vor drei Jahren, war ich beim Hausarzt, und der stellte auch nichts Außergewöhnliches fest. Der Blutdruck war normal, damals hatte ich so 130/70. Das weiß ich nämlich noch, denn zwei oder drei Monate vorher war der Wagen da, in dem man durchleuchtet wird, und dort wird ja neuerdings auch der Blutdruck gemessen. Er war 120/60, worauf ich sagte, dieser Wert weiche etwas ab. Aber der Hausarzt meinte dann, je nach Messung könne es von Mal zu Mal kleine Abweichungen geben. Ich müsse mir da keine Gedanken machen. Mein Blutdruckwert sei normal. Aber vor vier Jahren, ja, es war 1980, war ich zu einer Untersuchung zum Hausarzt gegangen, hauptsächlich deshalb, weil ich im Geschäft immer unter einem recht großen Streß stand. Da hatte ich manchmal so ein Herzklopfen. Das beunruhigte mich etwas, so daß ich mir sagte, ich müßte das untersuchen lassen. Auch meine Frau meinte, ich könne das nicht einfach sein lassen. Ich erzählte das dem Hausarzt, worauf er mich fragte, was ich beruflich tue, damit er sich ein Bild machen könne. Er machte dann auch noch ein EKG, stellte aber nichts Außergewöhnliches fest. Weiter untersuchte er mich auch nach Hämorrhoiden und dergleichen, beziehungsweise er untersuchte die Prostata. Ich erzählte ihm dann auch noch, ich hätte ab und zu Schwierigkeiten mit dem Rücken, worauf er mir sagte, ich solle zu ihm kommen, wenn diese Schwierigkeiten wieder auftreten. Und das war eben vor ca. 1½ Jahren wieder der Fall.

Da war ich beunruhigt, weil der Schmerz bis in die Knie hinunter ausstrahlte und deshalb ging ich zu ihm. Er sagte daraufhin, das könne auch rheumatisch bedingt sein, er gebe mir mal eine Spritze. Ich bekam dann eine da in die Seite. Der Schmerz war darauf für einen halben Tag weg, kam aber am nächsten Tag mit unverminderter Stärke wieder. Da machte ich vielleicht den Fehler, daß ich nicht gleich wieder zu ihm ging, weil er eigentlich gesagt hatte, ich solle wieder zu ihm kommen, wenn der Schmerz nicht nachlasse. Er hatte mir die Sache mit den Bandscheiben erklärt und hatte mir auch gesagt, daß ein ganz leichter Vorfall vorhanden sein könne.

I: Sie sprechen davon, daß der Schmerz vorn in den ganzen Oberschenkel ausgestrahlt hat.

(Hier will ich klären, ob die Rückenschmerzen vor 1½ Jahren unabhängig vom jetzigen Leiden sind. Mir ist die Bemerkung «Stress am Arbeitsplatz» und die erhöhte Angst vor körperlichen Folgen mit mehreren ärztlichen Untersuchungen aufgefallen. Ich plane, auf die Arbeitssituation zurückzukommen.)

P: Ja, bis zum Knie hinunter. Es war wohl so etwas wie ein rheumatischer Schmerz. Er strahlte von hinten (Patient zeigt) nach vorne aus.

I: Auf der rechten Seite?

P: Rechts und links. Und mit der Zeit strahlte der Schmerz sogar bis fast zum Knie hinunter, aber auf beiden Seiten.

4.2 I: Wenn Sie von einem rheumatischen Schmerz sprechen, was haben Sie da verspürt? Welche Art von Schmerz?

(Ich gebe mich mit dem medizinischen Begriff nicht zufrieden.)

P: Ja, wenn ich mir das so überlege, war es wie ein Muskelziehen oder etwas Derartiges.

I: Spielte das im letzten Jahr, bevor das am 15. März passiert ist, noch eine Rolle?

P: Nein, kaum.

I: Ist 1980 auch eine Blutuntersuchung gemacht worden?

P: Ja

4.5;9 I: Hat man Ihnen etwas darüber gesagt, zum Beispiel über die Blutfette?

P: Der Arzt sagte mir, es wäre alles normal.
I: Hat er Sie auch gefragt, ob Sie rauchen?
P: Ja, aber ich habe eigentlich nie geraucht.
I: Sie sind Nichtraucher?
P: Ja

(Die Rückenschmerzen scheinen für das jetzige Leiden unmaßgeblich zu sein. Ich gehe jetzt daran, die berufliche Situation im Vorfeld der Erkrankung zu erfassen.)

I: Sie sind also planerisch tätig? Müssen Sie da zeichnen?   4;8
P: Nein, eben nicht.
   Ich habe mit dem Zeichnen zwar zu tun, wenn man zum Beispiel gewisse Skizzen für die Produktion anfertigen muß.
I: Was für eine Grundausbildung bringen Sie denn mit für dieses Umsetzen der Pläne in die Fabrikation?
P: Meine Grundausbildung ist eigentlich Mechaniker. Ich habe dann nach der Lehre noch zwei Jahre praktisch gearbeitet und ließ mich dann auf dem zweiten Bildungs- weg an einer Fachschule noch als Fertigungsplaner ausbilden.
I: In welchem Betrieb arbeiten Sie jetzt?
P: In Münsingen in der Müller AG
I: Was wird dort hergestellt?
P: Einspritzausrüstungen für Pumpen und Ähnliches.
I: Sie haben gesagt, Ihre berufliche Situation sei belastend für Sie, können Sie mir mehr darüber erzählen?
P: Ja. In den 70er und am Anfang der 80er Jahre gab es einen ziemlich starken Aufschwung, weil damals, im Gegensatz zu heute, der Schiffsbau recht gut lief. Wir haben eine Lizenz der Firma Tobler in Zürich, nach der wir für ihre Pumpen die Einspritzausrüstungen herstellen können. Wir liefern auch für andere Kunden, müssen da aber eine Lizenzgebühr bezahlen. Um konkurrenzfähig zu sein, lastete natürlich einerseits immer der Preisdruck, andererseits der Termindruck auf uns. Und das löste automatisch Streßsituationen aus. Und dann war es so, und das ist heute nicht anders, daß man für manche Kunden besondere Problemlösungen suchte. Gewisse Kunden sagten uns, die Japaner lieferten ihnen eine Ausrüstung, die billiger sei als die unsere. Da fingen wir natürlich selber an, uns die Sache zu überlegen und suchten für uns nach neuen Lösungen.

(In Anbetracht der Mechanikerlehre und der Zusatzausbildung, aber ohne Technikum, kann dieser Patient kaum eine leitende Stelle im Betrieb haben, und doch wirken seine Angaben, als ob er in höherer Position verantwortlich wäre. Neigt er dazu, sich mit dem Betrieb zu identifizieren, in hohem Maße Verantwortung zu übernehmen?)

I: Sie sagten, dieser Druck in Ihrer Branche sei eine Belastung, die bis heute an- dauere. Was bedeutete das für Sie, in Ihrer Funktion?
P: Ich litt unter dem ganzen Termindruck. Irgend jemand bestellte etwas, das sollte bereits geliefert werden, bevor es nur angefangen war. Das ergibt natürlich auto- matisch Streßsituationen.
I: Wie haben Sie sich darin gefühlt?
P: Ich habe einfach länger gearbeitet als andere. Ich wurde auch abends nie fertig. Nahm noch eine Arbeit nach Hause und arbeitete jeden Samstag-Vormittag.

(Das Verhalten wirkt verantwortungsbewußt, weist auch auf überdurchschnittlichen Einsatz hin.)

P: Aber das Schlimmste am Ganzen war das, was im Frühling 83 vorgefallen ist. Einer meiner Arbeitskollegen, der Fabrikationsleiter war, dem ich während sechs Jahren gegenüber saß, verließ unseren Betrieb und gründete eine Konkurrenzfirma. Als ich realisierte, daß der frühere Geschäftsführer, der jahrelang Druck auf mich ausgeübt hatte, selbst an diesem Spiel beteiligt war, da fühlte ich mich verraten und verkauft. Die ganze Sache ging mir gefühlsmäßig sehr nahe.

I: Es waren also zwei Personen daran beteiligt?

P: Ja.

I: Derjenige, der Ihnen gegenüber saß, welche Funktion hatte der?

P: Er war Fabrikationsleiter der Düsenfabrikation.

I: Und der andere?

P: Der andere war der Geschäftsführer. Der hat die Sache wahrscheinlich aus einer gewissen Frustration heraus unternommen. Er wollte nämlich einen seiner Söhne als seinen Nachfolger ins Geschäft bringen. Da unsere Firma aber der Bankgesellschaft gehört, und er mit den verantwortlichen Herren nicht unbedingt gut stand, wollten die nicht auch noch die Söhne in der Firma haben. Sie suchten nach einem Außenstehenden, und stellten den ein. Dadurch war er sehr frustriert und versuchte zuerst zusammen mit einigen Kollegen, die gewisse finanzielle Mittel hatten, die Aktienanteile der Bank zu übernehmen. Aber das ist nicht gelungen. Als dann sein Nachfolger ins Geschäft eintrat, war sowieso Schluß. Er bekämpfte ihn, wo es nur ging. Und für uns, auch für andere Kollegen, nicht nur für mich, war das natürlich sehr unangenehm. Einerseits wußten wir genau, der neue Geschäftsführer war von unseren Geldgebern eingesetzt, wir hatten gar keine andere Wahl als mitzumachen, oder wegzugehen. Ich war einer, der sich entschieden hatte, mitzumachen, und ich sagte das dem neuen Geschäftsführer auch. Ich erklärte ihm, ich hätte mich nicht fast zwanzig Jahre lang für diesen Betrieb aufgeopfert, um jetzt einfach alles hinzuwerfen, das könne ich nicht. Ich sagte ihm, ich sei bereit, diesen Wechsel mitzumachen. Ich persönlich war also nie in einem Zwiespalt, im Gegensatz zu diesem Mitarbeiter, den ich hatte. Der ließ sich durch gewisse Aussagen des früheren Geschäftsführers, die zum Teil üble Nachrede waren, beeinflussen. Und eines Tages beschlossen sie, die Firma zu verlassen und eine Konkurrenzfirma zu gründen.

Im Frühling 83 kam uns das zu Ohren. Und mein früherer Mitarbeiter konnte dann noch sehr gute Leute, Meister und auch den Kontrollchef aus dem Betrieb herausnehmen und überreden, im neuen Geschäft mitzumachen.

(Die Belastung durch die Spannungen unter den Mitarbeitern im Betrieb scheint groß gewesen zu sein. Der Patient war ihnen ausgesetzt, seine Umgebung war durch ihn nicht mehr kontrollierbar und die Mitarbeiter entsprachen nicht seinen Erwartungen. Er versuchte durch vermehrte Anstrengungen die Schwierigkeiten wettzumachen.)

I: Wie ging es von da an weiter für Sie?

P: Die Sache wurde für mich relativ schlimm, weil das Gericht beigezogen wurde. Der Geschäftsführer mußte reagieren, weil wir merkten, daß gewisse Dinge einfach abhanden gekommen waren. Pläne und Werkzeuge waren gestohlen worden. Der neue Geschäftsführer brachte es dann fertig, daß eine sogenannte Hausdurchsuchung in der neuen Firma durchgeführt wurde. Da sie sich aber in einem anderen Kanton befand, war die Sache gar nicht so einfach.

Ich mußte etwa zweimal vor Gericht aussagen gehen als Zeuge. Aber man kommt sich irgendwie doch vor wie der Angeklagte, wenn man dort auf diesem Stühlchen sitzt, vor sich der Richter.

Man wurde befragt, ein Protokoll wurde aufgenommen und es wurden auch die Zeugenaussagen der Gegnerschaft angehört. Da zeigte sich dann, daß der frühere Geschäftsführer hinter dem Ganzen steckt, und zwar auch finanziell, sonst wäre die Sache bei denen gar nicht möglich gewesen. Diese Tatsache machte mir persönlich am meisten zu schaffen.

I: Was haben Sie an sich bemerkt?

P: Ich fühlte mich richtiggehend verraten.

I: Gefühle vom Im-Stich-gelassen- und Verraten-sein. Hatten Sie noch andere Gefühle?

P: Nein, es war hauptsächlich dieses Gefühl des Verratenseins und ich spürte eine wahnsinnige Enttäuschung.

I: Wie lange dauerte denn die ganze Geschichte vom Frühling 83 an?

P: Während des ganzen Jahres, kann man sagen.

I: Es zog sich also hin?

P: Ja, bis ans Ende des Jahres.

(Mindestens neun Monate hat der Patient wiederholt intensive Gefühle von «Im-Stich-gelassen-werden», «Verraten-worden-sein», «Enttäuschung» durchgemacht.)

I: Wie sah die Situation Ende 83 aus?

P: Ich muß sagen, daß ich eher pessimistisch war, denn ich war der Auffassung, man könne die Konkurrenzfirma nicht ausschalten und ich bin jetzt noch nicht überzeugt davon, denn für den Staat ist sie ein Steuerzahler, und er wird nicht Firmen zerstören, die Leuten einen Arbeitsplatz geben. Ich glaube, sie haben jetzt ungefähr zehn bis zwölf Beschäftigte. Deshalb war ich eigentlich von Anfang an pessimistisch.

I: Hatten Sie denn für sich und Ihre Firma etwas geplant, für den Fall, daß dieses Konkurrenzunternehmen blühen und Fortschritte machen würde?

P: Im Gegensatz zum neuen Geschäftsführer war ich in dieser Hinsicht nicht pessimistisch. Ich sagte den Mitarbeitern, die mich fragten, wie die Sache wohl weitergehe, immer: «Wenn wir uns anstrengen, unsere Arbeit gut machen, und unsere Produkte in Ordnung sind, brauchen wir diese Konkurrenz nicht zu fürchten.» Und ich handelte auch so.

I: Welche Belastung ergab das für Sie? Sie sagten, Sie hätten Arbeiten mit nach Hause genommen und auch samstags gearbeitet?

P: Für mich wurde die Arbeitslast natürlich größer. Denn ich tat alles aus dem Bedürfnis heraus, Problemlösungen zu finden, gegen die die andern nicht aufkommen könnten. Damit wir den Kunden mehr bieten könnten als sie. Sie hatten praktisch unsere ganze Kundenkartei. Das war bei den Hausdurchsuchungen alles herausgekommen. Ich mußte zusammen mit dem Untersuchungsrichter alles durchgehen und fragte mich dann, wie sie zu all diesen Unterlagen kämen. Es zeigte sich, daß die Sekretärin des früheren Geschäftsführers an der Sache beteiligt war. Diese Unterlagen hatten von nirgendwo sonst kommen können.

I: Gab es bei Ihnen außer diesem Gefühl des Im-Stich-gelassenwerdens, Hintergangenseins noch andere Gefühle, zum Beispiel Ärger oder Wut?

P: Ja, das schon, aber bei mir war doch eher das Gefühl der Enttäuschung sehr stark. Die Enttäuschung, daß man nach so vielen Jahren der Aufopferung, in denen man manchmal sogar die Familie im Stich ließ, einfach . . .

I: Sie meinen, daß Sie viel Zeit für den Betrieb verwendeten, und daß deshalb nicht mehr viel für die Familie übrigblieb?

(Die Gefühle bis 2½ Monate vor der Erkrankung scheinen klar. Ob sie bis zum Hirnschlag angehalten haben, bleibt noch offen. Die Familie wird erwähnt; dies gibt den Anknüpfungspunkt, auf die Angehörigen einzugehen, Schritt 6.)

6   I: Wer gehört alles zu Ihrer Familie?

P: Da ist einmal meine Frau, dann habe ich eine Tochter, die im Herbst 18 Jahre alt wird.

I: Das ist diejenige, deren Zimmer Sie in der Nacht vom 14. auf den 15. März benützten, weil sie abwesend war?

P: Ja.

I: Ihre Frau und die 18jährige Tochter, gehört sonst noch jemand zur Familie?

P: Nein, sonst lebt niemand mehr mit mir zusammen.

I: Was tut Ihre Tochter?

P: Sie macht jetzt eine kaufmännische Lehre in dem Betrieb, in dem ich gearbeitet habe.

I: Wie geht es ihr?

P: Es geht ihr gut. Gerade am Samstag besuchte mich jemand, der im Inlandverkauf tätig ist, und dem sie jetzt zugeteilt ist. Der hat sie sehr gerühmt. Er sagte, er sei sehr zufrieden mit ihr.

I: War das immer so oder hat sie Ihnen während der letzten Monate oder Jahre auch Sorgen bereitet?

P: Ja, das schon. Sie ist in der Entwicklungsphase, in der sich die Jugendlichen befinden, wenn sie aus der Schule kommen und den Drang nach der «großen Freiheit» verspüren. Da gab es, vor allem mit meiner Frau, gewisse Probleme und das Verhältnis Mutter/Tochter war gespannt. Das übertrug sich natürlich auch auf mich.

I: Können Sie mir mehr darüber sagen, was das alles für Sie bedeutete?

P: Ja, da war vor allem die Angst meiner Frau, die Tochter könnte in die sogenannte «schlechte Gesellschaft» geraten. Das überschattete die ganze Mutter-Tochter-Beziehung, und ich litt natürlich auch darunter.

Dann kam die Sache mit einem Freund, «jetzt bin ich 16 Jahre alt und muß einfach einen Freund haben, alle haben einen Freund, ich muß auch einen haben.»

Und dadurch stellte sich dann das Problem mit dem Wegbleiben am Abend.

I: Wie haben Sie sich mit all dem auseinandergesetzt? Sie sagten schon, es hätte vor allem zwischen Ihrer Frau und Ihrer Tochter Schwierigkeiten gegeben, aber es hätte sich auch auf Sie ausgewirkt.

P: Ja, es übertrug sich automatisch auf mich. Ich fühlte mich unter einem gewissen Druck, daß ich mich da als Vater durchsetzen sollte.

Aber ich wußte, daß ich dieses Mädchen nicht einsperren kann, sie wäre zum Fenster hinausgegangen. Sie sagte immer, die Schule setze sie unter Streß, sie müsse sich etwas austoben. Und sie meinte dann, sie müsse Samstag abends in diese Discos tanzen gehen.

Es kam auch schon mal vor, daß ich sie holen ging. Aber das, was mich persönlich am meisten belastete war, daß sie spät nach Hause kam, manchmal sogar erst um ein Uhr morgens. Sie hatte ein Motorfahrrad. Man ging dann jeweils am Abend ins Bett und konnte nicht einschlafen und hörte jeden Mucks von draußen. Und wenn man dann irgendwo ein Motorfahrrad hörte, das vielleicht noch 1 km entfernt war, dachte man, «jetzt kommt sie», oder man meinte bei jedem Autogeräusch, es bringe sie jemand nach Hause. Man fand nachts keinen Schlaf mehr, das war das, was noch dazu kam.

(Dem Patienten muß die Unmöglichkeit, die Tochter kontrollieren zu können, die Sorge, daß sie seinen Auffassungen entgegen handeln könnte und die Gefahr, sie zu verlieren, sehr zu schaffen gemacht haben. Anstatt «ich» oder «wir» gebraucht er an dieser Stelle das distanziertere «man». Dieses Stück Familienanamnese hat ergeben, daß die Beziehung zwischen den Familienmitgliedern etwas mit dem jetzigen Leiden zu tun haben dürfte.)

I: Haben Sie Ihrer Tochter gegenüber Ihre Gedanken, Vorstellungen Ihre Meinung zu all dem geäußert?

P: Ja, das schon. Wir haben darüber endlos diskutiert. Sie sagte einfach, sie müsse ihre Freiheit haben, sie müsse mit jemandem zusammen sein, sich austoben können. Da wurden weder meine Frau noch ich mit ihr fertig.

I: Wie ruhig, wie intensiv waren Sie in diesen Gesprächen?

P: Ich habe mich größtenteils bemüht, möglichst ruhig und klar zu bleiben, aber ich wurde sicher ab und zu etwas heftig.

I: Sind Sie je explodiert?

P: Ja. Meine Frau ist sehr impulsiv, das führte natürlich zu Reibereien mit der Tochter. Da kam es ab und zu vor, daß das Mädchen fast auf meine Frau einschlagen wollte, und das konnte ich natürlich nicht geschehen lassen und gab ihr hie und da mal eine Ohrfeige. Aber mehr eigentlich nicht.

I: Wie war Ihnen in solchen Momenten zumute?

P: Schlecht, denn ich wußte, das dürfte es einfach nicht geben. Man sollte die Kinder ja wirklich nicht schlagen.

I: Und am Arbeitsplatz, wenn Sie das Gefühl der Enttäuschung überkam, daß Sie sich geopfert hatten und nun im Stich gelassen wurden, wie gingen Sie da mit Ihrem Ärger um?

P: Ja, da zeigte sich eben das Problem, daß ich eher ein introvertierter Typ bin. Ich konnte nicht so einfach aus mir heraus und auf den Tisch klopfen oder etwas Ähnliches tun.

I: War das immer Ihre Art? Oder war das früher anders?

P: Ja, das war immer meine Art. Ich war immer eher introvertiert.

(Der Patient versucht in Kontrolle zu bleiben, seinen Ärger und seine Wut nicht auszuleben. Die Familienanamnese wird auf die Frau ausgedehnt.)

I: Wie geht es Ihrer Frau?

P: Jetzt?

I: Ja.

P: Jetzt geht es ihr relativ gut. Sie hat jetzt den Schock, den sie doch hatte, ziemlich überwunden.

I: Hatte sie, bevor Sie erkrankt sind, gesundheitliche Schwierigkeiten?

P: Ja, vielleicht insofern, daß sie immer einen zu tiefen Blutdruck hatte. Es wurde ihr oft schwindlig. Aber sie war beim Arzt in Behandlung. Und der konnte ihr auch psychisch sehr gut helfen, weil sie sehr gut mit ihm sprechen konnte, und Vertrauen hatte zu ihm.

I: Wie alt ist Ihre Frau?

P: 44.

I: Also etwas jünger als Sie. Ist sie Hausfrau oder arbeitet sie noch?

P: Sie ist vorwiegend Hausfrau, geht aber etwa drei Stunden pro Tag in ein Büro arbeiten.

I: Wie ist das für Sie, daß Ihre Frau neben dem Haushalt noch etwas anderes tut?

P: Ich persönlich hätte natürlich lieber, daß sie immer zu Hause wäre. Sie sagt, sie würde diese Arbeit aufgeben, wenn ich nicht in dieser Lage wäre. Und sie sagt auch, sie wisse nicht, was in finanzieller Hinsicht noch alles auf uns zukommt. Da sind wir doch vielleicht froh um die paar Franken, die sie noch nebenbei verdienen kann.

(Die nächsten Angehörigen scheinen keine Krankheiten durchgemacht zu haben, die auf den Patienten belastend gewirkt haben. Zusammenfassend scheint es sich um einen 48jährigen Mann mit zwanghaften Zügen zu handeln, der sich viel Verantwortung auflädt, durch harte Arbeit mit seinem festen Willen seine Stellung zu sichern versuchte, die Kontrolle über seine Umgebung auszuüben trachtete, Zeitlimiten zu erfüllen suchte, Ärger und Unwillen aber kaum zu äußern vermochte, vermutlich aus Angst, das Wohlwollen seiner Mitmenschen zu verlieren. Er erkrankte in einer Zeit größter Schwierigkeiten am Arbeitsplatz, wo das Überleben der Firma auf dem Spiel stand, das er jahrelang mit vermehrtem Arbeitseinsatz unter Vernachlässigung seiner Familie zu ermöglichen suchte. Sein Einsatz wurde durch Abwanderung von Mitarbeitern, die eine Konkurrenzfirma gründeten, untergraben, und er durchlitt während mindestens einem Jahr vor seiner Erkrankung Phasen mit intensiven Gefühlen des «Im-Stich-gelassen-werdens», der «Enttäuschung», des «Verratenseins». Gleichzeitig erlebte er die Adoleszenz der Tochter und sieht sich einem ihm nicht entsprechenden Verhalten gegenüber und er befürchtet, sie zu verlieren. Er erkrankte wahrscheinlich an einer ischämisch bedingten Erweichung im Bereich der rechten A.cerebri media. Für eine atherosklerotische Gefäßerkrankung ist er jung und zudem weist er keinen der bekannten Risikofaktoren – Hypertension, Rauchen, Adipositas – auf. Für eine andere Genese des Hirninfarktes – Rhythmusstörung mit Embolie – liegen keine Hinweise vor, ausgeschlossen sind sie aber noch nicht. Hirnblutung, Subarachnoidalblutung, Subduralhämatom fallen außer Betracht. Das Interview kann sich jetzt der Planung der weiteren Rehabilitation und Wiedereingliederung in den Beruf zuwenden. Weitere Angaben über die persönliche Entwicklung, die Familienanamnese – Eltern, Geschwister, eilen nicht, die Befragung nach Organsystemen steht noch aus, und die Besprechung von Fragen des Patienten, eventuell von Abklärungsmaßnahmen.)

10 I: Wir kommen jetzt zur Frage, wie es für Sie beruflich weitergeht. Konnten Sie sich das schon etwas überlegen und eventuell mit jemandem besprechen?

P: Der jetzige Geschäftsführer der Firma kam mich schon in Thun im Spital mehrmals besuchen, und er äußerte sich sehr positiv. Er sagte, sie brauchten mich wieder, ich sollte so schnell wie möglich wieder kommen, wobei sie aber wüßten, daß es im Moment für mich das Wichtigste sei, gesund zu werden. Ich spürte dann trotzdem, auch durch andere Mitarbeiter, die mich besuchten, einen gewissen moralischen Druck, daß ich mich mehr zusammenreißen sollte, damit die Heilung schneller gehe. Das war besonders zu Beginn eine Zeitlang ziemlich schlimm. Ich spürte einfach diesen psychischen Druck, daß die Firma in Not war und sie mich möglichst bald wieder dort haben sollten. Und sie scheinen das auch so besprochen zu haben. Einer meiner Mitarbeiter sagte, es wäre gleichgültig wie ich komme, ob im Rollstuhl oder sonstwie, wenn ich nur wieder da sei.

I: Man scheint Sie also zu vermissen und zu brauchen.

P: Ja, ja, das schon.

I: Es klingt so, als wären Sie ein wertvoller, geschätzter Mitarbeiter. Sie sagten ja auch, Sie hätten sich für den Betrieb aufgeopfert. Wie war Ihr Arbeitstempo während der letzten Jahre? Wie beurteilen Sie sich da selbst? Das weiß man ja so nach dem eigenen Gefühl, aus dem Vergleich mit anderen Menschen, die ähnliche Positionen einnehmen.

P: Ich glaube, daß ich eher ein langsamer, bedächtiger, dafür aber möglichst präziser und korrekter Mensch bin, lange überlege und lieber eine Sache drei- oder viermal kontrolliere.

228

I: Sie erwähnten auch, daß Sie am Abend nicht zur selben Zeit nach Hause gingen wie die andern.

P: Ja, es war einfach so, daß ich während des Tages sehr viele Telephonanrufe hatte, oder es waren immer Leute um mich herum, die etwas von mir wollten, und da mußte ich zuerst das erledigen oder denen helfen, und zwischendurch läutete wieder das Telephon. So blieben viele hängende Arbeiten liegen. Am Abend sah ich dann, daß dies und jenes, was ich mir zu erledigen vorgenommen hatte, immer noch nicht gemacht war.

(Die Rigidität, die Zwanghaftigkeit, das hohe Verantwortungsgefühl werden deutlich. Die beim «pressured pattern» und Typ-A-Verhalten häufig beobachteten Faktoren Geschwindigkeit und Ungeduld sind nicht zu beobachten, das «sich-Zeitlimiten-setzen» findet sich jedoch, und das Bedürfnis, Mitmenschen zu helfen.)

P: Nach Feierabend hatte man etwas mehr Ruhe zum Arbeiten. Da nahm man die Dinge wieder hervor und so wurde es schnell einmal sieben oder acht Uhr.

I: Und am Samstag-Morgen?

P: Ich habe sicher während zwei Jahren oder noch länger Samstag morgens gearbeitet. Denn da störte mich niemand und ich konnte die hängigen Sachen aufarbeiten.

(Jetzt versuche ich, die psychosoziale Situation in den letzten Wochen vor dem Hirnschlag noch genauer zu erfassen.).

I: Wie war der letzte Monat vor der Erkrankung für Sie, also vom 15. Februar bis zum 15. März? Sie sprachen von diesen Schwierigkeiten am Arbeitsplatz, vom Im-Stich-gelassen-sein.

4.7

P: Ja, das war hauptsächlich während des letzten Jahres. Seit Anfang dieses Jahres hatte ich das ziemlich überwunden. Ich habe einen Bericht zuhanden des Anwalts und des Gerichtes geschrieben. Ich hatte das Gefühl, ich könne dazu nicht mehr viel beitragen.

Aber in der Firma waren wir doch noch in einer gewissen Streßsituation. Unser Lizenzgeber erwartete gewisse Problemlösungen von uns. Und ich war recht stark involviert. Das ergab natürlich einen ziemlichen psychischen Druck. Man denkt, man sollte dieses Problem unbedingt lösen, aber man kann ja auch nicht alles einfach wie an einem Schnürchen herausziehen. Solche Überlegungen sollte man sich in einer möglichst ruhigen Phase machen können. Die fehlte aber, vor allem zu Beginn des Jahres.

(Die Umgebung stellt in den Wochen vor dem Hirnschlag Anforderungen an den Patienten, denen vollständig zu genügen ihm Ruhe und Zeit fehlten.)

I: Welche Menschen, außer dem Geschäftsführer und dem Produktionsleiter, arbeiten in Ihrem Betrieb noch mit Ihnen eng zusammen?

P: Ich stand der Produktionsplanung vor, in dieser Position waren mir zehn Mitarbeiter direkt unterstellt.

I: Wie ging das?

P: Ich muß sagen, es ging relativ gut.

I: Sie sagen «relativ»?

P: Ich wollte nicht den gleichen Fehler machen, der mit mir gemacht worden war, daß die Leute vor lauter Schuften die Arbeit nicht mehr sehen. Ich dachte manchmal für mich selbst, der eine oder andere könnte sicher etwas mehr tun, oder er sehe die Probleme nicht, bis man ihn darauf aufmerksam mache. Aber ich wollte nicht denselben Fehler machen.

229

(Die Untergebenen entsprachen den Erwartungen des Patienten nicht genügend, seine Über-
legungen und eigenen Erfahrungen erlaubten ihm aber nicht, mehr Druck auszuüben.)

P: Ich wollte, daß sie das, was sie machen, wenigstens gut machen.

I: Weil für Sie die Präzision eine wichtige Rolle spielt.

P: Ja, denn wir fertigen doch hochpräzise Teile an, bei denen es um Tausendstel bis
Zehntausendstel von Millimetern geht. Es sind sehr genaue Meßinstrumente, die
daraus angefertigt werden, und wenn schon in der Arbeitsvorbereitung Fehler
passieren, ist es gar nicht mehr möglich, diese Präzision zu erreichen.

I: Haben Sie außer den Problemen am Arbeitsplatz, die Sie sehr klar geschildert
haben, und den Problemen mit der Tochter, die sich jetzt ja beruflich zu bewähren
scheint, in den letzten zwei Jahren noch Dinge erlebt, von denen Sie das Gefühl
haben, daß man sie noch erwähnen müßte?

P: Ich muß sagen, die schwerwiegendsten Probleme waren schon die Streßsituation
im Geschäft und eben die Schwierigkeiten zu Hause mit der Tochter. Diese ewige
Angst, es könnte etwas passieren, man hört und liest in den Medien so viel von
diesen Drogenfällen. Die Angst, sie könnte in irgendeine Szene hineingeraten. Sie
hatte immer gewisse Kontaktschwierigkeiten, da ist sie eher so geartet wie ich, sie
kann sich nicht so rasch öffnen.

I: Sie sagten ja, Sie hätten auf den Druck im Geschäft mit Herzklopfen reagiert.
Können Sie mir noch sagen, was Sie bei diesem Herzklopfen spürten?

P: Es war einfach eine gewisse Angst, wie man sie in diesem Alter wohl hat.

(Hier ergibt sich die Möglichkeit, die Organsysteme abzuklopfen – Schritt 9 – und abzuklären,
ob eventuell Rhythmusstörungen zum jetzigen Leiden gehört haben.)

9.4.2	I:	Wie fing denn dieses Herzklopfen jeweils an?
4.7	P:	Meistens kam es, wenn ich im Wohnzimmer im Sessel saß und zum Beispiel die Zeitung las. Ich merkte dann plötzlich, wie es stark zu hämmern anfing.
4.2	I:	So schnell, wie Sie das jetzt eben mit der Handbewegung gezeigt haben?
	P:	Ja, zweimal als es so war, sagte ich es meiner Frau, und die war der Meinung, ich müßte unbedingt zum Arzt gehen.
4.1	I:	Und wenn es so hämmerte, wie lange dauerte es jeweils?
	P:	Ungefähr eine halbe bis zu einer ganzen Stunde.
4.2	I:	Und wie hörte es jeweils auf?
	P:	Ja, wenn ich es mir genau überlege, hörte es eigentlich unvermittelt auf. Oft begann es auch am Abend, bevor ich zu Bett ging. Ich legte mich dann jeweils hin, wie wenn nichts wäre, und am Morgen war es vorbei.
4.5	I:	Ist Ihnen irgend etwas aufgefallen, nachdem das Herzklopfen aufgehört hatte?
	P:	Nein, nichts.
	I:	Zum Beispiel, daß beim Wasserlassen etwas anders gewesen wäre?

(Offene Frage nach Polyurie im Anschluß an eine tachykarde Rhythmusstörung, um jede
suggerierte Antwort zu vermeiden.)

	P:	Nein, da konnte ich nichts feststellen.
4.2	I:	Sie zeigten vorhin mit einer Handbewegung, wie schnell Ihr Herz klopfte. Regelmäßig oder nicht?
	P:	Nein, unregelmäßig. Es war ein richtiges, sogenanntes Flattern. Man konnte es auch sehen, wenn man da auf die Brust schaute.
4.6	I:	Konnten Sie etwas tun, um es zu unterdrücken – damit es aufhört?
	P:	Nein.

230

I: Haben Sie sonst etwas bemerkt? Zum Beispiel beim Atmen während der vergange- 9
nen Monate?
P: Nein, mit dem Atmen eigentlich nichts. Ich habe immer darauf geachtet, daß ich in
Form bleibe. Deshalb habe ich seit zwei, drei Jahren jeden Morgen nach dem
Aufstehen konsequent meine Freiübungen an der frischen Luft gemacht. Ich hatte
immer das Gefühl, das tue mir gut.
I: Sie sagten ja auch, Sie gingen in den Wald, um an der frischen Luft zu sein. 6
Hatten Sie vor dem Rückenleiden und vor dieser Lähmung in den früheren Jahren
irgendwelche gesundheitlichen Probleme?
P: Diese Art Nesselfieber, aber das hatte ich schon während mindestens zwanzig
Jahren. Bereits kurz nach der Lehre hatte ich das bereits, da ging meine Mutter
einmal mit mir zum Arzt.

(Die Mutter wird erstmals erwähnt, ich benütze die Gelegenheit, um die Familienanamnese zu ergänzen.)

I: Leben Ihre Eltern noch? 6
P: Ja.
I: Wie alt ist Ihre Mutter jetzt?
P: Sie wird diesen Herbst 73 und mein Vater 74.
I: Wie geht es Ihrer Mutter?
P: Es geht ihr jetzt gesundheitlich wieder recht gut, sie hat mich letzte Woche besucht.
I: Hatte sie Probleme mit der Gesundheit?
P: Ja, sie hatte eine Embolie in der Lungenspitze.
I: Wann war das?
P: Da muß ich nachdenken, das war 1978.
I: Wie lange Zeit war sie krank?
P: Es begann am Ende der Sommerferien. Ich ging sie Ende Oktober besuchen, Mitte
November konnte sie nach Hause – sie war also bis Mitte November krank. Von
August bis November.
I: Haben Sie sich während der letzten zwei Jahre noch Sorgen gemacht um ihren
Gesundheitszustand?
P: Eigentlich weniger, weil ich wußte, daß sie sich im letzten Jahr ziemlich gut erholt
hatte. Meine Eltern feierten vor einem Jahr ihre goldene Hochzeit, und da sah ich,
daß es ihr recht gut ging. Meinem Vater sowieso, der erfreute sich immer einer
guten Gesundheit.
I: Was arbeitete Ihr Vater? 8
P: Er war Sekretär in einem öffentlichen Verband.
I: Wie stehen Sie zu Ihrer Mutter? 7
P: Ich kann sagen, ich habe ein gutes Verhältnis zu meiner Mutter. Und sie sicher
auch zu mir.
I: Wie war ihre Art, Sie zu erziehen, als Sie ein Kind waren?
P: ·Ich muß sagen, wir sind eigentlich ziemlich streng erzogen worden, wobei das
natürlich in der damaligen Zeit lag. Ich wuchs ja praktisch während und gerade
nach dem Krieg auf. Man mußte auf vieles verzichten, und vieles entbehren.
Andererseits hat einem das sicher auch mancherlei gelehrt.
I: Was nehmen Sie an, hat es Ihnen gebracht und innerlich ermöglicht?
P: Es hat mir insofern etwas gebracht, als ich leichter mit irgend etwas zufrieden sein
kann. Daß man nicht immer glauben muß, man müsse verrückt hochgesteckte

231

Ziele erreichen oder aus irgendwelchen materiellen oder Prestige-Gründen außergewöhnliche Dinge erstreben. Ich selbst war nie so ein ehrgeiziger Typ.

I: Haben Sie das Gefühl, es hätte auch Eigenschaften, wie Selbständigkeit und «Für-sich-einstehen-können» entwickelt?

P: Ja, etwa im Sinn, für sich selbst sorgen zu können und eben immer etwas mehr zu tun als andere. In diesem Sinne ja.

(Die Kindheitserinnerungen mit der Anregung zur Zurückhaltung, Askese, Unabhängigkeit passen gut zu den Persönlichkeitszügen, die zu Interviewbeginn auffallen. Eine Neigung zum Wettkampf und Vergleich mit andern kommt ebenfalls zum Vorschein, zuerst noch negiert und nur als «latenter» Inhalt vorhanden – «ich war nie so ein ehrgeiziger Typ» –, und dann offen ausdrückt.)

P: Andererseits muß ich sagen, daß mein Selbstvertrauen nicht in dem Maße gestärkt wurde, wie man es sich normalerweise vielleicht wünschen würde. Ich habe jahrelang darunter gelitten, daß ich zu Hause einfach «der Kleine» war, weil ich der jüngste der Söhne bin.

6 I: Wie viele Geschwister haben Sie?

P: Vier, ich habe zwei ältere Brüder und zwei jüngere Schwestern.

I: Es würde mich natürlich interessieren, wie es denen geht, aber ich glaube, es ist zeitlich nicht möglich, jetzt noch auf die Geschwister einzugehen.
Ich habe mich gefragt, ob wir, abgesehen von den Geschwistern, etwas übergangen haben, was wir noch besprechen sollten, um Ihre Situation richtig verstehen zu können?

(Der Interviewer ist über die Situation in der Familie so weit informiert und hat sie mit dem Patienten so weit besprochen, daß er in späteren Gesprächen darauf zurückkommen kann. Aus Zeitgründen verzichtet er darauf.)

P: Das einzige, was ich vielleicht an dieser Stelle noch erwähnen möchte ist, daß ich meine Mutter noch wegen meiner Großeltern gefragt habe. Sie oder Dr. J. damals, ich weiß nicht mehr wer von Ihnen, wollte wissen, woran sie gestorben sind. Meine Mutter sagte mir, ihr Vater sei an einem Hirnschlag gestorben.

I: Also Ihr Großvater?

P: Ja, mein Großvater mütterlicherseits. Und meine Großmutter mütterlicherseits war alterszuckerkrank, kränkelte noch etwas im Alter und starb dann an einem Herzschlag.

I: Kennen Sie auch die Todesursachen Ihrer Großeltern väterlicherseits?

P: Ja, da war es so, daß der Großvater, also der Vater meines Vaters, auch einen Herzschlag hatte und meine Großmutter erreichte doch noch ein ziemlich hohes Alter, sie wurde fast 90jährig, sie starb mit 88 Jahren. Dabei muß aber erwähnt werden, daß sie noch mit über 80 Jahren einen sehr schweren Autounfall erlitt, von dem sie sich dann einfach nie mehr ganz erholte. Sie mußte daraufhin ziemlich viele Medikamente nehmen. Meine Tante, also die Schwester meines Vaters, die mich letzte Woche besuchte, sagte mir, daß meine Großmutter vermutlich von einem Medikament zu viel eingenommen hat. Die Folge davon war dann ein Kollaps oder etwas Ähnliches.

I: Gibt es sonst noch etwas, was wir vergessen oder übersehen hätten?

P: Das einzige, woran ich mich jetzt noch erinnern kann ist, daß ich früher, vielleicht vor zwei bis drei Jahren, manchmal beim Gehen Schmerzen im Knie hatte, aber das kann auch im Zusammenhang mit den Bandscheiben sein.
Ich habe das nie sehr beachtet. Ich dachte, es komme vom Kreuz her, es habe damit

irgend einen Zusammenhang und schenkte diesem Schmerz deshalb keine große Beachtung.

(Ich möchte jetzt das Ende anpeilen und Schritt 10 besprechen.)

P: Etwa nach einem halben bis einem ganzen Tag verging er dann wieder und deshalb beachtete ich es nicht besonders.

I: Ich glaube, das wäre auch noch ein Thema für ein zweites Gespräch. Diese Rückengeschichte haben wir ja eigentlich nur gestreift, da gäbe es noch mehr zu fragen. Aber wesentlich ist ja jetzt für Sie die Frage, wie es weitergehen soll. Sie denken daran, im September wieder laufen zu können. Haben Sie sich sonst noch irgendwelche Ziele gesetzt?   10

P: Ich habe schon zu Dr. J. davon gesprochen. Ich habe ja vorher sehr viel gearbeitet, aber ich kann mir einfach nicht vorstellen, dann wieder in diesem Maße voll einzusteigen. Deshalb hätte ich den Wunsch, wenn ich wieder laufen kann und auch gewisse Armfunktionen wieder da sind, vielleicht noch paar Wochen nach Valens gehen zu können, im Sinne eines Kuraufenthaltes. (Valens, eine Rehabilitationsklinik.)

I: Die Leute dort sind sehr kompetent. Das scheint mir eine gute Idee zu sein, und ich finde es außerordentlich wichtig, daß Sie Ihren Wiedereinstieg in die Arbeit dosiert vornehmen wollen, damit nicht wieder das Gleiche passiert, zu dem es jetzt gekommen ist, daß Sie sich praktisch aufopfern. Ich glaube, einmal ist genug. Daran muß man sicher denken.

(Der Patient ist bereit, seinen Lebensstil zu überdenken. Interventionsstudien bei Menschen mit dem Typ-A-Verhalten, siehe Kap. VIII, lassen vermuten, daß das Risiko, erneut eine arteriovaskuläre Störung zu erleiden, durch Änderung des Lebensstils gesenkt werden kann, siehe Ref. Nr. 8)

I: Haben Sie noch Fragen zu Ihrer Krankheit?   10

P: Das einzige, was mich noch sehr interessiert – ich habe bereits Dr. J. damals gefragt und ich weiß, daß es nicht einfach zu beantworten ist – ist die sogenannte Prophylaxe.

I: Ja, das ist eine wichtige Frage. Was haben Sie bisher besprochen?

P: Herr Doktor J. sagte, es gäbe Risikofaktoren, die man einfach beachten müsse. Unter anderem das Rauchen und den Fettgehalt im Blut.

I: Wie ist der bei Ihnen? Hat man das gemessen?

P: Ja. Den neuesten Wert kenne ich noch nicht. Letzten Freitag wurde mir nochmals Blut genommen.

I: Wie war der Fettgehalt früher? Wissen Sie das?

P: Die genaue Zahl weiß ich nicht. Auf dem Diätplan hieß es einfach Hyperlipidämie, Typ IV.

I: Darunter kann ich mir schon etwas vorstellen. Sie haben recht, diese Faktoren soll man beeinflussen, das kann man mit einer Diät erreichen.
Und etwas ganz besonders Wichtiges am Ganzen ist, daß Sie innerliche Ihre Ruhe finden, und daß wir Ihnen helfen, am Arbeitsplatz ein Klima zu finden, das Sie Ihre Tätigkeit in Ruhe ausführen läßt. Damit es nicht wieder zu diesen Verzweiflungsgefühlen kommt, die Sie kennengelernt haben. Das wäre die Richtung der Prophylaxe, neben den Medikamenten, die man auch noch geben kann. Das bedeutet aber, es kann Ihnen niemand garantieren, daß es zu keinem Rückfall kommt. Aber man kann doch die Wahrscheinlichkeit durch diese Maßnahmen herabsetzen, und das dünkt mich sehr wichtig. Dafür sind Sie ja auch hier.

P: Es wäre nicht nur die Lipidämie, sondern auch der Cholesterinspiegel, der nicht zu hoch ansteigen sollte.

I: Ja. Man weiß, daß der Cholesterinspiegel auch wegen Dingen, wie Sie sie erlebt haben, ansteigen kann.

(Vergleiche Kap. VIII, Ref.-Nr. 69–75) Durch die Gedanken über Prophylaxe des Patienten angeregt, nehme ich spontan zur Rückfallgefahr Stellung: Ich nehme dabei kein Blatt vor den Mund, bejahe die Rückfallmöglichkeit und teile mit dem Patienten die Unsicherheit der Zukunft. (Der Patient zieht eine mit seinem Arzt geteilte «Unsicherheit» einer vorgegaukelten «Sicherheit», die er durchschaut, vor.))

I: Das Wichtigste ist, daß Ihr Wiedereinstieg in einer guten Art vor sich geht, wohldosiert und organisiert, so daß nicht wieder die Grenzen der Belastbarkeit überschritten werden, die ein Mensch ertragen kann. Haben Sie sonst noch Fragen?

P: Was mich noch beschäftigt, ist das ganze Problem mit den Augen.

I: Was wissen Sie darüber bis jetzt?

P: Es war ja so, daß ich in der Poliklinik noch diese Untersuchung, Sie wissen schon, mit dem Lichtpunkt in der . . .

I: Es ging um das Gesichtsfeld?

(Der Patient wies – wie ich beim Lesen der Unterlagen nach dem Interview erfuhr – noch Fundusveränderungen auf, die nicht durch den Hirnschlag erklärt waren.)

P: Ja, und man fand links unter diesem Gesichtsfeld, das hatte man bereits in Thun festgestellt und deshalb auch noch mit dieser Maschine untersucht, gewisse Punkte im ganzen Gesichtsfeld, auf die ich nicht reagierte. Ich weiß natürlich nicht, wie sich das jetzt entwickeln wird.

I: Konnten Sie darüber mit dem Augenarzt sprechen?

P: Nein.

I: Und mit dem Arzt hier?

P: Ich habe darüber noch mit Herrn Dr. J. gesprochen; denn als ich Frau Dr. H. (die Abteilungsärztin) fragte, was die Untersuchung ergeben hätte, sagte sie mir, es habe gewisse Ausfälle, die aber anscheinend vom Gehirn ausgeglichen würden.

I: Ich verstehe. Macht Ihnen das Sorgen?

P: Ja, in dem Sinn, daß man irgendetwas übersehen könnte, was noch wichtig wäre.

I: Ja.

P: Ich sehe aber nichts doppelt, dieses Problem habe ich also nicht.

I: Gibt es sonst noch etwas in Ihrer Krankheit, das Sie beschäftigt und von dem Sie noch nicht sicher sind, ob Sie es verstanden haben?

P: Ist es möglich, daß zum Beispiel auch das Gehör auf der linken Seite etwas schwächer ist?

I: Nach meinen Vorstellungen von dem, was sich abgespielt hat – aber ich habe die Unterlagen absichtlich nicht durchgesehen – glaube ich nicht, daß das damit zusammenhängen würde.

P: Es ist mir nur aufgefallen, daß ich zum Beispiel beim Telefonieren den Hörer manchmal automatisch auf die rechte Seite nehme. Ich denke dann: Nein, das solltest Du nicht tun, und dann wechsle ich wieder. Ich habe zwar nicht unbedingt das Gefühl, als hörte ich links schlechter.

I: Hielten Sie den Hörer früher auf einer bestimmten Seite?

P: Meistens hielt ich ihn links, aber es kam auch vor, daß ich ihn auf die rechte Seite nahm, weil ich das Gefühl hatte, ich höre vielleicht auf der rechten Seite eine Spur besser.

I: Haben Sie dem Arzt oder der Ärztin hier das auch erzählt, was Sie mir jetzt berichtet haben?

P: Nein, denn Frau Dr. H. schaute mir bei der Eintrittsuntersuchung in die Ohren und sagte, es sei alles normal, sie sehe nichts Außergewöhnliches.

I: Haben Sie das Gefühl, es wäre gut, den Ohrenarzt beizuziehen, um zu prüfen, ob etwas nicht in Ordnung sei?

(Der Patient wird als mündiger Partner mit Entscheidungsfähigkeit betrachtet, eine Voraussetzung für eine tragfähige Arbeitsbeziehung.)

I: Wissen Sie, man kann die Gehörfunktion sehr genau abklären. Haben Sie das Gefühl, Sie möchten das?

P: Ja, das wäre sicher von Vorteil. Man verdrängt das ja auch ein wenig, oder nicht? Man hofft natürlich immer, daß möglichst wenig zum Vorschein kommt, was nicht in Ordnung ist.

I: Es klingt nicht nach etwas Gravierendem. Man kann heute das Gehör sehr genau prüfen, wie empfindlich es ist. Das brauchen wir nicht heute zu beschließen, Sie können es sich überlegen, und wenn Sie das Gefühl haben, Sie möchten es doch noch genau wissen, kann man es untersuchen lassen.
Haben Sie sonst noch Fragen, was Ihren Gesundheitszustand und auch Ihre Situation anbelangt?

P: Ja, wenn ich eine gewisse Zeit lang sitze, habe ich Schmerzen hier im Kniegelenk, ganz tief innen, und da im Becken und im Fußgelenk.

I: Haben Sie das mit Frau Dr. H. oder mit der Physiotherapeutin schon besprochen?

P: Nein, noch nicht. Aber das könnte ich heute Nachmittag tun, wenn ich in die Therapie gehe.

I: Das können Sie ruhig tun, denn es ist wichtig, daß die Therapeutin das weiß.

P: Ja.

I: Gibt es sonst noch etwas, das Sie fragen möchten?

P: Wie ist das zum Beispiel mit der Sonneneinstrahlung. Kann das irgendeinen Einfluß haben, ist es eher schädlich für die Augen, wenn einem die Sonne direkt auf den Kopf scheint? Ich habe zu Hause immer darauf geachtet, daß ich eine Mütze trage. Könnte das irgendeinen Einfluß haben?

I: Ich glaube, solange Sie sich nicht in dem Maß der Sonne aussetzen, daß Sie sehr heiß bekommen, wie Leute, die sich sonnen oder sich auf Bergtouren nicht schützen, hat es keinen Einfluß.
Haben Sie sonst noch eine Frage?

P: Ich habe noch eine Frage, die mich eigentlich seit Beginn der Krankheit beschäftigt, nämlich, wie es überhaupt zu einer solchen Embolie kommen kann?

I: Ja.

P: Ich habe diese Frage auch schon mit Herrn Dr. J. diskutiert. Denn bei der Untersuchung in der Neurologie sagte mir der Arzt, es könne von einem Schlag an den Kopf herrühren.

I: Haben Sie so etwas erlebt?

(Die verschiedenen, jetzt auftretenden Fragen scheinen für die medizinische Beurteilung im engen Sinn nicht wichtig. Sie drücken aber große Sorgen und versteckte Angst aus – deshalb gehe ich auf sie ein.)

P: Ja, im Herbst 82. Ich war in Oberdiessbach im Turnverein. Einmal beim Fußballspielen traf mich ein Ball da am Kopf auf der rechten Seite. Meine Frau war bei der Untersuchung in der Neurologie dabei und erinnerte mich daran, daß ich einmal einen Schlag kriegte, daß die Brille fortgeschleudert wurde und zerbrach. Aber ich sagte, das liege bereits 1½ Jahre zurück, worauf der Arzt dort aber sagte, das spiele eine Rolle, das könne schon noch Auswirkungen haben. Es ist ja immer so, daß es einen brennend interessiert, wie es überhaupt geschehen konnte. Ob es rein vom Psychischen ausgelöst wurde oder von einem eventuellen Fettgehalt im Blut. Übrigens als meine Frau die Diät-Liste sah, die ich bekommen habe, sagte sie, sie hätte schon vorher nie besonders fetthaltig gekocht.

I: Haben Sie mit den Ärzten hier über den Schlag an den Kopf beim Fußballspiel gesprochen?

P: Ja.

I: Was hat man Ihnen gesagt?

(Der Interviewer könnte das Thema abtun, indem er dem Patienten erklärt, es bestehe kein Zusammenhang. Damit würde der Patient aber zum Schüler degradiert und seine Sorgen und Ängste würden bagatellisiert, deren Besprechen allein Ruhe und Sicherheit in die Arzt-Patient-Beziehung zu bringen vermag.)

P: Ich habe es Frau Dr. H. erzählt, und sie sagte, sie wolle mit dem Arzt in der Neurologie sprechen. Aber jetzt hat man mir berichtet, daß dieser Arzt abstreite, jemals etwas Derartiges gesagt zu haben. Meine Frau ist jetzt natürlich etwas aufgebracht, weil sie selbst ja dabei saß und zuhörte, wie der Arzt das sagte.

I: Ja, das ist eine Enttäuschung, daß sich der Arzt nicht einmal mehr daran erinnern kann. Welche Stellung nahm Frau Dr. H. dazu ein?

P: Sie fragte mich letzte Woche, ob es mir etwas brächte, wenn ich selbst noch mit ihm sprechen würde? Ich weiß aber nicht, ob das etwas nützen würde. Meine Frau sagte zu mir, wenn nur ich das gesagt hätte, hätte sie gedacht, ich hätte es nicht richtig verstanden, aber sie sei ja dabei gesessen und hätte es selbst gehört. Deshalb kann ich einfach nicht verstehen, wieso dieser Arzt jetzt sagt, er habe nie so etwas geäußert.

I: Ich kann mir das auch nicht erklären. Meine Frage wäre jetzt noch, ob Sie damals, außer daß die Brille weggeschleudert wurde, etwas wie eine Bewußtlosigkeit erlitten?

P: Es war im ersten Moment sehr schmerzhaft. Ich erinnere mich, daß mir meine Kollegen sagten, ich hätte mich auf die Bank gesetzt und sei einen Moment lang fast «weg» gewesen.

I: Also ich glaube kaum, daß es da einen Zusammenhang gibt. Ich habe aber, wie ich schon sagte, die Unterlagen nicht gelesen. Ich frage mich auch, wo das Wort «Embolie» herkommt. Ist man sicher, daß es eine Embolie war?

(Hier ist das Band zu Ende. Ich bespreche mit dem Patienten noch die Frage der Embolie, frage ihn, ob er damit einverstanden sei, wenn ich meine Überlegungen, die Planung einer weiteren Rehabilitation in einem Kurhaus, die Arbeitssituation, die Tochter, usw. betreffend, nach dem Lesen der Unterlagen noch mit dem Oberarzt und der Abteilungsärztin besprechen würde. Ich beende unser Gespräch, nachdem er dies bejaht hat.)

Erklärung der Begriffe «somatopsychisch/psychosomatisch» und «Spezifität»

Psychische und soziale Faktoren können bei der Entstehung jeder Krankheit eine Rolle spielen. Sie wirken nicht streng krankheitsspezifisch. So treten beispielsweise nach Verlust des Ehepartners verschiedene Leiden wie Krebs, Suizid, Herzinfarkt oder Infektionen häufiger auf als bei den nicht-verwitweten Vergleichspersonen (1,2,3).

Bei bestimmten Leiden fällt die Beziehung zwischen psychischen/sozialen Faktoren und Krankheit besonders auf. Diese Leiden sind wie folgt charakterisiert: Ein oder mehrere biologische Faktoren genetischer, kongenitaler oder früh im Leben erworbener Natur beeinflussen die psychische Entwicklung und damit die Ausprägung bestimmter Persönlichkeitszüge und tragen auch dazu bei, daß das unter einer psychischen/sozialen Belastung erkrankende Individuum im Bereiche eines bestimmten Organsystems erkrankt. Die erkrankten Individuen und diejenigen, die noch erkranken werden gleichen sich in bezug auf die durch die biologischen Faktoren mitgeprägten Persönlichkeitszüge. Diese sind daran beteiligt, daß die zur Auslösung der Erkrankung beitragende psychosoziale Situation interindividuell einheitlicher – «spezifischer» – ist als bei anderen Leiden. (Spezifität bezüglich Persönlichkeitszügen und Erkrankungssituation). Die Kette – biologische Faktoren/psychische Entwicklung mit Ausprägung bestimmter Persönlichkeitszüge/durch sie bestimmte Verletzlichkeit für psychosoziale Situationen/Wahl des erkrankenden Organsystems auf Grund der genannten biologischen Faktoren – führte dazu, daß diese Leiden somatopsychisch/psychosomatische genannt werden. Früher nannte man sie die klassischen «psychosomatischen». Zu ihnen zählte man das Ulcus pepticum duodeni, bei dem die biologischen Faktoren am besten herausgearbeitet worden sind (4,5), die Colitis ulcerosa, den Morbus Basedow, das Asthma bronchiale, die primär chronische Polyarthritis, usw. Die Zuordnung der genannten Krankheiten zu den somatopsychisch/psychosomatischen muß aber mit Vorsicht erfolgen, denn über die biologischen Faktoren ist mit Ausnahme des Pepsinogens beim Ulcus pepticum duodeni noch sehr wenig bekannt; die Definition stimmt nur für Untergruppen der genannten Krankheiten, z. B. nur für Ulcera duodeni bei hohem Pepsinogen-Serumspiegel (6); die Krankheiten zerfallen in früher unbekannte Unterkategorien, z. B. bei der essentiellen Hypertension in Formen mit niedrigem, mittlerem und hohem Renin-Spiegel; bei den verschiedensten Formen von Krebs, und nicht nur einer bestimmten Krebsart, scheinen bestimmte mit Persönlichkeitszügen verbundene Affekte und bestimmte psychosoziale Situationen eine zur Auslösung beitragende Rolle zu spielen (7).

In diesem Kapitel wird ein «somatopsychisch/psychosomatisches» Krankheitsbild exemplarisch für alle anderen dargestellt. Wir wählen den ischämischen Hirninfarkt, weil die Erforschung psychischer und sozialer Faktoren bei arterioskleroti-

237

schen Erkrankungen recht weit fortgeschritten ist, wir selbst Untersuchungen durchgeführt haben, Patienten mit diesem Leiden oft als uninteressant und chronisch krank zu wenig beachtet werden, das Typ-A Verhalten modifiziert und die Herz-Reinfarkthäufigkeit gesenkt werden kann (8).

Für den praktizierenden Arzt liegt die Bedeutung psychischer und sozialer Faktoren bei der Konversion (Kap. V), beim Schmerz (Kap. VI), bei den psychophysiologischen Störungen (Kap. VII) und bei der Begleitung von Krebskranken (Kap. IX) klarer zutage. Bei Leiden wie die Colitis ulcerosa, dem Herzinfarkt usw. scheint es weniger wichtig, sich um psychische und soziale Faktoren zu kümmern. Die Berücksichtigung dieser Faktoren verbessert aber den somatischen Therapieerfolg, beispielsweise bei der Colitis ulcerosa (9) und vermindert beim Herzinfarkt die Rezidivhäufigkeit (8). Zudem erlaubt die Kenntnis der Persönlichkeitszüge z. B. bei Patienten mit arteriosklerotischen Krankheiten einen gezielten Umgang in der Rehabilitation.

Mit diesem Kapitel wollen wir zusätzlich zu den Handlungsanweisungen (Kap. II und III) und den Wissensgrundlagen (Kap. IV – IX) einen Einblick in die Entwicklung der bio-psycho-sozialen Forschung auf einem bestimmten Gebiet vermitteln.

Fallbeschreibungen aus der älteren Literatur

Tabelle 1 faßt die Fallbeispiele aus der Literatur bis 1970 zusammen. Obwohl die Auffassung verbreitet ist, daß zerebrovaskuläre Ereignisse durch heftige Gefühle, besonders Wut, ausgelöst werden und daß gespannte Menschen, die sich selbst unter starken Leistungsdruck setzen zum Hirnschlag neigen, sind bis heute wenige Anstrengungen unternommen worden, diese Annahmen zu überprüfen. Dies steht im Gegensatz zur Situation bei der koronaren Herzkrankheit. Nach den älteren Darstellungen tritt die Apoplexie unter den oben beschriebenen Umständen auf. Kardiale und zerebrovaskuläre Ursachen wurden selten unterschieden. JOHANN WEPFER, 1658 (10) war der erste, der die intrazerebrale Blutung als eine Ursache der Apoplexie erwähnte. Sein erster Patient war ein 45jähriger Mann, der «Ärger wenig schätzte, kein Freund von Auseinandersetzungen war und heftigen Diskussionen auswich». Er erlitt eine Subarachnoidalblutung. Der zweite, der berühmte MALPIGHI «wurde in seinem 66. Lebensjahr Opfer einer Apoplexie, herbeigeführt durch Sorgen und sein Gemüt erschütternde Leidenschaft». TUKE (11) 1872 erwähnte eine 56jährige Frau, die unmittelbar nachdem sie mit Gewalt bedroht worden war, eine Hirnblutung erlitt. ECKER (12) 1954 schilderte als erster systematisch die Befunde bei 20 Hirnschlagpatienten. STOREY (13) untersuchte 291 Patienten sechs Monate bis sechs Jahre nach einer Subarachnoidalblutung. Obwohl er sich nicht besonders nach den Lebensum-

238

Tabelle 1: Falldarstellungen aus älterer Literatur (1658–1964)

Studie	n	Affekte	Situationen	Krankheit
(10) 1658	1	Ständige Bemühung, Ärger/Wut zu kontrollieren		Subarachnoidalblutung
	1	«Sorgen, das Gemüt erschütternde Leidenschaften»		«Apoplexie»
(11) 1872	1		mit Gewalt bedrohte Frau unmittelbar vor …	Hirnblutung
(12) 1954	20	13 mit Mühe feindliche Gefühle zu unterdrücken	langanhaltende persönliche Schwierigkeiten	7 mit Thrombose oder Spasmus
	15		besondere emotionale Belastung	13 mit subarachnoidaler oder intrazerebraler Blutung
(13) 1969	291	39 unter affektiver Spannung	7 mit dramatischem Ereignis unmittelbar vor …	Hirnblutung
(14) 1962 (15–21) 1940–1961	300 10	7 mit tiefster Aufwühlung	und ungewöhnlichem Ereignis besondere psychische Situation	7 mit ischämischem Hirninfarkt 8 mit Subarachnoidalblutung 2 bei denen Vasospasmen angenommen
(22,23) 1940, 1964	2	tiefgreifende seelische …	Erlebnisse	«Hirnschlag»

ständen und dem seelischen Zustand zur Zeit des Ereignisses erkundigte, schilderte er die in Tabelle 1 zusammengefaßten Beobachtungen. Daraus schloß er, daß heftige Gefühle gelegentlich zu Subarachnoidalblutungen führen können. Ullmann (14) studierte bei 300 Patienten die Verhaltensveränderungen nach dem Hirnschlag. Er führte Beispiele an, – alle mit ischämischem Hirnschlag –, bei denen eine klare zeitliche Korrelation mit einem ungewöhnlichen und zu tiefst aufwühlenden Ereignis zu beobachten war. Zehn weitere vereinzelte Falldarstellungen mit Beschreibung der psychischen Situation vor dem Hirnschlag finden sich (15–21). Zwei autobiographische Angaben von Schriftstellern betonen tiefgreifende seelische Probleme während Monaten vor dem Hirnschlag (22,23). Der eine widmet ein Kapitel seines Buches dem Hirnschlag bekannter geschichtlicher Persönlichkeiten gestützt auf deren Biographen. Er fragt sich, ob in späteren Hirnschlagpatienten eine Kraft wirkt, die vorantreibt und diese Menschen zwingt, sich selbst unbewältigbare Aufgaben zu stellen, an denen sie scheitern müssen.

Aus der Literatur geht der Eindruck hervor, daß dem Hirnschlag eine Periode seelischer Aufwühlung vorangehen kann und er Menschen trifft, die besondere Persönlichkeitszüge tragen. Dies legt nahe zu untersuchen, ob der Hirnschlag zu den somatopsychisch/psychosomatischen Leiden zu zählen ist.

Evaluationskriterien zur Beurteilung psychischer/ sozialer Einflüsse beim ischämischen Hirninfarkt

Die Fragen, ob bestimmte Ereignisse und Gefühlszustände dem ischämischen Hirninfarkt vorausgehen, und ob er bei Menschen mit spezifischen Persönlichkeitszügen vermehrt auftritt, gehören in die Gebiete der Epidemiologie (7) und der Psychosomatik. Epidemiologische Studien ermitteln Risikofaktoren, also ätiologische Teilerklärungen. Beim Hirnschlag erklären die bekannten Risikofaktoren – systolische Hypertension, Cholesterinspiegel, Diabetes mellitus, Übergewicht und Zigarettenrauchen bei weitem nicht 50 % der Varianz. Der Nachweis, daß psychischen/sozialen Faktoren ein direkter Einfluß auf das Risiko an Hirnschlag zu erkranken zukommen kann, – und nicht nur indirekt z. B. über das Rauchen –, muß folgende Evaluationskriterien berücksichtigen (24,25):

Stichprobe: Die für die Untersuchung ausgewählten Patienten müssen ein einheitliches Krankheitsbild aufweisen. Der «Hirnschlag» ist keine einheitliche Krankheit. Er umfaßt die Arteriosklerose-bedingte Ischämie, die selbst beispielsweise nach Lokalisation in Untergruppen zerfällt, die Subarachnoidalblutung, die Hirnembolie und das intrazerebrale Hämatom, Gefäßerkrankungen (Lues, sog. autoimmune Krankheiten, Hirnvenenthrombose), Abszesse, u. a. m.

Korrelation: Die psychischen/sozialen Faktoren müssen in der Stichprobe der Erkrankten häufiger vorkommen als in der Vergleichsgruppe.

Zeitlicher Ablauf: Der vermutete Faktor muß schon vor der Erkrankung beobachtbar sein, denn das Erleiden eines Hirninfarkts kann die Wesenszüge eines Menschen verändern und ihn die Ereignisse vor der Erkrankung anders sehen und schildern lassen, als wenn er gesund geblieben wäre.

Reproduzierbarkeit: Die gefundene Korrelation muß von andern Forschern und an anderen Stichproben nachweisbar sein.

Persistenz: Die Korrelation muß noch bestehen, wenn andere Risikofaktoren wie z. B. Rauchen, Hypertension usw. statistisch eliminiert worden sind.

Dosis-Wirkungsrelation: Je ausgeprägter der psychische/soziale Faktor, umso stärker muß die Ausprägung der Krankheit sein.

Spezifität: Der vermutete Risikofaktor muß für die untersuchte Krankheit spezifisch sein, also nur bei ihr vorkommen. Er behält selbstverständlich auch dann Bedeutung, wenn sich herausstellen sollte, daß er auch bei anderen Leiden das Erkrankungsrisiko erhöht.

Biologische Plausibilität: Die vermutete Korrelation sollte im Lichte des derzeitigen Wissens über die Verbindungsglieder zwischen Risikofaktor und Erkrankung biologisch vernünftig sein.

Experimentelle Ergebnisse: Sie sollten bei Mensch oder Tier vorliegen, wo die krankhaften Veränderungen unter kontrollierter Einwirkung des psychischen/sozialen Faktors entstanden.

Die bis jetzt vorliegenden Studien über die Bedeutung psychischer/sozialer Faktoren beim ischämischen Hirninfarkt sollen anhand der obigen neun Evaluationskriterien dargestellt werden. Da der pathologische Prozeß im ganzen arteriellen System vergleichbar ist (26), werden zur Ergänzung Forschungsergebnisse bei der koronaren Herzkrankheit herangezogen.

Lebensereignisse, Emotionen und ischämischer Hirninfarkt

Lebensereignisse

Die erwähnten Fallbeschreibungen gehören zu den Studien, die zu Hypothesen anregen. Sie erfüllen die Evaluationskriterien nicht. ADLER et al. (27) untersuchten die Lebensumstände und Emotionen bei 32 Männern vor 35 Ischämie-bedingten Hirninfarkten. Die Untersuchung stützte sich auf die im Kapitel II beschrie-

Tabelle 2: Emotionen, Lebensereignisse und Persönlichkeitszüge bei Patienten mit ischämischem Hirninfarkt

Studie	Krankheit	Emotionen (Monat vor)		Lebensereignisse		Persönlichkeitszüge (Pressured pattern; Typ A)	
(27)	Ischämischer Hirninfarkt bei 32 ♂ mit 35 Ereignissen	Hilflosigkeit	26%	Persönliches Versagen	79%	Bedürfnis nach Aktivität	94%
		Hoffnungslosigkeit	74%	Anforderung d. Umgebung	56%	Selbstvorstellung als harter Arbeiter	94%
		Wut	71%	Kontrollverlust über Bezugspersonen	50%	Hohes Verantwortungsgefühl	84%
		Scham	37%	Persönliche Fehler	50%	Inneres Drängen, Zeitnot	65%
		Trauer	31%	Realer oder drohender Verlust	47%	Fester Wille, Zielstrebigkeit	56%
		Schuld	17%	Verlust des Status als nützlich	56%	alle 5 Kategorien	44%
		Angst	9%	Versagen von Mitmenschen	29%	3 oder mehr	91%
		Einsamkeit	11%	3 od. mehr Ereignisformen	76%		
		Keine	17%	Keine	15%		
		(p < 0,01)					
(28)	Ischämischer Hirninfarkt	10 ♂	Wut	54	Meist Belastungen am Arbeitsplatz, Verlust von Mitmenschen. Kein großer Unterschied zwischen Gruppen	70	«Pressured pattern» vorwiegend
	Transiente ischäm. Attacke	16 ♂	Wut	54		31	
	Ohne vaskuläre Leiden	14 ♂	Wut	43		36	
	Ischäm. Hirninfarkt + Myokardinfarkt od. A. pectoris	9	Angst, Wut	100		78	
	Ischäm. Hirninfarkt od. TIA allein	17	Angst, Wut	41		29	(p < 0,1)
	Vergleichsgruppe	14	Angst, Wut	64		35	
		(p < 0,01)				(p < 0,09)	

242

(29)	Hirnschlag 1317♂+♀	♀ mit emotionaler Labilität, Angst, Spannung, Inzidenz sign. ↑ ♂ mit Angst, Inzidenz sign. ↑ (p = 0,02) mit Ärger, Inzidenz sign. ↑ (p = 0,06)	♀ berufstätig + Arbeitsüberlastung, Inzidenz sign. ↑ (p = 0,001) ♀ ohne unterstützende Untergebene, Inzidenz sign. ↑ (p < 0,005) ♂ mit Typ A + Arbeitsüberlastung Inzidenz sign. ↑ (p = 0,05)	♂ +♀ mit Typ A, Inzidenz sign. ↑ (♂ : p < 0,05) (♀ : p < 0,04)
(46)	Claudicatio intermittens (CI) + Koronararteriosklerose (KAK) = KAKIC 13 ♂ CI 13 ♂ Ohne vaskuläre, aber mit andern Leiden (OVL) 13 ♂			Typ A-Ausprägung sign. verschieden KAKIC > CI > OVL (p < 0,05)
(47)	21 ♂ + 23 ♀, 62% mit und 38% ohne arteriosklerotische Läsion der A. carotis			Patienten mit Läsion: 71% Typ A, 29% Typ B ohne Läsion: 53% Typ A, 47% Typ B (p < 0,05)

bene Technik der Anamneseerhebung. Bei 28 Patienten wurde der nächste Verwandte ebenfalls interviewt. Für die Interpretation der Daten wurden nur verbale Angaben verwendet, die sich auf konkrete Situationen vor dem Hirninfarkt bezogen. Sieben Formen von Ereignissen spielten in der Zeit vor dem Hirnschlag eine Rolle:

Persönliches Versagen / Anforderungen der Umgebung, durch sie auferlegte Belastungen und Hindernisse / Kontrollverlust über Bezugspersonen / Persönliche Fehler / realer oder phantasierter Verlust einer geliebten Person / Verlust des Status, nützlich oder benötigt zu sein / Versagen von Bezugspersonen, den Anforderungen des Patienten zu genügen (s. Tab. 2).

Meistens hinderten diese Ereignisse den Patienten aktiv und in Kontrolle zu sein und den an sich selbst gestellten Anforderungen zu genügen. Die meisten versuchten drei oder mehr dieser Ereignisse im Zeitpunkt zu bewältigen, zu dem der Hirnschlag eintrat. «Persönliches Versagen» war die häufigste dieser Situationen. «Anforderungen der Umgebung, Belastungen durch sie und von ihr aufgestellte Hindernisse», die die Aktivität blockierten oder die Stillung von Bedürfnissen verhinderten, fanden sich in mehr als der Hälfte der Fälle. Der «Kontrollverlust über wichtige Bezugspersonen» und «persönliche Fehler» fanden sich auch in der Hälfte der Fälle. Bei den «persönlichen Fehlern» waren vor allem die Arbeitsleistung, soziale Beziehungen, sexuelle Aktivität und die Rolle in der Familie betroffen. «Verluste wichtiger Mitmenschen» fanden sich auch bei der Hälfte der Patienten und stellte das aufwühlendste aller Ereignisse dar. Charakteristisch für diese 32 Männer war die bewußte oder unbewußte Erwartung, daß wichtige Bezugspersonen nicht nur ihre Wünsche erfüllten, sondern daß sie sich auch dem Standard des Patienten entsprechend verhalten und sogar zur Erfüllung ihrer Ziele beitragen würden. Der «Verlust des Status, nützlich und benötigt zu sein» kam gleich häufig vor. «Fehler anderer, den Standards des Patienten zu entsprechen», wurden zehnmal beobachtet. Bei fünf von 35 Hirnschlagepisoden ließen sich keine besonders belastenden Ereignisse erkennen.

Emotionen

Der größte Teil der Patienten erlebte während des Monats vor dem Hirnschlag wellenförmig zwei bis vier und sechs Patienten keine der in Tabelle 2 aufgezählten Affekte wie:

1. Aufgeben: «Was anderes konnte ich tun?», «Mußte von einem Tag zum andern leben», «Konnte daran nichts ändern», «Es war zu viel». 1a) Hilflosigkeit: Der Patient führt dies auf Versagen, Vernachlässigung durch/oder Fehler der Mitmenschen zurück, 1b) Hoffnungslosigkeit: Er führt dies auf eigenes Versagen, eigene Fehler und Unzulänglichkeiten zurück und erwartet keine Hilfe. 2. Wut: «wütend», «aufgeregt», versucht ruhig zu bleiben und sich zu kontrollieren usw. 3. Scham: «Ich leiste nicht das Richtige», «Ich habe versagt», «Ich verachte mich» usw. 4. Trauer: weint, wie er von Verlust erzählt, spricht von verlorenen Mitmenschen usw. 5. Schuld: «Beging ich ein

Unrecht?», «Man erkennt nicht, was man getan hat, bis es zu spät ist», «Sein Tod war meine Schuld». 6. Angst: «nervös», «voll Vorahnungen», «erschreckende Träume». 7. Einsamkeit: «Fühle mich einsam», «isoliert».

Am häufigsten lagen gleichzeitig Wut und Hoffnungslosigkeit vor – bei $^3/_4$ der Ereignisse-, und die Affekte Scham, Trauer, Schuld und Hilflosigkeit etwa bei $^1/_3$. Die Intensität dieser Gefühle wechselte wellenförmig, und es konnte keine Beziehung zwischen einem einzelnen Affekt und dem Zeitpunkt des Hirninfarktes gefunden werden. Nur sieben Patienten berichteten von einem unangenehmen Affekt im Moment des Hirnschlags, entweder von ohnmächtiger Wut oder Hoffnungslosigkeit.

GIANTURCO et al. (28) verglichen zehn Patienten mit ischämischem Infarkt und 16 mit transienten ischämischen Attacken (TIA) mit 14 an andern Leiden Erkrankten. Tabelle 2 enthält ihre Beobachtungen. Neun der 26 mit Hirninfarkt oder TIA hatten einen Myokardinfarkt durchgemacht oder litten an Angina pectoris. Alle wiesen vor dem Hirnschlag mindestens mittelstarke Affekte, (Angst oder Wut) auf, signifikant mehr als die Patienten mit Hirnschlag allein oder die Vergleichspatienten.

EAKER und FEINLEIB (29) untersuchten prospektiv bei 45–64jährigen gesunden Frauen und Männern (n = 1317) die Inzidenz zerebrovaskulärer Ereignisse (Tab. 2). Berufstätige Frauen mit Arbeitsüberlastung erlitten später häufiger einen Hirnschlag (p = 0.001). Zusätzlich zeigten diejenigen mit «nichtstützenden» Untergebenen eine höhere Inzidenz (p < 0.005). Die Inzidenz war signifikant mit gesteigerter emotionaler Labilität und Symptomen von Spannung und Angst verbunden. Männer mit Typ-A Verhalten (siehe später) und dessen arbeitsbezogener Komponente, die über Arbeitsüberlastung klagten, wiesen später eine erhöhte Inzidenz auf (6.6 vs 1.1%, p = 0.05). Die Inzidenz bei Männern, die annahmen, daß ihre Chancen schlecht stünden das gewünschte Einkommen einmal zu erreichen, war höher. Die Inzidenz war signifikant mit Symptomen von Angst (p = 0.02) und Ärger (p = 0.06) verbunden. Alle genannten Beziehungen mit Ausnahme von Spannung bei den Frauen und Ärger bei beiden Geschlechtern blieben nach Elimination der Risikofaktoren Alter, systolischer Blutdruck, Cholesterin und Zigarettenrauchen signifikant.

Studie (27) erhärtete also systematisch und retrospektiv die Hypothese, daß der ischämische Hirnschlag sich in besonderen Lebenssituationen einstellt und ihm bestimmte Emotionen vorangehen, Studie (28) erfüllte die Kriterien: Stichprobe, Korrelation und Reproduzierbarkeit, fand aber stärkere Emotionen nur signifikant häufiger bei zerebrovaskulär Erkrankten, die zudem ein Koronarleiden aufwiesen. Die belastenden Situationen waren in den drei Gruppen gleich häufig. Dies heißt nicht, daß emotionale Zustände und Lebensereignisse beim Hirnschlag keine Rolle spielen, sondern daß sie nicht spezifisch sind, jedoch verschiedenen Krankheiten vorausgehen können. Studie (29) stellte bei Frauen und Männern bei späteren zerebrovaskulären Ereignissen schon in gesunden Zeiten stärkere

Emotionen fest, insbesondere Angst und Arbeitsüberlastung mit fehlender Unterstützung durch die Umgebung. Diese Studie erfüllte die Kriterien: Korrelation, zeitlicher Ablauf, Reproduzierbarkeit und Persistenz; bei «Stichprobe» geben die Autoren keine Aufschlüsselung in Unterkategorien des Hirnschlages an.

Lebensereignisse, Emotionen und koronare Herzkrankheit

Der ausgedehnten Literatur werden Studien entnommen, die repräsentativ sind und die sich beim Hirnschlag stellenden Fragen in Bezug auf die koronare Herzkrankheit beleuchten. Tabelle 3 faßt sie und die von ihnen erfüllten Evaluationskriterien zusammen.

Lebensereignisse

Bengtson et al. (30) beobachteten retrospektiv bei Frauen kurz vor dem Herzinfarkt häufiger belastende soziale Ereignisse als bei gesund gebliebenen. GROEN und DRORY (31) stellten fest, daß die nächsten Verwandten von an Herzinfarkt Verstorbenen umso schwerere Probleme in deren Arbeitssituation beschrieben, desto stärker die Koronararterien befallen waren, wobei die Verwandten die Autopsiebefunde nicht kannten. FLODERUS (32) stellte prospektiv eine Beziehung zwischen psychosozialen Unstimmigkeiten und später häufigerem Auftreten von Angina pectoris und koronarer Herzkrankheit sowie einer größeren totalen Mortalität an den verschiedensten Leiden bei Männern fest. Die Spezifität war also keine eindeutige, da die Mortalität unspezifisch erhöht war. MEDALIE et al. (33) beobachteten prospektiv ein doppelt so hohes Risiko für Angina pectoris bei Männern mit Problemen und Konflikten im Bereiche der Finanzen, der Familie, am Arbeitsplatz mit Mitarbeitern und Vorgesetzten ($p < 0.01$), während diese Faktoren mit späterem Herzinfarkt weniger eng verbunden waren ($p < 0.05$, persönliche Mitteilung). PARKES et al. (34) stellten bei Witwern und Witwen und anderen nahen Angehörigen des Verstorbenen im Vergleich zur verheirateten Vergleichspopulation eine erhöhte Mortalität an koronarer Herzkrankheit fest. HELSING et al. (2,3) fanden bei 4 032 Verwitweten 9 – 10 Jahre später im Vergleich zur selben Zahl verheirateter Männer eine um das 1.5 bis 4fach erhöhte Mortalität mit Ausnahme der 75jährigen und älteren, bei Frauen aber keine. Die Mortalität verteilte sich auf diejenigen Krankheiten, die auch sonst in dieser Bevölkerung in der gleichen Streuung vorkamen. KRAUS und LILIENFELD (35) fanden bei 20 – 40jährigen Verwitweten für die 20 prädominierenden Krankheiten eine gehäufte Mortalität gegenüber Verheirateten, das Risiko für arteriosklerotische Leiden

Tabelle 3: Evaluationskriterien bei Studien über Emotionen, Lebensereignisse und Persönlichkeitszüge bei Patienten mit Herzinfarkt

x   Mortalität an verschiedenen Leiden, inkl. Herzinfarkt
xx   Zweitinfarkt und Herztod
xxx   Obstruktion der Koronararterien
xxxx Herzinfarkt mit letalem Ausgang
xxxxx Angina pectoris

Studie	Emotionen	Lebensereignisse	Persönlichkeitszüge (Typ A)	Stichprobe	Korrelation	Zeitlicher Ablauf	Reproduzierbarkeit	Persistenz	Dosis-Wirkungsrelation	Spezifität	Plausibilität	Tierversuch
(30)		belastende Ereignisse		+	+		+	+	+	+		
(31)		Probleme am Arbeitsplatz		+	+		+	+	+			
(32)		Psychosoz. Unstimmigkeiten		+	+		+	(+)	+			
(33)		Probleme mit Finanzen, Familie, Arbeit		+	+		+	+	+	+		
(34)		Verwitwung		+	+			−				
(2, 3) x		Verwitwung		+	+			(+)				
(35) x		Verwitwung		+	+			+				
(36) x		Verwitwung		+	+			+				
(37) x		Verwitwung		+								
(38) xx	Depressionswerte Auf MMPI			+	+		+	+				
(39) xxx	Angst, Depression, ↓Kontrolle der Emotionen			+				+				
(40) xxxx	Depressionswerte auf MMPI			+	+	+	+	+				
(41, 42) xxx		Psychosoziale Belastung		+	+	+	+	+	+	+		+
(48)			Typ A	+								
(50, 51)			Typ A	+	+			+	+			
(54)			Typ A	+	+			+	+			
(55) xxx			Typ A	+	+			+	+		(+)	
(56) xxx			Neigung zu Feindseligkeit, Wut nach innen	+	+			+	+			
(57)			Typ A	+	+	+			+	+		+
(58) xxxxx			Typ A	+	+	+			+	+		(+)

247

überwog. KONSKENVUO et al. (36) beobachteten in Finnland bei verwitweten Männern eine konstant höhere Mortalität an Herzleiden im Vergleich zu Verheirateten. HORWITZ und WEBER (37) berechneten bei Verwitweten zum Beispiel für Infektionen, maligne Tumoren, Herzkreislaufleiden und Verletzungen standardisierte Mortalitätsraten > 1.0.

Emotionen

BRUHN et al. (38) beobachteten bei Myokardinfarkt-Patienten eine Beziehung zwischen erhöhtem Risiko für Zweitinfarkte, Herztod und einem erhöhten Wert auf einer aus dem MMPI abgeleiteten Depressions-Skala. ZYZANSKY et al. (39) stellten eine Beziehung zwischen höheren Graden von Obstruktion der Koronararterien und erhöhten Werten von Angst, Depression und verminderter Fähigkeit, Emotionen zu kontrollieren, fest. Die Beziehung war von den präsentierten klinischen Symptomen unabhängig. SHEKELLE und OSTFELD (40) stellten bei Herzinfarktpatienten, die nicht überlebten gegenüber den Überlebenden höhere Werte auf der MMPI-Depressions-Skala fest. Da depressive Affekte prospektiv gehäuft bei späteren Krebskranken gefunden wurden (7), erhöhen solche Affekte das Krankheitsrisiko also auch unspezifisch.

Tierexperimentell konnte HENRY et al. (41) eine Dosis-Wirkungsrelation zwischen psychosozialer Belastung und Ausmaß der Koronararteriosklerose bei Ratten beobachten. Bei Makaka Faszikularis Affen, nicht humanen Primaten, die 22 Monate lang eine mäßig aterogene Diät erhalten hatten (42), zeigten dominierende männliche Affen in unstabilen Kolonien (einzelne Affen in den drei Fünfer-Gruppen wurden immer wieder ausgetauscht), stärkere Arteriosklerose der Koronararterien als Tiere niedrigerer Rangordnung und Dominante in stabilen Kolonien, wo die Fünfer-Gruppen unverändert die ganze Zeit zusammen blieben. Bei Affen unter einer Diät, die fast frei von Cholesterol und gesättigten Fettsäuren war, zeigten alle Tiere in den unstabilen Kolonien mehr Koronararteriosklerose als diejenigen in stabilen.

Persönlichkeit und ischämischer Hirninfarkt

ADLER et al. (27) fanden bei Männern mit ischämischem Hirnschlag bestimmte Persönlichkeitszüge in der überwiegenden Zahl der Patienten, eine Verhaltensweise, die als «Pressured pattern» bezeichnet wurde (siehe Tab. 2). Sie war charakterisiert durch:

ein Bedürfnis nach Aktivität und Beschäftigung, eine Selbstvorstellung als harter Arbeiter / hohe Ansprüche an sich selbst und ein hohes Verantwortungsgefühl / ein

Gefühl inneren Drängens und der Zeitnot mit einem Bedürfnis Zeitlimiten zu erfüllen und Ziele zu erreichen / Zielstrebigkeit und fester Wille.

44% zeigten alle fünf Komponenten dieses Verhaltensmusters und 91% drei oder mehr. Zusätzlich fanden sich chronische Probleme mit der Kontrolle von Wut und Ärger, besonders gegenüber Mitmenschen, von denen der Patient sich abhängig fühlt (ein Drittel der Patienten) und ein Stil der Beziehung zum Mitmenschen, der durch die Übernahme von Verantwortung charakterisiert ist mit dem Ziel, die eigenen Abhängigkeitsbedürfnisse zu befriedigen, sei es durch selbstgenügsames, unabhängiges Verhalten mit Kontrolle der Mitmenschen (67%) oder durch Unterwürfigkeit (32%), das die Mitmenschen besänftigt. Eine Mischung zwischen unabhängigem und abhängigem Verhalten zeigten 32%.

In Studie (28) fand sich das «Pressured pattern» als vorherrschendes Muster bei 70% der Hirnschlagpatienten, 31 der TIA- und 36% der Kontrollpatienten (Tab. 2). Das Bedürfnis nach Aktivität und Beschäftigung betrug bei den Hirninfarkt-Patienten 80%, bei den TIA- 87% und bei den Kontrollpatienten 64%. Das Gefühl inneren Drängens, der Zeitnot und das Bedürfnis Ziele zu erreichen, fanden sich in 70% resp. 44 und 46%. Ein «pressured pattern» zeigten 78% der Patienten mit zerebrovaskulären Leiden und Koronaropathie, während es nur bei 29% der lediglich zerebrovaskulär Kranken und 35% der Vergleichspatienten vorkam. 70% der Hirnschlag- und 75% der TIA-Patienten zeigten gemischt unabhängig-abhängiges Verhalten, während die Vergleichspatienten über das ganze Spektrum von Unabhängigkeit bis Abhängigkeit gleichmäßig verteilt waren. Die Patienten mit Hirnschlägen zeigten also ein ausgeprägteres «pressured pattern» als die Vergleichsgruppe, besonders diejenigen mit gleichzeitiger Koronaropathie. Dies könnte auf eine Dosis-Wirkungsrelation zwischen «pressured pattern» und Arteriosklerose im ganzen Körper hinweisen, oder bedeuten, daß hauptsächlich Patienten mit Koronararteriosklerose dieses Verhaltensmuster zeigen. Das «pressured pattern» entspricht weitgehend dem Typ-A Verhalten von Friedman und Rosenman (43). Es wurde in der Framingham-Studie prospektiv bei 1317 Menschen gemessen, die hinsichtlich Herz- und Kreislaufleiden klinisch gesund waren (29).

Der Typ-A ist als eine Konstellation von Persönlichkeitszügen definiert, die sich in einem chronischen unablässigen Kampf, mehr und mehr in immer kürzerer Zeit, wenn nötig auch gegen Widerstand von Sachen oder Menschen zu erreichen, und in extremer Aggressivität, leicht weckbarer Feindseligkeit und einem Gefühl von Zeitdruck und Erfolgsstreben äußert. Der Typ-A wird mit einem strukturierten Interview erfaßt, das nicht nur Inhaltliches mißt, sondern auch Mimik, Gestik und Sprache berücksichtigt. Im Interview wird die Versuchsperson gefragt, wie sie auf eine Reihe von Situationen reagiert, die Feindseligkeit, Ungeduld und Konkurrenzverhalten auslösen können. So wird beispielsweise gefragt, wie sie bei der Zusammenarbeit mit einem langsamen Mitarbeiter oder beim Anstehen in einer Schlange reagiert, und einige Fragen werden trotz offensichtlich klarer Antwortmöglichkeit absichtlich zögernd und langsam gestellt. Der Mensch mit Typ-A unterbricht und beantwortet die Frage, bevor sie vollständig gestellt ist. Der Interviewer kann auch die Präzision einer Antwort in Frage stellen, um die Irritabilität zu prüfen (44). Die klinische Einteilung erfolgt in vier Kategorien: Typ-A_1 oder vollentwickeltes Typ-A Verhalten, Typ-A_2 oder unvollständiges Typ-A Verhalten, Typ X oder Mischung zwischen Typ-A und B-Verhalten, Typ-B oder Fehlen der A-Typ Züge. Die Übereinstimmung zwischen Beobachtern für die Einteilung in vier Kategorien beträgt 60%, diejenige in Typ-A oder B 84%, die Reliabilität nach 12 – 20 Monaten 80% (45).

Frauen mit Typ-A zeigten eine signifikant höhere Hirnschlaginzidenz als Typ-B (relatives Risiko 5%, p = 0.04) (Tab. 2). Männer mit Typ-A standen unter erhöhtem Risiko, wenn sie über Arbeitsüberlastung klagten (6.6% vs 1.1% relatives Risiko p = 0.05). Diese Beziehungen blieben nach Kontrolle der Risikofaktoren Alter, systolischer Blutdruck, Cholesterin und Zigarettenrauchen signifikant (Persistenz).

Die Studien (27–29) belegen, daß bestimmte Emotionen, Lebenssituationen und Persönlichkeitszüge unabhängig von den Standardrisikofaktoren die Gefahr, an ischämischem Hirninfarkt zu erkranken, steigern. Die Evaluationskriterien Stichprobe, Korrelation, zeitlicher Ablauf, Reproduzierbarkeit und Persistenz sind erfüllt. Über den Zusammenhang zwischen Ausprägung des Typ-A und Schwere der Arteriosklerose der Hirngefäße liegen noch keine Resultate vor. COTTIER et al. (46) (Tab. 2) wiesen nach, daß das «pressured pattern», respektive das Typ-A Verhalten am schwächsten bei Vergleichspatienten ohne arteriosklerotische Leiden war, prominenter bei Menschen mit peripherer Arteriosklerose allein, noch ausgeprägter bei Patienten, die neben peripheren noch an koronarer Arteriosklerose litten und am stärksten bei Kranken der letzten Gruppe, die zusätzlich noch ischämische Hirninfarkte erlitten hatten. Die Korrelation zwischen Typ-A Verhalten und Arteriosklerose der A. carotis wurde ebenfalls beobachtet (47) (Tab. 2).

Persönlichkeit und koronare Herzkrankheit

Die meisten Studien sind an Männern durchgeführt worden. Die Beziehung zwischen Typ-A – bestimmt mit dem strukturierten Interview – und dem prospektiven Risiko, eine koronararterielle Krankheit zu erleiden (relatives Risiko), beträgt 2.2 (48). Im «Chicago Heart Association Screening in Industry» – Projekt (49) zeigte sich die Unabhängigkeit des Risikofaktors Typ-A von andern Risikofaktoren. Das Typ-A Muster besitzt etwa die gleiche Stärke der Beziehung zur koronaren Herzkrankheit wie die einzelnen Standard Risikofaktoren. 1976 zählte Jenkins (50) 24 Studien auf, die sich mit Typ-A befaßten. 22 davon bestätigten die oben genannten Beobachtungen. Zwei Jahre später nannte er Untersuchungen aus mehreren europäischen Ländern mit bestätigenden Resultaten (51).

Die von diesen Studien erfüllten Evaluationskriterien sind in Tabelle 3 festgehalten.

Das Typ-A Verhalten kann schon bei Kindern in ganz unterschiedlichem Maß beobachtet werden (52). Seine Komponenten «Lautstärke der Sprache», «Wettstreit mit dem Interviewer um das Gespräch zu kontrollieren» und «die Neigung, feindselig zu reagieren», zeichnen sich in Zwillingsstudien als genetisch determiniert ab (53), während andere Komponenten durch frühe Erfahrung erworben scheinen wie «schnelle, beschleunigte Sprache», «Zwang, Angefangenes schnell zu vollenden», «Unzufriedenheit mit den eigenen Leistungen», «rasches und ungeduldiges Arbeiten», usw. Eine Dosis-Wirkungsrelation zwischen Typ-A und Ausmaß der koronaren Herzkrankheit wurde erbracht (54): Mit dem Jenkins Activity Survey (JAS), der eine graduierte Erfassung des Typ-A Verhaltens erlaubt, fand sich die höchste Inzidenz für koronare Herzkrankheit bei Individuen mit dem stärksten Typ-A, eine niedrigere bei mittleren und die tiefste bei denjenigen mit dem schwächsten Typ-A Verhalten. Bei Frauen und Männern korrelierte das Ausmaß der angiographisch erfaßten Koronararteriosklerose signifikant mit dem Typ-A Verhalten (55). Diese Beziehung blieb bestehen, nachdem gleichzeitig die Standardrisikofaktoren statistisch eliminiert worden waren. In mehreren Studien wurden diese Beobachtungen bestätigt, während in einigen wenigen (56) keine Beziehung zwischen Typ-A und Ausmaß der Koronaropathie gefunden wurde, hingegen korrelierten «die Neigung zu Feindseligkeit» und «die nach innen gewendete Wut», die beide mit dem Typ-A Verhalten korrelieren, mit dem Ausmaß der Koronaropathie. In der WCGS-Studie (48) wiesen nur Menschen, die an koronaren Herzkrankheiten oder Unfällen starben, im JAS typisches A-Verhalten auf, während Männer, die an Lungenkrankheiten, malignen Tumoren und allen anderen Krankheiten starben über Typ-A und B ziemlich gleichmäßig verteilt waren. In der South Eastern Connecticut Study (57) waren Patienten mit koronarer Herzkrankheit ausgeprägtere A-Typen als alle andern hospitalisierten Patienten oder normale Vergleichspersonen, das Typ-A Vorkommen in den beiden letzteren Gruppen war gleich häufig. Young (58) fand das zur Koronarkrankheit disponierende Verhalten bei Patienten mit Angina pectoris gehäuft, aber auch bei solchen mit Ulcus-Leiden.

Es überrascht nicht, daß die Spezifität nicht absolut sein kann: Das Typ-A Verhalten und seine Komponenten erklären ja nur einen Teil der Varianz des Risikos und es muß ausgeprägte A-Typen geben, bei denen andere Risikofaktoren fehlen und solche, die in einer Umgebung leben, in der ihnen ihr Verhalten zum Vorteil gereicht und sie nicht unter Belastungen geraten läßt, die sich ungünstig auswirken. Andererseits muß es B-Typen mit so ausgeprägten Standard-Risikofaktoren geben, daß sie an Koronarleiden erkranken.

Die in Tabelle 3 aufgeführten Studien zeigen, daß Emotionen, Lebensereignisse und Persönlichkeitszüge als Risikofaktoren zur Erkrankung an Herzinfarkt beitragen können. Die Ergebnisse entsprechen denjenigen beim ischämischen Hirninfarkt. Über die Verbindungsglieder zwischen diesen Risikokategorien und dem

Tabelle 4: Interaktionen zwischen biologischen, psychischen und sozialen Faktoren beim ischämischen Hirninfarkt

Studie	Parameter		Situation/Experiment	Stichprobe
(59)	Blutdruckhöhe- und Variabilität	↑	Manager mit Typ-A in belastenden Situationen	Typ A > Typ B
(60)	Blutdruckwerte	↑	Büroangestellte	Typ A > Typ B
(61, 62, 63)	Kardiovaskuläre Reaktionsbereitschaft	↑	Psychosoziale Belastungen bei Studenten und Erwachsenen	Typ A > Typ B
(64, 65)	Blutdruckvariabilität	↑	Laborstreß	Typ A > Typ B
(66, 67)	Blutdruckwerte	↑	Erwachsene und Studenten während Tagesaktivitäten	Typ A > Typ B
(68)	Blutdruckwerte gleich wie bei Typ B		Luftverkehrsüberwacher während «Abschluß»terminperiode gegenüber restlicher Zeit	Typ A = Typ B
(69)	Serum-Cholesterinspiegel	↑		bei Treuhändern
(70)	HDL: Cholesterol-Verhältnis	→	Examenszeiten	Physiotherapieschüler
(77)	Catecholamine 17-OHCS	↑	während Arbeitstag, nicht aber nachts	Typ A > Typ B
(78)	Herzfrequenz, Blutdruckwerte, Catecholaminausscheidung	↑	Lösen von Aufgaben im Labor	Typ A > Typ B
(79)	Adrenalin	↑	In Ruhephase zwischen Labortests	Typ A > Typ B
(86)	Thrombozyten Zahl Aggregation weniger ↓	↑	In Ruhe	Typ A > Typ B
			nach körperlicher Belastung unter Einwirkung von Noradrenalin	Typ A > Typ B
			unter Einwirkung von ADP	bei Typ A vgl. zu Typ B
				Typ A vgl. zu Typ B
(81)	Testosteronausscheidung	↑	bei Männern tagsüber	Typ A > Typ B

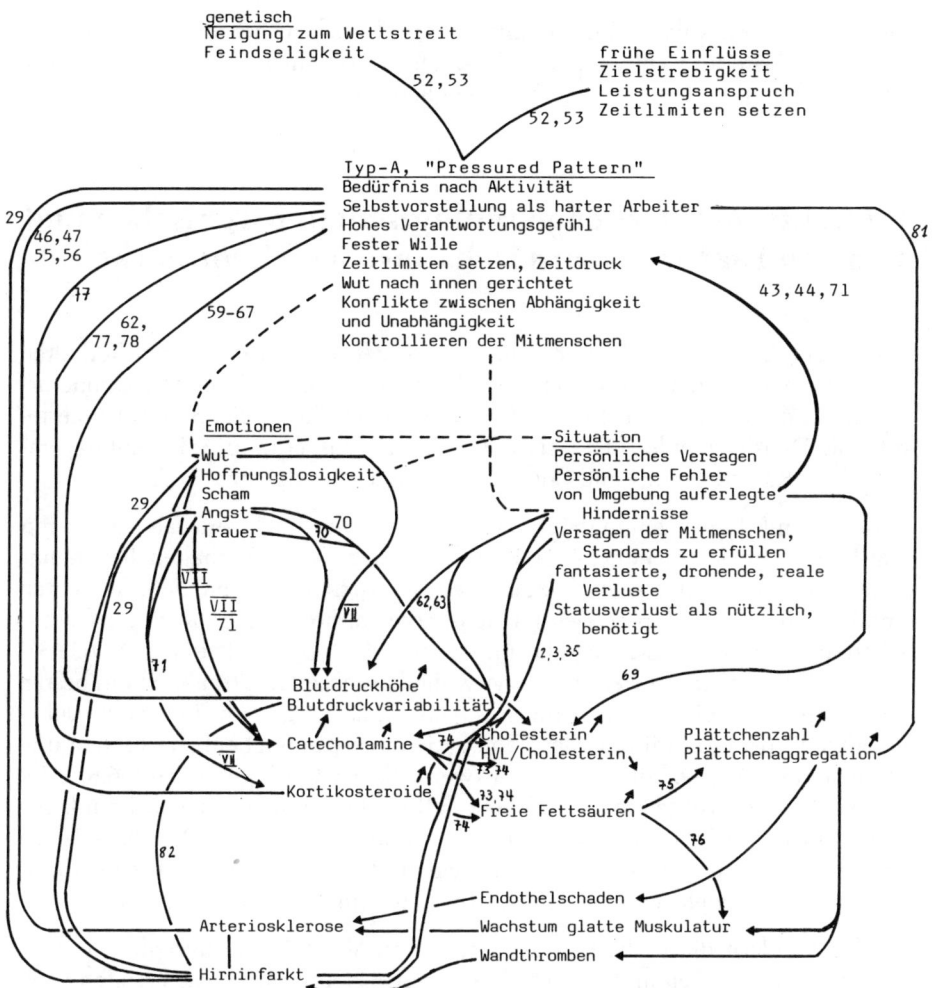

Abbildung 1: Entstehung des ischämischen Hirninfarkts gezeigt am multifaktoriellen bio-psycho-sozialen Krankheitskonzept

Legende:
____ durch Forschungsergebnisse belegte, kausale Beziehung
____ durch Forschungsergebnisse belegte Beziehung
_ _ _ _ klinisch plausible Beziehung
arabische Zahlen = Referenzen der in diesem Kapitel zitierten Literatur
VII siehe Referenzen im Kapitel VII

Endpunkt der vaskulären Erkrankung ist damit noch nichts ausgesagt und das Evaluationskriterium «Biologische Plausibilität» noch nicht erfüllt. Der nächste Abschnitt befaßt sich mit diesen Zwischengliedern.

Interaktionen zwischen biologischen, psychischen und sozialen Faktoren beim ischämischen Hirninfarkt

Die «Biologische Plausibilität» befaßt sich mit den Gliedern zwischen Verhalten und Veränderungen der Endorgane, der Arteriosklerose der Hirn- und Koronararterien. Zu diesen gehören Höhe und Variabilität des Blutdrucks, Serum-Cholesterol, Low-Density Lipide (LDL), freie Fettsäuren, Blutgerinnung, Thrombozytenverhalten, Katecholamin- und Cortisol-Sekretion und -Spiegel.

Manager mit Typ-A zeigten signifikant höhere Blutdruckwerte als solche mit Typ-B (59). In der FRAMINGHAM-Studie (60) war Typ-A Verhalten bei männlichen Büroangestellten signifikant mit der Blutdruckhöhe verbunden. Studenten und Erwachsene mit Typ-A wiesen eine höhere kardiovaskuläre Reaktionsbereitschaft unter psychosozialen Belastungen auf als Typ-B Individuen (61,62,63). Faktoren, die im strukturierten Interview die koronare Herzkrankheit am besten voraussagen, korrelierten auch am engsten mit Belastungs-induzierter Blutdruckvariabilität (64,65). Während den Tagesaktivitäten wurden bei Erwachsenen und Studenten mit Typ-A höhere Blutdruckwerte als bei Typ-B gefunden (66,67). Im Gegensatz dazu wurden in einer Studie (68) bei Luftverkehrsüberwachern keine Unterschiede im Blutdruck zwischen Typ-A und B festgestellt. Die bei A-Typen größeren und häufigeren Blutdruckanstiege und Schwankungen führen vermutlich zu einer vermehrten Belastung und Schädigung der Gefäßinnenwand.

Bei Treuhändern, die auf bestimmte Termine hin Abschlüsse fertigstellen mußten, wurde zu diesen Zeitpunkten erhöhte Serum-Cholesterin-Spiegel unabhängig von Ernährungsgewohnheiten, Gewicht und Körperaktivität beobachtet (69). Bei Physiotherapeuten in Prüfungsphasen ihrer Ausbildung, die mit Gefühlen von Angst, Depression und Feindseligkeit einhergingen, fanden sich erhöhte Serum-Cholesterinspiegel und absinkende HDL/Cholesterin Verhältnisse (70).

Katecholamine werden bei psychischem Streß sezerniert (s. Kap. VII). Beherrscht das Individuum die Situation, werden sie alleine ausgeschüttet, wird auf die psychosoziale Belastung nicht nur mit Anstrengung, sondern auch mit Verzweiflung reagiert, so werden sie zusammen mit Cortisol sezerniert (71). Sie setzen Lipide aus dem Fettgewebe frei unter Beteiligung der Kortikosteroide (72,73). Cholesterin, freie Fettsäuren und Phospholipide steigen im Serum an. Durch Adrenalektomie kann dieser Khatecholamineffekt verhindert werden (74). Die freien Fettsäuren intensivieren die Aggregation der Thrombozyten, die über ihre

254

Anlagerung an die Gefäßwand und über die Freisetzung von Faktoren, die das Wachstum der glatten Muskelfasern in der Gefäßwand anregen, atherogen wirken (75). Die freien Fettsäuren gelangen in die Leber und werden bei der Produktion der VLDL (Very Low Density Lipids) verwendet, die das Wachstum der glatten Muskulatur der Gefäßwand ebenfalls fördern (76). Katecholamine werden während des Arbeitstages, nicht aber nachts, von A- im Vergleich zu B-Typen vermehrt ausgeschieden (77). Während dem Lösen verschiedener Aufgaben im Labor zeigen A- im Vergleich zu B-Typen eine größere Zunahme der Herzfrequenz, des Blutdrucks und der Catecholaminausscheidung (78). In einem Laborversuch, der erlaubte, das Arbeitstempo nach eigenem Wohlbefinden zu wählen, arbeiteten A-Typen schneller und mit weniger Fehlern als Typ-B Individuen und schieden nicht mehr Adrenalin und Cortisol aus (79). Waren die Versuchspersonen aber unbeschäftigt, so fühlten sich die A-Typen gleich stark oder sogar stärker erregt und schütteten mehr Adrenalin aus als während der Belastung, während die B-Typen in der Ruheperiode weniger erregt waren und weniger Adrenalin sezernierten als während der psychischen Belastung. Dies weist auf die Bedeutung der Furcht der A-Typen hin, die Kontrolle zu verlieren. Sie scheiden während des Tages auch mehr Testosteron im Urin aus als Männer mit Typ-B Verhalten (80).

Männer, die durch Zeitnot, Ungeduld, Hasten und Reizbarkeit charakterisiert waren, wiesen im Gesamtblut höhere Thrombozytenwerte auf, ihre Plättchenaggregation nahm nach körperlicher Belastung unter Einwirkung von Noradrenalin prozentual weniger ab, ihre Aggregationszeit nach ADP war kürzer, die «second slope» häufiger als bei ruhigeren, weniger gehetzten Männern des B-Typs (81).

Abbildung 1 stellt auf Grund der in diesem Kapitel erwähnten Forschung dar, was im Rahmen eines bio-psycho-sozialen Krankheitskonzepts über die Entstehung des ischämischen Hirninfarkts bis jetzt ausgesagt werden kann.

Literatur

1. Jacobs S., Ostfeld A.: An Epidemiologic Review of the Mortality of Bereavement. Psychosom. Med. 39: (5) 344–357, 1977
2. Helsing KJ., Szklo M.: Mortality after Bereavement. Am. J. Epid. 114: (1) 41–52, 1981
3. Helsing KJ, Comstock GW, Szklo M.: Causes of Death in a Widowed Population Am. J. Epid. 116 (3): 524–532, 1891
4. Mirsky IA.: Physiologic, psychologic and social determinants of psychosomatic disorders. Dis. Nerv. Syst. 21: 50–56, 1960. (2) Suppl.
5. Engel GL.: The Psychological aspects of Illness. Unpublished draft for Beeson-MC Dermott, Cecil-Loeb Textbook of Medicine, 12th Ed., p. 41.
6. Uexküll v. Th. und Schüffel W.: Ulcus duodeni. In: Uexküll v. Th. et al. Lehrbuch der Psychosomatischen Medizin, 3. Aufl. Urban und Schwarzenberg, 1985

7. Hürny Ch.: Psyche und Krebs. Jahresversammlung der Schweiz. Ges. für Innere Medizin, Lugano, 12. Mai 1984, Schweiz. Med. Wochenschrift, 114: 1827–1833, 1984

8. Powell LH., Friedman M., Thoresen CE., Grill JJ., and Ulmer DK.: Can the type A pattern be altered after myocardial infarction? A second year report from the current coronary prevention project. Psychosom. Med. 46: 293–323, 1984

9. Karush A., Daniels G.E., O'Connor J.F., Stern L.O.: The response to psychotherapy in chronic ulcerative colitis. I. Pretreatment factors. Psychosom. Med. 30: 255–276, 1968. II. Factors arising from the therapeutic situation. Psychosom. Med. 31: 201–226, 1969.

10. Wepfer JJ.: Historiae Apoplecticorum (1658), zitiert nach RH Major, Classic Descriptions of Disease. Third ed. Springfield, Jll. Charles C. Thomas, Publishers, p. 474, 1945

11. Tuke DH.: Influence of the Mind upon the Body. Philadelphia, Lindsay and Blakeston, p. 264, 1872

12. Ecker A.: Emotional Stress before strokes: a preliminary report of 20 cases. Ann. Intern Med. 40: 49–56, 1954

13. Storey PB.: The precipitation of subarachnoid hemorrhage. J. Psychosom. Res. 13: 175–182, 1969

14. Ullmann M.: Behavioral Changes in Patients following Strokes. Springfield, Jll., Charles C. Thomas Publishers, 1962

15. Engel, GL., Hamburger WW., Reiser M., et al.: Electroencephalographic and psychological studies of a case of migraine with severe preheadache phenomena. Psychosom. Med. 15: 337–348, 1953

16. Binger CAL., Ackerman NW., Cohu AE., et al.: Personality in arterial Hypertension. Brunner, N. Y., Psychosomatic Medicine Monograph, 1945

17. Fisher CM.: Clinical syndromes in cerebral hemorrhage, Pathogenesis and Treatment of Cerebrovascular Disease. Edited by W. S. Fields, Springfield, Jll. Charles C. Thomas, Publishers, 1961

18. Hambling J.: Emotions and symptoms in essential hypertension. Brit. J. Med. Psychol. 24: 242–253, 1951

19. Kaplan SM., Curtis GC.: Reactions of medical patients to discharge from a psychosomatic unit of a general hospital. Postgrad. Med. 29: 358–364, 1961

20. Pool L.: Discussion of Miller CM.: Clinical syndromes in cerebral hemorrhage. Pathogenesis and Treatment of Cerebrovascular Disease. Edited by W. S. Fields, Springfield, Jll. Charles C. Thomas, Publishers, 1961

21. Weiss E.: Cardiovascular lesions of probable psychosomatic origin in arterial hypertension. Psychosom. Med. 2: 249–264, 1940

22. Hodgins E.: Episode. A Report on an Accident which occurred Inside my Head. Atheneum Publishers, 1964

23. Wint G.: The Third Killer. Meditations on a Stroke. New York, Abelard-Shulman, 1965

24. Morrison FR., Paffenbarger RA.: Epidemiological Aspects of Biobehavior in the Etiology of Cancer: A Critical Review. In: Weiss SM, Herd JA and Fox BH (Eds). Perspectives on Behavioral Medicine, Academic Press, New York, 1981

25. Jenkins CD.: Behavioral Risk Factors in Coronary Artery Disease. Ann Rev Med 29: 543–562, 1978

26. GORDON T., KANNEL WB.: Predisposition to atherosclerosis in the head, heart and legs. The Framingham-Study. J. Am. Med. Assoc. 221: 661–666, 1972
27. ADLER R., MacRITCHIE K., ENGEL GL.: Psychological Processes and Ischemic Stroke (Occlusive Cerebrovascular Disease). I. Observations on 32 Men with 35 strokes. Psychosom. Med. 33 (1): 1–29, 1971
28. GIANTURCO DT., BRESTIN MS., HEYMAN A., GENTRY WD., JENKINS CD. and KAPLAN B.: Personality Patterns and Life Stress in ischemic Cerebrovascular Disease. 1. Psychiatric Findings. Stroke 5: 453–460, 1974
29. EAKER ED., FEINLEIB M.: Psychosocial Factors and the Ten-year Incidence of Cerebrovascular accident in the Framingham Heart Study. Psychosomatic Med 45 (1), 1983 (Abstract)
30. BENGTSON, C., HALLSTRÖM T., TILLIN G.: Social factors, stress experience and personality traits in women with ischemic heart disease, compared to a population sample of women. Acta Med Scand. (Suppl.) 549: 82–92, 1973
31. GROEN JJ., DRORY S.: Influence of psychosocial factors on coronary heart disease: A comparison of autopsy findings with the results of a psychosocial questionnaire. Pathol Microbiol. 30: 779–788, 1967
32. FLODERUS B.: Psychosocial factors in relation to coronary heart disease and associated risk factors. Nord Hyg. Tidskr. Suppl. 6, 1974
33. MEDALIE JH., SNYDER M., GROEN JJ., NEUFELD H., GOLDBOURT U. and REIS E.: Angina pectoris among 10 000 men: 5-year incidence and unvariate analysis. Am J Med. 55: 583–84, 1973
34. PARKES CM., BENJAMIN B., FITZGERALD RG.: Broken heart: a statistical study of increased mortality among widowers. Br. Med J. I: 740–743, 1971
35. KRAUS AM., LILIENFELD AM.: Some epidemiologic aspects of the high mortality rate in the young widowed group. J. Chron. Dis. 10: 207–217, 1959
36. KOSKENVUO M., KAPRIO J., KESANIUNI A. et al.: Differences in mortality from ischemic heart disease by marital status and social class. J. Chron. Dis. 33: 95–106, 1980
37. HORWITZ O., WEBER J.: Aegteskabelig stilling og dodelighed. Ugeskr. Laeger 22: 1089–1104, 1973
38. BRUHN JG., PAREDES A., ADRETT CA. et al: Psychological predictors of sudden death in myocardial infarction. J. Psychosom. Res. 18: 187–191, 1974
39. ZYZANSKY SJ., JENKINS CD., RYAN TJ., FLESSAS A., EVERIST M.: Psychological correlates of coronary angiographic findings. Arch. Intern. Med. 136: 1234–1237, 1976
40. SHEKELLE RB., OSTFELD AM.: Psychometric evaluations in cardiovascular epidemiology. Ann. N. Y. Acad. Sci 126: 696–705, 1965
41. HENRY JP., ELY DL., STEPHENS PM., RATCLIFFE HL., SANTISTEBEN GA., SHAPIRO AP.: The role of psychosocial factors in the development of arteriosclerosis in CBA mice. Atherosclerosis 14: 203–218, 1971
42. MANUCK SB.: Atherosclerosis, cardiovascular reactivity and social dominance in apromolgus monkeys. Biobehavioral factors in coronary heart disease. Winterscheid, June 12–15, 1984
43. FRIEDMAN M., ROSENMAN RH.: Association of specific overt behavior pattern with blood and cardivascular findings. J Amer Med Ass 169: 1286–1296, 1959
44. MATHEWS KA.: Assessment Issues in Coronary-Prone Behavior. In: Biobehavioral Bases of Coronary Heart Disease. Eds. T. M. Dembroski, T. H. Schmidt, G. Blümchen. Karger Biobehavioral Medicine Series 2, p. 63, 1983

45. JENKINS CD., ROSENMAN RH., FRIEDMAN M.: Replicability of rating the coronary-prone behavior pattern. Br. J. prev. soc. Med. 22: 16–22, 1968
46. COTTIER C., ADLER R., VORKAUF H., GERBER R., HOFER T., HÜRNY C.: Pressured Pattern or Type-A behavior in patients with Peripheral Arteriovascular Disease: Controlled Retrospective exploratory study. Psychosom. Med. 45: (3) 187–193, 1983
47. STEVENS JH., TURNER CW., RHODEWALT F., TALBOT S.: The type A behavior pattern and carotid artery atherosclerosis. Psychosom Med 46: 105–113, 1984
48. ROSENMAN RH., FRIEDMAN M., STRAUS R., WURM M., KOSITCHEK R., HAHN W., WERTHESSEN NT.: A predictive study of coronary heart disease: the Western Collaborative Group Study. J Am. med Assoc. 189: 15–22, 1964
49. SHEKELLE RB., SCHOENENBERGER JA., STAMLER J.: Correlates of the JAS Type-A behavior pattern score. J. Chron Dis. 29: 381–394, 1976
50. JENKINS CD.: Recent evidence supporting psychologic and social risk factors for coronary disease. New Engl. J. Med. 294: 987–994, 1033–38, 1976
51. JENKINS CD.: Behavioral risk factors in coronary artery disease. Ann. Rev. Med. 29: 543–562, 1978
52. MATTHEWS KA., ANGULO J.: Measurement of Type-A behavior pattern in children: assessement of children's competitiveness, impatience, anger and aggression. Child Dev. 51: 466–475, 1980.
53. MATTHEWS KA., ROSENMAN RH., DEMBROSKI TM., HARRIS EL. AND MACDOUGALL JM.: Familial resemblance in components of the type A behavior pattern: A reanalysis of the California Type-A twin study. Psychosom. Med. 46: 512–522, 1984
54. JENKINS CD., ROSENMAN RH., ZYZANSKI SJ.: Prediction of clinical coronary heart disease by a test for coronary prone behavior pattern. New Engl. J Med. 290: 1271–1275, 1974
55. BLUMENTHAL JA., WILLIAMS RB., KONG Y., SCHANBERG SM., THOMPSON LW.: Type-A behavior pattern and coronary atherosclerosis. Circulation 58: 634–639, 1978
56. JENKINS CD.: Unpublished Data, cit. nach Jenkins CD.: Ann. Rev. Med 29: 543–562, p. 549, 1978
57. WARDWELL WE., and BAHNSON CB.: Behavioral variables and myocardial infarction in the Southeastern Connecticut Heart Study. J. Chron. Dis. 26: 447–461, 1973
58. YOUNG LD.: Non-coronary illness history and medication use in patients with coronary-prone behavior attitudes who undergo arteriography. Psychosom Med. 43: 91, 1981, Abstract.
59. HOWARD JH., GUNNINGHAM DA., RECHNITZER PA.: Health patterns associated with type-A-behavior: a managerial population. J. Hum. Stress 2: 24–31, 1976
60. HAYNES SG., LEVINE S., SCOTCH N., FEINLEIB M., KANNEL WB.: The relationship of psychosocial factors to coronary heart disease in the Framingham Study. I. Methods and risk factors. Am. J. Epidem. 107: 362–383, 1978
61. DEMBROSKI TM., MACDOUGALL JM., SHIELDS JL.: Physiologic reactions to social challenge in persons evidencing the type-A coronary-prone behavior pattern. J. Hum. Stress 3: 2–10, 1977
62. GLASS DC., KRAKOFF LR., CONTRADA R., HILTON WF., KEHOE K., MANNUCCI EG., COLLINS C., SNOW S., ELTIUS E.: Effect of harrassement and competition upon cardiovascular and catecholamine responses in type-A and B individuals. Psychophysiology 17: 453–463, 1980

63. GLASS DC., KRAKOFF LR., FINKELMAN J., SNOW S., CONTRADA R., KEHOE K., MAN-NUCCI E., ISOCKE W., COLLINS C., HILTON WF.: Effect of task overload upon cardiovascular and plasma catecholamine responses in type-A and B individuals. Basic appl. soc. Psychol. 1: 199–218, 1980

64. DEMBROSKI TM., MACDOUGALL JM., HERD JA., SHIELDS JL.: Effects of level of challenge on pressor and heart rate responses in type-A and B subjects. J. appl. Soc. Psychol. 9: 209–228, 1979

65. MACDOUGALL JM., DEMBROSKI TM., KRANTZ DS.: Effects of types of challenge on pressor and heart rate responses in type-A and B women. Psychophysiology 18: 1–9, 1981

66. MANUCK SB., CORSE CD., WINKELMAN PA.: Behavioral correlates of individual differences in blood pressure reactivity. J. Psychosom. Res. 23: 281–288, 1979

67. WALDRON I., HICKEY A., MCPHERSON C., BUTENSKY A., GRUN L., OVERALL K., SCHMADER A., WOHLMUTH D.: Type-A behavior pattern: relationship to variation in blood pressure, paternal characteristics and academic and social activities of students. J. Hum. Stress 6: 16–27, 1980

68. ROSE RM., JENKINS CD., HURST MW.: Air traffic controller health change study. Report to the federal Administration, June, 1978

69. FRIEDMAN M., ROSENMAN RH., CARROLL C.: Changes in serum cholesterol and blood clotting time in man subjected to cyclic variation of occupational stress. Circulation 17: 852–861, 1958

70. FRANCIS KT.: Psychologic correlates of serum indicators of stress in man: a longitudinal study. Psychosom. Med. 41: 617–628, 1979

71. FRANKENHAEUSER M., LUNDBERG U., FOSSMAN L.: Dissociation between symphathetic-adrenal and pituitary-adrenal responses to achievement situation characterized by high controllability. Comparison between type-A and type-B males and females. Biol. Psychol. 10: 79–91, 1980

72. WOOL IG., GOLDSTEIN MS., RAMEY EK., LEVINE R.: Role of epinephrine in the physiology of fat mobilization. Am. J. Physiol. 178: 427–432, 1954

73. WOOL IG., GOLDSTEIN MS.: Role of neurohumors in the action of the adrenal cortical steroids: mobilization of fat. Am. J. Physiol. 175: 303–306, 1953

74. SKAFIR E., STEINBERG D.: The essential role of the adrenal cortex in the response of plasma free fatty acids, cholesterol and phospholipids to epinephrine injection. J. clin. Invest. 39: 310–319, 1960

75. BURSTEIN Y., BERUS L., HELDENBERG D., KAHN Y., WERBIN BZ., KAMIR I.: Increase in platelet aggregation following a rise in plasma free fatty acids. Am. J. Haematol. 4: 17–22, 1978

76. ROSS R., GLOMSET JA.: Atherosclerosis and the arterial smooth muscle cell. Science 180: 1332–1339, 1973

77. FRIEDMAN M., ST. GEORGE S., BYERS SD., ROSENMAN RH.: Excretion of catecholamines, 17-ketosteroids, 17-hydroxy-corticoids and 5-hydroxyindole in men exhibiting a particular behavior pattern (A) associated with high incidence of clinical coronary artery disease. J. clin. Invest. 39: 758–764, 1960

78. DEMBROSKI TM.: Environmentally induced cardiovascular response in type-A and B individuals; in Weiss, Herd, Fox, Perspectives on behavioral medicine (Academic Press, New York, 1981).

79. FRANKENHAEUSER M.: The sympathetic-adrenal and pituitary-adrenal response to challenge: Comparison between the sexes. In: Biobehavioral bases of coronary

heart disease. Eds. T. M. Dembroski, T. H. Schmidt, G. Blümchen, Karger, Basel, München, Paris, London, New York, Tokyo, Sydney, p. 91–105, 1981

80. ZUMOFF B., ROSENFELD R.S., FRIEDMAN M., BYERS S.O., ROSENMAN R.H., HELLMAN L.: Elevated Daytime Urinary Excretion of Testosterone Glucuronide in Men with the Type A Behavior Pattern. Psychosom. Med. 46: 223–225, 1984
81. SIMPSON M.T., OLEWINE D.A., JENKINS C.D., RAMSEY F.H., ZYZANSKI S.J. et al.: Exercise-Induced Catecholamines and Platelet Aggregation in the Coronary-Prone Behavior Pattern. Psychosom. Med. 36: (6) 476–487, 1974
82. KANNEL W.B., WOLF P.A., McGEE D L., DAWLER T.R, McNAMARA P., CASTELLI W.P.: Systolic Blood Pressure, arterial rigidity and risk of stroke. The Framingham Study. J. Am. Med. Assoc. 27: 245: 1225–1229, 1981

Bericht zum Interview

Rheuma- und Rehabilitations-Zentrum

Sehr geehrter Herr Kollege,
wir berichten Ihnen über Herrn G. N., der bei uns hospitalisiert war und nun zu einer Nachbehandlung in das Rehabilitationszentrum W. übergetreten ist.

Hauptprobleme:
1. Ischämischer zerebraler Infarkt temporal, temporo-medial und im lateralen Stammganglienbereich rechts (Stromgebiet der rechten A. cerebri media) mit spastischem sensomotorischem Hemisyndrom links und kognitiven Hirnleistungsstörungen
2. Prä-Beta-Lipoproteinerhöhung
3. Passagere Störung des visuellen Systems
4. Krankheitsverarbeitung und Psychosoziales

Zu 1.
Am 15. 3. erlitt der Patient den eingangs erwähnten zerebrovaskulären Insult. Vom 15. 3. bis 2. 7. war er im Regionalspital Thun hospitalisiert, darauf wurde er zur weiteren Rehabilitation zu uns verlegt.

Bei Eintritt fanden wir ein armbetontes, spastisches sensomotorisches Hemisyndrom links.

Der Patient wurde psychologisch abgeklärt und wurde folgendermaßen beurteilt:
Zeichen von Organizität im Benton-Test, Zeichen einer hirnorganischen Störung im DCS nach Weidlich, Störungen der optischen Differenzierungs-, Merk- und Lernfähigkeit, Störungen der akustischen Differenzierungs- und Merkfähigkeit. Mittlere intel. Leistungsfähigkeit nach HAWIE 96. Unter regelmäßiger Physio- und Ergotherapie erreichte der Patient bis zum Austritt folgenden Zustand:
Er kann kürzere Strecken selbständig gehen, Teppen steigen am Geländer, sich selbständig im Rollstuhl fortbewegen. In Körperpflege und Transfer ist er selbständig. Der Arm zeigt beginnende muskuläre Aktivitäten im M. deltoideus und triceps, die jedoch noch nicht funktionell eingesetzt werden können. Vorderarm und Hand sind plegisch, der Tonus ist erhöht. Im linken Bein sind alle muskulären Aktivitäten selektiv (zum Teil nur ansatzweise) vorhanden, der Tonus ist ebenfalls erhöht, jedoch weniger als im Arm (Status bei Ein- und Austritt siehe Zusammenfassung der Krankengeschichte).

Zu den Risikofaktoren: Außer der Erhöhung der Prä-Beta-Lipoproteine (siehe 2.), fanden wir keine somatischen Risikofaktoren, hingegen war der Patient vor dem Insult seelischen Belastungen ausgesetzt (siehe 4.).

Der Patient tritt nun einen einmonatigen Rehabilitationsaufenthalt an, nachher wird er ambulant in Oberdiessbach Physiotherapie erhalten und je nach Empfehlung von W. auch Ergotherapie. Ein Arbeitsversuch an seinem alten Arbeitsplatz ist stundenweise ab Februar geplant. Der Patient erhält den Aggregationshemmer Alcacyl in einer Dosierung von 500 mg täglich.

Zu 2.

Der Lipidstatus vom 14. 6. zeigte eine Erhöhung der Prä-Beta-Lipoproteine. Der Patient erhielt deswegen eine fett- und kohlehydratarme Diät. In einer Kontrolle am 17. 10. waren Prä-Beta- und Beta-Lipoproteine elektrophoretisch untrennbar, gesamthaft war ihr Prozentanteil niedrigerer als am 14. 6. Cholesterin und Triglyceride lagen im Normbereich. Wir empfehlen dem Patienten, trotzdem die fettarme Diät fortzuführen.

Zu 3.

Der Patient gab an, er sehe im Gesichtsfeld-Bereich nach links unten schlechter. In der Ergotherapie fielen Raumwahrnehmungsstörungen auf. Deshalb ließen wir den Patienten am 29. 6. ophthalmologisch abklären. Der Visus rechts cum correctione betrug 0,2, links 0,1. Die Pupillen waren auffallend weit und reagierten auf Licht relativ schwach. Morphologisch fand man eine Ausdünnung des Nervenfaserpunktes sowie teilweise klare Nervenfaserschichtdefekte. Die Perimetrie am Octopus zeigte eine diffuse, unspezifische Schädigung. Zusammenfassend wurden diese Befunde als eine Schädigung des visuellen Systems (Visus, Pupillenreaktion, Morphologie, Gesichtsfeldschädigungen) beurteilt, die nicht durch den zerebrovaskulären Insult erklärbar waren. Auf der Suche nach der Aetiologie dieser Störung wurde folgendes abgeklärt:

Normale visuell evozierte Potentiale machten eine MS unwahrscheinlich. Eine normale Senkung und eine negative Hepatitis-Serologie (mit Ausnahme von Antikörpern gegen Hepatitis-A-Virus als Zeichen einer früher durchgemachten Hepatitis A) machten eine entzündliche Genese unwahrscheinlich. Vitamin B12 und Folsäure im Serum lagen im Normbereich.

Bei einer ophthalmologischen Kontrolle am 8. 8. waren überraschenderweise alle Befunde weitgehend normalisiert. Die Aetiologie der passageren Störung blieb unklar, der Ophthalmologe dachte am ehesten an ein passageres entzündliches Geschehen.

Zu 4.

Der Patient ist als mittleres von 5 Kindern eines Verbandsekretärs in Winterthur aufgewachsen. Nach einer Mechanikerlehre bildete er sich weiter aus. Seit 14 Jahren ist er bei einer Firma in Münsingen tätig. Diese Firma ist auf die Herstellung von Einspritzausrüstungen für Pumpen spezialisiert. Der Patient ist in der Planung der Anfertigung dieser Pumpen tätig. Zusammen mit einem Mitarbeiter soll er der Träger des «Know how's» gewesen sein.

Vor Auftreten des zerebrovaskulären Insults war der Patient am Arbeitsplatz und zu Hause psychischen Belastungen ausgesetzt. Er habe in der Firma 12 bis 14 Stunden täglich gearbeitet und noch Arbeit mit nach Hause genommen. 1981 verließ ein Mitarbeiter die Firma, nahm Pläne und Material mit und eröffnete damit ein eigenes Geschäft. In einem Gerichtsverfahren mußte dann der Patient gegen diesen ehemaligen Mitarbeiter aussagen, was ihn in einen Loyalitätskonflikt zwischen dem vorher geschätzten Mitarbeiter und seiner Firma brachte.

Zu Hause habe er mit seiner 18jährigen Tochter Sorgen gehabt: Die Tochter hatte einen Freund, der den Eltern nicht gefiel. Es kam zu Auseinandersetzungen zwischen Ehefrau und Tochter, und die Tochter sei oft nächtelang weggeblieben.

Bei Eintritt hier war der Patient in einer depressiven Stimmung. Sobald er angesprochen wurde, begann er zu weinen. Er zeigte auch hier in den Therapien ein stark leistungsorientiertes Verhalten, er war ständig bei einer Tätigkeit anzutreffen, und er versuchte, alles perfekt zu machen. Verständlicherweise befürchtete der Patient einen weiteren zerebrovaskulären Insult, erkundigte sich deswegen eingehend nach seinen Risikikofaktoren und versuchte, sein leistungsorientiertes Verhalten zu ändern. Auf seinen Wunsch hin erlernte er das autogene Training.

Der Patient wünscht eine ärztliche Nachbetreuung durch den Hausarzt. Er wird sich nach der Rückkehr aus W. selber dort melden.

Medikamente bei Austritt: – 500 mg Alcacyl morgens.

Mit vorzüglicher Hochachtung
Frau Dr. F. H., Ass.-Ärztin

IX. Die Begleitung des an Krebs Erkrankten

Zur Erinnerung an Dr. med. Bernhard Kohler (1946 – 1985) Freund und Kollege

Interview Herr G. T., 69jährig (P), seine Ehefrau (E), Interviewer (I), Assistenzärztin (A)

Der Patient wird vom Hausarzt der Onkologischen Abteilung des Inselspitals zur Planung einer Therapie bei Magenkarzinom mit Lebermetastasen zugewiesen. Ich werde von der Assistenzärztin vor dem Interview orientiert.

Wie ich zusammen mit der Ärztin das Untersuchungzimmer betrete, finde ich den Patienten neben seiner Frau sitzend.

Ich habe mich dem Patienten und seiner Frau vorgestellt (Schritt 1) und um Erlaubnis gefragt, ob ich das Tonband einschalten dürfe. Er hat es bejaht.

I: Sind Sie bequem so oder möchten Sie anders sitzen? 2
P: Nein, es geht gut so.
I: Und wie laut muß ich sprechen? Hören Sie normal?
P: Ja
I: Beidseitig?
P: Ja
    (Schwerhörigkeit im Alter ist recht häufig, und sie wird hie und da aus Scham verschwiegen (s. Kap. III).)
I: Gut. Ich bin einer der Ärzte dieses Spitals, und Frau Dr. Neuenschwander, die hier sitzt, hat mir vom Brief erzählt, den Ihr Arzt geschickt hat mit den Fragen, die wir zusammen besprechen sollten.
P: Ja
I: (An die Ehefrau gewandt) Wie haben Sie es sich überlegt – Sie sitzen jetzt zusammen da – möchten Sie beim Gespräch dabei sein?
    (Rechtlich gesehen hätte ich zuerst den Patienten fragen müssen, und falls er seine Frau beim Gespräch dabei haben möchte, hätte ich dann seine Frau fragen müssen, ob sie einverstanden sei.)
I: (An den Patienten gewandt) Vielleicht ist es Ihnen sogar recht . . .
    (Es ist sehr gut, daß das Ehepaar gemeinsam am Gespräch teilnimmt. So wird die Gefahr

ausgeschaltet, daß die Ehepartner aus Rücksicht voreinander das Wissen um den Krebs als Geheimnis hüten und die Kommunikation abbricht.)

P: Ja

I: Sie müssen es offen sagen.

P: Ja, mir ist's recht.

I: Ihnen ist's recht.

P: Ja

I: Gut. Und Sie, Frau Türler, möchten Sie dabei sein beim Gespräch? (Sie nickt bejahend) Gut.
Ich sage Ihnen zuerst einmal, was ich bis jetzt erfahren habe: Ich weiß, daß Sie 1913 geboren wurden.

P: Ja

I: Daß Ihre Beschwerden noch nicht sehr lange zurückreichen, im Oberbauch lokalisiert sind und, daß man andernorts schon Untersuchungen gemacht hat von der Leber, auch eine Magenspiegelung, bei der Gewebe entnommen wurde, und daß es jetzt darum geht, herauszufinden, wie man sich verhalten soll bezüglich der Behandlung. Das ist die Frage, die Sie und auch Ihr Hausarzt an uns stellen.

P: Ja

(Die Ausgangslage scheint für alle Gesprächspartner klar zu sein und ich leite zu Schritt 3 über.)

3   I: Wie geht es Ihnen im Moment?

P: Es geht im Moment, wenn ich nicht gerade . . . (seufzt) . . . arbeite oder etwas tue . . ., sobald ich etwas tue, habe ich mehr, habe ich Schmerzen, aber sonst eigentlich kaum . . .

I: Außer Schmerzen beim Arbeiten, haben Sie sonst noch Beschwerden?

P: Nein, sonst gar keine.

I: Oder etwas, das sich verändert hätte?

P: Nein, es hat sich nichts geändert.

I: Nichts.

P: Gar nichts.

(Die Antworten fallen kurz aus, der Patient übergibt die Führung mir, wirkt etwas abweisend, wenn auch freundlich im Gesichtsausdruck, und mir scheint, er halte für ihn Belastendes zurück, bagatellisiere, oder verleugne sogar.)

I: So wie Sie jetzt dasitzen, haben Sie also keine Beschwerden.

P: Nein

I: Aber wenn Sie arbeiten, dann spüren sie etwas.

P: Ja, oder wenn ich mich aufrege, dann ist es . . .

(Da ich spüre, daß der Patient zu sehr belastet würde, wenn ich darauf drängen würde, daß er die Führung übernimmt, lasse ich die Ergänzung von Schritt 3 vorderhand fallen und gehe zu Schritt 4.2 über.)

4.2 I: Erzählen Sie mir, was Sie beim Arbeiten spüren.

P: Da verspüre ich hier einen Druck (zeigt).

4.4 I: Im Oberbauch oberhalb des Gürtels.

4.6 P: Jawohl, und das spüre ich auch, wenn ich dort etwas hineindrücke.

I: Also Schmerzen, und beim Arbeiten ein Druck.

P: Ja

I: Merken Sie sonst noch etwas?

P: Sonst merke ich nichts . . . der Appetit fehlt einfach, das ist das, was derzeit wirklich fehlt.

I: Mh, ja, und bei welcher Arbeit spüren Sie den Druck oberhalb des Gürtels.   4.6
P: Hauptsächlich wenn ich etwas hebe.
I: Gibt es sonst noch eine Tätigkeit, bei der Sie es merken?
P: Nein, sonst eigentlich nicht.
I: Haben Sie sonst noch etwas bemerkt, das die Beschwerden auslöst?
P: Aufregungen und Heben, das sind die Auslöser.
I: Welches war die letzte Aufregung, bei der Sie diesen Zusammenhang gemerkt   4.6,7
haben?
P: Wenn ich mich wegen etwas aufgeregt habe, dann habe ich die Beschwerden
gespürt.
I: An der gleichen Stelle?
P: Ja, zuerst waren sie auf einer Seite, daraufhin ist geröntgt worden, vielleicht haben   4.4
Sie die Bilder ja gesehen – –

*(Der Patient geht nicht auf meine Frage nach der Aufregung ein. Gibt es Gründe, die er nicht zu
äußern vermag?)*

I: Wir haben mit Ausnahme des Arztbriefes die Unterlagen noch nicht studiert.
P: Aha. Also, die Lungen wurden geröntgt, das war ganz in Ordnung, hat mir der
Hausarzt mitgeteilt. Ich konnte mich damals nicht drehen im Bett, war mir nur
noch auf dem Rücken wohl; ich bekam Medikamente und daraufhin verschwanden
diese Beschwerden. Dann traten aber die Beschwerden im Oberbauch auf.
I: Dann begann es im Oberbauch.
P: Ja
I: Also zuerst in der rechten Flanke.   4.4
P: Zuerst rechts, links habe ich nie etwas gespürt, aber ich konnte mich trotzdem nicht
auf die linke Seite drehen zum Schlafen, und auf die rechte auch nicht.
I: Nur auf dem Rücken.   4.2
Und was spürten Sie damals, als es begann, auf der rechten Seite?
P: Ein Stechen, ein richtiges Stechen.
I: Mh
E: Du hast immer gesagt, es sei wie ein Seitenstechen.
P: Ja
I: Wie Seitenstechen.   4.1
War das Stechen dauernd zu spüren?
P: Es trat hauptsächlich auf, wenn ich im Bett lag und mich auf die Seite drehen
wollte, da mußte ich jeweils fast schreien.
I: Und wo empfanden Sie das Stechen genau?   4.4
P: Hier rechts, genau unter den Rippen.
I: Strahlte es aus?
P: Es hörte dann wieder auf.

*(Der Patient geht auf meine Frage nicht ein und weist auf den zeitlichen Ablauf hin. Ich nehme
an, er wäre auf etwaige Ausstrahlungen eingegangen, wenn sie eine wesentliche Rolle gespielt
hätten und folge deshalb der Zeitdimension und damit seinen Assoziationen.)*

I. Wann verspürten Sie dieses Stechen das erste Mal?   4.1
P: Mh . . .
E: das Stechen . . .
P: Das Stechen . . . wann es angefangen hat? . . . Ende Juni.
I: Ende Juni
P: Vorher habe ich nie etwas bemerkt. Es kam wie angeflogen.

4.6   I: Haben Sie damals außer beim Drehen im Bett sonst noch etwas bemerkt, das die Beschwerden auslöste oder verstärkte?

P: Nein, aber wenn ich mich auf den Rücken drehte, verging das Stechen. Auch bücken nach vorn konnte ich mich nicht.

I: Wie lange hielt das Stechen jeweils an?

P: Etwa zehn Minuten bis eine Viertelstunde.

I: Stellten Sie einen Zusammenhang mit dem Essen fest?

P: Nein, mit dem Essen hatte ich überhaupt nie Schwierigkeiten.

I: Gab es einen Zusammenhang mit der Verdauung?

P: Nein, überhaupt nicht.

4.1   I: Wie lange hielt das Stechen Ende Juni an?

P: Ich ging zum Hausarzt, es wurde geröntgt, und später verging das Stechen.

I: Ja, und wie ging es dann weiter?

P: Ich mußte für eine Woche ins Krankenhaus. Da konstatierten sie eben etwas, und daraufhin mußte ich noch zum Magendarm-Spezialisten zur Magenspiegelung, und dann ging es so . . . so, aber mich dünkt heute, die Beschwerden sind nicht ganz weg . . ., wenn ich mich schön ruhig verhalte, sind die Beschwerden nicht schlimm . . ., aber das mit dem Appetit ist schlimmer.

(Die Satzbrüche fallen mir auf. Das Gespräch wird – nachdem das jetzige Leiden besprochen worden ist – sich bald dem heiklen Thema der Diagnose und ihrer Bedeutung zuwenden. Verständlicherweise zögert der Patient, und ich wäre froh, wenn ich nicht vorprellen müßte, sondern ihm folgen könnte.)

4.5   I: Also der Verlust des Appetits.

P: Ja, eben, ich kann nicht mehr so essen.

I: Gibt es Speisen, die Sie mit Appetit essen?

P: Ich kann noch alles essen, aber nicht mehr viel.

I: Gibt es etwas, das Ihnen besonders widersteht?

P: Fleisch, Fleisch ganz deutlich.

I: Wenn ich zusammenfasse, so hat der Appetit abgenommen, Fleisch widersteht Ihnen, und Sie spüren beim Heben und bei bestimmten Aufregungen diesen Druck im Oberbauch, und wenn Sie mit den Fingern hineindrücken verspüren Sie den Druck ebenfalls.

P: Ja, es ist nur eine begrenzte Stelle, hier links, nebendran spüre ich beim Hineindrücken nichts.

I: Gibt es sonst noch etwas, das Sie nicht erwähnt haben?

P: Nein, das wäre eigentlich alles, sonst habe ich nichts bemerkt.

9   I: Wie ist es zum Beispiel mit dem Gewicht?

(Der Patient geht noch nicht auf das Resultat der Magenspiegelung ein. Ich möchte das Thema nicht selbst anschneiden. Die Möglichkeit, die systematische Befragung hier anzuschließen, ist günstig. Ich frage mich trotzdem: weiche ich aus, weil ich Angst habe, mit dem Patienten über den «Krebs» zu sprechen, und ist es nur eine Rationalisierung von meiner Seite, daß ich Schritt 9 hier für angebracht halte?)

P: Ja, Gewicht habe ich schon verloren, das stimmt.

I: Können Sie Ihr Normalgewicht nennen und wieviel Sie abgenommen haben.

P: Ich wog immer ungefähr 75 kg, und jetzt wiege ich etwa 72.

I: Sie haben also ca. 3 kg abgenommen. In welcher Zeit?

P: Eigentlich schon während des Frühjahrs . . . während des Frühjahrs . . .

E: Wir hatten sehr viel Arbeit in diesem Frühjahr.

P: Wir hatten sehr viel zu tun. Meine Frau war im Krankenhaus, wegen dem Rücken.
E: Ich habe auch . . .
P: Dann ist unsere Tochter . . .
E. Krebs gehabt . . .
P: . . . noch im Krankenhaus gewesen. Es hat sich alles etwas gehäuft.

(Das «auch Krebs», von der Ehefrau eingeworfen, weist darauf hin, daß beide zusammen wohl schon über die Krebserkrankung des Mannes gesprochen haben. Der Patient «überhört» im Moment aber noch die Bemerkung seiner Frau und zeigt damit, daß er das Thema noch aufschieben möchte.)

I: Sie haben also ein anstrengendes Frühjahr gehabt. Sie, Frau Türler, waren auch im   6
Krankenhaus, und Sie sagten eben, Sie hätten Krebs am Rücken gehabt.

(Ich nähere mich der Krebserkrankung des Patienten über den Krebs bei seiner Frau, übernehme ihre Worte aber nicht genau, denn sonst hätte ich wiederholen müssen «Sie sagten, Sie hätten auch Krebs gehabt». Der Patient selbst hat das Wort «Krebs» aber bisher noch umgangen, und ich halte es für besser, wenn er selbst das Stichwort gibt.)

I: Können Sie mir davon berichten?
E: Es war Hautkrebs, ausgegangen von einem rostigen Nagel.
P: Von einer Kiste.
E: Von einer Kiste, das hat es ausgelöst.
I: Wo am Rücken?
E: Ich kann es Ihnen zeigen.

(Sie zieht den Pullover hoch und weist auf eine handtellergroße Fläche im unteren Drittel des Rückens hin.)

E: Können Sie es sehen? Es ist sehr gut verheilt.
I: Spüren Sie noch etwas?
E: Nein, gar nichts mehr.
I: Hat der Arzt noch etwas dazu geäußert?
E: Nein.
I: Und wie geht es damit weiter?
E: Ich brauche nicht mehr zum Arzt zu gehen.
I: Wann hatten Sie eine Veränderung festgestellt?
E: Es handelte sich um eine ganz kleine Verletzung.
P: Von der Größe eines Stecknadelkopfes.
E: Zuerst achtete ich gar nicht darauf, dann fing es an zu nässen. Ich pflegte es selber, aber es wurde nicht kleiner, deshalb ging ich zum Hausarzt. Er behandelte es, aber ohne Erfolg und eines Tages erklärte er, er wisse auch nicht mehr weiter, es würde immer ausgedehnter, und er schickte mich ins Krankenhaus. Dort entnahmen sie Gewebe, schickten es ein, und dann mußte ich mich sofort operieren lassen.
I: Und wann genau fand die Operation statt?

(Ich gehe aus zwei Gründen darauf ein: Die Ehefrau gerät in Gefahr, daß sie vernachlässigt wird, weil sich jetzt alles um ihren Mann dreht und zweitens, weil ihre Erkrankung, wenn es z.B. ein Melanom war, den Patienten belastet haben könnte.)

E: (Zum Patienten gewendet) Wann war das?
P: Im Mai.
E: Im Mai? Nein.
P: Doch, im Mai, anfangs Mai.
I: Und wie lang hatten Sie am Rücken schon etwas bemerkt?
E: Schon etwa drei Monate.

269

I: Drei Monate –, dann haben Sie noch die Tochter erwähnt – was war mit ihr? Das war doch auch in diesem Frühjahr.

6   *(Ich gehe auf die vom Ehepaar erwähnten Belastungen ein und benütze die Gelegenheit, mit Schritt 6 die Familienanamnese zu ergänzen.)*

P: Es war im Juli, nach der Fischerei, Ende Juni.

E: Sie hat am Luganersee einen Kiosk. Sie wurde per Ambulanz vom dortigen Arzt ins Spital eingeliefert, Nierensteine.

P: Sie kam an einem Freitag zu uns nach Hause, ich war beim Fischen, und sie klagte über Schmerzen und ging dann zum Arzt. Er gab ihr eine Injektion und meinte, es sei rheumatisch. Sie litt schon länger an den Schmerzen und fuhr am Samstag nach Lugano zurück, das war unverantwortlich, und am Sonntag, oder wann, wurde sie . . .

E: Sie hielt noch bis Montag durch, ging dann zu ihrem Arzt, Dr. Meyer, und wurde dann . . .

I: Ins Spital eingewiesen, wo eine Nierenbeckenentzündung festgestellt wurde. Wie alt ist Ihre Tochter?

E: Sie hat Jahrgang 1949.

I: Ist 36. Wie ist ihr Vorname, damit ich es mir gut merken kann?

E: Isabelle.

I: Und wie geht es Isabelle jetzt?

E: Eigentlich zufriedenstellend. Sie hat ihre Lebensweise geändert und raucht nicht mehr, sie hat sich entsprechend den ärztlichen Ratschlägen eingestellt, geht jeden Tag dauerlaufen, geht in die Therapie, sie achtet enorm auf ihre Gesundheit.

I: Und sie lebt in Lugano, führt einen Kiosk. Hat sie Familie?

E: Sie hat eine Tochter, die lebt aber bei uns, Isabelle lebt mit ihrem Freund in Lugano.

I: Es scheint in der Ehe Schwierigkeiten gegeben zu haben?

P: Nein

E: Sie ist nicht verheiratet.

P: Sie hat einfach einen Freund, und der ist jetzt auch dort.

I: Und wie alt ist das Kind?

P/E: Elf jährig.

I: Und wie geht es ihm?

E: Gut, es besucht die Mittelschule und es reitet, es hat ein Pferd bekommen.

6   I: Haben Sie außer Isabelle noch andere Kinder?

E: Noch einen Sohn.

I: Wie alt ist er?

P: Der ist 32.

I: Wie heißt er?

(Es mutet vielleicht seltsam an, daß ich mir die Namen der Kinder merken will. Wenn ich aber nicht nur die Krankheit des Patienten erfassen möchte, sondern ihn selbst, und seine Umwelt, und dies aus diagnostischen und Betreuungsgründen, dann helfen mir die Namen der Kinder, mir die ganze Familie vorstellen zu können. Nach meiner Erfahrung findet es der Patient später selbstverständlich, mir auch über Geschehnisse in seiner Umgebung zu berichten, wenn er einmal mein Interesse gespürt hat.)

P: Er heißt Karl.

I: Wo lebt er?

E: In Interlaken.

P: Er arbeitet in einem Möbelgeschäft.

I: Wie geht es ihm?
P/E: Gut.
I: Hat er Familie, oder lebt er allein?
P: Nein, er hat eine Familie, zwei Söhne.
E: Zwei Söhne.
I: Sie haben also drei Enkelkinder.
P/E: Ja
I: Und wie geht es denen?
P: Gut.
E: Ja, das ist eine intakte Familie.
I: Und Sie selbst haben also im Frühjahr eine harte Zeit durchgemacht.
P: Ja, ja, die Arbeit und alles zusammen . . .
E: Wir haben eine Schreinerei.
I: Wenn Sie zurückblicken: wann haben Sie sich das letzte Mal ganz gesund gefühlt? 4.1
Im Juni haben Sie ja das Stechen bemerkt, aber schon im Mai den Appetitverlust.

(Ich möchte Schritt 4 abrunden, zu Schritt 5 übergehen und dann entscheiden, ob der Patient von 4 auf 10 – also «Fragen und Pläne» – eingehen wird oder ob er zuerst noch Ergänzungen zu 5 bis 8 anfügen will.)

P: Der Appetit hatte vielleicht noch früher nachgelassen, aber ich habe gedacht, das hänge mehr mit den Aufregungen zusammen. Aber sonst könnte ich nichts sagen. Habe dafür drei bis fünf mal pro Tag gegessen.
E: Er ist nie ein großer Esser gewesen.
P: Aber ich habe oft gegessen, immer kleine Mengen.
I: Haben Sie neben der Appetitabnahme sonst noch Veränderungen bemerkt?
P: Nein, gar nichts.

(Da ich Verleugnen und Bagatellisieren vermute, mache ich Angebote, die zugleich die System-anamnese ergänzen.)

I: Sie haben beispielsweise nichts über die Farbe des Wassers gesagt, oder des Stuhles. 4
P: Der Urin hat sich in der Farbe etwas geändert, er ist gelber geworden. Während ich am Stuhl nichts bemerkt habe.
I: Wann ist Ihnen das mit dem Urin aufgefallen?
P: Eben, als die Krankheit ausbrach, vorher habe ich nichts festgestellt.
I: Wann war das also?
P: Ende Juni.

(Ein Anstieg des direkten Bilirubins durch Lebermetastasen kommt in Frage.)

I: Und andere Dinge, beispielsweise der Atem?
P: Ist immer in Ordnung gewesen. Ich bin doch nie, nie . . . ich wüßte nicht, daß ich vorher je müde gewesen wäre.
I: Wie ist Ihre Gesundheit vor der Appetitverminderung gewesen? 9
P: Vollständig in Ordnung. Man hat mich im ganzen Dorf beneidet, weil ich noch zupacken und arbeiten kann. Und wirklich, ich bin nie müde gewesen.
I: Ja, Sie sind übers Pensionierungsalter hinaus sehr tätig geblieben.

Noch geht der Patient nicht auf die Folgen des jetzigen Leidens ein. Deshalb nehme ich Inhalte auf, welche die Schritte 7 und 8 ergänzen lassen.)

I: Sind Sie außer in der Schreinerei noch anderweitig tätig? Sie haben nämlich das 7;8
Fischen erwähnt, sind Sie ein passionierter Fischer?
P: Gewesen, jetzt bin ich nur noch mit einem Bekannten fischen gegangen.
E: Er hat nicht mehr genug Zeit dafür aufbringen können.

P: Es ist zeitlich nicht mehr möglich gewesen, wir sind diesmal nur vier Tage fischen gewesen.

I: Gehört neben Ihrem Beruf sonst noch etwas zu Ihrem Leben?

E: Die Natur.

I: Ein Amt in der Gemeinde?

P: Nein, nicht mehr, das ist vorbei. Ich bin Mitglied eines Jodlerklubs gewesen und im Vorstand des Holzarbeiterverbandes.

I: Es macht den Anschein, daß Sie früher nie krank gewesen sind.
   (Ich versuche jetzt doch auf die Bedeutung der Krankheit und ihre Konsequenzen zu lenken, also Schritt 10 einzuleiten.)

P: Doch, im Jahr 1960 habe ich die Gallenblase herausnehmen lassen müssen. Ich habe Gallensteine gehabt. Auch damals ist die Krankheit unvermittelt, wie angeworfen aufgetreten, innerhalb von drei Tagen.

5 I: Wie haben Sie sich damals erholt?
   (Eine Schilderung darüber wird vermutlich das allgemeine «Krankheitsverhalten» dieses Patienten beleuchten.)

P: Rasch und vollständig, ich habe wieder alles essen können.

I: Und jetzt ist aus voller Gesundheit wieder etwas aufgetreten.

P: Jawohl, ganz von neuem.

I: Haben Sie sich überlegt, ob irgendetwas dazu hat beitragen können?
   (Noch während ich die Frage stelle, merke ich, daß ich Richtung Schritt 4 ausweiche. Angst hindert mich, Schritt 10 anzugehen.)

P: Eigentlich nicht, ich habe nie . . ., ich habe nie gedacht . . ., ich habe eben gedacht, das ist die Aufregung, die Überanstrengung über das ganze Jahr sei einfach da ein bißchen schuld, mit dem ganzen Zeug . . .
   (Die Satzbrüche und die rationalisierende Begründung sind Zeichen der Abwehr gegen das sich Eingestehen, an Krebs zu leiden. Wieder wird die Faustregel (s. Kap. V) bestätigt.)

I: Hat es neben der strengen Arbeit, der Erkrankung Ihrer Frau und derjenigen von Isabelle sonst noch Ereignisse gegeben, die Sie belastet haben?

P: Nein, sonst könnte ich nichts anführen, gar nichts.

I: Daß es beispielsweise im Geschäft nicht so gut gelaufen ist, wie Sie es sich gewünscht haben?

P: Nein, das läuft ganz rund.

I: Oder daß sich in der Familie sonst noch etwas zugetragen hat?

P: Nein

6 I: Beispielsweise bei den Geschwistern? Haben Sie Geschwister?
   (Die Abwehrbemühungen des Patienten – und vielleicht auch meine Scheu, beziehungsweise Angst – lassen mich nochmals «ausweichen» Richtung Schritt 6.)

P: Wir waren acht Kinder.

I: Waren? Leben nicht mehr alle?

P: Eines lebt nicht mehr, das Älteste.

I: Wie alt wäre das Älteste?

P: 72

I: Das wievielte in dieser Reihe sind Sie?

P: Das Dritte . . ., wir haben noch diesen Frühling, im Mai

E: eine Zusammenkunft gehabt.

P: Eine Schwester ist 70 geworden . . ., wir sind alle zusammengekommen . . ., habe nichts gespürt damals.

I: Und das Älteste, wann ist es gestorben?
P: Das kann ich nicht genau sagen.
E: Das ist gut zwanzig Jahre her.
P: Nein, zwanzig Jahre nicht.
I: Es ist jedenfalls schon viele Jahre her.
P: Ja
I: Und wie geht es den übrigen Geschwistern?
P: Denen geht es gut . . . Ein Bruder, muß ich sagen, hat auch mit dem Magen zu tun gehabt.
I: Wissen Sie, was es war?
P: Er hat auch ein Magengeschwür gehabt, hat man ihm gesagt. Sie haben ihm ein Stück vom Magen, oben am Magen, herausgenommen.
I: Und wie geht es ihm jetzt? Macht Ihnen der Zustand Ihres Bruders Sorgen?
P: Nein, nein . . ., sonst ist er ja . . .
E: Jetzt hätte ich eine Frage, ist das, was mein Mann hat, vererbt, Herr Doktor, ist das erblich?
I: Was meinen Sie genau?
E: (betont) Krebs – ist das erblich?
I: Ich werde gleich auf die Frage eingehen, möchte Sie aber doch zuerst fragen, welche Gedanken Sie sich bisher gemacht haben?
(Jetzt scheint sich das Gespräch dem Thema «Krebs» zuzuwenden. Merkwürdigerweise übernimmt die Ehefrau die Führung. Ich gebe die Frage vorerst zurück, nicht um mich zu drücken, sondern um verstehen zu können, warum sich die Frau nach der Erblichkeit von Krebserkrankungen erkundigt. Ich vermute, daß in der Familie des Patienten Krebskrankheiten vorgekommen sind, so daß man annehmen kann, er wisse über mögliche Verläufe aus eigener Anschauung Bescheid. Sollte dies zutreffen, dann wird es günstig sein, diese Erlebnisse mit ihm zu besprechen und von dort auf seine eigene Krankheit überzugehen.)
E: Die Mutter hatte Krebs, der Vater hatte Krebs . . .   6
I: Die Eltern Ihres Mannes
E: Ja, meines Mannes . . ., und jetzt frage ich mich . . ., es heißt immer, das sei nicht übertragbar, das sei nicht erblich, aber man kommt da fast ein wenig, ein wenig in eine . . .
I: Sie haben sich die Frage gestellt . . . (an den Patienten gewandt), ich möchte jetzt aber doch noch fragen, wie war das bei den Eltern?
P: Die Mutter, die war, die hat . . . auch Magen . . ., die hat auch Magenkrebs gehabt. Und der Vater, der hat Bauchspeicheldrüsenkrebs gehabt. Er starb schon mit 43 Jahren.
I: Wie alt waren Sie damals?   7
P: Sieben.
E: Das Jüngste war noch nicht geboren.
I: Können Sie sich erinnern?
P: Ja, gut. Ja, sehr gut
I: Können Sie sich auch noch erinnern, über welche Beschwerden er geklagt hat?
P: Er hat Schmerzen gehabt, er hat es manchmal auch fast nicht ausgehalten. Ich fuhr noch mit ihm nach Spiez, wo er geschröpft wurde. Damals ist er noch mit dem Pferdefuhrwerk dorthin gefahren, und ich habe ihn begleitet.
I: Wie lange ist Ihr Vater krank gewesen?
P: Ja schon ungefähr zwei Jahre.
I: Außer an Schmerzen können Sie sich sonst noch an etwas erinnern?

P: Nein, ja doch, er hat noch Gelbsucht gehabt. Zuletzt war ganz gelb.

7   I: Für eine so große Familie muß das eine schwere Zeit gewesen sein.

P: Wir hatten einen kleinen Bauernhof. Der konnte uns nicht alle ernähren. Deshalb sind wir zu fremden Leuten gekommen, ich zu Verwandten vom ersten Schuljahr an. Dort war ich während der ganzen Schulzeit.

7,8 I: Und wie ist Ihr Leben dann weiter verlaufen?

(Ich folge den Gedanken des Patienten, der noch keine Anstalten macht, von der Krebserkrankung des Vaters auf sein eigenes Leiden zu kommen. Ich hole auf diese Weise noch ein Stück der Schritte 7 und 8 ein.)

P: Ich kam dann für zwei Jahre in die französische Schweiz. Und ich mußte dann heimkehren, weil der ältere Bruder sich verheiratete. Neben der Arbeit auf unserem kleinen Hof, arbeitete ich im Winter zusätzlich in einer Fabrik.

E: Damals brachten die Bauern ihr Obst noch mit dem Pferdefuhrwerk in die Stadt. Das war unsere Hochzeitsreise.

I: In welchem Jahr haben Sie geheiratet?

P/E: 1949.

P: Ja, schon der Vater ist nach Spiez auf den Markt gefahren.

I: Und dann?

P: Ja, ich habe der Mutter geholfen bis wir geheiratet haben, und dann sind wir nach Spiez gezogen. Etwas später haben wir in Gwatt ein Haus gekauft, 1951. Dort haben wir selber eine Schreinerei aufgemacht.

I: Das klingt nach einer erfolgreichen Entwicklung seither.

P: Ja

E: Sicher

I: Und auch danach, daß Sie heute keine materiellen Sorgen mehr haben.

P/E: Nein

I: Ist das so?

P: Ja, das ist so.

(Es ist wichtig zu wissen, ob die Krankheit Patient und Familie in materielle Not bringen wird, oder ob vorgesorgt ist.)

I: Arbeiten Sie allein oder haben Sie noch Hilfskräfte?

E: Ja, wir haben noch . . .

P: Angestellte, der Bruder kommt auch öfter.

E: Früher haben wir mehr Aufträge angenommen, wir haben schon abgebaut. Und für nächstes Jahr haben wir geplant, noch weniger anzunehmen.

I: Es klingt aber nicht nach «ganz aufhören».

E: Nein, das können wir nicht.

P: Das geht nicht, das können wir nicht, nein.

I: Kann man das nicht – oder können Sie das nicht?

E: Das kann man nicht. Anfangen ist schwer, aber Aufhören noch viel schwerer.

I: Aber vom Finanziellen her könnten Sie?

P/E: Ja, ja.

I: Aber *Sie* können nicht. Sie sind jemand, der noch gerne etwas tut.

P: Ja, ich muß immer etwas tun.

10 I: Und nun ist diese Krankheit neu aufgetreten, im September dieses Stechen, dann die ganzen Untersuchungen (die Ehefrau seufzt), die Magenspiegelung, die Gewebsentnahme – und Sie haben bereits einige Male das Wort «Krebs» erwähnt.

E: Ja

274

P: (seufzt)
I: Haben Sie eine Vorstellung von Ihrer Krankheit?
P: Ich muß wohl annehmen, es sei auch Krebs . . .
I: Ja
P: Das muß ich annehmen.
E: Ich hoffe nur, daß man noch etwas dagegen unternehmen kann.
I: Ja, deswegen sind Sie ja hier.
P/E: Ja
I: Erzählen Sie mir bitte, was Sie bisher mit Ihrem Hausarzt besprochen haben. Hat er Ihnen gesagt, warum er Sie in unser Spital schickt?
P: Er hat mich bestellt und die Röntgenbilder bereit gehabt und den Bericht des Magendarm-Spezialisten. Dann hat er mir gesagt, ach . . . Gerhard, hat er gesagt, es ist halt doch Krebs.
I: Das hat Ihr Arzt zu Ihnen gesagt.
(Hier fällt mir die eindrückliche Szene aus Friedrich Dürrenmatts «Der Richter und sein Henker» ein, wo Kommissar Bärlach seinen Arzt besucht und ihm dieser eröffnet, er müsse sich wegen seines Magenkrebses in zwei Tagen operieren lassen, und er habe dann vielleicht noch ein Jahr zu leben. Bärlach nimmt diese Eröffnung würdig, ruhig entgegen und überlegt sich, wie lange ihm noch Zeit bleibt, um den Mörder zu stellen. Ich spüre bei diesem Mann eine ähnliche würdige Haltung und ein inneres Abwägen der Zeit, die ihm noch bleibt. Mich stimmt diese Atmosphäre ruhig, und es fällt mir jetzt leichter, mit dem Patienten und seiner Frau über die Bedeutung des Magenkrebses zu sprechen.)
I: Wie ist es für Sie gewesen, diesen Befund zu hören?
P: Es ist schon ein Schock gewesen, natürlich. Aber so halb . . ., sie haben schon im Krankenhaus nicht recht gesagt, sie haben nicht gesagt, was sie denken oder planen, darum ist mir die Situation einfach verdächtig vorgekommen.
(Die Reaktion des Patienten belegt, daß Mimik und Gestik des Arztes vom Patienten genau beobachtet und interpretiert werden, auch wenn der Arzt glaubt, durch das Weglassen der Worte den Patienten zuversichtlich und unbelastet zu lassen.)
I: Sie waren also nicht ganz unvorbereitet.
P: Nein, ich habe das geahnt.
I: Haben noch andere Erlebnisse Sie an die Möglichkeit denken lassen, daß Sie Krebs haben könnten?
P: Nein, sonst nichts, aber als sie nichts sagten und auch nichts unternahmen, und ich einfach mit den Schmerzen im Krankenhaus lag . . . Ich lag einfach im Bett, und sie sagten mir, ich könne aufstehen wenn ich wolle, könne spazieren gehen.
I: Und das mutete Sie etwas seltsam an.
P: Ja, das ist mir aufgefallen.
I: Und als Ihr Arzt Ihnen das eröffnete, war es zwar ein Schock für Sie, aber eine Überraschung eben doch nicht. Wie sind die nächsten Tage und Nächte für Sie gewesen?
P: Schlecht, schlecht . . .
I: Erzählen Sie mir davon.
P: Ich konnte nicht schlafen, war sehr nervös, ich konnte nichts mehr ertragen.
I: Waren Sie irritiert?
P: Wegen jeder Kleinigkeit . . .
I: Und (zur Ehefrau gewandt, die sehr traurig wirkt) Sie haben auch reagiert, fühle ich.
E: Mh

I: Für Sie war es auch keine leichte Zeit – haben Sie darüber gesprochen? (Beide nicken zustimmend) Deshalb sitzen Sie jetzt auch beide zusammen hier, nicht wahr?

P: Ja

I: Was ging Ihnen durch den Kopf, als man Ihnen mitteilte, es ist Krebs? (Der Patient antwortet nicht).

(Mit der Frage möchte ich seine eigene Wirklichkeit in bezug auf Krebs erfahren, damit ich mich gut einblenden und in einer ihm verständlichen Sprache Auskunft geben kann)

. . . die Menschen haben ja darüber die verschiedensten Vorstellungen . . .

P: (Laut und eindringlich) Zuerst ein Angstgefühl.

I: Ein Angstgefühl.

P: Natürlich.

I: Sagen Sie mir bitte, was noch zu diesem Angstgefühl gehört (der Patient sagt nichts). Vielleicht haben Sie Bilder, Vorstellungen . . .

E: Man hat doch Hoffnungen . . ., man kann doch . . ., man muß sich dagegen . . ., eben, wissen Sie, das können nicht alle Menschen . . ., man muß mit der Krankheit leben können, man muß sich dagegen wehren, aber dazu muß man die Kraft haben.

I: Und deshalb sind Sie hergekommen, um zu besprechen, was es für Möglichkeiten gibt.

E: Ja, was man machen kann.

(Es fällt mir auf, daß die Ehefrau die Führung übernimmt. Sie spricht laut und deutlich, wie um ihren Mann mitzureißen, der viel resignierter und ruhiger wirkt.)

I: Ich möchte noch auf die Vorstellung zurückkommen, die sich mit dem Wort «Krebs» verbindet. Man könnte sich ein Tier vorstellen, aber um so etwas geht es ja nicht. Welche Vorstellung haben Sie sich davon gemacht?

P: Mein Arzt hat es mir gezeigt. An der rechten Magenwand. Er hat es mir auf einem Notizblock gezeichnet . . .

I: Was hat er gezeichnet?

P: Der Magen ist so (der Patient zeichnet), und da (Kleinkurvatur) hat er auf der ganzen Länge angezeichnet, wo es sitzt.

I: Und hat er Ihnen erklärt, was es ist?

P: Nein, das nicht.

I: Er hat das Wort gebraucht, eine Zeichnung gemacht, hat er auch von Gewebe gesprochen? Oder von Zellen?

P: Nein, davon hat er nichts gesagt.

E: Aber (die Ehefrau spricht prägnant und laut) er hat Dir etwas ganz Brutales gesagt, nicht wahr!

P: Was?

E: Er hat Dir doch gesagt, da könne man nichts mehr machen.

P: Nein, das hat er nicht gerade so gesagt. Er hat nur gesagt, es sei . . . ja, er müsse es mir einfach sagen – ich habe es nämlich auch wissen wollen. Ich habe es auch wissen wollen.

E: Aber vielleicht hast Du nicht gerade *das* erwartet, ich weiß es nicht.

P: Ja, das habe ich nie erwartet, das habe ich nie gedacht, daß die Lage so sein könnte, ich habe immer gedacht, es könnte beispielsweise ein Magengeschwür sein, aber als sie im Krankenhaus auf die Röntgenbilder hin nicht reagieren wollten, habe ich denken müssen, es sei halt doch etwas anderes.

I: Sie sind unruhig geworden, haben Angstgefühle gehabt und haben Ihren Arzt gestellt und ihm gesagt, daß Sie doch Bescheid wissen wollen. Daraufhin hat er die Skizze gemacht, Ihnen erklärt, und – vielleicht sollten wir jetzt noch zusammen überlegen, wie man sich diese Krankheit vorstellen soll –.

(Die Verzweiflung der Ehefrau ist deutlich, der Patient ist sehr von Angst erfüllt, beide haben keine Vorstellung von der Krebserkrankung. Ich erhoffe mir von einem besseren Verständnis und einer klaren Vorstellung einen Übergang von eher diffuser Angst in Furcht vor etwas Umschriebenem, Faßbarem und versuche, eine für beide verständliche Beschreibung des «Krebses» zu liefern.)

Es handelt sich darum, daß gewisse Zellen, also kleine Bausteine des Körpers, sich an bestimmten Körperstellen bei Ihnen in der Magenwand, nicht mehr an den Plan halten, der für sie vorgesehen ist, und mehr Platz einnehmen, als ihnen eigentlich zukommt. Sie wuchern und schieben andere Zellen beiseite, so kann man es sich ungefähr vorstellen.

P: Ich vermute, daß dies eine Auswirkung auf den Appetit hat, weil es den Magen verengt . . .

I: Sie haben mit Ihrem Arzt ja sicher über die möglichen Behandlungsformen nachgedacht und gesprochen. (Ich schaue den Patienten auffordernd an).

P: Mit dem Arzt?

I: Ja

P: Ja was habe ich – ich habe nicht lange mit dem Arzt . . ., ich habe einfach, ich bin da fast sprachlos gewesen, ich habe nicht lange mit ihm reden können, was und wie und wann. Er hat mir nur gesagt: man kann es so nicht weiterwuchern lassen, und er werde einen Bericht nach Bern senden.

I: Hat er mit Ihnen besprochen, ob man überhaupt – ob man operieren könne oder nicht, hat er darüber mit Ihnen gesprochen?

(Ich erschrecke, weil ich mich dabei ertappt habe, wie ich sagte: «ob der Arzt mit ihm besprochen habe, ob man überhaupt behandeln könne». Ein Magenkarzinom mit Lebermetastasen wird auf keinen Fall operabel sein. Auch eine Chemotherapie wird eine ganz kleine Chance haben, das Karzinom zurückzudämmen. Ich bin froh, daß noch die Körperuntersuchung und die Besprechung der Onkologen untereinander das Gespräch über die Möglichkeiten und allfälligen Chancen der Therapie hinausschiebt. Denn ich nehme an, daß der Patient bei der Eröffnung der geringen Wirksamkeit der Chemotherapie eher auf eine Behandlung verzichten wird als die Ehefrau, die noch viel stärker zwischen Hoffnungslosigkeit und dem Bedürfnis zu kämpfen schwankt?)

P: Nein, darüber haben wir nicht gesprochen.

I: Möchten Sie noch darüber sprechen, ob man operieren kann oder nicht, oder denken Sie, daß man anders behandeln müßte.

P: Ich habe mir überlegt, daß man mit einem Medikament behandeln könnte vielleicht, falls die Möglichkeit besteht.

I: (Die Frau scheint nicht ganz einverstanden. Ich wende mich an sie) Haben Sie an eine Operation gedacht?

E: Ja

P: Ja, schon, wenn es ein Geschwür wäre, aber jetzt bei dieser Lage weiß ich nicht, ob es ginge.

I: Anhand der Unterlagen, Magenspiegelung, Röntgenbilder wird der Behandlungsplan mit Ihnen besprochen werden. Hat Ihr Arzt mit Ihnen schon über Medikamente zur Krebsbehandlung gesprochen?

P: Nein

I: Nach der Körperuntersuchung und dem Durchsehen der Unterlagen . . .

E: Und eine Operation . . .

I: wird der Plan mit Ihnen besprochen werden. So weit ich die Unterlagen studiert habe, wird es eher auf eine medikamentöse Behandlung hinauslaufen und kaum auf eine Operation.

P: Das habe ich mir auch gedacht.

I: Wie fühlen Sie sich jetzt, im Moment, nachdem es für Sie zuerst ein Schock war, Angstgefühle aufgetreten sind.

P: Ja, das bringt manches mit sich. Darauf ist man noch nicht vorbereitet, da kommt noch Verschiedenes. Ich habe mich an den Notar gewandt, man denkt ja dann weiter – ich habe noch keinen Ehevertrag gemacht, das kommt ja dann alles hinzu.

E: Und das Hierherkommen heute, das hat ihn gestern eben aufgeregt.

P: Und das alles kommt dann zusammen, und es kommt viel Besuch im Moment, das regt einen alles auf.

I: Sie haben also Überlegungen in die verschiedensten Richtungen angestellt, über die Behandlung, daß man da etwas unternehmen sollte, aber auch daran gedacht, daß es auch schlecht herauskommen könnte.

P/E: Ja

I: Sie haben gestern also keinen leichten Tag verbracht im Gedanken, hierher zu kommen.

P: Sicher nicht . . .

I: Und jetzt, wo Sie dasitzen, wie ist Ihr Gefühl?

P: Das ist beruhigend, jetzt weiß ich, daß man vielleicht die Krankheit mit Medikamenten ein bißchen aufhalten könnte, und keine Operation, das beruhigt mich ein wenig.

I: Gibt es Fragen, die wir im Gespräch noch gar nicht berührt haben?

P: Nein, ich wüßte nicht.

I: Ihre Frau hat noch die Frage der Erblichkeit aufgeworfen. Ich glaube, das ist sehr schwer zu beantworten. Es gibt Krebsarten, die gehäuft in Familien vorkommen können, aber es gibt auch andere, wo man das überhaupt nicht sagen kann. In unserer Situation nehme ich eher an, daß man nicht von Vererbbarkeit sprechen kann. Sie haben Ihre Mutter erwähnt, die Magenkrebs gehabt hat. Wie alt ist sie geworden?

(Ich benütze die Gelegenheit, Schritt 6 noch in bezug auf die Mutter auszudehnen. Dabei geht es mir besonders um die Frage, wie der Patient das Leiden seiner Mutter erlebt hat.)

P: Sie ist 72 geworden.

6 I: Und wann haben Sie sie verloren, wie lange ist das her?

(Ich sage absichtlich nicht: «Wann ist sie gestorben», um nahe an den Gefühlen und am Erleben des Patienten zu bleiben und das distanzierte Schildern zu vermeiden.)

P: 1965

I: Also vor 20 Jahren. Erzählen Sie mir bitte noch darüber.

P: Sie begann sich auch schwach zu fühlen, ihre Kräfte ließen auch nach, ganz, sie war aber nie im Spital, gar nie, sie war immer zu Hause, einfach regelrecht von Kräften gekommen.

I: Wie lange war sie krank?

P: Ja . . . schon etwa ein bis eineinhalb Jahre, daß sie es spürte . . . es waren schon etwa zwei Jahre . . .

(Das «auch» in seiner Schilderung weist darauf hin, daß er bereits Prallelen zwischen der

Krankheit der Mutter und seiner eigenen gezogen hat. Das Beiziehen des Notars verstärkt diese Annahme.)

P: Sie konnte aber immer noch auf sein, bis in die letzten Monate . . .

(Hier spürt man leise ein sich mit dem Schicksal abfinden, verbunden mit einem Hoffen darauf, daß es ihm auch vergönnt sein möge, nicht lange bettlägerig sein zu müssen. Die Trauerarbeit ist also schon weit fortgeschritten.)

Und dann ging's halt doch zu Ende.

I: Ja – so weit ich spüre, gibt es im Moment keine Fragen mehr von Ihrer Seite.

P: Nein

I: Von Ihrer Seite, Frau Türler, gibt es im Augenblick noch eine Frage?   10

E: Ich habe keine Frage, ich habe nur Hoffnung (atmet tief, betont das letzte Wort).

I: Ja

E: Dass man etwas tun kann.

I: Dass man noch etwas erreichen kann. – Ich glaube, es ist immer schwer vorauszusagen, wie ein Mensch auf die Behandlung ansprechen wird . . ., denn auch wenn man für eine Krankheit das gleiche Wort verwendet: «Magenkrebs», so ist es doch bei jedem Menschen wieder anders, und jeder Mensch stellt sich verschieden ein, und wir werden erst im Verlauf zusammen sehen können, wie die Reaktion bei Ihnen sein wird, wir können das nicht einfach voraussagen.

E: Ja

P: Ja, ja.

I: Und es ist auch nicht richtig, wenn man von Jahren oder Monaten spricht, die man noch zu leben hat, es ist unterschiedlich – erst wenn Arzt und Patient diesen Weg gemeinsam gehen, wird man es einschätzen können.

(Ich sage das aus der Überzeugung, daß statistische Werte im Einzelfall wenig aussagen, und auch weil dieser Zugang eine gewisse Hoffnung offen läßt und Raum bietet für das Prozeßhafte in der Krankheitsverarbeitung.)

Aber ich glaube, Sie haben beide gesehen, daß es sich um eine ernste Situation handelt.

P/E: Ja, ja.

I: Ich möchte jetzt noch Sie, Frau Doktor, fragen, ob ich etwas vergessen habe, was Sie wissen sollten, bevor Sie untersuchen. Habe ich (zur Ärztin gewandt) etwas vergessen?

A: Nein

I: Gut, (zum Patienten und seiner Frau gewandt) haben Sie noch eine Frage?

P: Nein, ich habe alles angebracht.

I: Dann beenden wir für den Moment das Gespräch hier. Sie werden jetzt untersucht. Alles weitere wird im Anschluß daran besprochen werden.

Im Status fanden sich ein reduzierter Allgemeinzustand, eine Druckdolenz und eine palpable Resistenz im Epigastrium, eine vergrößerte, leicht druckdolente Leber, den Rippenbogen in Medioclavicularlinie um 5 cm überragend und im Labor eine erhöhte alkalische Phosphatase von 345 (Norm 90), eine erhöhte Gamma-GT von 502 (Norm bis 46) und eine erhöhte GOT von 55 (Norm 23). Histologisch lag ein Carcinoma solidum partim sigillocellulare vor, im Sonogramm fanden sich Lebermetastasen. Wegen der Schmerzen wurde eine palliative Chemotherapie mit 5- Fluorouracil, Adriamycin und Mutamycin eingeleitet.

Wo stehen wir heute?

Spricht man heute zu Studenten, Schwestern oder Ärzten über die Begleitung des an Krebs Erkrankten*, entsteht der Eindruck man renne offene Türen ein. Noch vor 10 Jahren wurde diesem Thema mit Aufmerksamkeit und Anteilnahme gefolgt. Das Gedankengut von KÜBLER-ROSS (1) wirkte damals durch seine Pionierhaftigkeit. Heute hat sich eine regelrechte Inflation um dieses Thema ergeben. Es häufen sich Fachbücher, aber auch Bücher von Patienten (vergleiche DIGGELMANN, ZORN, NOLL, 2,3,4) über das Thema «Sterben und Tod», und auch die Massenmedien nehmen sich seiner an. Es gehört heute zum guten Ton, über dieses Thema Bescheid zu wissen. Gerechterweise sei festgehalten, daß vor allem in der pflegerischen Betreuung der Schwer- und Terminalkranken viel bewußter und offener über die Probleme und Schwierigkeiten gesprochen wird. Die Pflegenden wagen beispielsweise den Arzt zu fragen, ob bei einer terminalkranken 80jährigen Frau mit metastasierendem Pankreaskarzinom, die sterben will, die Flüssigkeitszufuhr über einen Subclaviakatheter sinnvoll sei, ober ob man sie nach eigenem Ermessen trinken lassen sollte, auch wenn sie dabei exsikkotisch wird. Andererseits hat uns kürzlich ein fein empfindender Kollege, der an einem Lymphom erkrankt war, aus seiner Erfahrung als Patient unsere Beobachtungen bestätigt, daß recht viele Ärzte hilflos dem an Krebs Leidenden gegeüber stehen, auch wenn sie über den Umgang mit den Krebs Erkrankten gelesen haben. Dies habe sich oft in Trostversuchen in Form von fadenscheinigen Fachurteilen geäussert oder von unvermittelten Aufforderungen, sich mit den durch das Erkranken ausgelösten Gefühlen von Trauer auseinanderzusetzen. Auf die Fragwürdigkeit von Trostversuchen weist beispielsweise auch der Jurist NOLL als Patient hin (4):

«Was heißt eigentlich trösten? Schon als Kind ist mir das nie ganz klar geworden. Ich hatte eine Beule, die Mutter tröstete mich, aber die Beule blieb. Auch der Tumor und Tod widerstehen jedem Trost, d. h. sie bleiben trotzdem; auch wenn ich sie mit Jenseitsvorstellungen kompensiere. Wenn ich aber dennoch – jetzt noch – dem Tod mit einer gewissen Gelassenheit entgegensehe, so wohl nur, weil und solange ich ihn ruhig gegen das Leben abwäge. Aber die Ruhe des Abwägens und die zusätzliche Freiheit, die dadurch entsteht, daß ich auf keine Zukunft Rücksicht nehmen muß, hat mit Trost gar nichts zu tun. Die Beule bleibt, der Tumor und auch der Tod.»

Wir stehen unter dem Eindruck, daß sich das Gewicht vom Verleugnen der eigenen Gefühle bei der Begegnung mit dem an Krebs Erkrankten auf das «viel Wissen und Zerreden» verschoben hat. Beide Arten der Vermeidung von Gefühlen in der Begegnung mit dem schwer- und terminal Kranken, wirken sich zu dessen Nachteil aus und schlagen sich in Form seiner Isolierung oder oberfläch-

---

* Wir sprechen nicht vom «Krebskranken», weil es unserer Auffassung nach nicht «Krebskranke», Hirnschlagpatienten, Diabetiker, sondern Menschen mit den jeweiligen Krankheiten gibt.

lichen, wenn auch gut gemeinten Pseudokontakts nieder. Zu den Schwierigkeiten des Patienten gesellen sich diejenigen der Betreuenden, vor allem des Studenten und Arztes – und die durch den Rahmen gegeben, in dem sich die Begleitung des an Krebs Erkrankten abspielt.

Die Struktur der medizinischen Einrichtungen läßt oft wenig Raum für eine günstige Begleitung. Der Arzt trifft in ihnen an einem bestimmten Punkt mit dem Patienten zusammen und geht mit ihm ein Stück Weges durch Abklärung, Therapie und erneute Abklärung usw. Selten betreut er den Kranken während des gesammten Verlaufs. So hemmen häufig äußere Umstände den vorhandenen Willen, den Patienten zu begleiten, weil der eine Arzt für das Erstinterview und den Körperstatus, ein zweiter für die radiologische Abklärung, ein dritter für die Biopsie, ein vierter für die Chemotherapie verantwortlich sind. Diese äußeren Schwierigkeiten werden durch die innere Abwehr, die durch die Probleme des an Krebs Erkrankten im Studenten und Arzt geweckt werden, ergänzt. Darum sollen wir immer, wenn wir glauben, einen Patienten nicht begleiten zu können, uns fragen, ob die Gründe in den äußeren Strukturen oder bei uns selbst liegen.

Die Schwierigkeiten des Studenten und des Arztes

Wenn die Begegnung mit dem an Krebs Erkrankten ernsthaft gesucht wird, so weckt sie Gefühle. Wir erleben die Hilf- und Hoffnungslosigkeit des Kranken, seine Verzweiflung, seine Wut und Auflehnung. Seine unbeholfenen Versuche beispielsweise, sich und uns seine Erkrankung zu erklären, uns zu prognostischen Aussagen zu verleiten, uns tröstende Worte zu entlocken, lösen in uns selbst Hilflosigkeit, Ärger, Gereiztheit und Ungeduld aus. Unsere Erziehung als Kinder und später unsere Ausbildung als Ärzte haben uns gelehrt, Gefühle nicht ernst zu nehmen, zu unterdrücken und als unerwünschte Störefriede zu verscheuchen (5). Die Ermahnung des Kindes «sei doch ein rechter Bub, ein solcher weint nicht», «wütend werden zeugt von mangelnder Selbstbeherrschung», «du bist eine Heulliese», und die Bemerkung zu einem Patienten «dies kann gar nicht weh tun», «Sie haben nichts», weisen auf die Abneigung hin, am Seelenleben und besonders an dem des Mitmenschen teilzunehmen. Die Beschränkung des «wissenschaftlich» eingestellten Arztes auf «harte» Daten unter Geringschätzung der «weichen» emotionellen Daten beleuchten ebenfalls die Verachtung der Gefühle (5). Übrigens sagt «hart» oder «weich» noch gar nichts über die Bedeutung einer Beobachtung aus (6), sondern besagt lediglich, daß eine Beobachtung, eine, wenige oder mehrere Determinanten haben kann.

Die Betonung der technischen Ausbildung im Studium behindert die Begleitung des an Krebs Erkrankten, da sie von den eigenen Gefühlen und denjenigen des Patienten ablenkt. Dem Student und späteren Arzt fällt es deshalb umso schwerer, den an Krebs Erkrankten zu begleiten, je weniger «technische Medizin» er im Verlaufe der Krankheit anwenden kann, und diese Phase stellt bei jeder Krebskrankheit für den Patienten die schwierigste dar.

Die Angst vor Krankheit und Tod, die bei Menschen, welche die Medizin als Beruf wählen, neben andern Motiven in Form einer «Reaktionsbildung» zur Berufswahl beiträgt (7), erschwert die Lage noch zusätzlich, so lange der Betreffende nicht merken darf, daß er seinen Beruf unter anderem dazu benützt, die eigenen Ängste zu unterdrücken, indem er aktiv und tätig Krankheit und Tod bekämpft. Der Wunsch nach großer Macht, ein Streben, das in der Kindheit eines jeden – auch des späteren Arztes – eine Rolle spielt, findet sich bei Ärzten häufig. Es drückt sich z. B. in der oft geäußerten Bemerkung dem Patienten gegenüber aus: «Es war höchste Zeit, wenn Sie später gekommen wären, hätte ich Sie nicht mehr retten können». Gerade der an Krebs Erkrankte hat dann im Verlaufe seines Leidens Probleme, die der Macht des Arztes trotzen. Dies erträgt der Arzt unter Umständen schlecht, besonders wenn er nie Gelegenheit hatte, seine Allmachtsgefühle spüren und äußern zu dürfen, und auch die durch ihre Relativierung erzeugte Kränkung. Dies kann dazu führen, daß er dem an Krebs Erkrankten ausweicht. Die Bedrohung zur Passivität gezwungen zu sein und nicht aktiv eingreifen zu können, ist in Kapitel II besprochen worden.

SANES, ein Pathologe, der kurz nach seiner Emeritierung an einem malignen Lymphom erkrankte und seine Gedanken und Erlebnisse in den nächsten fünf Jahren bis kurz vor seinem Tod schriftlich festhielt, und der, das scheint uns wichtig, kein geschulter Psychologe war (8) scheute sich nicht auszudrücken, daß es den meisten Kollegen, die ihn betreuten, an Einfühlenkönnen mangelte. Es war ihm klar, daß die Selbsterfahrung an einer malignen Erkrankung zu leiden nicht ersetzt werden kann. Er meinte aber, daß jeder, der als Student oder später als Arzt Krebskranken begegnet, schon selbst Gefühle von Ohnmacht, Wut, Verzweiflung, Trauer und Depression durchgemacht hat, die wiederbelebt werden können, damit die Einfühlung in den Patienten, der solche Gefühle hat, gelingt. Zudem schlug er vor, daß Studenten mit Ärzten, Schwestern, die selbst eine maligne Erkrankung erleiden oder durchgestanden haben und zu Gesprächen bereit sind, sprechen sollten, um ihnen Fragen stellen und von Menschen mit Selbsterfahrung lernen zu können.

Der Patient selbst bringt Probleme in die Beziehung zum ihn betreuenden Studenten oder Arzt hinein. Für ihn – wie für uns alle – hat das Wort «Krebs» eine riesenhafte Bedeutung. Dieser Begriff ist mit Vorstellungen von unvermeidlichem Tod, Siechtum, Schmerz und Isolation verbunden. Oft gibt es auch an Krebs Erkrankte, die ihre Krankheit auf Schuld zurückführen, durch Büßen zur Bewältigung ihres Schicksal beitragen wollen und die Hilfe des Arztes erschweren.

Andere können schon längere Zeit depressiv gewesen sein und keinen Sinn in der Beziehung zum Arzt fühlen. Zu diesen, die Begleitung erschwerenden Situationen kommt hinzu, daß auch die Ärzte «Krebs» und «Endgültigkeit», «Schmerz», und «Tod» eng miteinander verbinden. Sanes drückte aus, daß die Ärzte über die modernen Möglichkeiten der Krebsbehandlung zu wenig wüßten, und daß dieser Mangel zur Verknüpfung beitrage, die bei Patient und Arzt die Verzweiflung steigere (8).

Die Voraussetzungen für die Begleitung von an Krebs Erkrankten

Sie sind also vielfältig: Somatische fachliche Kompetenz soll mit der Fähigkeit eigene Gefühle aufleben zu lassen, und mit Wissen über die psychischen Geschehnisse, die sich im Patient abspielen, verbunden sein. Heute sind an der Betreuung des an Krebs Erkrankten der Hausarzt, der Chirurg, der Strahlentherapeut, der Onkologe, der Internist, usw. beteiligt. Diese Spezialisten tragen je einen Teil zur Gesamtbetreuung bei und begleiten – wie bereits gesagt – den Kranken oft nur kurze Wegstrecken. Daraus könnte abgeleitet werden, daß die Spezialisten ihr Fachwissen anwenden, die seelische Betreuung aber dem Hausarzt oder Psycho-Spezialisten überlassen sollten. Auch wenn idealerweise der Hausarzt in der Integration psychischer, sozialer und somatischer Aspekte ausgebildet ist und die Gesamtverantwortung trägt, und auch, wenn der mit onkologischen Patienten erfahrene Psychotherapeut dem Somatiker außerordentlich viel helfen kann, z. B. eigene Gefühle wahrzunehmen und ihre Auswirkung auf die Beziehung zum Patienten, so ist doch jeder Student und Arzt in der Begegnung mit dem an Krebs erkrankten Menschen verantwortlich, auch dessen seelische Bedürfnisse zu berücksichtigen. Denn wie rasch stellt der Patient ihnen Fragen über die Art der Erkrankung, ihre Prognose, wie rasch interpretiert er halbverstandene Aussagen, wie leicht empfindet er Trostversuche als Zurückweisung oder die Mimik und Gestik des Arztes als Zeichen der Hoffnungslosigkeit.

Aus diesen Gründen stellen wir die psychischen Aspekte in der Betreuung des an Krebs Erkrankten dar, die der Arzt häufig antrifft und die ihm Sorgen bereiten.

Im II. Kapitel wurde gezeigt, wie psychische, soziale und somatische Aspekte in einem einzigen Arbeitsgang integrativ erhoben und in Diagnose und Therapie verwendet werden können. Die Erfassung der Daten hängt aber im Leeren, wenn das Interview nicht verwendet wird, um a) mit dem Patienten eine reale Beziehung aufzubauen, b) ihn empathisch zu erfühlen, und c) zu verstehen, wie der

Patient den Studenten oder Arzt erlebt, welche Eigenschaften er ihm zuschreibt, welche Reaktionen er von ihm erwartet, ohne ihn als Person wirklich zu kennen. Mit a) berühren wir das Gebiet des «Arbeitsbündnisses», mit b) den Begriff der «Empathie» und mit c) den Begriff der «Übertragung».

Das Arbeitsbündnis

Es stellt den ungeschriebenen Vertrag zwischen Arzt und Patient dar. Vom Arzt verlangt es die genaue Erklärung der erhobenen Befunde, – auf die Frage «Mitteilung der Diagnose – Umgang mit der Wahrheit» gehen wir weiter unten ein –, das pünktliche Erscheinen zum mit dem Patienten verabredeten Zeitpunkt, die Absprache der Zeitdauer der Konsultation, das Sorgetragen um eine ungestörte Gesprächssituation, die Rücksichtnahme auf Bedürfnisse des Patienten, z. B. Klärung der Frage, ob er gerade Besuch erwarte, auf die Toilette gehen sollte, das Schaffen der Möglichkeit für den Patienten, sich mit seinen eigenen Worten auszudrücken, das Entgegennehmen seiner Gefühle und Vorstellungen – auch wenn letztere laienhaft oder naiv sind, das Erklären der geplanten Abklärungsschritte, und der bei ihnen zu erwartenden Unannehmlichkeiten. So sollte der Arzt beispielsweise erwähnen, daß der Patient während der computerisierten Tomographie ganz still und allein in einem Raum liegen wird und mit ihm über die durch diese Untersuchung erweckten Fantasien sprechen, und die Situation, die für ihn eine routinemäßige ist, nicht allein aus seiner Sicht beurteilen.

Die Empathie

Wir verstehen darunter das Aufsteigenlassen von Gefühlen, die durch das sich in den Patienten versetzen entstehen. Diese Gefühle sollen möglichst denjenigen des Patienten entsprechen in Bezug auf die Qualität, nicht aber die Quantität, da der Arzt sonst von den Emotionen weggerissen wird und die Übersicht verliert, die das Handhaben des Arbeitsbündnisses verlangt (9). Empathie ist nicht lehr- und lernbar. Ihre Erweckung, wenn sie durch Erziehung verschüttet worden ist, ist durch Selbsterfahrung in einer Gruppe, einer Psychotherapie, einer Psychoanalyse aber möglich, und auch ihre Dosierung bezüglich «zuviel» und «zuwenig» ist beeinflussbar.

Sanes (8), der schon erwähnte Pathologe, hat praktische Vorschläge zu Arbeitsbündnis und Empathie aus eigener Erfahrung als Patient mit Krebs zusammengefaßt.

«Eine persönliche Beziehung herstellen zu Patient und Familie; verfügbar und pünktlich sein; sich Zeit nehmen; sich vorstellen (dies gilt für die Spitalsituation), das Gespräch bezüglich Ort und Zeit so festlegen, daß unnötige Unterbrechungen ausbleiben; einfache Begriffe gebrauchen und medizinische Ausdrücke vermeiden; sich selbst genau beobachten und kontrollieren, um nicht durch Betonung, Mimik und Gestik eigene Ängste, Befürchtungen und Sorgen, die die Diagnose im Arzt hervorruft, auf den Patienten überspringen lassen; wenn es sich um Krebs handelt, das Wort auch gebrauchen und die besondere Art des Krebses dieses Patienten erklären, zu Bleistift und Papier greifen, um die Erklärungen zu verdeutlichen; sich den Fragen von Patient und Familie öffnen; dem Patienten und der Familie die eigene Telefonnummer geben und mitteilen, wer einspringt, wenn der Arzt abwesend ist; sich nicht ärgern, wenn Patient und Familie unlogische Fragen stellen oder sich nach Behandlungen erkundigen, die sie in der Laienpresse gelesen haben».

Diesen Grundsätzen wird oft das Argument: «Das braucht zu viel Zeit» entgegengestellt. Dieses Argument ist falsch. Der Geübte braucht mit diesem Vorgehen häufig kaum mehr Zeit als der Arzt, der eine komplette Anamnese mit geschlossenen Fragen (ja/nein) aufnimmt. Zudem bringt ein Erstgespräch, das empathisch geführt ist und den Aufbau des Arbeitsbündnisses erlaubt, später viel Zeitgewinn, denn der Patient und seine Familie fühlen sich verstanden, angenommen, wissen, daß sie Fragen stellen können, und haben die Information nicht nur technisch, sondern in Empathie eingebettet, erhalten. Damit nehmen Angst und Unruhe ab, es erfolgen weniger notfallmäßige Anrufe, und die vielleicht zuerst etwas vermehrt investierte Zeit wird mehr als eingespart. Das Angeben der Telefonnummer, über die der Arzt erreichbar ist, mag als lächerliche Kleinigkeit erscheinen. Die Telefonnummer tragen Patient und Familie bei sich; sie haben gleichsam ein Stück des Arztes immer bei sich, so wie das kleine Kind das die Mutter vertretende Stofftier. Nach unserer Erfahrung führt dies zur Beruhigung, und die Telefonanrufe beschränken sich dann meist auf dringende Situationen.

Die Übertragung

In jeder Beziehung zwischen Menschen tauchen Erwartungen, Vorstellungen und Gefühle inbezug auf die andere Person auf, die wenig mit der wirklichen Person zu tun haben, als viel mehr mit frühen Erfahrungen mit wesentlichen Bezugspersonen in der eigenen Kindheit. Diese Übertragung ist in jeder Beziehung zwischen Patient und Student/Arzt wichtig und vorhanden. In der Beziehung des an Krebs Erkrankten zu seinem Arzt wird sie besonders wirk- und bedeutsam, denn die mit dem Begriff «Krebs» für den Patienten verbundene Verunsicherung, Angst und Hilflosigkeit erwecken in ihm frühkindliche Gefühle, Verhaltensweisen und Erwartungen, welche die Beziehung zum Arzt färben. So kann es leicht geschehen, daß der Patient den Arzt – wie früher seine Eltern – idealisiert und mit einer Macht ausstattet, die er nicht hat und die umgekehrt proportional zur eigenen Ohnmacht ist. Wenn der Arzt mit dieser Idealisierung nicht vertraut ist, so läßt er sich in sie hineinstoßen, genießt sie – denn wer läßt sich nicht bewundern und Heilvermögen zuschreiben –, und reagiert dann mit Wut oder Zurückstoßen des Kranken, wenn dieser, in seiner Enttäuschung darüber, daß der Arzt das

Erwartete doch nicht vollbringen kann, ärgerlich wird, Ratschläge zurückweist, oder dem Arzt Vorwürfe macht.

Die Begleitung

Zeit der Diagnosestellung

Trotz der juristischen Pflicht, den Patienten über seine Krankheit, ihre Bedeutung, die Therapiemöglichkeiten, allfällige Nebenwirkungen sowie die Prognose in verständlichen Worten aufzuklären, so weit dies ihm nicht schadet, ist die Kontroverse zwischen denjenigen, welche die «Wahrheit» mitteilen und denen, die sie verschweigen wollen, lebendig geblieben und wird zum Teil in hitzigen Gesprächen ausgetragen. Uns überrascht diese Sachlage kaum, denn wenn diese Frage in Form der Alternative «die Wahrheit sagen – ja oder nein» gestellt wird, kann sie nicht befriedigend beantwortet werden, weil sie falsch gestellt ist und an der klinischen Wirklichkeit vorbeizielt. Wenn die Frage mit «Nein» beantwortet wird, übersieht der Student/Arzt, daß der Patient meistens schon ahnt oder sogar weiß, daß er eine ernsthafte Krankheit hat (10). Er leitet dies aus seinen Symptomen ab, die er mit denjenigen von Mitmenschen, z. B. seinen Eltern vergleicht, die solche Symptome hatten, schwer erkrankten und dann starben, und er zieht seine Schlüsse auch aus der Mimik und Gestik des Arztes und dem Wortlaut, mit dem dieser zu ihm spricht. Die Erfahrung zeigt, daß die Neigung die Frage mit «Nein» zu beantworten der Angst des Arztes entspricht (10,11,12). Es ist auch undenkbar, daß ein Patient, der eine Chemotherapie oder Bestrahlung über sich ergehen lassen muß, nichts ahnt. Vielleicht spricht er nicht davon, vielleicht weist er die Gedanken über seine Krankheit von sich; das Wissen in seinen tieferen seelischen Schichten löscht er damit nicht aus. Die Überlegung mancher Ärzte, sie würden die Einstellung ihres Patienten und seine Wünsche in Bezug auf seine Betreuung kennen, ohne mit ihm darüber sprechen zu müssen, ist unhaltbar. Eine Untersuchung an Menschen über ihre Einstellung gegenüber der erfolgten Reanimation und einer allfälligen nächsten, und die Vorstellung ihrer Ärzte über die Einstellung ihrer Patienten, hat ergeben, daß der Wunsch des Patienten und die Vorstellung des Arztes meistens stark divergierten. Patienten, welche die erfolgte Reanimation und eine zukünftige entschieden ablehnten, wurden von ihren Ärzten als einer Reanimation gegenüber positiv eingestellt beurteilt und umgekehrt (13). Die Frage mit «Ja» beantworten und dem Patienten die «Wahrheit» mitteilen zu wollen, führt ebenfalls in eine Sackgasse, denn es wird übersehen, daß die Auseinandersetzung des Patienten mit der Tatsache, an Krebs erkrankt zu sein, einen

Prozeß darstellt mit einem zeitlichen Verlauf, während dem der Patient aus seiner individuellen Wirklichkeit heraus «Tatsachen» fortwährend anders erlebt. Es gibt also gar keine «Wahrheit», die einfach mitgeteilt werden kann. Diese Art mit der Frage umzugehen, schließt den Patienten aus. Einfach die «Wahrheit sagen» stellt eine Abwehr dar, ebenso wie das Verleugnen des Begriffes «Krebs» im Umgang mit dem Kranken, und beide dienen dem Schutze des Arztes und nicht dem des Patienten (1,8,14).

Wie denn – so fragt der Leser jetzt zu Recht – soll dieses schwierige Thema angegangen werden? Das Erstgespräch und die weiteren Gespräche mit dem Patienten ergeben die Möglichkeit, sich in das Erleben des Patienten einzublenden, wenn entsprechend den Vorschlägen in Kapitel II vorgegangen wird. Schritt 10, mit dem nach Überlegungen, Erfahrungen und Vorstellungen des Patienten gefragt wird, erlaubt zu erfassen, wie der Patient sich seine Symptome erklärt, ihre Entstehung und ihre Folgen; der Arzt fragt beispielsweise: «Welche Gedanken haben Sie sich über Ihre Krankheit gemacht?» Fühlt der Patient die Empathie des Arztes, und hat dieser sich bemüht, die ersten Schritte im Arbeitsbündnis zu machen, so legt der Patient ihm häufig die eigenen Gedanken vor. Diese lassen erkennen, wo der Kranke auf dem Weg der Auseinandersetzung mit seinem Leiden steht. Bei einem Patienten, der ängstlich-gespannt, äußere Gegebenheiten als verantwortlich für seine Symptome betont – eine lange ermüdende Reise, einen Familienzwist – wird er die Abwehrbemühungen taktvoll respektieren und zuwarten, bis der Kranke auf Ängste und Sorgen bezüglich seiner Beschwerden zu sprechen kommt. Er bemerkt zu ihm lediglich, daß er seine Sorgen und seine Angst spürt. Er kümmert sich also um den Widerstand und die Gefühle des Patienten und nicht zu Beginn um Inhaltliches. Läßt er dem Patienten Zeit sich zu äußern, so vernimmt er meistens bei weniger starker Abwehr im Erstgespräch, bei heftigerem Ausweichen später, daß sich der Patient schon eine zeitlang Gedanken und Vorstellungen zu seiner Erkrankung gemacht, daß er die Möglichkeit, an Krebs erkrankt zu sein, schon erwogen hat. Dies erleichtert dem Arzt die Aufgabe erheblich. Er riskiert jetzt nicht mehr, durch das Vermeiden des Wortes «Krebs» einem Patienten, der selbst an Krebs gedacht hat, zu signalisieren, daß er als Arzt unfähig ist, mit dem Patienten darüber zu sprechen, was das Vertrauen in die Belastbarkeit der Beziehung untergräbt, und er eilt dem Patienten auch nicht auf einem Gebiet voraus, wohin ihm der Kranke nicht zu folgen vermag und unerträglichen Gefühlen ausgesetzt wird.

Das entsprechend dem im Kapitel II beschriebenen Plan durchgeführte Gespräch beleuchtet die Beziehungen des Patienten zu seinen wichtigen Mitmenschen. Es läßt den Arzt die Interaktions-Stile erkennen, die Art wie mit belastenden Situationen umgegangen wird, die Reife und die Schwächen der Bezugspersonen und ihre Bedeutung für den Patienten. Da der Kranke ein Recht auf die Verschwiegenheit des Arztes seinen Angehörigen gegenüber hat, muß der Arzt den Patienten fragen, ob er mit einer Drittperson über die Lage des Patienten sprechen soll. Meistens sind die Patienten erleichtert, eine nahestehende Bezugsperson dabei zu haben. Gelingt das Gespräch zu dritt, so finden Patient und z. B. der Ehepartner zueinander und können ihre Beziehung vertiefen und die gegenseitige Isolierung verhindern, die dadurch entsteht, daß sowohl der Patient als auch die Bezugsperson meinen ein Geheimnis hüten zu müssen, das der andere schon kennt. Weigert sich der Kranke, daß die Angehörigen einbezogen werden, so soll der Arzt dem Patienten zu verstehen geben, daß vermutlich trifftige Gründe diese Ablehnung bedingen, die er gerne näher verstehen möchte. Häufig will der Kranke seine Familie nicht belasten und nimmt an, sie würde zusammenbrechen. Umgekehrt ersuchen Verwandte oft den Arzt, den Patienten nicht aufzuklären aus der Überlegung heraus, der Kranke würde dies nicht ertragen. Jetzt muß der Arzt sich bemühen, mit den Verwandten deren Ängste zu verstehen, z. B. auf Grund welcher Lebenserfahrungen mit dem Patienten sie zu dieser Auffassung gekommen sind. Diese Gespräche führen meistens zu einer Aufgabe dieser Einstellung. Führen sie nicht zum Ziel, muß der Arzt zeigen, welche Anhaltspunkte im Verhalten des Patienten dafür sprechen, daß er viel mehr weiß, als seine Angehörigen denken, und er muß auch darauf beharren, daß er den Patienten bei Einhalten des Verbots der Verwandten, dem Patienten nicht wahrhaftig zu begegnen, nicht betreuen kann. Dabei ist es nützlich zu zeigen, daß es keine «Wahrheit» gibt, mit der der Kranke konfrontiert wird, sondern daß der Arzt das einzige Ziel hat, wahrhaftig auf die Fragen, Gedanken und Ängste des Patienten einzugehen.

Hier ist es am Platz, auf die Angst der Angehörigen vor Selbstmord bei an Krebs Erkrankten einzugehen, die hinter der Ablehnung mit dem Patienten wahrhaftig zu sein, bei ihnen und oft auch beim Arzt, stecken. Noch immer wird befürchtet, daß die Diagnosemitteilung zur Selbstmordgefahr führt, obwohl solche Befürchtungen nicht belegt sind, sondern im Gegenteil, die wahrhaftige Information des empathischen Arztes zur Angstverminderung beim Patienten führt (14,15,16,17). Die Suizidhäufigkeit bei Karzinompatienten ist niedrig. Wenn es seltenerweise zum Selbstmord kommt, handelt es sich um schon vor der Krebserkrankung psychisch kranke Menschen oder um solche, bei denen es während der Krebserkrankung zum Zusammenbruch der Kommunikation zwischen ihnen und Angehörigen oder dem Arzt, und zur Isolation gekommen ist. Die beste Prophylaxe ist die intensive Kommunikation zwischen der Umwelt und dem Patienten.

Für die alleinige Information der Angehörigen gibt es keine Rechtfertigung, sie ist ein Kunstfehler. Sie dient nur der Entlastung des Arztes, der sich der Bürde elegant entledigt, sie auf die Angehörigen abwälzt und ihnen die unlösbare Aufgabe übergibt, im Kontakt mit dem Patienten fröhlich, gelöst und sicher zu wirken, während sie durch Mimik, Gestik und Wortlaut dem Patienten vermitteln, daß er betrogen wird.

Besprechen der Prognose

Was für das Erstgespräch und die Mitteilung der Diagnose gilt, trifft auch auf das Besprechen der Prognose zu. Der Arzt soll seine Aussage auf das wissenschaftlich Bekannte und Gesicherte stützen und die Möglichkeit der verschiedenen Behandlungsformen besprechen. Er soll aber nie die Hoffnung des Patienten zerstören und sich nicht auf Voraussagen über die zu erwartende Lebensdauer einlassen. Ein Krebs mit identischem Sitz und gleicher Histologie führt nie eine von seinem Träger unabhängige Existenz, und jede Krebserkrankung und jeder Patient sind individuell verschieden. Der Arzt kann deshalb mit gutem Recht versichern, daß erst die Zusammenarbeit zwischen ihm, dem Patienten und der Familie ergeben wird, wo im Spektrum zwischen gut- und bösartig der einzelne Kranke mit seinem Krebs steht. Er soll auch bedenken, daß es sich bei den Voraussagen bezüglich Überlebenszeiten lediglich um statistische Werte handelt, die für das Individuum wenig aussagen. Die Erfahrung zeigt, daß der Patient meistens weniger eine genaue Zeitprognose wünscht, als daß sein Arzt zu ihm stehen wird, was immer die Erkrankung in Zukunft bringen mag. Nach der Erfahrung von Sanes (8) als Pathologe und Patient «sind viele Ärzte, wenn die Diagnose «Krebs» heißt, viel zu pessimistisch, weil sie zu wenig onkologische Kenntnisse haben und Krebs mit raschem Zerfall und Tod gleichsetzen, anstatt das unterschiedliche Verhalten individueller Krebsarten und Patienten und die Fortschritte in der Therapie in Rechnung zu stellen».

Die Begleitung während verschiedener Krankheitsphasen

Die Begleitung des Krebskranken und seiner Familie fordert vom betreuenden Arzt Wissen über das Verhalten eines Menschen, der von einer Tatsache überwältigt wird, auf die er sich nicht vorbereiten konnte. Er muß die möglichen Reaktionen bei der Mitteilung der Diagnose, in Zeiten vor und nach chirurgischen Eingriffen, Chemo- und Strahlentherapie kennen, beim Auftreten von Komplikationen, von Metastasen und in der Zeit, wo nur noch palliative Maßnahmen ergriffen werden können. Die möglichen Reaktionen des Krebspatienten sind von Kübler-Ross (1) beschrieben worden. Sie entsprechen in allen ihren Schattierungen der Trauer und ihrer Veränderung über die Zeit, dem Trauerprozeß. Die einzelnen Phasen des Trauerprozesses sind heute gut bekannt (18,19). Nach einer Periode von Schock und Unglauben mit Lähmung des Willens oder Fehlen der Gefühle und automatischem Verrichten der alltäglichen Obliegenheiten kommt es nach Stunden, Tagen bis Monaten zum allmählichen Erkennen der Tatsachen mit heftiger Angst, Hilf- und Hoffnungslosigkeit und Leere, die von Vorstellungen abgelöst werden, daß noch alles beim alten sei. Dann kommt es zur Auflehnung gegen das Schicksal, zu Wut, ausgerechnet selbst vom Krebs betroffen zu sein, später zum vermehrten Anerkennen der Situation, zum Feilschen um Zeit, damit noch das eine oder andere Ereignis erlebt werden darf. Schließlich tritt Resignation und beim zunehmenden Zerfall der Kräfte Rückzug, Ablösung von der Umwelt und Ruhe ein. Ein vollständiges Akzeptieren des Schicksals wird sicher die Ausnahme bleiben. Wesentlich zu wissen ist, daß diese Phasen meist nicht chronologisch ablaufen, sondern daß der Patient in einer Phase lange verbleiben kann oder von späteren Phasen wiederholt in frühere zurückkehrt. Dies kann beispielsweise nach einem Intervall geschehen, während dem die Krankheit unter Kontrolle gewesen ist und nun ein Rezidiv auftritt. Häufig lebt der Patient in mehreren Phasen gleichzeitig, wobei die eine seinem bewußten Erleben näher, die andere weggeschoben sein kann.

Beim Trauern muß der Faktor Zeit besonders berücksichtigt werden. Der Arzt kann die einzelnen Phasen nicht beschleunigen, nicht mit «vernünftigen» Überlegungen beeinflussen. Er muß dem Patienten und den Angehörigen vielmehr geduldig beistehen, während sie sich auf ihre ganz persönliche Weise mit den einzelnen Situationen der Krebserkrankung auseinandersetzen.

Wenn der Arzt einer Patientin die Mastektomie vorschlagen muß und diese abgelehnt wird, sollte er nicht annehmen, daß seine Erklärungen zur Prognose der Frau genügten, damit sie sich innerlich zum Eingriff entschließen kann. Er sollte sich vielmehr vorstellen, was der Ehemann dieser Frau beim Anblick ihrer fehlenden Brust und der Mastektomienarbe empfinden wird, und sich in die Frau einzufühlen versuchen, die nach dem Eingriff Gefühle von Scham auszuhalten haben wird. Spürt die Patientin, daß der Arzt diese Gefühle nachvollzieht und erträgt, ist dies für sie ein viel kräftigerer Beweis dafür, auch nach dem Eingriff noch wertvoll und liebenswert zu sein, als viele noch so gescheite Worte. Sein Ertragenkönnen gibt ihr ja zu verstehen, daß er auch noch nach der verstümmelnden Operation bei ihr auszuharren vermag. Hier tritt die Bedeutung der Empathiefähigkeit des Arztes hervor. Vor Eingriffen befindet sich der Arzt aber häufig in der unglücklichen Situation, daß der Patient noch zu wenig Zeit gehabt hat, um die Information gefühlsmäßig anzunehmen. Flucht nach vorn, Drängen auf die Einwilligung, autoritäres Auftreten sind ungünstiger, als dem Patienten ruhig und ohne Drohung die Folgen eines Verzichtes zu erläutern, ihm aber die Entscheidungsfreiheit zu lassen. Spürt der Patient, daß der Arzt die Erwägungen und Widerstände ernst nimmt, fällt es ihm oft leichter, sich einer Operation zu unterziehen, die er gefühlsmäßig noch nicht akzeptieren kann, denn er weiß sich als mündiger Partner behandelt, der ganz zu Recht bestimmte Gedanken und Gefühle hat. Dies stärkt das Arbeitsbündnis. Übergeht der Arzt die der Trauer entsprechenden, so berechtigten Gefühle des Patienten, muß sich dieser als jemand, der «falsche» Gefühle hat, erleben, also als «verrückt». Dies unterhöhlt die realen, reifen Teile der Persönlichkeit und führt zu Angst, Wut und die Zusammenarbeit störenden Verhaltensweisen.

Mit dem Einsetzen der Therapie lassen Verleugnung, Angst und Depression meistens nach, und der Patient sucht sich in seinem Leben wieder einzurichten. Er braucht aber auch bei befriedigendem Verlauf die Begleitung des Arztes. Dies gilt auch für «onkologisch geheilte» Patienten, die trotz jahrelanger Tumorfreiheit nie ganz angstfrei leben (20). Der Patient und seine Familie müssen wissen, daß sie jederzeit zu ihm gehen, ihm Sorgen mitteilen und Fragen stellen können. Für den Patienten ist eine feste und sichere Beziehung wesentlich, denn auch wenn es ihm verhältnismäßig gut geht, ziehen sich die Mitmenschen häufig von ihm zurück, weil der Begriff Krebs etwas Bedrohliches hat. Daraus folgt häufig die soziale Isolation. Die Möglichkeit des sozialen Todes wird häufig als noch quälender empfunden als die somatische Bedrohung (8).

Mit dem Auftreten eines Rezidivs, z. B. von Metastasen, wird die Situation wieder unruhiger. Erneut können Unglaube und Verleugnung eintreten. Häufig stellt sich jedoch Hoffnungslosigkeit ein, oft abwechselnd mit Phasen der Auflehnung, der Wut (wie in andern Phasen natürlich auch). Wird sie fehlinterpretiert, also vom Arzt, dem Pflegeteam und den Angehörigen persönlich genommen und nicht als Trauerprozeßphase verstanden, können Arzt und Betreuungsteam unbesonnen reagieren, z. B. mit Ärger über den «undankbaren», «unkooperativen» Patienten oder mit Liebesentzug und Rückzug vor ihm. Die Unzufriedenheit und Wut kann auch von den Angehörigen ausgehen, die wegen dem langwierigen Verlauf und der Verschlechterung des Zustandes des Patienten trotz Therapie verzweifeln, in Angst geraten oder den Verlust befürchten.

Die Unzufriedenheit kann so weit gehen, daß Patient und/oder die Angehörigen darauf bestehen, die Behandlung abzubrechen, ein anderes Spital aufzusuchen oder zu einem Naturheilarzt zu gehen. Sobald der Arzt diese Stimmung ahnt, soll er sie für den Patienten und die Angehörigen in Worte fassen: «Herr X., ich weiß nicht, ob ich mich täusche, aber mir scheint, daß Sie jetzt viel angespannter sind als sonst. Könnte es sein, daß die fehlenden Fortschritte Sie bedrücken, vielleicht sogar wütend machen?» Häufig können dann Arzt und Patient über die Lage sprechen, und der Arzt kann beispielsweise die Hinzuziehung eines Konsiliarius vorschlagen (14). Damit spüren Patient und Angehörige, daß ihre Gefühle und Gedanken ernst genommen worden sind, daß der Arzt sich nicht als die letzte Autorität ansieht, sondern zu partnerschaftlichen Beziehungen fähig ist, den Patienten nicht abhängig machen und dominieren will. Dann entspannt sich die Situation, und die Wünsche für eine Änderung fallen dahin.

Tritt die Zeit ein, wo auf therapeutische Maßnahmen verzichtet werden muß, zieht sich der Arzt oft zurück, weil er meint, nichts mehr tun zu können. Patient und Angehörige, die wiederum durch Phasen von Verleugnung, Hader, Wut und Hoffnungslosigkeit gehen, benötigen den Arzt aber genauso wie vorher. – Der Kranke zieht sich in dieser Zeit mehr und mehr zurück und weist sogar die nächsten Verwandten und Freunde ab, die bei ihm bleiben wollen. Auch wenn der Arzt jetzt «technisch» nichts mehr tun kann, vermag er dem Kranken eine große Stütze zu sein. Es geht dann nicht mehr darum, etwas Gescheites zu sagen, sondern sich geduldig um den Patienten zu bemühen, sich ans Bett zu setzen, vielleicht die Hand auf den Arm des Patienten zu legen und zu schweigen. Oft spricht der Patient dann über Vergangenes, zieht Bilanz, gesteht, z. B. Unrecht getan zu haben, sucht Versöhnung.

Die Begleitung der Angehörigen

Sie erleben die gleichen Phasen des Trauerprozesses, nur oft zeitverschoben. Auch die Angehörigen bedürfen des Arztes. So müssen sie von ihm erfahren, daß der Rückzug des Patienten zum Verlauf gehört und nicht Ablehnung bedeutet. Sie sollen darauf aufmerksam gemacht werden, daß es nicht schlecht und rücksichtslos ist, wenn sie einmal eine Besuchszeit auslassen, um sich zu erholen. Der Arzt soll sich des Angehörigen annehmen, der auf einer Therapie insistiert, auch wenn vernünftigerweise nichts Therapeutisches mehr unternommen werden kann. Er muß wissen, daß hinter diesem Wunsch ein schlechtes Gewissen und Schuldgefühle stecken können.

Die Frage der Wache am Bett des Sterbenden muß so großzügig wie möglich geregelt werden. Die Angehörigen wissen es zu würdigen und kommen noch nach Jahren mit Genugtuung und Dank darauf zu sprechen, daß ihnen beispielsweise ein Lehnstuhl ins Zimmer zum Kranken gebracht worden ist, daß sie eine warme Mahlzeit verabreicht erhielten.

Die Frage der Benachrichtigung der Angehörigen im Falle des Todeseintritts soll sorgfältig abgesprochen werden. Es muß klar sein, ob der Angehörige, der zu Hause übernachtet, geweckt oder erst am Morgen informiert werden will. Ein Angehöriger eines schon seit einigen Tagen komatösen Patienten, der lieber erst am Morgen orientiert werden möchte, sich aber deswegen schuldig fühlt, soll Gelegenheit erhalten, über seine Selbstvorwürfe mit dem Arzt zu sprechen.

In den ersten Tagen nach dem Ableben sind die Angehörigen mit administrativen Fragen beschäftigt. Nach einigen Tagen ist die Trauerfamilie auseinandergegangen, und die engsten Hinterbliebenen bleiben allein. Jetzt können Angst, Unruhe und Schlaflosigkeit einsetzen. Der Arzt muß wissen, welche Angehörigen wegen ihrer besonderen Beziehung zum Verstorbenen, ihrer Persönlichkeit, ihrem Alter, ihrem sozialen Status, ihrer Berufssituation am verletzlichsten und für einen abnormen Trauerprozeß am gefährdetsten sind. Um sie soll er sich kümmern. Er soll quälende Fragen beantworten, sie darauf aufmerksam machen, daß sie nicht erschrecken mögen, wenn sie plötzlich die Stimme des Verstorbenen zu hören meinen, von ihm träumen oder ihn vor sich sehen. Er soll ihnen erklären, daß diese Erscheinungen zur Trauer gehören. Zudem soll er den Angehörigen anbieten, in den Wochen nach dem Verlust zu Aussprachen vorbeizukommen. Viele Angehörige sind dankbar für das Angebot, kommen ein- zweimal und deuten dann an, daß sie alleine weiterleben können. Wenn wichtige Jahrestage kommen, der Todestag, der Hochzeitstag, der Geburtstag, Festtage, soll er sich nach ihrem Ergehen erkundigen, wenn er ihr Hausarzt ist, aber ohne sich aufzudrängen. Ein Trauerprozeß, der nicht gelingt, kann in Krankheit und Tod ausmünden. (19,21,22,23).

Die Zusammenarbeit zwischen Arzt und Pflegeteam

Es ist selbstverständlich Aufgabe des Arztes, sich nicht nur um den Patienten und seine Angehörigen zu kümmern, sondern auch um das an der Pflege beteiligte Team von Schwestern, Pflegerinnen, Hilfsschwestern, Physiotherapeuten, Sozialarbeiterin. Das Team benötigt Unterstützung. Seine Mitglieder binden sich oft stark an den Kranken und fühlen sich schuldig, wenn sie beispielsweise mit Ärger und Wut auf die Verzweiflung des Patienten reagieren oder die eigene Hilflosigkeit spüren, wenn die Krankheit ein Stadium erreicht hat, wo keine gezielte Therapie mehr durchgeführt werden kann. Sie benötigen auch Unterstützung, wenn der Patient gestorben ist und sich Gefühle von Trauer und «Inkompetenz» einstellen. Nach unserer Erfahrung hat es sich bewährt, während der ganzen Zeit der Betreuung des hospitalisierten Patienten, regelmäßige Sitzungen mit dem Pflegeteam abzuhalten, um je nach Erfordernissen des Patienten oder einzelner Teammitglieder gegenseitig die Erfahrungen und die dabei empfundenen Gefühle besprechen zu können.

Wie schwierig die Lage für die Pflegenden werden kann, zeigt eine Besprechung zwischen Arzt und Schwestern bei einem Seminar über psychische Probleme im Umgang mit Patienten:

Ein 70jähriger Lehrer trägt einen Anus praeter naturalis wegen eines fraglich operablen Kolonkarzinoms. Der Patient ist offiziell nicht informiert, ahnt aber Ungutes. Seine Frau ist vom behandelnden Arzt orientiert worden. Der Patient klagt gegenüber den Schwestern, daß der Arzt keine Zeit für ihn habe und ihn nicht gleich orientieren wolle. Der Arzt hatte dem Patienten gesagt, er habe Divertikel, die man noch operieren müsse, der Anus praeter naturalis sei nur vorübergehend und könne nach etwa drei Monaten geschlossen werden. Der Frau hat er angedeutet, daß der Anus praeter naturalis definitiv sein könnte. Die Frau wünscht, daß man ihrem Mann nichts mitteile; er könne es nicht verkraften. Dieser will umgekehrt nicht, daß man ihr mitteile, es stehe nicht gut. Auf der Visite schont der Patient den Arzt und tut so, wie wenn alles in Ordnung wäre. Der Schwester gegenüber klagt er. Die Frage der Schwestern lautet: Was sollen wir tun?

Das Unheil geht auf die falsche Einschätzung des Patienten durch den behandelnden Arzt zurück, der die Tatkraft des Patienten und sein Wissen unterschätzt. Er schneidet ihm damit die Kommunikation zu ihm selbst und zu seiner Frau ab. Er erfährt auch nicht, daß der Kranke «informiert» ist und der Arzt nach Einholen der Zustimmung des Patienten die Frau darüber ruhig in Kenntnis setzen könnte. Die Schwester darf von sich aus den Patienten und die Frau nicht informieren, denn sie kann die Verantwortung für eventuelle Reaktionen von Patient und Frau nicht tragen. Es bleibt ihr nur übrig, den Arzt auf die Situation aufmerksam zu machen und sich klar darüber zu werden, daß der Arzt je nach seiner Ausbildung und inneren Schwierigkeiten mit dem Problem «Krebs» sich dem Gespräch stellen oder entziehen wird und daß sie ihn genauso wie einen Patienten mit seinen Widerständen akzeptieren und ihm Zeit für seine Entwicklung im Umgang mit dem Problem «Krebs» zu geben versuchen soll. Es ist natürlich klar, daß dieser Arzt bei der Diskussion der Frage, ob informiert werden soll oder nicht, überzeugt den Standpunkt vertreten wird, man solle nicht informieren; er selber habe nie solche Probleme mit seinen Patienten.

Die Kommunikation zwischen den verschiedenen behandelnden Ärzten

Wenn alle den an Krebs Erkrankten behandelnden Ärzte der Vorstellung und Forderung Sanes' und Peabody's (24) entsprächen, müßte dieses Kapitel nicht geschrieben werden, denn es würde den beteiligten Ärzten ein Anliegen sein, miteinander die psychischen und sozialen Gegebenheiten des Kranken zu besprechen, wie sie dies bei den somatischen Daten tun. Die Realität scheint aber anders zu sein, zusätzlich zu den schon besprochenen Schwierigkeiten auch darum, weil den Ärzten die Begriffe im psychischen und sozialen Bereich nicht geläufig sind, die eine Kommunikation erleichtern würden. Es besteht keine gemeinsame Sprache und kein Bezugsrahmen des Wissens, in den die Beobachtungen gestellt werden könnten. Dies belegen viele von uns gelesene Abschlußberichte und Krankengeschichten aus guten Kliniken. Sie sind oft sehr vollständig und ausführlich, was die medizinisch-technischen Daten angeht, über die Persönlichkeit des Patienten, seine Angehörigen und die Art und Weise des Patienten, seine Krankheit zu erleben, finden sich aber meist keine oder nur ungenügende Angaben.

Das heute sonst für die Kommunikation so selbstverständlich benützte Telefon, wird oft angeblich aus Zeitmangel oder der Sorge, den Kollegen zu überlasten, nicht benützt. Gerade diese Möglichkeit scheint uns aber nützlich zu sein, denn manche Ärzte sind wenig geübt, schriftlich über die Psyche, den Trauerprozeß usw. zu berichten. Dagegen gelingt es ihnen verbal leichter zu erläutern, was für den Patienten und damit für die Betreuung durch den nächsten Arzt wichtig ist. Es geht uns darum, Ärzte und Studenten zu ermutigen, eigene Hemmungen und Vorurteile psychosozialen Daten gegenüber zu Gunsten des Patienten beiseite zu legen, um mit dem Kollegen, der als nächster mit dem Patienten zu tun hat, die Situation zu besprechen, auch wenn das Eingehen auf solche Daten bestimmten Ärzten als unwissenschaftlich erscheinen mag. Eine sorgfältige und ausführliche Information der Ärzte untereinander über die psychischen und sozialen Seiten des Krankseins würde gerade beim an Krebs Erkrankten und seinen Angehörigen manche Ängste und Ungewißheit mindern helfen.

Literatur

1. KÜBLER-ROSS E.: Interviews mit Sterbenden. Kreuz-Verlag, Stuttgart, Berlin, 1973
2. DIGGELMANN WALTER MATTHIAS: Schatten, Tagebuch einer Krankheit. Benziger-Verlag, Zürich, Köln, 1979
3. ZORN FRITZ: Mars. Kindler-Verlag, München, 1977
4. NOLL PETER: Diktate über Sterben und Tod. Pendo Verlag, Zürich, 1984
5. ADLER R.: Die Mißachtung der Gefühle – Ein Hindernis auf dem Weg zu einer Patient-orientierten Medizin. Schweiz. med. Wschr. 111: 1245–1249, 1981
6. UEXKÜLL V. TH. et al.: Lehrbuch der Psychosomatischen Medizin. Urban und Schwarzenberg, München, Wien, Baltimore, 1981, 2. Aufl. S. 48
7. FEIFEL H.: The function of attitudes toward death, chapt. 5. In: Death and Dying: Attitudes of Patient and Doctor. New York, 1965. Group for the Advancement of Psychiatry, Symp. No. 11
8. SANES S.: A Physician Faces Cancer in Himself. State University of New York Press, Albany, 1979
9. GREENSON R.R.: Explorations in Psychoanalysis, chapt. 11, 15, 22, 25, 26. International University Press, New York, 1978
10. GREENE W.A.: What the cancer patient should be told about his diagnosis and prognosis: «Psychiatrist's recommendation». In: The Physician and the Total Care of the Cancer Patient. A Symposium at the 1961 Scientific Session of the American Cancer Society, Oct. 23–24, 1961 (New York 1962) pp. 69–73
11. KASTENBAUM R., D.R. CUTLER, R.A. KALISK, A.D. WEISSMANN: Death and responsibility. Psychiat. Opinion 3: 3–41, 1966
12. KENNEDY B.J., I.E. FORTUNG: Therapeutic castration in the treatment of advanced breast cancer. Cancer (Philad.) 17: 1197–1202, 1974
13. BEDELL S.E., T.L. DELBANCO: Choices about cardiopulmonary resuscitation in the hospital: When do the physicians talk with the patients? New Engl. J. Med. 310: 1089–1092, 1984
14. SCHMALE A.H.: Coping reactions of the cancer patient and his family. Workshop V: Grief and bereavement. In: Catastrophic illness in the seventies, critical issues and complex decisions. Proceedings of the 4th National Symposium. Oct. 15/16, 1970, New York, Cancer Care Inc. pp. 91–105., 1971

296

15. Baltrusch H.J.: Ergebnisse klinisch-psychosomatischer Krebsforschung. Psychosom. Med. 5: 175–208, 1975

16. Reich P., M.J. Kelly: Suicide attempts by hospitalized medical and surgical patients. New Engl. J. Med. 294: 298–301, 1976

17. Weismann A.D.: Coping behavior and suicide in cancer. In: J. W. Cullen, B. R. Fox, R. H. Ison: Cancer – The Behavioral Dimensions. Raven Press, New York, pp. 331–341, 1976

18. Lindenmann E.: Symptomatology and management of acute grief. Amer. J. Psychiat. 101: 141–148, 1944

19. Milt H.: The experience and the disease grief. In: Trends in Psychiatry. Merck, Rahway/N. J. 1966

20. Schmale A.H., G.R. Morrow, M.H. Schmitt, Adler L.M., A. Enelow, B.J. Murawski, C. Gates.: Well being of Cancer survivors. Psychosom. Med. 45 (2): 163–170, 1983

21. Engel G.L.: Selection of clinical material in psychosomatic medicine. The need for a new psychology. Psychosom. Med. 16: 368–373, 1954

22. Parkes C.M.: Psychosocial transitions: A field for study. Soc. Sci. Med. 5: 101–115, 1971

23. Parkes C.M., R.J. Brown: Health after bereavement: A controlled study of young Boston widows and widowers. Psychosom. Med. 34: 449–461, 1972

24. Peabody F.W.: The Care of the Patient. JAMA 88: 877–882, 1927

Sachverzeichnis

301

302